Carl-Auer

Systemische Therapie und Beratung

In den Büchern der Reihe zur Systemischen Therapie und Beratung präsentiert der Carl-Auer Verlag grundlegende Texte, die seit seiner Gründung einen zentralen Stellenwert im Verlag einnehmen. Im breiten Spektrum dieser Reihe finden sich Bücher über neuere Entwicklungen der systemischen Arbeit mit Einzelnen, Paaren, Familien und Kindern ebenso wie Klassiker der Familien- und Paartherapie aus dem In- und Ausland, umfassende Lehr- und Handbücher ebenso wie aktuelle Forschungsergebnisse. Mit den roten Bänden steht eine Bibliothek des systemischen Wissens der letzten Jahrzehnte zur Verfügung, die theoretische Refl exion mit praktischer Relevanz verbindet und als Basis für zukünftige nachhaltige Entwicklungen unverzichtbar ist. Nahezu alle bedeutenden Autor:innen aus dem Feld der Systemischen Therapie und Beratung sind hier vertreten, nicht zu vergessen viele Pioniere der familientherapeutischen Bewegung. Neue Akzente werden von jungen und kreativen Autor:innen gesetzt. Wer Systemische Therapie und Beratung in ihrer Vielfalt und ihren transdisziplinären und multiprofessionellen Zusammenhängen verstehen will, kommt um diese Reihe nicht herum.

Tom Levold
Herausgeber der Reihe *Systemische Therapie und Beratung*

Ergänzend zu diesem Band erhältlich:
Rüdiger Retzlaff
Systemische Therapie – Materialien zu Fallkonzeption, Therapieplanung, Antragsverfahren
Vorlagen und Formulare
eBook (PDF), 2021
ISBN 978-3-8497-8350-1
https://www.carl-auer.de/systemische-therapie-materialien-zu-fallkonzeption-therapieplanung-antragsverfahren

Rüdiger Retzlaff

Systemische Therapie – Fallkonzeption, Therapieplanung, Antragsverfahren

Ein praktischer Leitfaden

Zweite Auflage, 2023

Themenreihe »Systemische Therapie und Beratung«
hrsg. von Tom Levold
Reihengestaltung: Uwe Göbel
Umschlaggestaltung: Heinrich Eiermann
Umschlagmotiv: © DavManVo – stock.adobe.com
Redaktion: Veronika Licher
Satz: Verlagsservice Hegele, Heiligkreuzsteinach
Printed in Germany
Druck und Bindung: CPI books GmbH, Leck

MIX
Papier | Fördert gute Waldnutzung
FSC® C083411
www.fsc.org

CPI klimaneutral
Mehr Bäume. Weniger CO_2

Zweite Auflage, 2023
ISBN 978-3-8497-0372-1 (Printausgabe)
ISBN 978-3-8497-8260-3 (ePUB)

Bibliografische Information der Deutschen Nationalbibliothek:
Die Deutsche Nationalbibliothek verzeichnet diese Publikation in der Deutschen Nationalbibliografie; detaillierte bibliografische Daten sind im Internet über http://dnb.d-nb.de abrufbar.

Informationen zu unserem gesamten Programm, unseren Autoren und zum Verlag finden Sie unter: **https://www.carl-auer.de/**.
Dort können Sie auch unseren Newsletter abonnieren.

Carl-Auer Verlag GmbH
Vangerowstraße 14 • 69115 Heidelberg
Tel. +49 6221 6438-0 • Fax +49 6221 6438-22
info@carl-auer.de

Inhalt

Wanderer ...
es gibt keinen Weg –
der Weg entsteht im Gehen.
Antonio Machado

1 Einführung

Das vorliegende Buch ist Ausdruck einer Erfolgsgeschichte. Fast 50 Jahre nachdem die systemische Familientherapie von Helm Stierlin und anderen in Deutschland eingeführt wurde (Retzlaff 2013), hat die Systemische Therapie am 24. 1. 2020 vom *Gemeinsamen Bundesausschuss der Ärzte und Krankenkassen* (G-BA) die sozialrechtliche Anerkennung erhalten und wurde in den Leistungskatalog der gesetzlichen Krankenkassen aufgenommen. Zeitgleich wurde das Psychotherapeutengesetz von Grund auf reformiert. Nach der seit September 2020 gültigen Fassung gibt es einen neuen Master-Studiengang Psychotherapie, an den sich eine mehrjährige Weiterbildung in einem oder mehreren Psychotherapieverfahren anschließt. Als wissenschaftlich anerkanntes Verfahren wird die Systemische Therapie somit intensiver als in der Vergangenheit an den psychologischen Hochschulinstituten unterrichtet werden und Eingang in die Studiencurricula finden. Dies dürfte durch das Vorliegen etlicher deutschsprachiger Lehrbücher der Systemischen Therapie erleichtert werden (Sydow u. Borst 2018; Hanswille 2015; Levold u. Wirsching 2014; Schwing u. Fryzer 2006; Retzlaff 2021; v. Schlippe u. Schweitzer 2012; Schweitzer u. v. Schlippe 2007; Scheib u. Wirsching 2004). Seit dem 1. 7. 2020 ist die Systemische Therapie auch im Rahmen der Weiterbildungen zum Facharzt für Psychiatrie, für Kinder- und Jugendpsychiatrie, für Psychosomatische Medizin und für die ärztliche Zusatzbezeichnung Psychotherapie eines der offiziell anerkannten Psychotherapieverfahren.

Doch in allererster Linie hat die Anerkennung positive Auswirkungen auf die Patienten:[1] Erwachsene gesetzlich versicherte Personen haben Zugang zu einem weiteren wissenschaftlich anerkannten Psychotherapieverfahren erhalten, dessen Wirksamkeit in zahlrei-

1 Im Sinne der Lesbarkeit des Textes wurde auf Doppelnennungen – Patienten und Patientinnen, Ärzte und Ärztinnen, Therapeuten und Therapeutinnen usw. – verzichtet. Bei der Verwendung von Begriffen wie »Therapeut« oder »Patient« sind immer alle Geschlechter mitzudenken.

chen internationalen Studien breit bestätigt ist (Retzlaff et al. 2013; v. Sydow et al. 2010a, 2013). Die Versicherten gewinnen damit mehr Wahlfreiheit und können sich für ein ambulantes Psychotherapieverfahren entscheiden, das in anderen Ländern wie der Schweiz schon seit längerer Zeit Teil der Leistungen des öffentlichen Gesundheitssystems ist. In Deutschland dagegen stand es mit Ausnahme einiger weniger Krankenkassen in Baden-Württemberg über viele Jahre hinweg lediglich Privatzahlern zur Verfügung.

Eine Grundmaxime der Systemischen Therapie lautet: »Handele stets so, dass du die Optionen der Betroffenen erhöhst« (v. Foerster 1993). In diesem Sinne ist die Aufnahme der Systemischen Therapie in den Katalog der von den Krankenkassen finanzierten Leistungen ein großer sozialpolitischer Fortschritt. Erfreulicherweise übernehmen seit der Anerkennung durch den G-BA inzwischen auch die privaten Krankenversicherungen, in denen ca. neun Prozent der Bevölkerung versichert sind, die Kosten für die Systemische Therapie bei Erwachsenen. Änderungen der *Gebührenordnung für Psychologen* (GOP) bzw. der *Gebührenordnung für Ärzte* (GOÄ), die für die privaten Versicherungen gelten, sind kompliziert, deshalb wird für die Abrechnung der Systemischen Therapie eine sogenannte Analogregelung angewandt. Für systemische Therapien werden die für Verhaltenstherapie geltenden Ziffern mit dem Vermerk »ST« verwendet. Eine ähnliche Vorgehensweise wurde vor Einführung eigener Abrechnungsziffern für die Verhaltenstherapie angewendet; Verhaltenstherapeuten konnten damals psychoanalytische Ziffern mit dem Zusatz »VT« ansetzen. Für Richter und die Beamten des Bundes, der Länder und der Kommunen gibt es ein eigenständiges Krankensicherungssystem, die Beihilfe, über die ca. 4,5 % aller Versicherten versorgt sind. Mit der Änderung der Beihilfeverordnung vom 9. 12. 2020 ist die Systemische Therapie auch für Bedienstete des Bundes anerkannt. Es steht zu erwarten, dass die Beihilfestellen der Bundesländer rasch diesem Beispiel folgen werden und entsprechende Verordnungen erlassen.

Die Systemische Therapie ist damit endlich Teil des ambulanten Gesundheitsversorgungssystems geworden und wird Teil des normalen Angebotes an psychotherapeutischen Leistungen, sie verliert aber auch ihre Stellung als besonderes Verfahren und ihre Exklusivität. Anders als im Bereich der ambulanten Psychotherapie leisten systemische Therapeuten im stationären Bereich bereits seit etlichen Jahrzehnten einen wertvollen Beitrag zur Patientenversorgung. In den unterschiedlichen Landespsychotherapeutenkammern verfügen ca. 12 bis 14 % der approbierten psychologischen Psychotherapeuten bzw. Kinder- und Jugendpsychotherapeuten auch über eine systemische Ausbildung. In Kinderkliniken, Sozialpädiatrischen Zentren, neurologischen Kliniken, Rehakliniken etc. arbeiten systemische Therapeuten bereits seit Jahrzehnten im Rahmen einer berufsgruppenübergreifenden Versorgung von Patienten mit. Auch in den allermeisten Universitätskliniken für Psychosomatische Medizin, in Psychiatrischen und Kinderpsychiatrischen Kliniken sind Systemiker tätig. In Tageskliniken und Sozialpsychiatrischen Diensten wird seit Jahrzehnten Systemische Therapie praktiziert bzw. systemisch gearbeitet. In der Schweiz ist sie eine von vier Hauptrichtungen der Psychotherapie, die in der ambulanten Versorgung praktiziert werden, ohne dass dies der Qualität der schweizerischen Systemischen Therapie Abbruch getan hätte. Die mitunter vorgetragene Sorge, durch die Aufnahme in das ambulante psychotherapeutische Versorgungssystem drohe die Systemische Therapie zu verwässern, erscheint daher übertrieben.

Nach dem Psychologiestudium in Tübingen absolvierte ich 1985 ein Aufbaustudium in Paar- und Familientherapie in den USA. Bereits damals – vor 35 Jahren – war Systemische Therapie dort Teil der akademischen Ausbildungslandschaft, mit Promotionsstudiengängen für Paar- und Familientherapeuten, die zu einer state licence *führte – analog zur Approbation. Für die Kostenübernahme von Behandlungen an der Philadelphia Child Guidance Clinic mussten wir systemisch fundierte Anträge für die Krankenkassen schreiben. In Ländern, in denen die Systemische Therapie sich schon länger etabliert hat, sind entsprechende formale Vorgaben etwas Alltägliches.*

Voraussichtlich wird die sozialrechtliche Anerkennung ebenso wie die Bestätigung als wissenschaftliches Verfahren durch den *Wissenschaftlichen Beirat Psychotherapie* (WBP) am 14. 12. 2008 Auswirkungen auf die Praxis, die Ausbildungen und das Therapieverständnis der Systemischen Therapie haben. Systemische Therapien, die zulasten der gesetzlichen Krankenkassen im Rahmen der Psychotherapie-Richtlinie (PT-RL) des Gemeinsamen Bundesausschusses durchgeführt werden, müssen bestimmte Vorgaben erfüllen. Es gibt eine große Bandbreite systemischen Arbeitens und systemischer Tätigkeitsfelder, etwa in Coaching und Organisationsberatung, in der Jugend- und Familienhilfe, in stationären und teilstationären Einrichtungen u. a. m. Systemische Therapie innerhalb des Systems der gesetzlichen und privaten Krankenkassen ist ein Spezialfall systemischen Handelns. Andere Konzeptionen von Systemischer Therapie und systemischer Vorgehensweisen, zum Beispiel bei der Fallkonzeption, sind ebenso möglich und gültig. Allerdings können systemische Therapeuten nicht ausschließlich den von ihnen bevorzugten Konzepten und Vorgehensweisen folgen (Keeney 1983), in der Richtlinientherapie gelten bestimmte Vorgaben. Es folgen einige Eckpunkte dazu.

1.1 Mitbehandler im Gesundheitssystem

Therapeuten, die im System der Kassenärztlichen Vereinigung tätig sind, arbeiten nicht isoliert, sondern an der Seite von zahlreichen Mitbehandlern. Dazu gehören Haus- und Fachärzte, insbesondere Psychiater oder Kinder- und Jugendpsychiater, Mitarbeiter der sozialpsychiatrischen Dienste, Ergotherapeuten, Logopäden, Physiotherapeuten, Mitarbeiter aus Stationen und teilstationären Einrichtungen, Rehakliniken etc. Eine Psychotherapie findet neben anderen Maßnahmen statt, die z. B. vom behandelnden Arzt verordnet werden, wie Medikamente, sozialtherapeutische Maßnahmen, Hilfsmittel bzw. Aufenthalte in einer Reha- oder Kurklinik. Die rechtlichen Vorgaben des Gemeinsamen Bundesausschusses der Ärzte und Krankenkassen (G-BA) sehen eine Kooperation mit Mitbehandlern sowie den Austausch von behandlungsrelevanten Informationen unter Wahrung der informationellen Selbstbestimmung der Patienten vor.

In manchen systemischen Texten kommen Mitbehandler lediglich als überweisende Personen vor oder werden gar nicht erwähnt. Zu der Kooperation mit Mitbehandlern zählen auch das Einholen von Konsiliarberichten von ärztlichen Kollegen als Voraussetzung für die Einleitung einer Psychotherapie, Briefe ärztlichen Inhaltes über das Ergebnis eines Erstgesprächs sowie Therapieabschlussberichte, falls diese nicht explizit vom Patienten abgelehnt werden.

1.2 Voraussetzungen für psychotherapeutische Behandlungen im Kassensystem

Versicherte haben »Anspruch auf Krankenbehandlung, wenn sie notwendig ist, um eine Krankheit zu erkennen, zu heilen, ihre Verschlimmerung zu verhüten oder Krankheitsbeschwerden zu lindern« (§ 27 Absatz 1 SGB V).

Im Falle von psychotherapeutischen Behandlungen müssen als Voraussetzung für eine Kostenübernahme durch die gesetzlichen Krankenkassen vier Kriterien erfüllt sein:

1) das Vorliegen einer Störung von Krankheitswert (nach ICD-10)
2) eine hinreichend günstige Prognose – die Behandlung muss ausreichend Aussicht auf einen Therapieerfolg bieten
3) es muss eine stringente Beschreibung der Entstehung der Beschwerden innerhalb eines theoretisch und empirisch begründeten Ansatzes geben
4) und es muss ein klarer, nachvollziehbarer Behandlungsplan vorliegen, der in strukturierter Weise beschreibt, mit welchen Methoden die vereinbarten Therapieziele erreicht werden sollen.

1.3 Diagnosen

Eine Bewilligung der Kostenübernahme für eine psychotherapeutische Behandlung setzt das *Vorliegen einer Störung von Krankheitswert* im Sinne des ICD-10 bzw. ab ca. 2022 nach ICD-11 voraus. Paartherapie, Sexualberatung, Erziehungsberatung, Lebensberatung oder Coaching sind eindeutig keine Leistungen der gesetzlichen Krankenversicherung (GKV).

Um eine Kostenzusage der Krankenkasse für eine Behandlung zu erhalten, muss eine *Diagnose* gestellt werden. Seit den Anfängen der systemischen Familientherapie besteht auch unter dem Einfluss der Antipsychiatriebewegung eine grundsätzlich skeptische Haltung gegenüber psychiatrischen Etikettierungen – Systemiker interessieren sich stärker für Prozessmuster und wissen um die oftmals festschreibende, eine Chronifizierung begünstigende Wirkung von Diagnosen. In diesem Zusammenhang wird manchmal die implizite Nähe zum Krankheitsmodell der somatischen Medizin kritisiert, das auf der Annahme mehr oder weniger spezifischer Ursachen für Krankheiten beruht. Neben einer somatischen Fixierung, wie tendenziell im medizinischen Modell, das psychosoziale Faktoren weitgehend außer Acht lässt, gibt es auch die Gefahr, allzu sehr auf psychische Faktoren fixiert zu sein (Aderhold 2017; Frances 2017; McDaniel et al. 2004).

In Therapieanträgen, die vom Psychotherapeuten unter Mitwirkung des Patienten erstellt werden, muss eine offene narrative Problembeschreibung gegeben werden, eine biografische Anamnese, eine Diagnose nach ICD-10, außerdem ein klassischer psychiatrischer Befund und ein systemisches Erklärungsmodell, analog zu der Bedingungsanalyse der Verhaltenstherapie oder einer psychodynamischen Einschätzung. Aus diesen wird dann ein individueller Behandlungsplan abgeleitet. Verlangt wird also eine durchaus anspruchsvolle Beschreibung auf mehreren konzeptionellen Ebenen, weit über die Diagnosestellung nach ICD-10 hinaus. Dies entspricht der batesonschen Idee (Bateson 1972) einer doppelten bzw. mehrfachen Sichtweise, die eine Tiefenwahrnehmung ermöglicht.

Klinische Diagnosen sind Ergebnis eines sozialen Konstruktionsprozesses.

> »Diagnosen stellen in einem systemischen Verständnis sprachliche Bedeutungsverdichtungen als Ergebnis systematisierter Beobachtungsprozesse dar, die von einer autorisierten Personengruppe nach definierten, als allgemeingültig erklärten fachlichen Richtlinien durchgeführt wurden« (Klein u. Schmidt 2017, S. 12).

Diagnosen setzen voraus, dass es Prozessmuster bei Patienten gibt, die zum einen bemerkt werden, also nicht nur kurzfristig bestehen, und die zum anderen negativ oder positiv bewertet werden (»depressiv«, »rasche Auffassungsgabe«, »voll remittiert«).

Das systemisch-konstruktivistische Modell nimmt an, Probleme würden geschaffen, indem über sie geredet wird; erst durch Kommunikation würden Phänomene eine soziale Relevanz erhalten. Im Unterschied zu der Annahme, Probleme würden nur in Sprache und nicht per se existieren, kann man davon ausgehen, dass auch das Nichtreden und das Nicht-zur-Kenntnis-Nehmen von Problemen problematisch sein kann: Beispiele sind der Klimawandel, der leider existiert, auch wenn er von manchen bestritten wird, oder das massive Untergewicht einer Tochter, über das in einer Familie jahrelang nicht geredet wird, bis sie kollabiert, oder der sexuelle Missbrauch eines Mädchens, das sich niemandem anvertrauen mag, der dennoch oder auch gerade deswegen psychische und emotionale Schäden verursacht. Fisch, Weakland und Segal (1982) vom *Mental Research Institute* (MRI) in Palo Alto gingen von zwei Klassen von Problemen aus: Bei der einen wird aus der Mücke ein Elefant gemacht, Kleinigkeiten werden durch einen sprachlichen Zuschreibungsprozess groß gemacht. Bei der anderen wird umgekehrt »der Elefant im Wohnzimmer übersehen« und beispielsweise über das Alkoholproblem, die Magersucht oder sexuelle Übergriffe nicht geredet, sondern so getan, als ob diese nicht vorhanden wären.

Was als eine Störung von Krankheitswert gilt, welche Kriterien erfüllt sein müssen, damit eine bestimmte Diagnose gestellt werden kann, hängt ab von Klassifikationssystemen wie ICD-10 bzw. ICD-11 oder DSM-5, die in größeren Abständen revidiert werden. Von Zeit zu Zeit werden Diagnosen komplett gestrichen, andere kommen neu hinzu. Im ICD-9 gab es beispielsweise keine Bulimie, auch keine Borderlinestörung und keine posttraumatische Belastungsstörung. Diese wurden erst später in die ICD aufgenommen. Tatsächlich sind viele psychiatrische Diagnosen nicht besonders trennscharf definiert. Sie werden außerdem oft reduktionistisch verwendet und soziale Faktoren zu wenig berücksichtigt. Psychische Diagnosen sollten nicht in Stein gemeißelt sein und nicht den Charakter einer dauerhaften Realität annehmen. Aus sozialpsychologischer Sicht fließt die Person des Therapeuten – seine subjektive Sicht, Vorerfahrungen und Vorurteile, seine Schicht und soziale Herkunft, der kulturelle Hintergrund – in die diagnostischen Beobachtungen ein. Der Therapeut ist kein außenstehender objektiver Betrachter, sondern Teil des relevanten Systems. In einer Kultur, die permissiv mit Alkoholkonsum umgeht, wird ein Therapeut möglicherweise zu einer anderen Einschätzung gelangen als in einer Ambivalenzkultur oder einer prohibitiv mit Alkohol umgehenden Kultur. Die Forschungsarbeiten von Keller (2011) zeigen z. B., dass es neben dem von Bowlby (Holmes 2002) beschriebenen Bindungsverhalten zumindest einen alternativen Bindungsstil gibt, der weltweit verbreitet und vielleicht sogar vorherrschend ist, bei dem sich »gutes« Bindungsverhalten deutlich von dem unterscheidet, was bei uns herkömmlich darunter verstanden wird. Auf der Grundlage ihrer interkulturellen Forschungen sieht Keller (2011) die klassische Bindungstheorie als nicht allgemeingültig an. Eine sichere Bindung kann abhängig von der jeweiligen Kultur auf sehr unterschiedliche Weisen erreicht werden. Neben dem bekannten *autonomieorientierten Modell* von Bindung, das stark auf die Förderung kognitiver Kompetenzen, des Ichs und eines unabhängigen Selbst ausgerichtet ist, gibt es u. a. ein stärker *an Verbundenheit orientiertes Modell*. Bei diesem erfolgt ständiger Körperkontakt zwischen Mutter und Kind, mit einer starken motorischen Stimulation, und dementsprechend wird die Bewegungsentwicklung stärker gefördert. Eine Jugendamtsmitarbeiterin mag bei der Beurteilung einer jungen aus Westafrika stammenden Mutter deren Interaktion mit einem Baby möglicherweise gründlich fehleinschätzen, wenn sie einen allzu westlichen Maßstab anlegt. Unsere Einschätzungen sind kontext- und personengebunden und hängen auch von unserer persönlichen Bedürfnislage ab (Bruner a. Goodman 1947; Kahneman 2011). Dennoch können sich in der Regel verschiedene Beobachter – etwa bei der gemeinsamen Analyse von Videosequenzen von Familieninteraktionen – konsensuell auf eine Einschätzung oder Diagnose einigen.

In ihrem Artikel »Kritisches zu Umdeutungen oder: Die Vorteile eines pathologischen Begriffssystems« haben Grunebaum und Chasin (1980) ausgeführt, dass Diagnosen nicht an und für sich gut oder schlecht sind – es komme vielmehr darauf an, was aus ihnen gemacht werde (vgl. auch Spitczok v. Brisinski 1999). Tatsächlich ist der Prozess der Diagnosestellung als ein kooperativer Vorgang zu verstehen, bei dem Patient und Therapeut gemeinsam zusammenwirken. Diagnosen lassen sich – egal, wie man sie definiert – als Maß für Beeinträchtigungen und Limitierungen von Freiheitsgraden der Lebensgestaltung verstehen. Sie können auch eine entlastende Wirkung haben. Beispielsweise beschreiben Eltern von Kindern mit einer Behinderung die Diagnosestellung als einen sehr schweren Moment, der zugleich aber auch eine befreiende Wirkung haben und auf narrativer Ebene einen Wendepunkt darstellen kann: von einer Phase der Suche nach Information und Orientierung hin zu Akzeptanz und einer neuen Balance (Retzlaff 2019a).

Auf einer pragmatischen Ebene können Diagnosen, Etikettierungen als Einschränkungen der Freiheitsgrade der Lebensgestaltung verstanden werden, die sich nicht einfach wegdefinieren lassen. Im Sinne von Berger und Luckmann (1966) besitzen sie Realitätscharakter.[2] Was wir als Realität ansehen, ist nach diesem sozial-konstruktionistischen Verständnis Ergebnis eines sozialen Aushandlungsprozesses, aber nicht vollständig beliebig oder unabhängig von Aspekten einer harten Wirklichkeit. Eine soziale Gruppe kann sich auf ein bestimmtes Problemverständnis einigen. Das Wissen über die Welt ist immer partiell, was nicht bedeutet, dass diese eine reine Ansichtssache wäre (Pinsof 1995).

Für die Arbeit von systemischen Therapeuten im Gesundheitssystem bietet das biopsychosoziale Modell der systemischen Familien-

2 Unter Realität kann mit Berger und Luckmann (1966) eine Klasse von Phänomenen verstanden werden, die nicht primär unserem Wollen und Wünschen unterworfen ist. Sie lösen sich nicht einfach auf, selbst wenn wir dies gerne hätten.

medizin eine gute konzeptionelle Grundlage (Altmeyer u. Hendrischke 2012). In der systemischen Familienmedizin werden Begriffe wie Krankheit und diagnostische *Labels* nicht vollständig abgelehnt, sondern in einer offenen, weniger wertenden und reflektiert-kritischen Form eingesetzt und auch hinterfragt (McDaniel et al. 2004).

Im Unterschied zu vielen anderen therapeutischen Methoden steht am Beginn einer systemischen Therapie keine umfassende Diagnostik, sondern eine sorgfältige Auftragsklärung – was will der Patient ändern? Wie werden die Probleme aufgefasst, welche Lösungen sind vorstellbar? Welche Ziele werden angestrebt?

Ausgangspunkt einer systemischen Therapie ist nicht primär eine objektivierende Diagnostik mit psychiatrischen Inventaren, Klassifikationsschemata, Fragebögen, Tests, Rating-Skalen usw., sondern ein oder mehrere Klärungsgespräche, in denen die Ressourcen, aber auch die Belastungen, die Lebensgeschichte, die individuellen und interaktionellen Muster erfasst werden – wobei der Therapeut Teil des Systems ist. Die weitere Vorgehensweise leitet sich aus den Anliegen und den Aufträgen der Patienten ab, wobei der Therapeut seine Fachkunde und Expertise zur Verfügung stellt.

Störungen werden weniger als objektiv gegeben betrachtet, sie sind negativ bewertete Ereignisfolgen, die innerhalb eines bestimmten soziokulturellen Kontextes zu sehen sind. Was ein behandlungsrelevantes Problem darstellt, muss immer auch mit dem Patienten verabredet werden. Auch die therapeutischen Effekte hängen davon ab, ob und in welcher Weise der Patient die Interventionen aufnimmt und annimmt. Patienten werden in erster Linie nicht behandelt, sondern im therapeutischen Prozess beraten und unterstützt, welche Schritte sie unternehmen können, die zu einer Besserung der Beschwerden beitragen könnten.

Diagnosen bzw. Einschätzungen oder *Assessments* werden übrigens auch im Bereich der Jugendhilfe vorgenommen, beispielsweise entscheiden Jugendämter, ob die Kriterien für eine Kindeswohlgefährdung oder eine stationäre Jugendhilfemaßnahme vorliegen oder nicht. Einschätzungen und Diagnosen sind im Grunde nichts Ungewöhnliches.

Seit ihren Anfängen in den 1950er-Jahren wurden in der systemischen (Familien-)Therapie Störungen interpersonell als Ausdruck einer schwierigen Lebenssituation verstanden, es wurde oft auf klassische ätiologische Modelle verzichtet. In der ersten unserer Heidelberg-Hamburger Expertisegruppe bekannten randomisierten kontrollierten

Therapiestudie zur Systemischen Therapie wurde leider komplett auf Diagnosen verzichtet, obwohl die Patienten an Psychosen und schweren Depressionen mit psychotischen Komponenten litten (dadurch konnte diese Studie nicht für die wissenschaftliche und sozialrechtliche Anerkennung gewertet werden). Traditionelle Psychopathologie-Konzeptionen, die Störungen reduktionistisch auf biologische Faktoren oder Vernachlässigung des sozialen Kontextes zurückführen, wurden abgelehnt, stattdessen spielen für das systemische Störungsverständnis schwierige Lebenslagen, interaktionelle und kommunikative Prozesse, die Balance von Ressourcen und Belastungen, und die Familiengeschichte als Verstehenskontext eine wichtige Rolle.

1.4 Prognose

Für eine günstige Prognose spricht eine kooperative Beziehung zwischen Patient und Therapeut und eine Bereitschaft zur Mitwirkung am therapeutischen Prozess. Das Nichteinlassen auf bestimmte Rahmenbedingungen einer Therapie geht mit einem ungünstigen Behandlungsverlauf einher. Bereits in den 1980er-Jahren wiesen verschiedene Autoren darauf hin (Sbattella, Viaro u. Leonardi 1984). Ein Teil der therapeutischen Arbeit kann darin bestehen, aus »Schaufensterkunden« oder aus »Klagenden« Kunden für eine Psychotherapie zu machen bzw. – treffender formuliert – sie für den therapeutischen Prozess zu gewinnen. Bei mangelnder Kooperation oder nicht hinreichenden Sprachkenntnissen ist zu prüfen, ob die Voraussetzungen für eine gelingende Therapie gegeben sind. Bei Kindern und Jugendlichen ist die Bereitschaft der Angehörigen zur Mitwirkung ein wichtiger prognostischer Faktor. Im Unterschied zu manchen einzeltherapeutischen Therapieansätzen ermöglicht die Einbeziehung des sozialen Umfeldes bei zunächst weniger motivierten Patienten – und insbesondere bei Kindern und Jugendlichen – eine deutlich bessere Prognose auch bei ansonsten schwieriger zu behandelnden Störungen wie Magersucht, Sozialverhaltensstörungen oder Substanzstörungen.

1.5 Ätiologisches Modell und theoriegeleiteter Erklärungsansatz

Nach der Psychotherapie-Richtlinie müssen psychotherapeutische Verfahren, die von den gesetzlichen Krankenkassen finanziert werden, auf einem ätiologischen Modell beruhen und einen theoriegeleiteten Erklärungsansatz für die Entstehung psychischer Störungen aufweisen, der auch körperliche Faktoren (§ 3 PT-RL) berücksichtigt. Die Psychotherapie-Richtlinie (PT-RL) des G-BA, in der die Ausübung der ambulanten psychotherapeutischen Tätigkeit geregelt wird, basiert auf dem medizinischen Krankheitsmodell bzw. dem biopsychosozialen Modell als Grundlage einer jeden Behandlung. Eine Systemische Therapie, die körperliche Faktoren außer Acht lässt, wäre nicht genehmigungsfähig.

1.6 Behandlungsplan

Die Psychotherapie-Richtlinie (PT-RL) verlangt als Voraussetzung für die Durchführung einer Behandlung zulasten der gesetzlichen Krankenkassen einen stringenten Behandlungsplan, der zielgerichtet durch Interventionen einen systematischen verändernden Einfluss nehmen und Bewältigungsfähigkeiten des Individuums aufbauen soll. Auch die Therapeut-Patient-Beziehung soll aktiv und bewusst gestaltet werden (§ 4 Absatz 3 PT-RL). Versteht man Systemische Therapie als völlig absichtslose Konversation mit Therapeuten in einer neutralen, reflektierenden Position wird man sich mit einer Fallkonzeptualisierung schwertun, die dem Antragsverfahren der *Kassenärztlichen Bundesvereinigung* (KBV) und dem der privaten Krankenversicherungen und der Beihilfeträger gerecht wird.

Innerhalb der Systemischen Therapie hat die Neutralität des Therapeuten einen hohen Stellenwert, Behandlungen sind patientenzentriert, die Änderungswünsche, Anliegen und Ambivalenzen der Patienten sind entscheidend. Hauptperson der Behandlung ist der Patient und nicht etwa der Psychotherapeut mit seinen Neigungen und Vorlieben. Juristisch formuliert sind Patienten Subjekt und nicht Objekt der Behandlung. Sie sind rechtlich Auftraggeber einer Psychotherapie. Der Patient steht im Mittelpunkt, er wird nicht behandelt, sondern beraten bzw. unterstützt, im Rahmen eines Prozesses des *shared decision making* informierte Entscheidungen zu treffen, und er wird auch in den Prozess der Formulierung der Fallkonzeption einbezogen. Therapeuten be-handeln nicht, sondern unterstützen Patienten bei ihrer Selbstorganisation und bei Entwicklungsschritten.

Die Systemische Therapie wurde als Richtlinienverfahren mit der Erwartung aufgenommen, das bestehende Versorgungsangebot durch rasch wirksame Kurzzeittherapien zu ergänzen. In Praxen ebenso wie in Ambulanzen und Kliniken sind Behandler darauf angewiesen, wirksame Behandlungspläne aufstellen und umsetzen zu können, und Supervisoren müssen über eine entsprechende klinische Erfahrung verfügen und wissen, wie sie weniger erfahrene Behandler dabei unterstützen können (Bogdan 1987; Haley 1993).

Besser als der etwas nüchtern wirkende Begriff der Neutralität bringt der Begriff der *Allparteilichkeit* zum Ausdruck, um was es geht – in einer Sitzung sollen alle anwesenden Personen sich vom Therapeuten unterstützt und mit ihm verbunden fühlen, was nicht bedeutet, dass Muster und Verhaltensweisen nicht auch hinterfragt werden. Letztlich kann man nicht wirklich änderungsneutral arbeiten; aus strategischen Gründen können Nachteile von Veränderungen reflektiert werden, aber das Vorgehen bei einer Therapie zulasten der Krankenkassen ist änderungsorientiert: Wenn Patienten eine Behandlung verabreden, besteht auch im Sinne der Psychotherapie-Richtlinie ein expliziter Änderungskontrakt.

Es gibt eine lange Tradition pragmatisch orientierter systemischer Ansätze, die handlungsorientiert vorgehen, in denen mit den Patienten anhand gemeinsam verabredeter Therapieziele ein Behandlungsplan entwickelt wird. Systemische Interventionen und Gesprächsführungstechniken werden problem- bzw. störungszentriert und lösungsorientiert eingesetzt, um psychische Symptome überwinden zu helfen. Bei der therapeutischen Begleitung chronisch kranker Menschen ist das Vorgehen meist weniger zielgerichtet, weniger änderungsorientiert. Eine unterstützende, validierende, auf Akzeptanz ausgerichtete, stärker narrative Vorgehensweise, wie sie in der systemischen Familienmedizin z. T. üblich ist, dürfte möglicherweise geeigneter sein als ein Behandlungsplan mit einem zu engen Problemfokus. Behandlungspläne sollten auch Raum für eine non-direktive Vorgehensweise und die Entfaltung des Selbsthilfepotenzials der Patienten lassen. Eine rein auf Selbstorganisationsprozesse hin angelegte systemische Therapie, in der die Rolle des Therapeuten als gleichrangig zum Klienten definiert wird und dieser sich als Gastgeber hilfreicher Gespräche versteht, ist selbstverständlich eine gültige Form systemischen Arbeitens, sie ist allerdings nicht geeignet für Anträge auf Kostenübernahme durch die GKV. Analog gelten hochfrequente Psychoanalysen ohne konkreten Behandlungsplan bei psychodynamischen Gutachtern – im Unterschied zu fokalen Therapien – nicht als Ansatz der Kassentherapie (Adler 2018).

Im Kapitel 4 wird ausgeführt, wie ein nachvollziehbares systemisches Behandlungskonzept ausschauen kann. Das im Bereich der gesetzlichen Krankenkassen bislang geltende Gutachterverfahren schreibt verbindlich eine individualisierte, abgestimmte Therapiekonzeption vor (Müther 2017). Dies gilt analog für Anträge bei privaten Krankenversicherungen und den Beihilfestellen. Häufigster Grund für die Ablehnung von Psychotherapieanträgen sind schematische, nicht individuell maßgeschneiderte Therapiepläne mit Formulierungen, die wie aus dem Textbaukasten wirken. Nach der *Psychotherapie-Richtlinie* des G-BA ist eine schematische Zuordnung einer bestimmten Diagnose zu einer standardisierten therapeutischen Vorgehensweise *nicht* vorgesehen. Eine Fallkonzeption und ein Behandlungsplan wären wenig plausibel, wenn beispielsweise wichtige Systemaspekte nicht berücksichtigt werden oder trotz einer hohen interaktionellen Einbettung der Symptomatik nicht im Mehrpersonensetting gearbeitet werden sollte.

Ein rechtlicher Hinweis: Die Approbation als Psychotherapeut bzw. als Kinder- und Jugendpsychotherapeut gilt für psychologische Heilkunde, nicht für die Körpermedizin. Die Grenze zwischen Psychotherapie und Körperheilkunde beginnt, wo körperlich Interventionen zum Einsatz kommen, also wo am oder mit dem Körper des Patienten gearbeitet wird. Dies ist Ärzten und Physiotherapeuten usw. vorbehalten. Ohne eine heilkundliche Zulassung für körperliche Behandlungen sind beispielsweise Klopftherapien mit direktem Körperkontakt durch Psychotherapeuten nicht zulässig.

Systemische Therapie – Ein Begriff im Wandel der Zeit

In der Anfangszeit der systemischen Familientherapie gab es eine Vielzahl an Modellen, die meist mit einer besonderen Gründerpersönlichkeit oder einer entsprechenden Gruppe mit hohem Bekanntheitsgrad verknüpft waren. Eine Gemeinsamkeit bestand in der Orientierung an kybernetischen und kommunikationstheoretischen Konzepten, sie umfassten allerdings auch recht unterschiedliche Vorgehensweisen und Orientierungen. In den 1970er- und 80er-Jahren wurde noch unterschieden zwischen der strukturellen, der strategischen, der entwicklungsorientierten systemischen Familientherapie, der mehrgenerationalen Familientherapie – z. B. der *Family Systems Therapy* von M. Bowen (1978), der strategischen Kurzzeittherapie – der *Brief Strategic Therapy* (BST) des *Mental Research Instituts* (MRI) und der systemischen Therapie der Mailänder Schule. Diese wurde in Deutschland insbesondere von Boscolo und Cecchin (Selvini Palazzoli et al. 1978) bekannt gemacht, die häufig die Heidelberger Gruppe um Helm Stierlin besuchten. Lange Zeit wurde systemische Therapie im engeren Sinne mit der Mailänder bzw. Heidelberger Schule gleichgesetzt. Daneben gibt es seit den 60er-Jahren auch die kognitiv-behaviorale und die psychodynamische Familientherapie. Weitere Ansätze wie die lösungsorientierte Therapie, die narrative Therapie, die hypnosystemische Therapie oder auf der Selbstorganisationstheorie basierende Vorgehensweisen wurden in die Systemische Therapie, wie sie heute praktiziert und gelehrt wird, integriert und gelten insbesondere in Deutschland als *Mainstream*. Den Unterschieden zwischen verschiedenen Orientierungen der systemischen (Familien-) Therapie wird inzwischen deutlich weniger Bedeutung beigemessen als in vergangenen Jahren. Systemische Lehrbücher (Hanswille 2015; Levold u. Wirsching 2014; Retzlaff 2021; v. Sydow u. Borst 2018; Schwing u. Fryzer 2006; v. Schlippe u. Schweitzer 2012; Wirsching u. Scheib 2000) und Ausbildungsinstitute vermitteln heute meist eine große Bandbreite an Theorien und systemischen Techniken.

Im angloamerikanischen Bereich sind etliche neuere, meist integrativ ausgerichtete Ansätze hinzugekommen, etwa die *funktionale Familientherapie* (FFT), die *Brief Strategic Family Therapy* (BSFT), die *multidimensionale Familientherapie* (MDFT), die multisystemische Therapie (MST), die bindungsbasierte Familientherapie, *Attachment-Based Family Therapy* (ABFT), und die *mentalisierungsbasierte Familientherapie* (Asen u. Fonagy 2010). Diese »Markennamen-Therapien« sind überwiegend manualisiert, ihre Wirksamkeit ist in Studien überprüft. Bislang haben sie nur zum Teil Eingang in die hiesige Versorgungslandschaft gefunden (Retzlaff 2014).

In der Expertise für den WBP wurde von unserer Autorengruppe eine breite Verfahrensdefinition der Systemischen Therapie gewählt, unter Einschluss aller maßgeblichen Strömungen, die sich im Laufe der Jahre entwickelt und bewährt haben (v. Sydow et al. 2007a). Pragmatische handlungsorientierte systemische Modelle und Interventionen zählen ebenso zum reichen Schatz systemischer Herangehensweisen wie zirkuläre, narrative und lösungsorientierte Methoden.

Eine Schlüsseltechnik sind *enactments*, eine Form der Problemaktualisierung im Hier und Jetzt, die Arbeit mit Problem- und Lösungsinszenierungen, außerdem die Arbeit mit Aufgaben, Verschreibungen und konkretem Handeln (Retzlaff 2021). Im Unterschied zu der primär edukativ ausgerichteten verhaltenstherapeutischen Familientherapie, einer kognitiv-behavioralen Vorgehensweise, die im Familiensetting durchgeführt wird, zielen diese Modelle weniger auf das Lernen auf individueller Ebene ab – das Ganze ist mehr als die Summe seiner Teile – als auf Veränderungen des Familiensystems und des inneren Systems und auf die Arbeit mit Sprachmustern und Bedeutungsgebungen.

Die große Mehrzahl der von unserer Heidelberg-Hamburger Gruppe im Verlauf der Arbeiten an der Expertise zur Systemischen Therapie gefundenen RCT-Studien bezieht sich auf klassische Konzepte und therapeutische Vorgehensweisen der strukturell-strategischen Therapie (Haley 1977; Minuchin 1977; Minuchin u. Fishman 1983) sowie auf den sozialen Konstruktivismus und auf lösungsorientierte Vorgehensweisen (de Shazer 1989). Das therapeutische Vorgehen in diesen Studien ist aktiv änderungsorientiert, mit klaren Therapiezielen und systemischen Interventionen, einer Überprüfung der Wirksamkeit, einer Beachtung der Motivation für Änderung und speziellen motivationalen Strategien. Diese sogenannten *Engagement*-Strategien wurden hier deutlich früher entwickelt, als es in der Verhaltenstherapie der Fall war. Eine so verstandene systemische Therapie ist damit anschlussfähig an andere Therapieverfahren, zeichnet sich aber durch Merkmale aus, die sie von diesen unterscheidbar macht. Eine primär psychoedukative Vorgehensweise und weitere Ansätze, die nicht auf das dynamische Geschehen in sozialen (Familien-)Systemen abzielen, sondern innerhalb eines Familiensettings Fertigkeiten trainieren wollen, sind nicht im engeren Sinn systemisch, auch wenn diese *family interventions* durchaus nützlich sein können. Im Kapitel über ätiologische Modelle findet sich ein Ordnungsschema, das die Unterschiede und Besonderheiten verschiedener systemischer Ansätze und Psychotherapieverfahren allgemein veranschaulicht.

In Anlehnung an Wynne (1988) wurde von unserer Expertisegruppe Systemische Therapie – damals noch mit der Schrägstrich-Ergänzung »Familientherapie« – folgendermaßen definiert:

> »*Systemische Therapie/Familientherapie* ist – mit anderen Worten – ein psychotherapeutisches Verfahren, dessen Fokus auf dem sozialen Kontext psychischer Störungen liegt und das zusätzlich zu einem oder mehreren Patienten (›Indexpatienten‹) weitere Mitglieder des für den/die Patienten bedeutsamen sozialen Systems einbezieht und/oder fokussiert ist auf die Interaktionen zwischen Familienmitgliedern und deren sozialer Umwelt« (vgl. Pinsof a. Wynne 1995, S. 586).

»Psychische Störungen werden zirkulär verstanden und behandelt. ›Zirkulär‹ bedeutet: Statt einseitiger Ursache-Wirkungs-Betrachtungen von Krankheitsprozessen (z. B. ›eine bestimmte Familiendynamik erzeugt ein bestimmtes klinisches Symptom‹ vs. ›ein bestimmtes klinisches Symptom erzeugt eine bestimmte Familiendynamik‹) oder von Beziehungsprozessen (z. B. ›die überprotektiven Eltern erschweren die Ablösung ihres Kindes‹ vs. ›das unselbstständige Kind erschwert es den Eltern, es loszulassen‹) werden konsequent die Wechselbeziehungen (in Verhalten und Wahrnehmung) zwischen zwei und mehr Menschen, ihren Symptomen sowie ihrer weiteren Umwelt zum Gegenstand des Verstehens und der Veränderung gemacht. Es interessieren also gleichermaßen die Auswirkungen der Interaktionen innerhalb (und außerhalb) der Familie auf die Symptome eines Familienmitgliedes als auch umgekehrt die Auswirkungen von Symptomen auf (andere) Familienmitglieder und deren Interaktionen. Orientiert am internationalen Forschungsstand (Nichols a. Schwartz 2004; Shadish et al. 1995; Wirsching u. Scheib 2002) verwenden wir den Begriff ›systemisch‹ nicht zur Kennzeichnung einer einzelnen Orientierung (etwa im Sinne der Mailänder oder Heidelberger Schule), sondern gehen von einem breiten Verständnis von ›Systemischer Therapie/Familientherapie‹ (ST/FT) aus.

ST/FT basiert auf modernen Systemtheorien, die auch in anderen Wissenschaftsbereichen bedeutsam sind. Sie ermöglichen das Verständnis der Funktionsweisen komplexer dynamischer Systeme, im konkreten Fall komplexer biopsychosozialer Systeme. Auf dieser Grundlage wurden Interventionen für die Veränderung biopsychosozialer Verhaltensmuster entwickelt mit dem Ziel, Leid zu lindern bzw. zu beseitigen. Dieser Ansatz hat eine neue Sichtweise auf psychische Erkrankungen und die Möglichkeit ihrer Behandlung eröffnet.

Die Familie ist dabei ein wesentlicher, aber nicht der alleinige und auch nicht immer der wichtigste soziale Kontext psychischer Störungen. Orientiert an einem offenen Familienkonzept (Schneewind 1999) beschränkt sich die therapeutische Arbeit nicht allein auf biologisch oder juristisch definierte Familien und Paare, sondern schließt neben Partnern/Eltern, Kindern und zuweilen Großeltern auch andere für die Problemlösung wichtige Bezugspersonen sowie das weitere professionelle Helfersystem (Ärzte, Lehrer, Sozialarbeiter u. a.) in die Behandlung ein. Sie werden entweder direkt ›in vivo‹ und/oder indirekt durch spezielle Fragetechniken zu ihrem Verhalten, mutmaßlichem Erleben und ihren Intentionen systematisch in die Therapie einbezogen. Paartherapie (PT) mit hetero- oder homosexuellen Paaren wird als eine Variante von Familientherapie verstanden.

Ziel der ST/FT ist es, symptomfördernde familiäre Interaktionen und Strukturen, dysfunktionale Lösungsversuche und starre/einschränkende Familienerzählungen in Frage zu stellen und die Entwicklung neuer, gesundheitsfördernder Interaktionen, Lösungsversuche und Erzählungen anzuregen. Wesentliche Elemente des praktischen Vorgehens sind systemische Fragen zum Zusammenhang zwischen Symptomen und Beziehungen, positives Umdeuten von Symptomen und anderen Problemen, symbolisch-metaphorische Methoden wie Genogramm und Familienskulptur, Arbeit mit Reflektierenden Teams sowie spezielle Schlussinterventionen und die Neu-Inszenierung von Familien-Ritualen (v. Schlippe u. Schweitzer 1996; v. Sydow 2000)« (v. Sydow et al. 2007a, S. 15–16).

Systemische Therapie bzw. Familientherapie lässt sich in unterschiedlichen *Settings oder Anwendungsformen* einsetzen – als Familientherapie, Paartherapie, Gruppentherapie und als Multi-Familien-Therapie-Gruppen sowie als multisystemisch-familientherapeutische Therapie mit größeren Helfer- und Nachbarschaftssystemen (v. Sydow et al. 2007a).

1.7 Salutogenetisches Verständnis von Gesundheit

Manche Vorgaben des Sozialgesetzbuches V passen gut zum systemischen Denken. So heißt es unter »Solidarität und Eigenverantwortung«:

> »Die Krankenversicherung als Solidargemeinschaft hat die Aufgabe, die Gesundheit der Versicherten zu erhalten, wiederherzustellen oder ihren Gesundheitszustand zu bessern. Das umfasst auch die Förderung der gesundheitlichen Eigenkompetenz und Eigenverantwortung der Versicherten. Die Versicherten sind für ihre Gesundheit mitverantwortlich; sie sollen durch eine gesundheitsbewusste Lebensführung, durch frühzeitige Beteiligung an gesundheitlichen Vorsorgemaßnahmen sowie durch aktive Mitwirkung an Krankenbehandlung und Rehabilitation dazu beitragen, den Eintritt von Krankheit und Behinderung zu vermeiden oder ihre Folgen zu überwinden. Die Krankenkassen haben den Versicherten dabei durch Aufklärung, Beratung und Leistungen zu helfen und auf gesunde Lebensverhältnisse hinzuwirken« (§ 1 SGB V).

Systemische Therapie und die systemische Familienmedizin verfolgen u. a. als übergeordnetes Ziel, die Selbstkompetenz und Selbstwirksamkeit von Patienten und den für sie relevanten sozialen Systemen zu erhöhen, im Sinne eines *Empowerment* (Dunst, Trivette a. Deal 1988; Furman 2008; McDaniel et al. 2004; Retzlaff 2019a), und damit eine Erhöhung ihrer Freiheitsgrade, was sich sehr mit den Ausführungen im SGB V deckt.

Es macht Sinn, sorgfältig mit Worten und Sprache umzugehen und Menschen nicht auf eine Rolle zu reduzieren, z. B. als krank. Während im Kontext von Beratung und Kinder- und Jugendhilfe von Klienten gesprochen wird, werden diese innerhalb des Gesundheitssystems üblicherweise als »Patienten« bezeichnet. Deshalb erscheint es zweckmäßig, auch bei der Systemischen Therapie innerhalb des Gesundheitssystems den Begriff »Patient« zu verwenden, ohne damit eine Person auf ihre Beschwerden reduzieren zu wollen.

1.8 Aufklärung und Information

Nach der Berufsordnung der Psychotherapeutenkammer (Bundespsychotherapeutenkammer 2019) und dem »Patientenrechtegesetz« im Bürgerlichen Gesetzbuch (BGB) 2013[3] haben Psychotherapeuten die Pflicht, ihre Patienten über das Störungsbild, über die Behandlung und mögliche alternative Behandlungsformen, etwa eine stationäre oder eine ergänzende medikamentöse Therapie, und die zu erwartenden Kosten aufzuklären, auch mögliche Nebenwirkungen sollten erwähnt werden (Szapocznik a. Prado 2007). Im heutigen Informationszeitalter holen sich Patienten ohnehin alle erdenklichen Informationen aus dem Internet. Bedauerlicherweise finden sie dort manchmal regelrechte Desinformation, deshalb ist es sinnvoll, zu klären: »Was wissen Sie bereits über die Beschwerden, die Sie zu mir führen, was ist Ihr Bild, woher das kommt und was Sie tun können?«

Generell funktionieren Psychotherapien besser, wenn die Patienten wissen, was von ihnen erwartet wird und welche Rolle der Therapeut übernimmt. Die Lösungs- und Ressourcenorientierung der Systemischen Therapie hat zu einer übergroßen Skepsis gegenüber dem Erteilen von Ratschlägen geführt. Wenn Klienten eine Beratung wünschen und um Information und Vorschläge bitten, was sie tun sollen, ist es sinnvoll, auf diese Anliegen direkt einzugehen und ihnen eigene Kenntnisse und Kompetenzen zur Verfügung zu stellen. Die Begriffe »Aufklärung von Patienten« und »Information zur Verfügung stellen« klingen kooperativer als der einseitig belehrend wirkende Begriff »Psychoedukation«.

Vorbehalte gegenüber dem Erteilen von Ratschlägen haben durchaus ihre Berechtigung, denn sie können kontraproduktiv wirken. Zahlreiche Studien belegen, dass dies eher der Fall ist, wenn Ratschläge in herablassender Weise erteilt werden, die Rat suchende Person als inkompetent behandelt wird und ein Gefühl der Verpflichtung und Abhängigkeit entsteht (Dunst, Trivette a. Deal 1988). Ratschläge

3 Alle Gesetzestexte stehen inzwischen kostenlos im Internet zur Verfügung unter https://www.rechtsprechung-im-internet.de [6.9.2021].

und Hilfsangebote haben eine eher negative Wirkung, wenn sie an den Wünschen der Klienten vorbeigehen und ihnen die Handlungshoheit und Selbstbestimmung über das eigene Leben genommen wird. Ungebetenes helfendes Verhalten wird oft nicht angenommen und schwächt das Selbstwertgefühl der Klienten. Helfendes Verhalten weckt negative Reaktionen, wenn die erbetene Hilfe und der angebotene Rat nicht passen. Ratschläge haben eher dann schädliche Effekte und lösen negative Reaktionen aus, wenn Außenstehende die Situation als problematisch ansehen, die betroffene Person jedoch nicht. Hilfsangebote wirken eher dann positiv, wenn sie die Stärken der Familie fördern. Ratschläge und Information wirken im Sinne eines *Empowerment*, wenn sie weder aus einer überlegenen Position, von oben herab, noch aus einer unterlegenen bittstellerischen Position gegeben werden, sondern von einer Ich-Position »auf gleicher Augenhöhe«. Dies setzt eine gute Therapeut-Klient-Beziehung voraus. Bei einer auf *Empowerment* ausgerichteten Vorgehensweise werden Klienten nicht pathologisiert, das Ersuchen um Hilfe wird nicht als Beleg für Defizite gewertet, sondern als kompetenter selbstverantwortlicher Schritt, sich zu informieren und das Leben aktiv zu gestalten. Ihre Autonomie und der Wunsch nach Selbstbestimmung sollten geachtet und vorhandene eigene Ressourcen ans Licht gebracht werden.
Kompetente systemische Ratschläge

- stellen eine ausgeglichene Beziehung zwischen Klienten und Berater her und vermeiden Gefühle von Abhängigkeit und Verpflichtung,
- gehen direkt und genau auf das Anliegen des Klienten ein,
- werden in einem engen zeitlichen Zusammenhang zum Ersuchen des Patienten gegeben und nicht einfach dann, wenn es dem Berater passt oder die Institution, in der die Klienten gesehen werden, gerade Kapazität hat,
- belassen die Entscheidungshoheit über weitere Schritte und die Verantwortung für deren Umsetzung bei den Betroffen,
- stärken das Gefühl der Selbstwirksamkeit und das Selbstwertgefühl (vgl. Retzlaff 2019a).

Dies bedeutet: Die Expertenschaft der Patienten für ihre eigene Lebenswelt wird anerkannt und genutzt, der Therapeut erkundigt sich ausführlich und eingehend über ihren Wissenshintergrund, nach ihren Wünschen und Befürchtungen, Handlungsoptionen und Einschränkungen, die selbstverständlich immer begrenzte Expertenschaft des Therapeuten wird aber nicht verschleiert, sondern das Wissen und die Erfahrungen werden in einem kooperativen therapeutischen Bündnis dem Patienten zur Verfügung gestellt.[4] Therapeuten besitzen hoffentlich Expertenwissen, das angesichts des breiten Möglichkeitsraums notwendigerweise begrenzt ist (Mason 2005). Eine entscheidende Rolle bei der Aufklärung von Klienten spielt die Haltung: Als Therapeut stellt man sich neben den Patienten bzw. die Familie, nicht über sie, und zeigt verschiedene Optionen und Wege auf, die als möglich erscheinen. Die systemische Therapie ist in diesem Sinne eine Form von Konsultation oder Coaching (Wynne, McDaniel a. Weber 1986).

1.9 Vergütungsregeln als Systemfaktor

Mit der Finanzierung von systemischer Therapie durch die Krankenkassen kommt eine weitere Systemebene zum Tragen, deren Bedeutung innerhalb der Psychotherapie mit wenigen Ausnahmen (Madanes 1994a) oft übersehen wurde – das Geld. Viele Psychoanalytiker waren in den 1960er-Jahren der Auffassung, zur Therapiefreiheit gehöre es, dass keine dritte Partei in Form der Krankenkassen zwischen sie und ihre Patienten tritt, und opponierten eine Zeit lang gegen die Einführung der Kassenfinanzierung von Psychoanalysen.

Zu Beginn meiner Tätigkeit im Institut für Psychosomatische Kooperationsforschung und Familientherapie der Universitätsklinik Heidelberg 1995 führten Jochen Schweitzer und ich ein Seminar für niedergelassene Primärärzte, also Hausärzte, Frauenärzte, Internisten und Kinderärzte durch. Das Seminar war komplett ausgebucht, es gab eine sehr lange Warteliste. Hintergrund war eine Aufwertung der Gesprächsziffern durch die Kassenärztliche Bundesvereinigung, für Ärzte mit der Zusatzqualifikation »Psychosomatische Grundversorgung«. Die Gebührenziffer wurde so stark in Anspruch genommen und die Kosten für die KV stiegen so extrem, dass die Erhöhung zurückgenommen wurde. Der eigentlich geplante Folgekurs, für den es zunächst eine lange Warteliste gegeben hatte, kam dann nicht mehr zustande.

In Untersuchungen zur Versorgungspraxis stellten Cierpka et al. (1994) in Deutschland und einige Jahre zuvor Haley (1988) in den

4 In den Kapiteln zur praktischen Arbeit wird gelegentlich die Formulierung »es empfiehlt sich« verwendet, dies dient einfach zur Erleichterung der Umsetzung und hat keinen allgemeinen Gültigkeitsanspruch.

USA fest, das erfahrene systemische Familientherapeuten bevorzugt im Einzelsetting arbeiten, weil dies mit dem Praxisalltag besser kompatibel ist und beispielsweise weniger späte Dienststunden zu erbringen sind. Ob Kurzzeittherapie (KZT) oder Langzeittherapie (LZT) praktiziert wird, hängt nicht allein davon ab, was Therapeuten inhaltlich für sinnvoll halten, sondern auch von der Auslastung der Praxis und ähnlichen Faktoren. Szapocznik et al. (1983, 1986) zeigen, dass Systemische Therapie im Einzelsetting hocheffektiv sein kann, allerdings erbrachte ein empirisch gut bewährter hochwirksamer Ansatz zur ambulanten Psychotherapie von Drogenabhängigkeit nur sehr mäßige Ergebnisse, wenn der Kostenträger aus wirtschaftlichen Gründen eine zu hohe Fallzahl pro Therapeut vorgab, mit zu wenig Supervision.

In Baden-Württemberg kann systemische Therapie im Rahmen sogenannter Selektivverträge abgerechnet werden. Die Honorare sind gestaffelt, die ersten zehn Sitzungen bringen 30 % mehr als die Folgesitzungen. In der letzten Neufassung des (EBM) *Einheitlichen Bewertungsmaßstabs* vom 1. 4. 2020, der die Kassenhonorare festsetzt, wurde diese Regelung übernommen: Für die ersten zehn Sitzungen Kurzzeittherapie ist das Honorar 15 % höher als für die folgenden Sitzungen und auch deutlich höher als das Honorar für Privatpatienten. Diese Intervention in das System der Therapiehonorare dürfte sich als ein Steuerungsinstrument mit interessanten Auswirkungen auf die therapeutische Praxis erweisen und das Handeln von Therapeuten beeinflussen. Ähnliches gilt für ambulante Gruppentherapien, die u. a. wegen des hohen Aufwandes der bislang erforderlichen Anträge einige Jahre lang kaum noch angeboten wurden. Seit Gruppentherapiestunden deutlich besser honoriert werden, scheint es eine Art *Revival* der Gruppentherapie zu geben. Jahrelang waren die Honorare für Privatpatienten deutlich höher als die von gesetzlich Versicherten. Dieses Verhältnis hat sich umgekehrt, Kurzzeittherapie bei gesetzlich Versicherten wird heute merklich besser bezahlt. Jenseits einer naiven idealistischen Sicht sind nicht allein theoretische Annahmen für die Vorgehensweise von Therapeuten entscheidend, sondern eben auch Systemfaktoren auf der Ebene der Honorarregeln. In der Systemischen Therapie wird übrigens unter »Kurzzeittherapie« oder *brief therapy* meist eine Behandlung mit ca. zehn Sitzungen verstanden, im Bereich der Richtlinientherapie galten 25 Behandlungsstunden bzw. heute zwölf bzw. 24 Behandlungsstunden als Kurzzeittherapie.

Die Systemische Therapie ist weit gekommen – Vom langen Marsch durch die Institutionen

Zu Beginn meiner Tätigkeit ab 1995 als Leiter der Ambulanz für Paar- und Familientherapie an der Universitätsklinik Heidelberg – an dem Institut, das Helm Stierlin gegründet hatte und später von Manfred Cierpka geleitet wurde – hatte ich immer bedauert, dass die Systemische Therapie in Deutschland, im Gegensatz zu den USA oder der Schweiz, kein Kassenverfahren war. Dirk Revenstorf hatte in den Sitzungen der Vertreterversammlung der Landespsychotherapeutenkammer in Stuttgart stets den Sitz neben mir inne; als er mir im Mai 2003 die von ihm verfasste Expertise zur ericksonschen Hypnotherapie für den WBP zeigte, dachte ich: »Das sollten wir Systemiker auch hinbekommen!«

Wenige Wochen später, im Juni 2003, wurde ich auf deren Jahrestagung in Miami in die *American Family Therapy Academy* (AFTA) aufgenommen. Bei den Vorträgen auf dieser Konferenz realisierte ich, dass eine hinreichende Zahl an randomisiert-kontrollierten Therapiestudien für eine Anerkennung durch den Wissenschaftlichen Beirat Psychotherapie ausreichen müsste. Zurück in Deutschland ergriff ich die Initiative für eine Zusammenstellung der wissenschaftlichen Belege der Wirksamkeit von Systemischer Therapie mit dem Ziel eines erneuten Antrags beim WBP. Jochen Schweitzer, Stefan Beher und ich gründeten eine Projektgruppe. Kirsten von Sydow wurde eingeladen, ihrerseits eine Übersicht über die Evidenz für die Systemische Therapie für die folgende systemische Forschungstagung zu erstellen.

Gut 17 Jahre später waren die Bemühungen um eine Anerkennung der Systemischen Therapie endlich von Erfolg gekrönt[5] – nach einer Zeit intensiver systematischer Literaturrecherchen, meist in nächtlichen Sonderschichten erbracht, nach mehrfachen Expertenumfragen unter den Mitgliedern der *American Family Therapy Academy*, der *European Family Therapy Association* (EFTA) und zahlreichen Kontakten und Begegnungen mit insbesondere mit Helm Stierlin befreundeten Forschern – darunter Lyman Wynne, Susan McDaniel,

---

5 Den zahlreichen Kolleginnen und Kollegen, die den Kern der wissenschaftlichen Arbeit geleistet haben, gebührt ein ausdrücklicher Dank – Stefan Beher, Kirsten von Sydow und Jochen Schweitzer, Markus Haun, Arist von Schlippe und Wilhelm Rotthaus, die zu Beginn mitwirkten –, und natürlich den Kolleginnen und Kollegen aus den systemischen Fachgesellschaften, die den gesundheitspolitischen Teil der sozialrechtlichen Anerkennung befördert haben: allen voran Sebastian Baumann, Bernhard Schorn, Kerstin Dittrich, Enno Hermans, Matthias Ochs, Reinert Hanswille und Ulrike Borst.

Alan Carr, Eia Asen, Scott Henggeler, Howard Liddle, Henk Rigter, Doug Sprenkle, Bill Pinsof, Arlene Vetere, Ivan Eisler, Ben Furman, Peter Stratton, Jay Lebow, Evan Imber-Black, Jose Szaposcznik, Russ D. Crane, Zhao Xudong und andere.

Zwei chinesischen Doktorandinnen am *Institut für Psychosomatische Kooperationsforschung und Familientherapie* und dem *Institut für Medizinische Psychologie* der Universität Heidelberg und führende chinesische Kollegen der *Deutsch-Chinesischen Akademie für Psychotherapie* (DCAP) unterstützten unsere Recherchen in chinesischen Suchmaschinen. Es entstand die Expertise zur Systemischen Therapie, die Grundlage der Anerkennung durch den WBP 2008 war. In der Folgezeit wurden von uns mehr als ein Dutzend Fachartikel in deutschen und amerikanischen *Journals* veröffentlicht, drei davon in *Family Process*, die international eine große Resonanz auslösten. Die Ergebnisse wurden in zahlreichen Vorträgen auf internationalen Konferenzen, u. a. in Chicago, Paris und Istanbul, vorgestellt. Am *Helm Stierlin Institut* (hsi) wurde ein Treffen mit gesundheitspolitischen Sprechern der Parteien organisiert, die sich offen zeigten, aber auf die Notwendigkeit einer Anerkennung durch den G-BA verwiesen.

Für die sozialrechtliche Anerkennung war der Nachweis der wissenschaftlichen Evidenz eine notwendige, jedoch keine hinreichende Bedingung. In einer zähen Phase von 2008 bis 2013 wurde ungeachtet der Entscheidung des WBP das erforderliche zweite Prüfverfahren beim G-BA von den zuständigen Gremien in Berlin nicht eingeleitet. Es gab keine Möglichkeit, selbst einen Antrag beim G-BA zu stellen, doch die antragsberechtigten Parteien – Verbände der Leistungserbringer, Krankenkassen usw. – schoben die Verantwortung für diesen Schritt zwischen sich hin und her. Schließlich begann eine Arbeitsgruppe der *Deutschen Gesellschaft für Systemische Therapie, Beratung und Familientherapie* (DGSF) und der *Systemischen Gesellschaft* (SG), sich auf der politischen Bühne intensiv für eine Anerkennung durch den G-BA einzusetzen, Netzwerke aufzubauen, Entscheidungsträger auf verschiedenen Ebenen des Gesundheitssystems zu informieren und diese für die Einleitung eines formalen Prüfverfahrens durch den G-BA zu gewinnen. Mit auschlaggebend für den Erfolg war die Entscheidung der beiden systemischen Fachverbände – initiiert von Jochen Schweitzer und Enno Hermans von der DGSF und Ulrike Borst von der SG –, zwei Systemiker – Kerstin Dittrich und Sebastian Baumann – zu gewinnen, die sich in Berlin hauptamtlich für die Anerkennung einsetzten. Zwischen 2013 und 2018 prüfte das *Institut für Qualitätssicherung und Wirtschaftlichkeit im Gesundheitswesen* (IQWiG) mit einem immensen Aufwand unabhängig die Evidenzlage. Mit Ulrike Borst sowie mit Kirsten von Sydow nahm ich an zwei Experten-Anhörungen beim IQWiG teil und wirkte an wissenschaftlichen Stellungnahmen für das IQWiG mit.

Mit Unterstützung der DGSF wurde ein Pilotprojekt zur Systemischen Therapie von Zwangsstörungen bei Kindern und Jugendlichen durchgeführt (Retzlaff 2019b), außerdem führten Jochen Schweitzer und Christina Hunger-Schoppe eine Studie zur Systemischen Therapie bei sozialen Phobien durch (Schweitzer et al. 2020), die ich als klinischer Experte begleitete. Beide Studien waren im Hinblick auf sogenannte Schwellenkriterien wichtig, demzufolge Studien zur Wirksamkeit insbesondere bei Angststörungen, affektiven Störungen u. a. vorliegen müssen. Von Insidern wurde die Vermutung aufgestellt, dieses Kriterium sei post hoc eingeführt worden, nachdem sich herumgesprochen hatte, dass die Systemische Therapie zunächst nur wenige Studien in diesem Bereich vorweisen konnte. Nach der positiven Beurteilung der Evidenzlage durch das IQWiG am 24. 5. 2017 und den Beschlüssen zur Anerkennung der Systemischen Therapie mit Erwachsenen durch den G-BA vom 22. 11. 2018 und vom 22. 11. 2019, wurde ich 2019 vom G-BA eingeladen, an den Beratungen über die Umsetzung in konkrete Regelungen und Gebührenziffern im Rahmen einer Neufassung der Psychotherapie-Richtlinie teilzunehmen, die schließlich am 24. 1. 2020 in Kraft trat. Ohne den immensen Einsatz von Sebastian Baumann, unterstützt von der genannten Arbeitsgruppe, hätte es die sozialrechtliche Anerkennung mit Sicherheit nicht gegeben.

Als ich vor 18 Jahren dieses Projekt mit auf den Weg brachte, hätte ich mir kaum träumen lassen, dass der Prozess der Anerkennung so lange dauern würde. Bereits drei Monate nach der AFTA Conference im Juni 2006 in Chicago wurde ich gefragt, ob wir die Zulassung denn schon hätten – in Deutschland gehen die Uhren offensichtlich sehr viel langsamer! Immerhin – auch wenn längst nicht alles perfekt geregelt ist: Heute steht die Systemische Therapie ganz anders da als noch vor einigen Jahren[6].

6 Auf www.ruediger-retzlaff.de und www.carl-auer.de/magazin/heidelberger-systemische-interviews finden sich Interviews mit einer Reihe von Personen, die an dem Prozess der Anerkennung maßgeblich beteiligt waren (Retzlaff u. Ohler 2020).

1.10 Empirische Fundierung der Systemischen Therapie

Die wissenschaftliche und sozialrechtliche Anerkennung wurde erreicht durch Faktoren wie Beharrlichkeit, Kreativität, den großen idealistischen, zu einem erheblichen Teil selbstausbeuterischen Einsatz eines engagierten Kerns von Kolleginnen und Kollegen, die detaillierte Sachkenntnis einer engagierten Gruppe von Menschen, die eine unglaubliche Zahl an Studien methodisch einordnete und die Ergebnisse in systematischen Reviews international präsentierte und publizierte, durch eine gute internationale Vernetzung in den USA, Europa und China, durch die langjährige Arbeit und Vernetzung in den Psychotherapeutenkammern, in gesundheitspolitischen Foren in Berlin und die Vision: »Die Anerkennung ist machbar!« (vgl. dazu Schweitzer, Rotthaus u. Hermans 2020). Der für mich persönlich entscheidende Punkt war die Erkenntnis auf der AFTA-Tagung in Miami 2003: »Die empirischen Belege für eine Anerkennung der Systemischen Therapie sind vorhanden.« Ohne die solide empirische Forschungsbasis von Wissenschaftlern und Wissenschaftlerinnen aus den USA, Großbritannien, Skandinavien, Italien, China usw., die RCT-Therapie-Studien und Metaanalysen durchgeführt haben, wäre dies nicht möglich gewesen. Auffallenderweise stammen viele empirische Studien aus Ländern wie den USA, Großbritannien und Skandinavien, selbst in China werden inzwischen mehr RCT-Studien zur Systemischen Therapie publiziert als in Deutschland. Es bleibt zu wünschen, dass sich dies mit der hoffentlich verstärkten Präsenz der Systemischen Therapie in den neuen Psychotherapie-Studiengängen dies sich ändern wird und zunehmend auch empirische Studien zur Systemischen Therapie in Deutschland durchgeführt werden.

Es gibt sehr viele unterschiedliche Strömungen, Ansätze und Modelle innerhalb der Systemischen Therapie, die ihre Gültigkeit haben. Die Anerkennung der Systemischen Therapie durch den WBP und den G-BA auf der Basis des IQWiG-Berichts basiert auf den dort rezipierten Studien zur Systemischen Therapie aus dem internationalen Feld. Die Systemische Therapie als heilkundliches Verfahren dürfte sich damit unter Wahrung ihrer Eigenständigkeit einem eher klassischen Verhältnis von Therapie annähern, den Diskurs mit Entwicklungen außerhalb Deutschlands stärker pflegen und sich als Teil der Familie psychotherapeutischer Verfahren begreifen. Die Rolle eines

Außenseiters ist schon seit vielen Jahren überholt: In den USA und in Großbritannien gibt es bereits seit Jahrzehnten staatliche Akkreditierungen, Master- und Ph.D.-Studiengänge in Systemischer Therapie, die »Rolle eines ewigen Rebellen« erscheint nicht mehr zeitgemäß …[7]

1.11 Regulierung und Verrechtlichung

Die Ausbildung und die Tätigkeit von approbierten systemischen Therapeuten wird vom Gesetzgeber, dem G-BA und den Landespsychotherapeutenkammern reguliert und nicht mehr allein von den systemischen Fachverbänden. Die Mitgliedschaft im Club der etablierten Psychotherapieverfahren hat durchaus einen Preis. Die Ausübung der Psychotherapie als Heilkunde unterliegt zahlreichen Regeln und Vorgaben – des Sozialgesetzbuches V, der Psychotherapie-Richtlinien des G-BA, der Psychotherapievereinbarungen der Kassenärztlichen Bundesvereinigung und des GKV-Spitzenverbands der Krankenkassen, der Berufsordnungen, der Weiterbildungsordnung der Psychotherapeutenkammern sowie des Bürgerlichen Gesetzbuches.

Seit Einführung des Psychotherapeutengesetzes 1999 wurden die Ausbildungen in den Richtlinienverfahren erheblich formalisiert und verrechtlicht. Als Teil dieser Entwicklung kann die Verabschiedung der Muster-Weiterbildungsordnung »Systemische Therapie« durch die *Bundespsychotherapeutenkammer* (BPtK) verstanden werden. In etlichen Bundesländern können approbierte Psychotherapeuten und Kinderpsychotherapeuten den rechtlich geschützten Zusatztitel »Systemische Therapie« erwerben. In den Übergangsregelungen wurden die Zertifikate der *Deutschen Gesellschaft für Systemische Therapie und Beratung* (DGSF) und der *Systemischen Gesellschaft* (SG) als Grundlage des Zusatztitels anerkannt.

Approbierte Psychotherapeuten und Kinder- und Jugendpsychotherapeuten sind verpflichtend Mitglied der jeweiligen Landespsychotherapeutenkammer. Die Landespsychotherapeutenkammern übernehmen im Rahmen der ihnen übertragenen hoheitlichen Aufgaben die öffentlich-rechtliche Interessenvertretung der Psychotherapeuten. Auch wenn die Landesozialministerien letztendlich die Rechtsaufsicht ausüben, obliegen die Berufsaufsicht, die Festlegung der Berufsord-

---

7 … meinte bereits im Mai 1988 auf dem von Bernhard Trenkle organisierten Familientherapiekongress in Karlsruhe Minuchin zu Jay Haley, der laut Minuchin übersah, wie sehr die ST schon damals *Mainstream* war.

nung und die Ordnung der Fort- und Weiterbildung der jeweils zuständigen Psychotherapeutenkammer. In den Berufsordnungen werden u. a. Standards der Berufsausübung zum Schutz der Patienten vorgegeben. Im internationalen Vergleich sind die Arbeitsbedingungen für Psychotherapeuten im deutschen Gesundheitssystem durchaus günstig. Dies ist auch auf das Engagement der Fachverbände und der Psychotherapeutenkammern zurückzuführen. Das hohe Maß an Regularien und bürokratischen Vorgaben betrifft keineswegs nur die Psychotherapie, sondern ebenso die somatische Medizin, die Pflege, die Tätigkeit von psychiatrischen Nachsorgeeinrichtungen etc. Jammern über die Menge an rechtlichen Vorgaben ist kein gutes Alibi, lieber draußen vor der Tür der ambulanten psychotherapeutischen Versorgung bleiben zu wollen (Rotthaus 1984).

Nach der Neufassung des *Psychotherapeutengesetzes* (PsychThG) vom 25. 11. 2019 und der Einführung eines Psychotherapiestudienganges, der mit der Approbation abschließt, gefolgt von einer Weiterbildung in spezifischen Psychotherapieverfahren inklusive der Systemischen Therapie, wird diese künftig stärker an den Psychologischen Instituten gelehrt werden. Es bleibt zu hoffen, dass dies durch qualifizierte erfahrene Dozenten mit systemischer Fachqualifikation erfolgen wird. Damit wird in Deutschland eine Entwicklung nachgeholt, die in anderen Ländern seit Langem gegeben ist. Vor über 35 Jahren hatte ich – übrigens ähnlich wie Jochen Schweitzer und Marie-Luise Conen – in den USA ein Aufbaustudium in Paar- und Familientherapie absolviert; schon damals konnte Familientherapie dort mit den Gesundheitskassen angerechnet werden, mit entsprechenden Therapieanträgen etc.

1.12 Und was wird aus der Multiprofessionalität?

Bisher lag eine große Stärke der systemischen Ausbildungen darin, dass sie offen für Angehörige unterschiedlicher Berufsgruppen waren. Die Pioniere der systemischen Familientherapie kamen aus verschiedenen Berufsfeldern, sie waren Ärzte, Psychologen, *clinical social worker* u. a. m. In der Versorgungspraxis hat sich eine Multiprofessionalität bewährt: In mehreren Untersuchungen konnte die Gruppe von Crane zeigen, dass Ehe- und Familientherapeuten mit Approbation eher bessere therapeutische Ergebnisse erzielen als Ärzte oder Psychologen mit Doktorgrad (Moore et al. 2011). Die Qualität der Therapien wurde stärker von der Intensität der Ausbildung und der Zahl der erhaltenen Supervisionsstunden bestimmt als vom Grundberuf. Eine große Herausforderung für das systemische Feld wird es sein, diese Offenheit und Multiprofessionalität zu bewahren – Eigenschaften, die sich beispielsweise in den USA durchzusetzen scheinen: Auf der 5. Systemischen Forschungstagung in Heidelberg im März 2017 skizzierte Susan McDaniel, die im Vorjahr als Präsidentin der *American Psychological Association* amtiert hatte, in ihrem Hauptvortrag, wie sich das US-amerikanische Gesundheitssystem entwickelt habe. Aus Kostengründen würden die großen *Health Care Maintenance Organisations* und staatliche Krankenversicherungssysteme mehr und mehr Gesundheitszentren finanzieren, in denen Angehörige verschiedener Berufsgruppen zusammenarbeiten und eine kooperative, systemisch inspirierte Gesundheitsfürsorge anbieten können. Die eher teure Arbeit von Ärzten, aber auch Psychologen wird in vielen Einrichtungen in den USA bereits heute zu einem erheblichen Teil von anderen Berufsgruppen übernommen. Es wäre sehr positiv, wenn sich in nicht allzu ferner Zukunft das Gesundheitssystem in Deutschland für eine aus systemischer Sicht wünschenswerte Multiprofessionalität öffnen wird. Als Teil der neuen Musterweiterbildungsordnung für Psychologische Psychotherapeuten und Kinder- und Jugendlichenpsychotherapeuten, ist vorgesehen, dass eines der fünf Weiterbildungsjahre an Beratungsstellen stattfinden soll. Es bleibt zu hoffen, dass dies zu einer Wahrung der Offenheit für andere Berufsgruppen beitragen wird, die seit Jahrzehnten in unterschiedlichen Einrichtungen systemisch tätig sind.

Durch die sozialrechtliche Anerkennung der Systemischen Therapie als Richtlinienpsychotherapieverfahren werden sich Selbstverständnis und Ausrichtung von systemischen (Approbations-)Ausbildungen wandeln. Diese werden sich vermutlich stärker an klassischen, pragmatischen Ansätzen der Systemischen Therapie orientieren, Erkenntnisse anderer Wissenschaftsdisziplinen wie der Sozialpsychologie, der Entwicklungspsychologie, der Bindungstheorie oder der Theorie des sozialen Lernens und anderer Psychotherapieverfahren berücksichtigen, Ergebnisse der empirischen Forschung stärker zur Kenntnis nehmen, Kernkompetenzen von Systemikern in Ausbildung definieren und deren Umsetzung validieren sowie Behandlungsergebnisse und Therapieprozesse in Ausbildungstherapien überprüfen. Kassenfinanzierte Psychotherapien müssen nach den Psychotherapie-Richtlinien den Stand der empirischen Forschung berücksichtigen.

Psychotherapeuten haben eine regelmäßige Fortbildungspflicht, wenn sie ihre Approbation und Kassenzulassung erhalten wollen.

Die Systemische Therapie ist kein statisches Gebäude. Bereits Ende der 1970er-Jahre wurde erkannt, dass Homöostase und Gleichgewichtszustände kein hinreichendes Modell für dynamische Systeme bieten. Entwicklungen und Wandel hat es immer wieder gegeben. Die Frage ist weniger, »passt die Systemische Therapie in das Kassensystem?«, sondern eher, wie sich systemische Vorgehensweisen, Konzepte und Behandlungsstrategien in den derzeit bestehenden Strukturen nutzen lassen, und natürlich bleibt zu hoffen, dass wertvolle Ansätze aus dem systemischen Modell aufgenommen und zu einer Weiterentwicklung führen werden. Noch immer beklagen viele Eltern magersüchtiger Patientinnen, dass sie trotz jahrelanger ambulanter und stationärer Therapien nie konsequent familientherapeutisch behandelt wurden – ein Unding. Viele Menschen, vielleicht die allermeisten, können sich eine privat finanzierte Systemische Therapie schlichtweg nicht leisten. Es wäre zutiefst unfair, wenn ein so hilfreiches Verfahren nicht der großen Mehrheit der Bürgerinnen und Bürger zur Verfügung stünde.

1.13 Systemische Therapie mit Erwachsenen, Kindern und Jugendlichen

Wie beschrieben, hat sich die Systemische Therapie aus der systemischen Familientherapie heraus entwickelt. Der WBP hat das Verfahren für die vertiefte Ausbildung sowohl mit Erwachsenen als auch mit Kindern und Jugendlichen zugelassen. Diese recht grobe Differenzierung nach Altersklassen erscheint nur bedingt sinnvoll. Wenn man als Systemiker im Mehrpersonensetting arbeitet, wird man früher oder später mit Kindern und Jugendlichen zu tun haben. Systemische Therapeuten sollten mit Angehörigen aller Altersgruppen kompetent umgehen können.

Es besteht die Hoffnung, dass nach fünfzehnjähriger Wartezeit seit der Bestätigung als wissenschaftlichem Verfahren die Zulassung der Systemischen Therapie mit Kindern und Jugendlichen nicht mehr lange auf sich warten lassen wird (Retzlaff et al. 2017). Aktuell wurde während der Arbeit an der zweiten Auflage dieses Buches der Bericht des IQWiG zur Systemischen Therapie bei Kindern und Jugendlichen veröffentlicht. Bei Angststörungen, Zwangsstörungen, Essstörungen, hyperkinetischen Störungen sowie Substanzstörungen, psychischen und Verhaltensstörungen zeigten sich dabei Vorteile der Systemischen Therapie gegenüber den jeweiligen Vergleichsbehandlungen, bei gemischten Störungen erwies sie sich als vergleichbar mit einer Richtlinientherapie. Bei genauer Betrachtung wird die Wirksamkeit der Systemischen Therapie bei manchen Störungsbereichen unterschätzt. So wurde die große Zahl der Studien zu Sozialverhaltensstörungen – zum Teil mit Katamnesen über zehn Jahre – wegen unterschiedlicher Diagnosekriterien nicht eingeschlossen, ebenso Studien zur systemischen Behandlung bei körperlichen Erkrankungen wie Asthma oder Diabetes, Studien zur Suizidalität – die nicht als eigenständige psychische Erkrankung gilt –, und auch bei affektiven Störungen kam das IQWiG zu einer anderen Einschätzung als der Wissenschaftliche Beirat. Positiv zu vermerken ist, dass mit Erfüllung des Schwellenkriteriums in absehbarer Zeit die sozialrechtliche Anerkennung auch der Systemischen Kinder- und Jugendlichenpsychotherapie greifbar zu sein scheint – was allerdings eine politische Entscheidung sein dürfte.

Erneut erfolgte die Einleitung der Überprüfung auch im Bereich der Systemischen Therapie mit Kindern und Jugendlichen auf die nachhaltige Initiative der systemischen Fachgesellschaften und den Einsatz von Sebastian Baumann, der erneut Entscheidungsträger in Berlin für dieses Verfahren gewinnen konnte.

In der Systemischen Therapie werden Symptome innerhalb eines weiteren sozialen Kontextes gesehen, behandelt wird jedoch der Patient bzw. dessen Probleme, und nicht etwa die Familie. Im G-BA wurde explizit auf die Verwendung des Begriffs Familientherapie verzichtet. Psychologische Psychotherapeuten können Behandlungen von Erwachsenen durchführen; Kinder und Jugendliche, die im Mehrpersonen-/Familien-Setting mit dabei sind, werden hoffentlich davon profitieren. Bis zu einer sozialrechtlichen Anerkennung der Systemischen Therapie auch bei Kindern und Jugendlichen können nur erwachsene Patienten behandelt werden. Es wäre nicht zulässig, eine Jugendliche etwa mit einer Magersucht oder Ängsten zu behandeln und diese über die Versichertenkarte eines Elternteils abzurechnen.

Integrative Therapie

Lebow (2005b) beschreibt moderne Systemische Therapie als integrativ ausgerichtet und offen für Techniken aus anderen Therapietraditionen, die sich als nützlich erwiesen haben. Sie basieren auf empirischen Erkenntnissen über die Grundlage und Entstehung von Störungen, deren Verlauf, über biologische Faktoren, knüpfen an andere Therapieformen an. Heutiger Stand der Heilkunst ist es, dass systemische Strategien empirisches Wissen über Familien und Störungen, individuelle Faktoren und Entwicklung sowie psychopathologische Prozesse nutzen.

Patienten erhalten Informationen über die Behandlung als solche und die Störung, die sie zur Behandlung führt. Mit Diagnosen wird behutsam umgegangen, sie werden aber nicht vermieden. Probleme und Störungen werden als solche bezeichnet, wobei die soziale Bedeutung von diagnostischen *Labeln* reflektiert wird. Heute wird stark beachtet, wie Störungen durch Sprache erhalten und chronifiziert werden können. Diagnosen haben ihren Platz in diesen neuen Zugängen, sie werden aber sorgfältiger und freundlicher eingesetzt.

Auch wenn es Probleme im sozialen System gibt, wird davon ausgegangen, dass auch auf der Ebene des Patienten Probleme vorliegen; es wird nicht naiv angenommen, dass eine alleinige Arbeit auf der Ebene des weiteren (Familien-)Systems automatisch zu einer Auflösung der Beschwerden führt. Früher geläufige Begriffe wie »Indexpatient« oder »dysfunktionales Familiensystem« sind heute eher ungebräuchlich (Lebow 2005b).

Die Vorgehensweise ist problemzentriert und dient der Überwindung von Beschwerden und der Entwicklung des inneren und des Familiensystems. Interventionen zielen nicht nur auf die Beschwerden ab, es wird auch an generischen übergeordneten Zielen gearbeitet, wie der Stärkung der Bindungsbeziehungen oder der Verfügbarkeit von Ressourcen. Gearbeitet wird im Einzel-, Paar- und im Familiensetting. Neben dem Geschehen im Familiensystem werden individuelle psychologische Prozesse beachtet, mit Interventionen auch auf der Ebene der Einzelperson.

Die Bereitschaft für Veränderung wird geachtet. Motivationale und *Engagement*-Strategien sind bedeutsam. Neben generischen Vorgehensweisen, die auf der Ebene des Familiensystems etwa an der Kommunikation, dem Umgang mit Konflikten, mit Familiengeschichten ansetzen, gibt es Strategien für spezifische Störungen. Die Effektivität von Interventionen wird empirisch geprüft, die Rolle des Therapeuten ist aktiv änderungsorientiert.

Der Fokus ist multisystemisch, geht über das Familiensystem hinaus und beachtet kulturelle Faktoren. Neuere systemische Ansätze sind ressourcen- und resilienzorientiert und nützen lösungsorientierte Begriffe, sie setzen an den Stärken von Familien an, was einen guten Zugang erlaubt. Sie greifen persönliche Narrative auf und beachten die Ziele der Klienten. Jenseits von Heilsversprechen im Ultrakurzzeitmodus ist die Sicht auf Veränderungsprozesse realistischer, und Therapien sind in der Regel kurz, können aber durchaus auch länger dauern. Sie arbeiten zudem auf der Basis einer ethischen Grundorientierung (Lebow 2005b).

Sie sind ressourcenorientiert, es wird multisystemisch und bei Bedarf aufsuchend gearbeitet, weitere soziale Systeme werden einbezogen. Ausgehend von der Annahme, dass Menschen sich und ihre Geschichten verstanden fühlen wollen, befassen sich Therapeuten auch mit den Narrativen der Klienten und der Familien. Unter Berücksichtigung von Ergebnissen der Bindungsforschung wird die Entwicklung von stabilen Bindungsbeziehungen als ein generelles Ziel angestrebt (Byng-Hall 2008). Ergebnisse der empirischen Forschung werden genutzt, Behandlungsergebnisse und Therapieprozess werden überprüft und durch Nachuntersuchungen belegt. Für die Wirksamkeit, die rasche Reduktion von Symptomen und die anhaltende Wirkung der meisten dieser neueren systemischen Modelle gibt es gute empirische Belege (Lebow 2005b; Retzlaff et al. 2013; v. Sydow et al. 2010a, 2013).

2 Ätiologische Modelle

2.1 Einführung

Die Systemische Therapie ist als Teil eines breiteren Paradigmenwechsels in der Medizin und Psychotherapie entstanden, der Ausdruck einer ökologischen Perspektive ist: Menschliches Verhalten, Symptome und Beschwerden werden nicht isoliert, sondern innerhalb ihres jeweiligen Entstehungskontextes verstanden. Verhalten, Eigenschaften und psychische Störungen sind nicht allein Merkmale eines Individuums, sie sind vom interaktiven Kontext abhängig. Familien, Einzelpersonen und andere soziale Systeme bilden repetitive zirkuläre Verhaltensketten und Muster aus, die eine gewisse Stabilität und Vorhersagbarkeit ermöglichen, aber auch den Handlungsspielraum des Einzelnen bzw. des jeweiligen Systems einzuschränken vermögen.

Im Laufe der Geschichte der Systemischen Therapie sind zahlreiche zum Teil recht unterschiedliche Modelle entstanden, aus denen eine Fülle von kreativen Interventionen hervorgegangen ist. Bestimmte Fragen wurden in der Literatur zur Systemischen Therapie immer wieder kontrovers diskutiert. Doch frühere Abgrenzungskonflikte zwischen verschiedenen systemtherapeutischen Richtungen erscheinen heute als unterschiedliche Entwicklungsphasen und sind weitgehend überholt. Levold weist darauf hin, dass der systemische Ansatz keine einheitliche, inhaltlich konsistente Arbeitsphilosophie darstellt, sondern eine Vielzahl von Konzepten und theoretischen Modellen umfasst, die untereinander mehr oder weniger anschlussfähig sind, aber gemeinsame Grundorientierungen und -haltungen aufweisen (Levold u. Wirsching 2014; Madanes 1997).

Anders als die meisten klassischen Therapieverfahren geht die Systemische Therapie nicht auf eine oder einige wenige Gründerpersönlichkeiten zurück, sondern speist sich aus vielen Wurzeln und hat viele Zweige – die mehrgenerationale, strukturelle, strategische, wachstumsorientierte, lösungsorientierte, hypnosystemische, selbstorganisatorische und auch die narrative Richtung. Sie kann problemzentriert oder lösungsorientiert ausgelegt sein, direktiv oder non-direktiv, eher sprach- oder handlungsorientiert, stärker gegenwarts-, vergangenheits- oder zukunftsbezogen. Allerdings gibt es etliche gemeinsame Nenner; Schweitzer-Rothers und Ochs (2008) nennen insbesondere die Lösungs- und Ressourcenorientierung, die Ausrichtung auf Muster und die Beachtung des Kontextes, die Auftrags- und Kundenorientierung und die Kooperations- und Beziehungsorientierung.

Generell werden Symptome in der Systemischen Therapie als eine Metapher für ein Beziehungsgeschehen verstanden, als ein sinnhafter Lösungsversuch, der als Anpassungsleistung des Organismus bzw. der Person und als Reaktion auf Schwierigkeiten in der Lebensgestaltung betrachtet werden kann. Beschwerden lassen sich besser verstehen, wenn man den sozialen Kontext berücksichtigt, innerhalb dessen sie aufgetreten sind. Dazu zählt auch der kulturelle Rahmen – ein zurückhaltender, etwas scheuer Jugendlicher mag in den USA als gehemmt oder sozial-phobisch und nicht durchsetzungsstark angesehen werden, in China würde er dagegen vielleicht als besonders angenehm gelten.

Eine Frau Anfang vierzig kommt wegen »Panikstörungen« zur Therapie, sie klagt über Unsicherheit und die Sorge vor neuen Angstattacken. Zunächst bietet sie eine Beschreibung ihrer Beschwerden primär auf individueller Ebene – sie sei zu unsicher, ängstlich, abhängig usw. Sie hatte keine leichte Kindheit. Wegen ihrer Attraktivität haben sich immer wieder Männer für sie interessiert, sie jedoch oft aus ihrer Sicht ausgenutzt. Sie hat einen Beruf ergriffen, der ihren Neigungen entspricht, aber ihr keine guten Jobchancen bietet. Seit drei Jahren ist sie mit einem deutlich älteren Mann zusammen, der finanziell gut dasteht, sehr viel von sich hält und sie dies auch spüren lässt. Zu ihrem Leidwesen habe er auf ihre verhaltenen Bestrebungen, die Beziehung verbindlicher zu definieren, ausweichend bis ablehnend reagiert. Er brauche keine Frau, die ihn brauche, er brauche jemand, die selbstständig und autonom sei. In einem anderen Zusammenhang erwähnt sie eher beiläufig ihre schubweise verlaufende Multiple-Sklerose-Erkrankung, die ihr unterschwellig massiv Angst macht. Sie habe Sorge, wer sich um sie kümmern werde, falls sie kränker werde oder nicht mehr arbeiten könne. Mit ihrem Partner thematisiert sie diese Sorge nicht, weil sie ihn nicht belasten und abhängig erscheinen will, da er sich sonst gewiss zurückziehen würde. Ihre Angstsymptomatik kann als Ausdruck einer Lebenssituation verstanden werden, die von massiver Ungewissheit und dem Gefühl geprägt ist, sich nicht auf ihren Körper, nicht auf ihren Partner verlassen zu können und einer unsicheren Zukunft entgegenzugehen, geprägt von der Überzeugung, durch Gespräche oder andere Schritte nichts tun zu können, um sich mehr Rückhalt und Sicherheit zu verschaffen. Dieses Beispiel verdeutlicht, wie wesentlich der Lebenskontext von Patienten für ein angemessenes Fallverständnis ist.

Die Systemische Therapie entstand etwa zeitgleich mit der Anti-Psychiatriebewegung in den späten 1960er- und den 70er-Jahren. Damals wurden Begriffe wie »Störungen« oder »psychische Krankheiten« in der Systemischen Therapie abgelehnt. In der ältesten unserer Gruppe bekannten RCT-Studie zur Systemischen Therapie wurden bewusst keine Diagnosen gestellt, obwohl alle Patienten an schweren Psychosen litten und entsprechende Medikamente erhielten; sie konnte insofern trotz guter und anhaltender Effekte für die Expertise leider nicht gewertet werden (Langsley et al. 1968). Insbesondere in Deutschland ist diese Abneigung noch immer ausgeprägt. Das Gegenstück zu einem einseitigen psychopathologischen Blick auf Menschen und deren Reduktion auf ihre Störung ist ein ressourcenorientierter, neugierig anteilnehmender Blick. Diese wohlwollende Sicht berücksichtigt den jeweiligen sozialen Kontext und die besondere Lebenslage, innerhalb derer sich ein Problem entwickelt hat, die jeweils gegebenen soziokulturellen Umstände und die Besonderheiten der Familiengeschichte. Insofern ist es sinnvoll, nicht kochbuchartig vermeintlich allgemeingültige Behandlungsmanuale für eine Diagnose X zu propagieren. Den Besonderheiten jedes Einzelfalls ist Rechnung zu tragen, was im Übrigen auch den Vorgaben der Psychotherapie-Richtlinie entspricht. Systemische Therapeuten bevorzugen ein maßgeschneidertes, am Einzelfall orientiertes ideografisches Vorgehen, das auf jede einzelne Familie, jeden Patienten abgestimmt ist. Auch in der Systemischen Therapie existieren manualisierte Therapieprogramme für bestimmte Störungsbereiche wie Delinquenz, Drogenabhängigkeit oder körperliche Erkrankungen. Sie haben den Vorzug, Therapieeffekte einer empirischen Erforschung besser zugänglich zu machen (Henggeler et al. 2012; Szapoczik, Hervis a. Schwartz 2003; Spohr et al. 2018). Eine Ausrichtung an der Einzigartigkeit jedes einzelnen Falles, einer jeden Familie kann mit störungsspezifischen Strategien kombiniert und ergänzt werden, die in solchen Manualen beschrieben werden.

Bereits die Pioniere der Mailänder und der Heidelberger Gruppe veröffentlichten vor 30 bis 40 Jahren Vorgehensweisen für spezifische Störungsbilder wie Magersucht (Selvini Palazzoli 1974; Weber u. Stierlin 1991), Psychosen (Selvini Palazzoli et al. 1978), manisch-depressive Erkrankungen (Retzer et al. 1989), Bulimie (Root, Fallon a. Friedrich 1986) sowie sexuelle und anderen Traumatisierungen (Everstine u. Everstine 1992; James a. Nasljeti 1989).

Die Stärke der Systemischen Therapie

> »liegt vor allem darin, Gesundheitsstörungen als Teil schwieriger Lebenslagen und zwischenmenschlicher Beziehungen umfassend und schnell zu verstehen und sie durch die Gestaltung eines Kooperationskontextes mit gesundheitsförderlicheren Beziehungsmustern positiv zu beeinflussen« (v. Schlippe u. Schweitzer 2012, S. 12).

Schwierige Lebenslagen – im Sinne eines bestimmten lebensgeschichtlichen Kontextes – gelten als zentral für das Verständnis und die Behandlung von Störungen. Allerdings hätte die Systemische Therapie ohne die große Zahl an Studien zu bestimmten Störungsbildern die wissenschaftliche und sozialrechtliche Anerkennung nicht erhalten. Wenn bei Patientinnen mit einer Magersucht oder Depression bestimmte ähnliche Prozesse zu beachten sind, schließt dies eine maßgeschneiderte therapeutische Vorgehensweise und ein Fallverständnis, das jedem einzelnen Menschen gerecht wird, keinesfalls aus. Systemische Therapie verzichtet nicht auf Annahmen über die Entstehung von Störungen psychischer Krankheiten, sie nutzt dabei jedoch eine breite Perspektive und bezieht Patienten in die Entwicklung eines gemeinsamen Problemverständnisses aktiv ein.

In der Entwicklungsgeschichte der Systemischen Therapie wurden unterschiedliche Erklärungsmodelle für das Auftreten von Störungen entwickelt, die im Folgenden skizziert werden.

2.2 Beobachtbare Interaktionsmuster und Beziehungsstrukturen

In einer ersten Phase der systemischen Familientherapie, die bis in die 1980er-Jahre reicht, galten *beobachtbare Interaktionsprozesse* als problemerzeugend, Grundlage der Erklärungsmodelle waren Konzepte der klassischen Kybernetik, die auf menschliche Systeme übertragen wurden. Sie setzen am beobachtbaren Interaktionsgeschehen und kommunikativen Prozessen an und waren ausgeprägt handlungsorientiert.

In dieser Zeit wurde intensiv mit Videoaufzeichnungen und Feedback gearbeitet. Belastete Familien und Patienten handeln oft in selbst limitierender Weise. Aus dieser Phase stammt auch eine Reihe von Erklärungskonzepten, die psychische Beschwerden im Kontext von mehrgenerational angelegten Mustern sehen. Menschliche Systeme sind eingebettet in hierarchisch angeordnete Subsysteme – darunter die Person, Beziehungen, Familie, Gemeinde und die Gesellschaft. Systemische Prinzipien wie Übersummativität, Selbstregulation und Homöostase gelten auf jeder Ebene und wirken zwischen allen Ebenen (Pinsof 1995).

Lange Zeit waren die Erklärungsmodelle innerhalb der systemischen Familientherapie reichlich simpel und Familien wurden als Entstehungsort von Pathologie missverstanden. Die einseitige Fokussierung auf krankmachende familiäre Faktoren, auf die Störungen zurückgeführt wurden, war letztlich nur eine Spielart klassischer defizitorientierter ätiologischer Modelle. Die vermeintlich prägende Wirkung der Familie auf die Entwicklung von Kindern ist jedoch keine hinreichende Erklärung für das Auftreten von psychischen Störungen. Zwar lassen sich Problemmuster beschreiben, die Familien anfälliger dafür machen, es gibt jedoch keinen linearen Zusammenhang zwischen familiären Beziehungsmustern und spezifischen Störungen (Cierpka 1989).

- Symptome als Ausdruck einer ungünstigen familiären Organisationsform

Dieses einfache, plausible Modell betrachtet Familien als eine Organisationseinheit, mit Grenzen unter anderem zwischen Subsystemen, Außengrenzen, Kommunikations-, Rollen- und Konfliktmustern und emotionalen Prozessen (Minuchin u. Fishman 1983). Bei einer ungünstigen Organisationsform können Symptome entstehen, etwa wenn ein Elternteil mit einem Kind gegen den anderen Elternteil eine Koalition eingeht, wenn die elterliche Präsenz schwach ausgeprägt ist und Kinder alleingelassen werden, bei starren Grenzen, die einen emotionalen Kontakt einschränken, usw. Das Ziel der Therapie besteht darin, zu helfen, eine günstigere Organisationsform zu finden und Störungen aufzulösen. In unterschiedlichen ethnischen Gruppen gibt es sehr verschiedene Vorstellungen, welche Verhaltensweisen als Einmischung oder als übergroße Distanz eingeschätzt werden. Dennoch gibt es in den meisten Kulturen Vorstellungen, was zu viel Nähe oder ein übermäßiger Abstand bedeutet. Dies manifestiert sich auch in der Qualität der emotionalen Beziehungen, die von einem hohen Ausmaß an Nähe oder Distanz bis hin zu Überfürsorglichkeit oder Vernachlässigung geprägt sein können. Grenzen können sich auf verschiedenen Ebenen manifestieren – als diffuse Grenze, etwa wenn ein Ehemann trotz der onkologischen Erkrankung seiner Frau nicht toleriert, wenn sie sich zum Meditieren in einen eigenen Raum zurückzieht (und den Pol der Individuation pflegt). Ein anderes Problem sind starre Grenzen, bei denen ein Mangel an Bezogenheit besteht. Manchmal klagen junge erwachsene Patienten, von ihren Eltern selten in den Arm genommen worden zu sein, oder ein Mann schafft es wegen des eigenen Kummers nicht, seine Frau nach einer Fehlgeburt oder einer Brustkrebserkrankung emotional zu trösten.

Ein Paar kam wegen der Depression des Mannes und wegen psychosomatischer Beschwerden der Frau zur ambulanten Therapie. Beide berichteten u. a., seit Jahren sei die eheliche Intimität auf der Strecke geblieben. Als die Tochter fünf Jahre alt war, hatte diese Asthma entwickelt; um zu hören, ob sie nicht erneut einen Anfall bekam, hatte der Mann die Türen des Kinderzimmers und des Schlafzimmers ausgehängt. Tatsächlich war das Mädchen bzw. die inzwischen vierzehnjährige Jugendliche seit ihrem sechsten Lebensjahr frei von Asthmaanfällen. Die Eltern hatten es jedoch versäumt, die Tür wieder einzuhängen. Diese war ein Symbol für die Daueraufmerksamkeit, die auf die Tochter gerichtet war. Die Eltern litten an der diffusen Grenze, die sich auch nachteilig auf das Eheleben auswirkte, denn die Tochter war sozusagen auch im elterlichen Schlafzimmer dauernd präsent. Das Mädchen ihrerseits beklagte, unter der ängstlichen Besorgtheit ihrer Eltern zu leiden und unsicher zu sein.

- Symptome als Ausdruck von starren Außengrenzen, Isolation und fehlendem sozialen Netzwerk

Belastete Familien sind häufig sozial isoliert oder haben »starre« interaktionelle Grenzen nach außen, die den Kontakt zu anderen Menschen, zum Beispiel von Jugendlichen zu Gleichaltrigen, erschweren (Auerswald 1973). Fehlende soziale Unterstützung und Einsamkeit machen anfälliger für das Auftreten psychischer Beschwerden, zum Beispiel wenn eine 19-jährige junge Frau über etliche Jahre hinweg – nach dem Suizid des Vaters im häuslichen Wohnzimmer – mit der psychotischen Mutter zusammen in ärmlichen Verhältnissen in dem zunehmend baufälligen Haus wohnen bleibt, ohne Arbeit, ohne Ausbildung, ohne jegliche Sozialkontakte, bis sie nach der Räumung (wegen Einsturzgefahr) aufgrund ihres sonderbaren Verhaltens mit auffälligen Symptomen in eine stationäre Einrichtung kommt.

- Symptome als Ausdruck einer problematischen Hierarchie[8]

Zu diesen Symptomen zählt u. a. eine Rollenkonfusion zwischen Generationen, etwa wenn Kinder eine parentifizierte Position einnehmen, mit elterlichen Aufgaben überlastet werden oder wenn Eltern ihre Rolle nicht ausfüllen und Kinder sich selbst beeltern sollen.

> Eine Neunjährige erklärte vor der anwesenden Mutter und dem Vater: »Dr. Rätselhaft, meine Eltern sind blöd! Andere Eltern sagen ihren Kindern, wo es langgeht – ich muss meinen Eltern immer sagen, was sie tun sollen!«
>
> Ein anderes Beispiel wäre eine 24-jährige junge Frau, die zu Hause leben bleibt und auf eine eigene Partnerschaft verzichtet, um ihre Mutter nicht mit dem alkoholabhängigen Vater alleine zu lassen.

- Symptome als Ausdruck einer paradoxen Hierarchieumkehrung

Durch die Entwicklung eines Symptoms kann ein Kind seine Eltern einladen, ihm zu helfen und damit eine vordergründig starke Position einzunehmen, auf einer anderen Ebene ist ein Elternteil jedoch schwach, wenn es ein Kind benötigt, um stark zu erscheinen.

> Ein zwölfjähriger Junge litt unter erheblichen Ängsten, wenn er nicht in seinem eigenen Bett übernachtete, und seine Mutter legte sich immer zu ihm und schlief mit ihm in seinem Bett, weil er sich dann so gut beruhigte. Als dieses Muster hinterfragt wird, reagiert sie ablehnend: »Was – ich soll in meinem eigenen Bett schlafen? Alleine?«

- Symptome als Metapher für das Beziehungsgeschehen

Psychische Störungen können auf analoger Ebene ein Spiegel bzw. eine Metapher sein für Muster in einer Familie oder einem sozialen System (Madanes 1981).

8 Innerhalb der Systemischen Therapie wurde z. T. bestritten, dass Begriffe wie »Hierarchie« und »Macht« angemessen für die Beschreibung sozialer Systeme seien – eine verwunderliche Position, wenn man bedenkt, welche nachhaltige Wirkung die jahrzehntelange Ausübung von (Verhinderungs-) Macht bestimmter politischer und gesundheitspolitischer Gremien für die Systemische Therapie hatte.

Ein Patient beklagt sich, dass die beiden erwachsenen Töchter – beide leiden an den Folgen ihrer Magersucht – auf seine Vorhaltungen wegen des Raubbaus an ihrer Gesundheit nicht hörten, was zu häufigen Auseinandersetzungen führen würde, die stets ohne Ergebnis abgebrochen wurden. Dafür waren sie in ihren Studiengängen außergewöhnlich leistungsstark. Angesprochen auf die Beziehung zur Ehefrau berichtete er, es gäbe ständig Streit, sie arbeite zu viel, stelle ihren beruflichen Erfolg über alles und höre nicht auf ihn.

- Symptome als Ausdruck konflikthafter Dreiecksbeziehungen

Bekannt ist die *Sündenbock-Dynamik.* Bei dieser wird beispielsweise ein Konflikt, den Eltern miteinander haben, auf dem Rücken eines Kindes austragen. Bei Erwachsenen mit psychotischen Symptomen führt ein hohes Ausmaß an *high expressed emotion* (HEE) – operationalisiert als hohe Emotionalität, massive Kritik, hohe Rate feindseliger Äußerungen – zu einem besonders stark erhöhten Rückfallrisiko. Eine anderes Dreiecksmuster wird als *Triangulation* bezeichnet, wenn ein Eltern- oder Großelternteil offen oder verdeckt gegen einen anderen Elternteil mit einem Kind paktiert und zum Beispiel dem drogenabhängigen Sohn heimlich Geld oder Beruhigungstabletten zusteckt. Auch bei Scheidungskonflikten ist dies häufig zu beobachten (Minuchin 1977; Haley 1977). Eine weitere *Dreieckskonstellation* sind *Koalitionen über Generationsgrenzen hinweg,* etwa wenn die Schwiegermutter einer depressiven Frau den übergewichtigen Enkeln offen Süßigkeiten zusteckt, die Bemühungen der Mutter um eine gesunde Ernährung lächerlich macht und diese als Rabenmutter hinstellt – und der Ehemann seine Frau nicht schützt.

- Symptome als rigides Festhalten an untauglichen Lösungsversuchen

Untaugliche, aber wiederholte Lösungsversuche werden rasch zu einem Problem oder lassen dieses fortbestehen (Fisch, Weakland a. Segal 1982). Schwierigkeiten kommen und gehen und werden im Alltag wieder und wieder gemeistert. Zu echten Problemen wachsen sie sich erst aus, wenn an einem kontraproduktiven Lösungsversuch starr festgehalten wird. Derartige Typen von Problemen sind insbesondere:

– der *Versuch, spontane Geschehnisse kontrollieren zu wollen,* etwa sich zu zwingen einzuschlafen, beim Sex Spaß zu haben, sich

körperlich gut zu fühlen durch restriktives Essen, oder durch kognitive Manöver wie Grübeln ein Gefühl der Sicherheit zu erlangen, das aber ein körperliches Phänomen ist.
- das *Aufschieben von gefürchteten Ereignissen*, bis die Bedingungen wirklich richtig sind. Statt etwa eine Prüfung mutig anzutreten und das Risiko des Scheiterns auf sich zu nehmen, wird diese immer wieder verschoben.
- der *Versuch, verdeckt Freiwilligkeit und Kooperation erzwingen zu wollen*, etwa die fortgesetzte Erwartung von Eltern, die Tochter möge freiwillig und spontan tun, was sie insgeheim von ihr erwarten: »Lerne freiwillig für deine Arbeiten, ohne dass du erinnert werden musst!«
- der *Versuch, Verdächtiger durch Verteidigungsversuche zu bestärken*. Wenn jemand argwöhnisch ist, können gut gemeinte Rechtfertigungsversuche dazu führen, das Misstrauen zu bekräftigen, statt es zu zerstreuen. Patientin in der Psychiatrie: *»Herr Doktor* [der ist übermüdet], *Sie schauen mich so anders an – haben Sie etwas gegen mich?« »Nein, wie kommen Sie denn darauf? Natürlich habe ich nichts gegen Sie!«* Er schaut weiterhin müde aus und wirkt mürrisch, mit dem Ergebnis, dass die Patientin erst recht glaubt, der Behandler habe etwas gegen sie.

- Symptome als Ausdruck von Konflikt- und Prozessmustern

Zu dieser Kategorie gehören persistierende symmetrische Konflikte in (Familien-)Systemen, die nicht gelöst werden. Diese kosten viel Kraft und gehen mit einer hohen physiologischen Anspannung einher. Sie entsprechen der Dynamik eines Schlagabtauschs.

Frau Sch. berichtete von den fortwährenden Konflikten mit ihrem Ehemann – nie tue er, was sie von ihm verlange. In den vergangenen 15 Jahren habe er sie nie freundlich berührt, ständig schimpfe er. Immer sei er unfreundlich und rücksichtslos – kein Wunder, dass es ihr psychisch schlecht gehe. Er achte noch nicht einmal darauf, dass es im Hause sauber bliebe und es keine Ansteckungsgefahr durch Viren etc. gäbe. Herr Sch. hielt dagegen und beschrieb das Leben als eine Zwangshölle, in der jede Lebensäußerung, jeder spontane Ausdruck den Zwangsvorstellungen seiner Frau zuwiderliefe. Kein Mensch könne sich an all die Hygieneregeln und Vorschriften halten, ständig löse dies Konflikte aus. Es sei kein Wunder, dass er ständig gereizt sei und Schlafstörungen entwickelt habe …

Verdeckte Konflikte zeigen sich etwa, wenn eine in der Nachbarschaft lebende Schwägerin die Mutter bei ihren Kindern und bei der Schwiegermutter schlecht macht, ihre Erziehungsideen unterläuft, dies aber lächelnd bestreitet: »*Das bildest du dir nur ein!*«

Bei komplementären Konfliktmustern ist das Tun des Einen das Lassen des Anderen, und Konflikte können nicht geklärt werden können.

Eine Frau zum Beispiel ist ihrem Mann böse, weil sie seinetwegen auf einen Karriereschritt verzichtet hat, macht aber trotz einer beruflichen Krise des Mannes keinerlei Anstalten, sich eine Arbeit zu suchen; je mehr er insistiert, desto weniger ist sie bereit, eine solchen Schritt zu tun.

- Symptome als Ausdruck einer relativ schwachen oder überhöhten Familienkohäsion

Eine unangemessene Familienkohäsion kann dazu führen, dass jemand nicht auszieht oder sich eine eigene Partnerschaft aufbaut, weil er oder sie sich um einen Elternteil kümmert und infolgedessen vielleicht depressiv wird. Umgekehrt ist auch das Gefühl belastend, es gebe keinen Zusammenhalt, niemand sei für einen da, man habe immer zwischen den Stühlen gesessen, der Vater habe sich nach der Trennung abgewendet, die Mutter sich mehr für ihren neuen Partner interessiert; da sei es einfach gewesen, sich mit zu viel Essen zu trösten.

- Symptome als Ausdruck von rigiden oder tendenziell chaotischen familiären Mustern

Veränderungen in der Lebenswelt können einen Wandel und eine Neuorganisation erforderlich machen, zum Beispiel durch eine Krebserkrankung der Mutter in einer Familie mit Jugendlichen in der Pubertät. Dieser Wandel kann durch *ein Übermaß an Flexibilität* ebenso wie durch *ein tendenziell chaotisches Zusammenleben* beeinträchtigt werden, bei dem es *keine Sicherheit gebenden Routinen* gibt (Olson 1996). Unterschiedliche körperliche Erkrankungen verlangen im Sinne der psychosozialen Typologie nach Rolland (1987) entweder mehr Flexibilität – etwa bei Krankheiten mit unvorhersehbarem Verlauf, wie Asthma oder nicht gut einstellbarer Epilepsie – oder ein höheres Maß an Strukturiertheit, wie etwa bei einer Mukoviszidose oder

Diabetes, die eine verlässliche Befolgung bestimmter medizinischer Routinen verlangt.

Ein elfjähriges Mädchen wurde von einer renommierten Fachklinik wegen eines unerklärlicherweise schwer einzustellenden Diabetes überwiesen, mit zahlreichen Blutzuckerkrisen. Beide Eltern waren in qualifizierten medizinischen Berufen tätig und erklärten unisono, es gäbe keine Regeln daheim. Sie beide litten an Erwachsenen-ADS und seien nicht in der Lage, ihre Tochter dabei zu unterstützen, regelmäßig die Blutzuckerwerte zu kontrollieren oder geregelt zu essen.

- Symptome als Ausdruck von Schwierigkeiten, einen Übergang im Lebenszyklus zu meistern

Die relativ vorhersehbare Abfolge von Lebenszyklus-Entwicklungsphasen stellt ein Organisationsprinzip dar, das einen Einfluss auf andere in diesem Abschnitt beschriebene Faktoren hat und mit ihnen interagiert.

Störungen lassen sich eingebettet in die für eine Lebensphase typischen Entwicklungsprozesse und die mit ihnen einhergehenden Anforderungen verstehen. Manchmal halten Eltern – und/oder Kinder – an Verhaltensmustern fest, die zu einem deutlich jüngeren Kind passen würden. Beispielsweise traut ein Kind es sich nicht zu, alleine in die Schule zu gehen, und die Eltern trösten es wie ein sehr viel kleineres Kind, obwohl dies eigentlich nicht erforderlich wäre. Manche jungen Menschen zögern den Abschluss des Studiums hinaus aus Sorge vor der Eigenständigkeit und entwickeln Symptome, die sie wieder abhängig von ihren Eltern machen.

Zur Vorstellung kam eine Frau, die über depressive Symptome klagte, mit ihrer Familie, d. h. mit dem Mann und drei erwachsenen Kindern, die zum Teil berufstätig waren, zum Teil studierten. Ihr Mann litt an einer progredienten neurologischen Erkrankung, durch die seine Bewegungsfreiheit bereits massiv eingeschränkt war. Obwohl er deutlich vorgealtert war, große Mühen hatte, den Familienbetrieb weiterzuführen, und bereits eklatante wirtschaftliche Fehlentscheidungen getroffen hatte, bestand er ebenso wie seine Kinder darauf, dass er weiterhin als Vater, Familienoberhaupt und Geschäftsführer zu funktionieren habe – was eben nicht realistisch war und seine Frau nur weiter in ihre Depression trieb. Die Familie insgesamt hatte große Probleme damit, den Lebenszyklusschritt zu vollziehen, den Vater in den Ruhestand zu entlassen und seine Aufgaben im Betrieb neu aufzuteilen.

- Symptome als Ausdruck von Erziehungsstilen und elterlichen Verhaltensweisen

Auch bei diesen Symptomen kann nicht von einem direkten linearen Kausalzusammenhang ausgegangen werden. Sowohl ein vernachlässigendes, permissiv-gewährendes als auch ein ausgeprägt autoritäres, ggf. grenzüberschreitendes elterliches Verhalten können eine nachteilige Wirkung auf Kinder und Erwachsene haben.

Zwei wohlmeinende, gut gebildete Eltern waren ratlos, wie sie mit dem systemsprengenden Verhalten ihrer siebenjährigen Tochter umgehen sollten. Das überdurchschnittlich begabte Mädchen ließ sich von den Eltern nichts sagen. Sie kooperierte weder mit ihnen noch den Lehrern in der Schule. Vor Kurzem hatte sie begonnen, ihre Eltern zu schlagen, wenn sie nicht ihren Willen bekam. Beim gemeinsamen Anschauen von Videoaufnahmen der häuslichen Szenen waren gutmeinende, verbal orientierte Eltern zu sehen, die sehr auf Einsicht setzten und jeden Schritt kommentierten, begründeten, sich permanent vor dem Kind rechtfertigten. »Würdest du dich jetzt bitte mal an den Tisch setzen und Hausaufgaben machen? Du weißt doch, dass Hausaufgaben wichtig sind: Du hast keine Lust? Du möchtest sie nicht machen? Aber überlege doch mal, das ist doch gut für dich ...!« Im Ergebnis war ihre Tochter völlig überreizt und beantwortete die Unsicherheit der Eltern mit ihrem eskalierenden Verhalten.

2.3 Kommunikationsmuster

- Symptome als Ausdruck von Problemen der Kommunikation

Symptome können u. a. auf eine unklare, indirekte, diffuse, widersprüchliche oder inkongruente Kommunikation auf digitaler und analoger Ebene und auf abwertende, herabsetzende Botschaften gegenüber dem Empfänger zurückgehen. In extremeren Fällen können bestimmte Kommunikationsmuster das Risiko ernsthafter psychischer Symptome begünstigen (Tienari, Wahlberg a. Wynne 2006), in leichteren Fällen sind Menschen nur verwirrt, wenn ihnen vage, widersprüchliche Botschaften oder nicht erfüllbare Aufträge erteilt werden (Haley 1977; Kempler 1974; Satir 1964). In der Familientherapie nach Satir gilt ein offener kommunikativer Austausch als selbstwertfördernd und als Gegenmittel gegen das Auftreten von Beziehungsschwierigkeiten und Symptomen.

Eine junge, an Stresssymptomen und Schlaflosigkeit leidende Patientin ist Berufsanfängerin in einem anspruchsvollen heilkundlichen Beruf. Ihr Vorgesetzter fordert sie auf, einer Mitarbeiterin einen Arbeitsauftrag zu erteilen. Als diese sich lauthals darüber aufregt, von einer jüngeren Kollegin – mit einer deutlich höheren beruflichen Qualifikation – eine Aufgabe zugewiesen zu bekommen, schaut der Chef in die Luft, sagt nichts, lächelt nur hämisch. Er lässt sie auflaufen, woraufhin sie mit Verunsicherung und großer Anspannung reagiert.

Ein anderes Beispiel: Der Vater von zwei Söhnen behauptet, sich von seiner Frau getrennt zu haben, tatsächlich verbringt er jedoch einen großen Teil seiner Freizeit und die Urlaube mit ihr und den beiden Söhnen, die nicht so recht wissen, ob die Eltern nun emotional aneinander hängen oder nicht.

Ein Spezialfall widersprüchlicher Kommunikation ist die *Doppelbindung*. Sie galt in der Systemischen Therapie lange als All-Erklärungsprinzip; die Doppelbindungshypothese bzw. die Idee, dass Doppelbindungen automatisch zu Störungen führten, wurde jedoch bereits Ende der Siebzigerjahre »beerdigt« (Berger 1978). Allerdings finden sich Patienten immer wieder in Doppelbindungssituationen wieder, in denen sie anscheinend nur verlieren können.

In einer Psychiatrischen Landesklinik äußerte ein chronisch psychotischer, angeblich intellektuell leicht behinderter Patient auf die Bemerkung, er würde immer so ernst blicken: »Ja, wie soll ich denn schauen? Wenn ich lache, erhalte ich mehr Medikamente, wenn ich traurig schaue, bekomme ich ebenfalls mehr Medikamente, wenn ich das hinterfrage, bekomme ich auch mehr Arznei – da zeige ich lieber gar nicht, wie es mir geht!«

- Symptome als Ausdruck einer Mystifizierung

Bei einer Mystifizierung wird jemandem weisgemacht, dass sein Erleben und seine Einschätzungen rundweg falsch sind. Die Mystifizierung ist ein weiterer Spezialfall eines ungünstigen Kommunikationsmusters (Laing a. Esterson 1964). Einer abhängigen Person, etwa einem Kind, wird eingeredet, dass nicht gilt, was es wahrnimmt, fühlt und denkt, sondern das, was von einem Erwachsenen bzw. Dritten nahegelegt wird.

Eine junge Erwachsene mit selbstschädigendem Verhalten beschreibt ihren Vater als jemanden, der ganz in Ordnung sei; im Gespräch mit weiteren Angehörigen stellt sich heraus, dass es ein Tabu war, den Vater offen zu kritisieren, obwohl dieser mehrmals im Jahr das häusliche Mobiliar zertrümmerte.

Ein länger zurückliegender Fall: Einer Mutter fällt auf, dass ihr Sohn immer wieder mit einem eingerissenen Ohrläppchen aus der Schule nach Hause kommt. Auf ihre Frage berichtet dieser, der Lehrer würde ihn immer wieder am Ohr aus der Bank ziehen. Als die Mutter den Lehrer zur Rede stellt, bestreitet dieser alles. Unmittelbar nachdem die Mutter fort ist, zerrt er im Unterricht den Knaben erneut am Ohr aus der Bank, mit drohender Stimme: »Sollst du lügen?«

Denkt man an den jüngsten US-amerikanischen Wahlkampf, an Entwicklungen im Zusammenhang mit der Corona-Pandemie oder an politische Korrektheitsdebatten, hat der Begriff der Mystifizierung nicht an Aktualität verloren: »Was du denkst oder wahrnimmst, kannst du nicht denken, was du eigentlich denkst und wahrnimmst, ist das, was ich bzw. wir dir vorgeben!«

Eine einfache Form der Mystifizierung ist eine Invalidierung der Botschaft des Gegenübers – was er oder sie sagt, wird einfach übergangen.

Ein Jugendlicher artikuliert in einem Gespräch mit Mutter und Vater sehr klar und dezidiert, bestimmte fürsorgliche Verhaltensweisen der Mutter würden von ihm als einschränkend und übergriffig erlebt werden. Im Folgegespräch wird die mögliche Sinnhaftigkeit seiner Position von der Mutter komplett negiert und sein Wunsch nach Eigenständigkeit als Ausdruck einer zu vermutenden psychiatrischen Symptomatik gewertet.

- Symptome als Ausdruck von Besonderheiten der affektiven Kommunikation

Der affektive Ausdruck kann sehr ausgeprägt oder eher verhalten sein. Ein offener emotionaler Austausch gilt als wesentlicher Faktor für die

Entwicklung von Resilienz (Walsh 1998). Manche Personen zeigen Gefühle sehr ausdrucksstark, sie können Gefühle wie Angst oder Ärger gut zulassen, ohne sich jedoch selbst gut regulieren zu können.

Eine junge befangene, noch ganz unerfahrene Aushilfskellnerin in einem italienischen Restaurant erklärte ihre Befangenheit als molto emotione – ein sehr treffender Begriff.

- Symptome als Ausdruck von Geheimnissen und Tabus

Familiengeheimnisse können aus systemischer Sicht auf individueller Ebene zu Unsicherheit und innerhalb von Familiensystemen zu inadäquaten Grenzen und Symptomen führen.

Eine erwachsene Patientin berichtete, nach außen hätte ihre Familie intakt und gut bürgerlich gewirkt, daheim habe es kaum einen Tag ohne Geschrei und Schläge zwischen den Eltern gegeben, was aber nie nach außen dringen durfte. Ihre Beziehung zur Mutter sei lange Zeit beeinträchtigt gewesen, weil sie in die Affären des Vaters und seine Schwarzgeldgeschäfte eingeweiht war. Sie hatte ihm sogar die Buchhaltung für seine Schwarzgeldkonten gemacht. Diese Sonderrolle hatte sie ihren Geschwistern lange Jahre entfremdet; erst als erwachsene Frau hatte sie mit ihren Schwestern offen reden und den innerfamiliären Missbrauch thematisieren können.

- Symptome als Ausdruck von Selbstwertproblemen

Die weiter oben beschriebenen Kommunikationsmuster können zu Selbstwertproblemen und Symptomen führen, insbesondere wenn Menschen ausgrenzt werden, etwa wenn eine Schülerin über viele Jahre zur Außenseiterin stigmatisiert wird, mit einem entsprechend negativ gefärbten Selbstbild, weil sie mit impulsivem, zappeligem Verhalten und ihrem Redefluss unbeliebt ist (Satir 1980). Diese Prozesse können dazu führen, dass im inneren System des Menschen der Kontakt zwischen inneren Teilen der Person beeinträchtigt wird. Umgekehrt gelten Selbstwertprobleme und ein eingeschränkter Kontakt zu den eigenen Wahrnehmungen als Basis von Kommunikationsproblemen: Wenn man fortgesetzt ausblendet und nicht wahrhaben will, was man sieht, hört, fühlt, empfindet und denkt oder welche Einstellungen und Urteile man hat, schwächt man damit das Selbsterleben.

Eine junge Patientin hatte nach einer anorektischen Phase in der Jugendzeit eine restriktive, zwanghaft anmutende Symptomatik entwickelt; sie ernährte sich in ihrer Studienzeit fast ausschließlich von den Abfällen ihrer Wohngemeinschaft. Dies stand in sehr deutlichem Kontrast zu ihrer Klugheit, ihrem gewinnenden Äußeren und ihrem offenen Wesen. Obwohl sie schon immer recht bescheiden gelebt hatte, war sie in der Oberstufe – zunächst von einer, dann von etlichen Mitschülerinnen als Täterinnen – Opfer von Bullying geworden, weil sie aus einem gut situierten Elternhaus stammte und ihr Vater beruflich erfolgreicher war als der des Mädchens, die die Antreiberin war. Durch den permanenten Psychoterror und Anschuldigungen wie »Dir geht es zu gut!«, »Du bist nichts wert!« hatte sie massive Selbstwertprobleme entwickelt, vermochte nicht zu ihren Bedürfnissen zu stehen und kasteite sich selbst.

- Symptome mit einer positiven Funktion

Symptome gewinnen rasch eine beziehungsregulierende Funktion. Die Mailänder Gruppe ging in ihrer frühen Phase davon aus, dass der Indexpatient mit seinem Symptomverhalten die Familienhomöostase stützt (Selvini Palazzoli et al. 1978). Bis zum heutigen Tag stellt dies eine Lieblingshypothese vieler Systemtherapeuten dar und entspricht in etwa dem, was der Ödipuskomplex einmal in der Psychoanalyse war. Schon die Mailänder Gruppe erkannte, dass diese ätiologische Vorstellung allzu leicht einer tendenziell linearen Zuschreibung mit abwertender Note gleichkommen kann. Funktionalistische Hypothesen basieren auf einem Zirkelschluss, sie erklären den Effekt zur Ursache (Bogdan 1986). Viele Verhaltens- und Interaktionsweisen sind Folge einer Erkrankung, wirken auf diese zirkulär zurück und können zu einer Chronifizierung beitragen, sie erklären aber nicht deren Auftreten per se. Ein Kind mit einer Angstsymptomatik sorgt dafür, dass Eltern sich verstärkt um es kümmern, aber zu sagen, das Kind sei ängstlich etc., *weil* dadurch der Zusammenhalt gestärkt wird, ist logisch nicht korrekt und abwertend. Allerdings kann eine intrapsychische oder interaktionelle Funktion einer Symptomatik zum *Persistieren* einer Symptomatik beitragen.

Ein Mann hat dauerhafte Rückenschmerzen, wird depressiv. Die Ehefrau kümmert sich daraufhin vermehrt um den schwerstbehinderten Sohn und übernimmt insbesondere die nächtlichen pflegerischen Aufgaben. Der Mann ist entlastet, verharrt aber in seiner Depressivität und erklärt, er sei noch nicht so weit, sich wieder an der Pflege zu beteiligen ...

2.4 Mehrgenerationale Prozesse

- Symptome als Ausdruck von generationsübergreifend tradierten Verhaltensmustern

Die Weitergabe von Symptomen und Beziehungsproblemen über Generationen hinweg ist ein Phänomen, das zum Teil bei Problemen wie Alkoholmissbrauch, Suiziden oder konflikthaften Beziehungen vorkommen kann. Hier geht es um Interaktions- und Kommunikationsmuster, die längere Zeiträume und sogar Generationen überdauern können.

Dahinter steckt die Annahme, dass schwerwiegendere Probleme in der Gegenwart eine längere Vorgeschichte haben, sodass man drei Generationen oder mehr überblicken muss (Böszörményi-Nagy u. Spark 1981; Bowen 1978; Lidz u. Fleck 1979; Reich, Cierpka u. Massing 2007; Weber 1993).

Ein Mädchen hatte große Angst, ohne den Schutz ihrer Eltern zu übernachten. Ihre Mutter berichtete, dass sie das Mädchen unmittelbar nach der Geburt angeschaut und ihr geschworen hatte, sie niemals alleine zu lassen, weil der Vater der Mutter seine Familie unter schmerzlichen Umständen verlassen hatte, als sie noch ein kleines Kind war.

Aus heutiger Sicht haben biografische Ereignisse keinen linear prägenden Effekt, es besteht ein Spannungsverhältnis zwischen vorgegebenen Fakten und individuellen Gestaltungsmöglichkeiten. Auch wenn ein Vater massiv getrunken hat und es Gewalt in der Familie gab, ist es möglich, dass ein Kind im Erwachsenenalter die eigenen Kinder fürsorglich erzieht.

Zu den tradierten Verhaltensmustern zählen u. a. die *Ausgrenzung* von Angehörigen, die im Familiensystem keinen guten Platz haben, und Grunddynamiken wie eine *unterbrochene Hinbewegung* oder *Verstrickung* (Weber 1993). Mit »Verstrickung« ist gemeint, dass sich ein Kind aus Loyalität und Liebe mit einer ausgeklammerten Person identifiziert und deren Weg im eigenen Leben nachahmt, sich mit dieser Aufgabe jedoch übernimmt und zu scheitern droht, weil eigene Lebensaufgaben zu wenig berücksichtigt werden. Das Grundprinzip einer »unterbrochenen Hinbewegung« beruht auf der Annahme, dass Liebe und das vielschichtige körperliche und emotionale Bindungsgeschehen zwischen Kind und Eltern durch Traumen gestört werden können; wenn die Hinbewegung des Kindes zu seinen nächsten Bezugspersonen blockiert ist, können insbesondere psychosomatische Beschwerden entstehen. Diese aus der Aufstellungsarbeit stammenden Annahmen verweisen auf die Bedeutung von transgenerationalen Mustern. In der systemischen Therapie würde man allerdings weniger davon ausgehen, dass bestimmte Muster per se bestimmte Störungen nach sich ziehen würden.

- Symptome als Ausdruck familiärer Delegationen

Einzelne Familienmitglieder können durch Aufträge in eine generationsübergreifende Entwicklung einbezogen werden, deren Weitergabe bewusst oder unbewusst erfolgen kann. Aufgaben, die in der Familiengeschichte unerledigt sind, können so weitergereicht werden – etwa Wunschfantasien über die spätere Laufbahn des Kindes, oder Hoffnungen und Erwartungen der Großeltern an ihre Enkel (Stierlin 1978). Dies kann der Fall sein, wenn Eltern aus wirtschaftlicher Not ihr Heimatland verlassen haben und offen, noch mehr jedoch verdeckt die Erwartung an den zwölfjährigen Sohn haben, dieser möge ein supererfolgreicher Schüler sein und Tennisspieler werden, um all ihre Entbehrungen zu rechtfertigen. Ein anderes Beispiel: Ein Kunstsammler hütet einen unter zwielichtigen Umständen von seinem Vater zusammengetragenen Schatz an Gemälden und verzichtet weitgehend auf ein eigenes Leben, aus Sorge, das Vermächtnis des Vaters könne verloren gehen.

- Symptome als Ausdruck von Loyalitätsbindungen und unausgeglichenen Schuld- und Verdienstkonten

Derartige Symptome sprechen das primäre Bedürfnis nach Gerechtigkeit in nahen Beziehungen an (Böszörményi-Nagy u. Spark 1981).

> Eine alleinerziehende Mutter war nie mit dem Vater der heute achtzehnjährigen Tochter zusammengezogen, weil sie sich um ihre eigene Mutter kümmern »musste«; sie lebt mit der heute hochbetagten, schwer pflegebedürftigen alten Dame zusammen, die mit Nachdruck auf eine umfassende Betreuung pocht; die achtzehnjährige Tochter tut sich ihrerseits schwer damit, sich einen Freund zu suchen, auswärts zu übernachten oder sich vorzustellen, für die Aufnahme ihres Studiums fortzuziehen.

Bei der Genogrammanalyse können mehrgenerationale Muster rekonstruiert werden, etwa eine Tradition von Frauen – Großmutter, Mutter, Tochter –, die im Familiensystem keinen guten Platz haben, eine Ausstoßungsdynamik, generationsübergreifende Störungen wie Alkoholprobleme, Suizide oder Schwierigkeiten im Umgang mit Verlustereignissen etc.

2.5 Sprachliche Bedeutungsgebungsprozesse und Selbstorganisation

In einer zweiten Phase der systemischen Theorieentwicklung etwa ab den 1980er-Jahren gab es eine kognitive Wende innerhalb der Systemischen Therapie. Statt vornehmlich sprachlicher Bedeutungsgebungsprozesse wurden Glaubenssysteme und einschränkende Narrative als Erklärungsmodell für klinische Symptome und Verhaltensprobleme herangezogen. Probleme existieren nicht per se, sondern werden erzeugt, gelöst oder festgeschrieben durch die Art, wie sie durch Sprache mit Bedeutung versehen werden (Hoffman 1982). Was als Krankheit gewertet wird, ist immer auch Ergebnis eines sozialen Konstruktionsprozesses. Durch die Verwendung bestimmter Begriffe und Formulierungen können soziale Wirklichkeiten geschaffen werden. Wenn ein Mädchen oder Junge wegen der Figur gehänselt wird, kann sie oder er glauben, ein Gewichtsproblem zu haben, und vielleicht Symptome einer Essstörung entwickeln. Durch eine einseitige Fokussierung von Problemen im Sinne des *problem talk* (de Shazer 1989) entsteht rasch eine Problemtrance (Schmidt 2004). Die Sicht des Problems durch den Patienten, die Angehörigen und den Therapeuten können Teil der Problemhaftigkeit sein. Beispiele solcher einschränkenden Glaubenssätze und Wirklichkeitskonstruktionen sind etwa die Überzeugung, es lohne sich nicht, sich anzustrengen, da man ja ohnehin keine Chance habe, die Idee, ein geborenes Opfer zu sein, oder die Erwartung, dass die eigenen Wünsche nach Nähe oder das eigene Autonomiestreben sowieso nicht erfüllt würden. Einschränkende Glaubenssätze äußern sich insbesondere als dysfunktionale innere Stimmen.

Angeregt durch die Arbeiten von Watzlawick, von Foerster, Dell u. a. (Hoffman 1982) befasste sich die systemische Theorie nach ihrer Hinwendung zur sogenannten »zweiten« Kybernetik weniger mit objektivierbaren Gesetzmäßigkeiten und beobachtbaren Abläufen in Systemen, sondern mehr mit der Art und Weise, wie Menschen ein inneres Bild der Welt schaffen (v. Schlippe u. Schweitzer 2012). Die Welt ist nicht an und für sich erkennbar oder beschreibbar. Ein System ist keine Entität an sich, sondern immer Ausdruck einer Setzung durch einen Betrachter; sie entspringt einer bestimmten Betrachtungsweise der Wirklichkeit. Der Systembegriff bezieht sich auf eine Art des Denkens. Mit der Hinwendung zu erkenntnistheoretischen und konstruktivistischen Konzepten werden Menschen als eigenständiges, über Sprache und Bewusstsein verfügendes Subjekt verstanden, das nicht passiv den Rückkoppelungsprozessen in einem großen kybernetischen Apparat gehorcht.

Etwa zeitgleich wendete sich das Interesse systemtheoretischen Grundlagenmodellen zu, wie der Theorie dissipativer Strukturen (Prigogine u. Stengers 1981), der Chaostheorie und der Synergetik (Haken u. Schiepek 2006). Das Konzept der Autopoiese, entwickelt in den 1980er-Jahren an einem neurobiologischen Modell über die Funktion des Nervensystems von Amphibien, wurde auf menschliche bzw. soziale Systeme übertragen (Maturana u. Varela 1987). Veränderungen in Systemen finden nach diesem Modell autopoietisch, aus sich selbst heraus, auf der Basis ihrer Binnenstruktur statt. Jedes geschlossene System erschafft sich durch die eigenen Operationen selbst. Ebenso wie die systemischen Modelle der Sechzigerjahre entstammten auch diese Konzepte den Natur- und Ingenieurswissenschaften und befassten sich zunächst mit der Dynamik unbeseelter Systeme.

Die Systemtheorie Luhmanns postuliert als Teilsysteme Kommunikation (oder Soziales), Leben (oder Biologie) und Bewusstsein (entspricht dem psychischen Geschehen). Sie operieren unabhängig voneinander und sind weitgehend operational geschlossen, was bedeutet, dass jedes System fortwährend seine Selbstorganisation bewirkt. Luhmann postuliert eine grundsätzliche Trennung von psychischen, sozialen und biologischen Systemen, die sich zwar durchdringen oder »interpenetrieren«, sich wechselseitig voraussetzen, aber nicht direkt beeinflussen. Von Levold (1997) wurde kritisiert, die Übertragbarkeit auf therapeutische Prozesse und die konkrete Beziehungsgestaltung seien nicht geklärt, außerdem gebe es keine handelnden Akteure im sozialen System, und Gefühle und Motive hätten in der Theorie keinen Platz. Das luhmannsche Modell erinnert in bestimmter Hinsicht an parallelistische Modelle von Leib und Seele, ohne letztlich das Verhältnis der körperlichen Ebene zu sozialen Faktoren und psychischem Geschehen angemessen zu klären.

- Symptome als Ausdruck von Selbstorganisationsprozessen

Krankheitsentwicklungen können als Ergebnis dynamischer nichtdeterministischer Prozessmuster verstanden werden. Ein einschneidendes Lebensereignis kann zu einem Kristallisationspunkt oder »Ordner« werden, der weitere Lebensprozesse im Verlauf von sogenannten Phasenübergängen in den Bann zieht und deren Fluktuieren stört (Haken u. Schiepek 2006). Kleine Veränderungen z. B. von Umweltfaktoren können Musterveränderungen anstoßen oder diese können durch eine sogenannte Überstabilität verhindert werden (Borst 2018). Neue Muster benötigen einen Attraktor, beispielsweise in Form von individuellen und interpersonellen Sinngebungsprozessen. Was als Krankheit gewertet wird, unterliegt im Ergebnis immer auch einem sozialen Konstruktionsprozess. Selbstorganisationsprozesse spielen sich sowohl auf sprachlicher, auf interaktioneller als auch auf somatischer Ebene ab. Krankheitsentwicklungen gehen einher mit dem Gefühl eingeschränkter Handhabbarkeit der Situation bzw. eines Kontrollverlustes und der Bewertung und Einschätzung der entsprechenden Zustände als Krankheit.

Menschliche Wirklichkeiten sind immer interpretierte Wirklichkeiten – allerdings sind diese Interpretationen nicht beliebig (Hildenbrand 1990), sie hängen nach Stierlin mit ab von den Aspekten der »harten« Wirklichkeit (Ritscher 2006): Ebenso wenig, wie Menschen vollständig Opfer von prägenden Einflüssen sind, die ihr Erleben oder Handeln determinieren, sind sie völlig autonom bei der Erfindung ihrer Wirklichkeit, wie dies der radikale Konstruktivismus postuliert (Segal 1988). Familienwelten sind mehr als sprachliche Systeme. Die durch Krankheiten und Behinderungen hervorgerufenen Beeinträchtigungen lassen sich nicht zu einer beliebigen »Ansichtssache« reduzieren. Die einschränkenden Bedingungen reduzieren die Freiheitsgrade der Familien, sie *»machen ihre eigenen Geschichten, aber sie machen sie unter vorgefundenen und vorgegebenen Umständen«* (Marx 1964, S. 226).

Durch das Reden über ein Problem und die Interaktionen um das Problemgeschehen herum kann ein Problemsystem entstehen, das Teil des Problemes wird. Probleme können durch Sprache überhöht werden, aber auch der umgekehrte Fall ist möglich. Verhalten kann dramatisiert werden, oder die Aufmerksamkeit wird zu stark auf einen Bereich gelenkt, der möglicherweise gar kein Problem darstellt, aber zu einem solchen gemacht wird. Ein Junge, der mit 16 Jahren nach dem Sport mit seinen Kumpeln mal ein Bier trinkt wird in manchen Kreisen als sehr normal und gesellig gelten, in anderen Familien möglicherweise als auffällig (Fisch, Weakland u. Segal 1982).

Die Reduktion aller menschlichen Systeme und Probleme auf sprachliche Probleme (Anderson u. Goolishian 1990; Dell 1986; Gergen 1991) erscheint schon bei einfachem Nachdenken als naiv: Es gibt Kleinkinder, betagte Menschen und solche mit Behinderungen, die einen sprachlichen Verständigungsmodus noch nicht, nicht mehr oder gar nicht beherrschen, sich aber durchaus mitteilen und Probleme haben können (Retzlaff 2019a). Ein ausschließliches Interesse an Sprache, kognitiven Strukturen und den subjektiven Bedeutungsgebungen, wie dies in der systemischen Therapie radikalkonstruktivistischer Prägung lange en vogue war, läuft Gefahr, Leid zu negieren und ein Nichteinlassen auf die affektive Not und das Leid von Klienten zu legitimieren.

Menschen organisieren ihre Erfahrungen in Geschichten, die sie über sich erzählen (McDaniel, Hepworth a. Doherty 1997b; Polster 1987; Retzlaff 2019a). Diese Narrative organisieren ihre Erfahrungen, können aber auch limitierend wirken, wie etwa Legenden (Madanes 1997) und Mythen (Ferreira 1963; Byng-Hall 1988). Die Erzählungen über Beschwerden werden oft als problemgesättigtes Narrativ angeboten (Freeman, Epston u. Lobovits 2000): »An jedem Arbeitsplatz werde ich gemobbt!« Die Affektlage wird dann geprägt durch Gefühle von Hilflosigkeit oder Anklage. Der Aufmerksamkeitsfokus ist auf einen engen, problembehafteten Wirklichkeitsausschnitt reduziert. Vom Wesen her handelt es sich um eine klassische Opferposition, um das Gegenteil des Kohärenzgefühls, das von Antonovsky und Sourani (1988) als zentrales, gesundheitsförderliches Glaubenssystem von Familien angesehen wurde. Neben Faktoren, die einer »harten« Wirklichkeitsebene zugeordnet werden können, sind besonders die Bedeutungsgebungsprozesse und die Erzählungen um das präsentierte Problem herum therapeutisch relevant. Menschen sind nicht allein Resultat von konstitutionellen Faktoren, familiären Sozialisationsbedingungen oder prägenden Umwelteinflüssen, sie erschaffen ihre Wirklichkeit nicht völlig frei und können sich auch nicht einfach über die Rahmenbedingungen hinwegsetzen. Besondere materielle Lebensbedingungen oder Krankheiten limitieren die Freiheitsgrade von Familien, aber was diese aus den gegebenen Umständen machen, ist Teil des Gestaltungsspielraums, über den Menschen verfügen – es geht um ein dialektisches Verhältnis zwischen prägenden Rahmenbedingungen und dem, was Menschen aus ihnen machen.

Vertreter der narrativen Orientierung innerhalb der Systemischen Therapie und der systemischen Familienmedizin interessieren sich dafür, welche Geschichten Menschen über ihre Krankheiten und Symptome erzählen, wie Familien Krisen und Belastungen durch die Entwicklung neuer Sinnstrukturen und Bedeutungsgebungen auf eine neue Weise in ihr Leben einordnen und trotz widriger Umstände ein positives Leben zu leben verstehen, indem sie den Belastungen als solchen einen anderen Sinn geben, sich auf der Ebene der Familienstrukturen und Rollenmuster neu definieren.

Im Rahmen einer Sprechstunde für Patienten mit Chorea Huntington wurden innerhalb eines Nachmittags zwei ganz unterschiedliche Patientinnen gesehen, die sich wegen eines Gentestes beraten lassen wollten. Chorea Huntington ist eine infaust verlaufende progrediente genetische Erkrankung, die mit 50 % Wahrscheinlichkeit von einem Elternteil an Kinder übertragen wird. Betroffene Nachkommen erkranken in der Regel meist im selben Alter wie der betroffene Vater oder die Mutter. Nach zunächst diskreten kognitiven Einbußen treten starke motorische Symptome auf, bis der massive neurodegenerative Abbau zum Tode führt. Eine Patientin berichtete, ihr ganzes Leben in der Furcht gelebt zu haben, zu erkranken, ihr Sohn habe sich aus Sorge vor der Ungewissheit, Genträger zu sein, suizidiert, ihr Bruder habe Alkoholprobleme entwickelt, sie selbst sei seit Jahren ängstlich und depressiv. Die andere Patientin berichtete, in Anbetracht des Wissens um eine möglicherweise sehr verkürzte Lebensspanne sehr bewusst gelebt zu haben; ihre lebensbejahende positive Einstellung habe sie auch ihrer Tochter vermitteln können, sie habe sehr schöne Jahre gehabt, und das Ergebnis des Testes könne sie deshalb nicht weiter schrecken, wie auch immer dieses ausfallen werde (vgl. Retzlaff et al. 2001).

Aus systemischer Sicht sind sowohl Bedeutungsgebungen und Narrative auf der Ebene der Einzelperson(en) von Interesse als auch auf der Ebene des Familiensystems – welche Bedeutung wird bestimmten aktuellen und vergangenen Ereignissen zugewiesen, welche einschränkenden Geschichten tragen zu einem Anhalten von Beschwerden bei? Welche individuellen repetitiven Lösungsversuche tragen in kontraproduktiver Weise zum Persistieren des Problems bei? In der Systemischen Therapie wird darauf geachtet, welche Wahrnehmungsprozesse zur Konstruktion von Problemen und zur Verfestigung von Symptomen beitragen.

- Symptome durch eine einseitige, selektive Aufmerksamkeitsfokussierung

Das Verhalten von kleinen und großen Menschen fluktuiert. Neben problematischen Verhaltenssequenzen und wahrgenommenen Problembereichen gibt es meist auch problemfreie Bereiche und Ausnahmen, Lösungsverhalten sowie frühere Kompetenzerfahrungen, die von Klienten oft jedoch ausgeblendet werden. So wird in einem sprachlichen Zuschreibungsprozess die Situation zu einem Problem erklärt und die Problemhaftigkeit verfestigt (de Shazer 1989, 1991). Durch eine selektive Beachtung kann ein allzu negatives – oder unrealistisch positives – Bild entstehen.

Eine junge Patientin hatte nach einer längeren anorektischen Phase ihr Regelgewicht wieder erreicht, war deutlich freier in ihrem Essverhalten und nahm eine breite Palette von Speisen zu sich. Im Familiengespräch beklagte sie sich, der Vater habe mit ihr zu diskutieren begonnen, als sie sonntags das ihr angebotene Frühstücksei abgelehnt hatte: »Ich mag einfach keine gekochten Eier, aber der Papa denkt dann sofort, ich sei noch immer magersüchtig und würde mit dem Essen herummachen, was einfach nicht stimmt!«

Ein anderes Beispiel:

> Snape: »[Er ist] mittelmäßig, arrogant wie sein Vater, einer, der entschlossen Regeln verletzt, der es genießt, unversehens berühmt zu sein, der Aufmerksamkeit heischt und unverschämt ist.«
>
> »Man sieht nur, was man sehen will, Severus«, sagte Dumbledore [...]. »Andere Lehrer berichten, dass der Junge bescheiden, sympathisch und einigermaßen talentiert ist. Ich persönlich finde ihn ein einnehmendes Kind« (Rowling 2007, S. 687).

- Symptome als Resultat sprachlicher Zuschreibungsmuster und ungünstiger Konstruktionsprozesse

In Fallbesprechungen innerhalb von stationären und ambulanten Einrichtungen und in Fachpublikationen wird häufig von »dem Zwangspatienten« oder »der magersüchtigen Patientin« gesprochen, die man wiedergesehen hat, obwohl diese ihre Symptome vielleicht seit Monaten abgelegt haben. Auch wenn innerhalb der Systemischen Therapie in der ambulanten psychotherapeutischen Versorgung der Begriff »Patient« verwendet wird, verlieren diese – hoffentlich – in einem überschaubaren Zeitraum ihre Symptome und sind ohnehin immer mehr als nur Patient, nämlich eben eine Person mit vielfältigen Seiten, Interessen und Neigungen. Sogenannte Angstpatienten haben in vielen Fällen Zeiten, in denen sie gelassen und sicher sind – und selbst bei einer ausgeprägten Depression fluktuiert das Befinden im Verlauf der Zeit (Grunebaum u. Chasin 1980; Schmidt 2004).

- Symptome und problemgesättigte Narrative

Der Aufmerksamkeitsfokus ist auf einen engen, problembehafteten Wirklichkeitsausschnitt reduziert. Ressourcen und Ausnahmen werden übersehen. Vom Wesen her handelt es sich um eine klassische Opferposition, die organisierenden Metaphern sprechen von anstrengenden, erfolglosen Bemühungen, die Affektlage ist geprägt von Gefühlen der Hilflosigkeit oder Anklage. Hierher gehören auch bestimmte Annahmen über Symptome – »Das geht nie weg!«, Zuschreibungen wie: »Der ist genau wie mein Ex-Mann!«, familiäre Glaubenshaltungen – »Wir werden immer gemobbt!« – und kulturelle sowie spirituelle Annahmen: »Der Herr wird es schon richten!«. Die Beziehung zum Symptom wird aus einer Opferposition beschrieben. Insbesondere bei schweren Schicksalen und Erkrankungen kann das Erleben einer Opferposition berechtigt sein, ist aber nicht unbedingt auf lange Sicht günstig.

Eine junge Patientin, noch nicht zwanzigjährig, hatte die Diagnose einer schweren Hormonstörung erhalten, die einen möglichen späteren Kinderwunsch massiv infrage stellten – sie fühlte sich als Opfer dieser Erkrankung, litt unter der starken Bindung an ihre Familie, litt unter ihrer beruflichen Überforderung, fehlenden sozialen Kontakten und depressiven Symptomen, beschrieb ihre Probleme als in sich geschlossen, jenseits der Möglichkeit, konkrete, zumindest kleine Änderungsschritte zu unternehmen.

Allerdings bestärken sich Gedanken und Bedeutungsgebungen gegenseitig, es ergibt Sinn, sowohl die Ebene der subjektiven Bedeutungsgebung als auch das Tun, die Interaktion im Familiensystem oder anderen sozialen Systemen, zu beachten.

Ein Wissenschaftler klagte über mangelnde Erfolge in seinem Beruf und in seinem Privatleben, über Selbstwertprobleme und eine depressive Grundstimmung. Tatsächlich hatte er eine intelligente, liebevolle, attraktive Frau, ein aufgewecktes Kind und konnte eine beachtliche wissenschaftliche Bilanz vorweisen. Er stammte aus einer armen Region Europas, war in einer besonders mittellosen Familie aufgewachsen und hatte wegen einer leichten Körperbehinderung nicht mit den anderen Jungen an den üblichen Ballspielen teilnehmen können. Mit der Auflösung der Idee »Du genügst nicht – nie!« ging es ihm emotional viel besser, zeitgleich hatte er einige bemerkenswerte Erfolge in seinem Forschungsgebiet.

- Symptome als Ausdruck von einschränkenden familiären Glaubenssystemen

Zu einschränkenden Glaubenssystemen zählen insbesondere Familienwerte und -regeln, Besonderheiten des Familienselbstbildes, des Familiengefühls und der Familienkohärenz. Familien als soziales System entwickeln von allen Mitgliedern geteilte Wirklichkeitskonstruktionen über sich und darüber, wie die Welt funktioniert. Bei einem positiven Familienkohärenzgefühl besteht die Überzeugung, Ereignisse verstehen zu können, dass es möglich ist und sich lohnt, zu versuchen, Schwierigkeiten zu überwinden. Bei einem negativen Familiengefühl und mangelnder Familienkohärenz (Widrigkeiten keinen Sinn geben, keine positive Zukunftssicht) besteht als Gegenteil eine Opferhaltung, die im Sinne einer selbsterfüllenden Vorhersage dazu führt, dass Probleme entstehen bzw. fortbestehen können (Antonovsky a. Sourani 1988).

- Symptome als Ausdruck von Mythen und Legenden

Es handelt sich bei Familienmythen und -legenden um wieder und wieder in gleicher Weise erzählte Anekdoten, die als handlungsleitende »Blaupausen« oder Skripte für künftiges Verhalten dienen und ein Kind in einer bestimmten Weise festlegen können (Byng-Hall 1988; Ferreira 1963; Madanes 1997). Manchmal hört man in Beratungen: »Max war schon immer ein schwieriges Kind, schon im Ultraschall hat er gezappelt« oder »Dieses Kind hat mich fast umgebracht, bei seiner Geburt bin ich fast gestorben, und schon sein Vater hat mich geschlagen!«, ein sicherlich nicht besonders günstiges Drehbuch für die zukünftige Entwicklung.

- Symptome und Bedeutungsgebungen des Helfersystems

Die Art und Weise, wie Helfer mit einem Problem umgehen bzw. wie im Helfersystem darüber gesprochen wird, hat einen Einfluss darauf, welche Bedeutungen diesem beigemessen werden, ob es als großes oder kleines Problem, als lösbar oder schwer lösbar wahrgenommen wird. In den vergangenen Jahrzehnten gab es immer wieder Wellen, in denen bestimmte Diagnosen plötzlich enorm häufig gestellt wurden oder tatsächlich häufiger auftraten. Die soziale Beachtung bestimmter Symptome und eine entsprechende Kommunikation über sie hat eine Auswirkung auf deren Auftreten und Fortbestehen. Entsprechende Wellen waren die Zunahme an Diagnosestellungen von Borderlinestörungen, Bulimie, Asperger-Autismus, PTSD, ADHS, Ritzen, neuerdings sexuelle Identitätsstörungen. In den USA gab es einen Trend zur Diagnose von bipolaren Störungen bei Kindern unter 10 Jahren. Scheidungen und der Verlust von Angehörigen sind sicherlich belastend, ob sie gemessen an Kriegsereignissen, Naturkatastrophen und anhaltend widrigen Lebensumständen wirklich das Kriterium einer traumatischen Lebenserfahrung erfüllen, erscheint fraglich.

Die subjektiven Krankheitstheorien von Behandlern, Patienten und der sozialen Umwelt können das Auftreten eines Krankheitsgeschehens begünstigen und zu einer Chronifizierung beitragen. Diese Phänomene sind aus der Sozialpsychologie gut bekannt und besonders beeindruckend bei sogenannten Massenhysterien. Familien leben überwiegend nicht isoliert, sondern sind in weitere Systeme eingebunden – Schule, Gemeinde, Vereine, den Jugendhilfebereich, Sozial- und Jugendbehörden, Ausländerbehörden, das Gerichtswesen, Einrichtungen und Träger des Gesundheitssystems, die den Umgang mit Störungen und Lebensproblemen maßgeblich beeinflussen können (Bronfenbrenner 1979).

Auf einer Station für chronisch kranke Patienten, die überwiegend seit mehr als 30 Jahren in psychiatrischen Kliniken lebten, gab es einen beim Pflegepersonal sehr beliebten 62-jährigen Mann, der den kleinen Vorgarten vor dem Gebäude liebevoll versorgte. Alle Bemühungen, ihn in eine Heimeinrichtung zu verlegen, stießen bei ihm auf zähen Widerstand – selbst als ihm ein besonders schönes Heim mit einem von ihm zu betreuenden Garten angeboten wurde. Entnervt begann die Stationsärztin ihn zu fragen, was denn für ihn der Grund sei, nicht wechseln zu wollen, und schließlich gab er an: »Ein Mitglied der Familie

F. stirbt mit 65 Jahren! Da lohnt es sich doch nicht mehr umzuziehen!« Vater, Großvater und ein Onkel seien mit 65 oder knapp davor an Herzkreislaufkrankheiten gestorben, er war sicher, dass auch ihm ein solcher Tod blühte – Daraufhin wurde eine internistische Untersuchung »auf Herz und Nieren« veranlasst, auf die er sich einlassen konnte, mit dem erfreulichen Ergebnis, dass keinesfalls mit einem baldigen Ableben zu rechnen sei. Darauf stimmte er einem Probewohnen in dem besagten Heim mit einer Rückkehrgarantie zu, blieb dauerhaft dort wohnen und bestellte von da an den Garten in seiner neuen Heimat.

2.6 Individuelle Ebene

Eine Person kann als eigenes System betrachtet werden (Kriz 2017), individuelle psychologische Prozesse können das Auftreten von Symptomen begünstigen oder protektiv wirken. Relevante Faktoren auf der Ebene individueller psychologischer Prozesse können als strukturelle Fähigkeiten bzw. Defizite verstanden werden. Unter Struktur werden dabei Prozessmuster verstanden, die einem sehr langsamen Wandel unterliegen. Zu diesen Faktoren zählen:

- Ressourcenausstattung und persönliche Stärken
- kognitive Auffassungsgabe
- Bewältigungsmechanismen
- Problemlöse- und Konfliktlösekompetenz
- Umgang mit Affekten bzw. Gefühlen
- emotionale Ausdrucksfähigkeit
- emotionale Intelligenz – Menschen emotional verstehen können
- die Fähigkeit
  - zur emotionalen Selbstregulation
  - zur Impulssteuerung
  - zur Selbstwahrnehmung
  - eigene Gefühle differenziert wahrzunehmen
  - emotionalen Kontakt herzustellen
  - wichtige Beziehungen, innere Bilder und persönliche Konstrukte innerlich bewahren zu können
- Selbstwertgefühl
- kommunikative Kompetenz
- soziale Fertigkeiten

- Selbstwirksamkeitsüberzeugungen
- Kausalattributionen und Kontrollüberzeugungen
- ein Gefühl von Kohärenz
- akzentuierte Reaktionsneigungen (Persönlichkeitszüge)
- Kooperationsprobleme im inneren Team.

Menschen haben unterschiedliche innere Anteile, Seiten und Bedürfnisse, die man sich wie ein Konzert innerer Stimmen oder als ein inneres Parlament vorstellen kann (Polster 1987; Satir 1980; Schmidt 2004; Schwartz 2007). Manchmal fehlen förderliche, selbstbejahende, unterstützende innere Stimmen. Andere Menschen haben destruktive innere Stimmen internalisiert, die sie glauben lassen, nicht liebenswert, hässlich oder dumm zu sein (Conen 2002). Übermäßig kritische, selbstabwertende Teile oder sogar Täteranteile können einer Entwicklung der Person im Wege stehen. Ungute Muster können auch dann entstehen, wenn verschiedene Teile miteinander konkurrieren oder sich bekämpfen. Ein Mangel an guten inneren Bildern und Objekten kann Reaktionsneigungen und persönliche Züge begünstigen, die das Auftreten von Störungen nach sich ziehen, z. B. eine Neigung zu symbiotischer Abhängigkeit (Conen 2002).

2.7 Somatische Prozessebene

Bereits in den Siebzigerjahren des letzten Jahrhunderts wurde von Weakland (1977), einem der führenden Mitglieder des *Mental Research Institute* (MRI) in Palo Alto kritisiert, die Familientherapie habe die biologische Seite von Menschen und von Krankheiten und somatische Prozesse vernachlässigt. Manche Mediziner seien blind für psychische Faktoren, umgekehrt wären manche Systemiker blind auf dem somatischen Auge (McDaniel et al. 2004). Genauso, wie die traditionelle Medizin es lange versäumt hat, sich mit den psychischen Aspekten von Krankheit zu befassen, hat die traditionelle Psychotherapie und auch die Familientherapie wenig Interesse an den biologischen Aspekten individueller und intrapersoneller Probleme gezeigt. Eine Ausnahme war insbesondere Minuchin, aber auch Bowen und Wynne bezogen jeweils biologische und naturwissenschaftliche Begriffe und Konzepte in ihre Arbeiten z. B. über Schizophrene ein (vgl. Ciompi 1982; Scheflen 1981). Weakland kritisierte 1977, dass die Familientherapie die »Familiensomatik« vernachlässige. Die Familie in die Behandlung einzubeziehen ist wichtig, weil sie das soziale Umfeld bildet, in dem die Förderung von Gesundheit und die Behandlung von Krankheit stattfindet. Insgesamt orientieren sich neuere integrative Ansätze der Systemischen Therapie stärker an dem biopsychosozialen Ansatz und der systemischen Familientherapie, die in den 1980er- und 90er-Jahren entwickelt wurde (Kröger, Hendrischke u. McDaniel 2000; McDaniel, Hepworth a. Doherty 1997a; Sydow et al. 2007b). Sie bietet für eine Systemische Therapie innerhalb der Psychotherapie-Richtlinien ausgesprochen nützliche Konzepte und Herangehensweisen, insbesondere auch für die Zusammenarbeit mit anderen Berufsgruppen und Helfersystemen, wie sie in unserem Gesundheitssystem die Regel ist.

Von George Engel (1977) wurde das biopsychosoziale Modell entwickelt, Grundlage der systemischen Familienmedizin, als Behandlungsansatz für Familien und Patienten mit körperlichen Erkrankungen (Altmeyer u. Kröger 2003; Cierpka, Krebeck u. Retzlaff 2001; McDaniel et al. 2004; Simon 2000). Bei körperlichen und insbesondere bei chronischen Erkrankungen geht es um das System, das aus den Interaktionen einer Erkrankung mit dem Individuum, der Familie und anderen biopsychosozialen Systemen gebildet wird. Die systemische Familienmedizin postuliert, dass Störungen nicht primär in einem Individuum oder dessen Familie residieren, sondern als Teil eines größeren Ganzen zu begreifen sind, des »Tanzes der Familie« oder des verbindenden Musters – *»the pattern which connects«* (Bateson 1979). Der Ansatz rückt die dynamische Wechselwirkung zwischen den biologischen und psychischen Eigenschaften und den sozialen Bedingungen des Lebens ins Zentrum der Betrachtung, um einen Menschen und psychische Störungen angemessen verstehen zu können. Der Mensch wird aus systemischer Sicht zugleich als biologisches und als soziales Wesen betrachtet. Biologische, psychische und soziale Systeme sind konstitutiv füreinander.

Psychische Störungen werden als integrierter Bestandteil zirkulärer Wechselwirkungsprozesse größerer biopsychosozialer Systeme verstanden, in die ein Patient eingebunden ist. Sie entstehen in der Regel nicht durch einzelne Aspekte von Systemprozessen – wie etwa frühkindliche Traumen oder Sozialisationserfahrungen oder spezifische Interaktionsmuster in der Familie – oder genetische Einflüsse. Der wechselseitige Einfluss von Familie und Einzelpersonen ist empirisch gut bestätigt, wird aber durch vielfältige Variablen moderiert, die auf multiplen Pfaden wirksam werden (Lebow 2005a). Es gelten die Prinzipien der Äquifinalität und Multifinalität: Die Interaktion zwischen Systemen wird als Netz wechselseitiger Einflüsse verstanden, die in unterschiedlichem Maße zu Prozessen und Ergebnissen beitragen. Eine bestimmte Störung kann auf eine Vielzahl ganz unterschiedlicher Faktoren und zirkuläre Wechselwirkungsprozesse zurückgehen. Umgekehrt können bestimmte Konstellationen oder Faktoren zu sehr verschiedenen Störungen führen oder auch gar keine Beschwerden nach sich ziehen. Eine Magersucht kann auf einen fehlgeleiteten Diätversuch, auf eine Trauerreaktion, auf eine Wette mit einer Freundin, gerne schlank zu bleiben, auf familiäre Konflikte und vieles mehr zurückgeführt werden. Eine Depression kann bei der Person A durch einen Faktor, bei der Person B eine Reihe ganz anderer Faktoren hervorgerufen werden (Pinsof 1995). Im biopsychosozialen Modell wird die Bedeutung von körperlichen Faktoren anerkannt. Krankheiten sind mehr als ein rein subjektives Phänomen, im Falle chronischer Erkrankungen und Behinderungen können sie einen prägenden Einfluss auf das Erleben von Menschen haben. Jenseits früherer vereinfachender biologistischer Erklärungsmodelle sind der Einfluss biologischer Faktoren auf psychische Störungen, die Bedeutung von Risiko- und Schutzfaktoren und die Wirkung von Medikamenten auf psychische Beschwerden wissenschaftlich gut gesichert. Dies gilt aber auch für die positive Wirkung von psychologischen Methoden, achtsamkeitsbasierten Strategien und Bewegung auf das körperliche und psychische Befinden. Psychosoziale Faktoren haben einen nachhaltigen Einfluss auf die Entwicklung, das Fortbestehen und die Auflösung von Krankheiten. Das Verhalten des Patienten und der Umgang mit einer Krankheit sind ebenso von Bedeutung wie der Umgang des Familiensystems mit ihm.

Eine relevante Beschreibung muss auch Krankheit als biologisches Geschehen als einen Teilaspekt des Systems umfassen. Familiäre Faktoren können den Krankheitsverlauf günstig oder ungünstig beeinflussen, sie sind ein wichtiger Ansatzpunkt für therapeutische und präventive Maßnahmen, gerade bei schweren Krankheiten (Rolland 1993). Sie werden jedoch nicht einseitig für die Genese von Erkrankungen verantwortlich gemacht, biomedizinische Vorgänge und psychosoziale Geschehen beeinflussen sich vielmehr wechselseitig. Körperliche Erkrankungen machen etwas mit einer Familie, aber was Patient und Familie aus der Krankheit machen, ob sie zu einer günstigen oder weniger günstigen Konstruktion von Wirklichkeit finden, hängt unter anderem von Prozessen in der Familie ab, die einer Familientherapie zugänglich sind (Reiss a. Oliveri 1980; Reiss 1981).

Menschen unterscheiden sich in ihrer biologischen Grundausstattung, ihren Reaktionsbereitschaften und Vorlieben. Übergeordnete, allerdings durchaus von sozialen und kulturellen Aspekten überformte Faktoren sind Geschlecht oder Gender; Frauen und Männer, Mädchen und Jungen reagieren bei ähnlichen Ausgangsbedingungen durchaus unterschiedlich und »bevorzugen« bestimmte Reaktionsmuster. Somatische Faktoren können belastend oder potenziell auch stärkend sein. Aus der Perspektive der systemischen Familienmedizin interagieren körperliche und psychosoziale Faktoren. Im Leben von Patienten sind immer auch genetische Einflüsse wirksam (Miller et al. 2006). Bedeutsam sind ebenso biomedizinische Faktoren und psychophysiologische Mechanismen, bekannte genetische Faktoren und mögliche Vulnerabilitäten, belastende Faktoren durch Krankheiten und anhaltende körperliche Beeinträchtigungen, Wirkungen und Nebenwirkungen von Medikamenten oder medizinischen Hilfsmitteln (Reiter 1993). Zu den belastenden, möglicherweise für psychische Erkrankungen prädisponierenden Faktoren zählen

- genetische Faktoren
- prä- und perinatal erworbene Faktoren (z. B. eine Alkoholembryopathie)
- konstitutionelle Faktoren
- Temperamentsfaktoren
- die Passung dieser Faktoren zu denen naher Bezugspersonen
- körperliche Erkrankungen
- Behinderungen.

Ziel der Systemischen Therapie ist es, ggf. vorhandene Stärken zu nutzen und die negativen Auswirkungen von dispositionellen Schwächen zu minimieren bzw. diese zu utilisieren.

2.8 Ressourcenausstattung und Belastungen

Die Ressourcenorientierung wurde Ende der 1960er-Jahre von Minuchin aus den Erfahrungen der Arbeit mit armen Familien entwickelt, die im innerstädtischen Ghetto einer US-amerikanischen Großstadt lebten (Minuchin et al. 1967). Inzwischen gilt die Ressourcenorientierung als Markenzeichen der Systemischen Therapie (Grawe u. Grawe-Gerber 1999; Karpel 1986). Auch im biopsychosozialen Modell und der systemischen Familienmedizin gibt es ein starkes Interesse an den Stärken von Familien und an Faktoren, die gesund erhalten bzw. eine Überwindung von Störungen und Beschwerden ermöglichen. Für ein Verständnis des Entstehens von psychopathologischen Prozessen sind neben Risiko- auch Schutzfaktoren bedeutsam, die zum Auftreten von Störungen beitragen oder dazu verhelfen, dass Menschen und Familiensysteme »im Lot« bleiben. Die Ressourcenanalyse individueller und systembezogener Stärken ist ein wesentlicher Bestandteil der Fallkonzeption und Behandlungsplanung. Verfügbare Ressourcen einerseits und Belastungen bzw. traumatische Erfahrungen sind für die Symptomentstehung bedeutsam.

- Symptome als Ergebnis traumatischer Erfahrungen

Ohne hinreichend verfügbare Ressourcen, die bei der Verarbeitung helfen, ist eine gute Bewältigung traumatischer Erfahrungen erschwert. Ein Beispiel sind Kinder, die infolge von Verwahrlosung in den ersten Lebensjahren ohne Zugang zu liebevollen Bezugspersonen anhaltende Probleme in ihrem Bindungsverhalten zeigen.

Traumatische Erfahrungen können eine Einzelperson betreffen oder die Familie insgesamt. Misshandlungen der Mutter durch den Vater sind für die Frau, aber auch für Kinder, die dies mitansehen müssen, belastend. Bei Naturkatastrophen, Kriegsereignissen etc. sind z. T. auch die erweiterten Familien- und Nachbarschaftsverbände von traumatischen Erfahrungen betroffen. Anhaltendes Erleben von verbaler und körperlicher Gewalt oder Angriffen in den neuen Medien, im Sinne eines Mobbings oder Bullyings ohne Schutz durch nahestehende Personen, kann ebenfalls langfristig nachteilige Folgen haben (Wagner u. Russinger 2016a).

- Symptome als Ausdruck eines Übermaßes belastender Faktoren

Auf individueller, familiärer, materieller, gesundheitlicher und sozialer Ebene kann es zu einer Überlastung kommen, wenn nicht gleichzeitig Ressourcen verfügbar sind, die eine Ausgleichsmöglichkeit bieten. Wenn der Vater von Arbeitslosigkeit bedroht ist, die Mutter eine Krebsdiagnose erhalten hat, für die Großmutter ein Platz im Pflegeheim gefunden werden muss, es anhaltenden Streit zwischen den Eltern um die Erziehung des Bruders gibt und Schule sowie Lese-Rechtschreib-Training nur mühsam laufen, wäre es etwas viel von einem zehnjährigen Mädchen verlangt, keine Anpassungsprobleme zu entwickeln. Gemäß dem »Tropfen, der das Fass zum Überlaufen bringt« können Symptome entstehen, wenn zu viele Belastungen gleichzeitig gegeben sind.

Die Resilienzforschung belegt ungeachtet aller salutogenetischen Kompetenzen von Menschen und sozialen Systemen sehr deutlich, dass die Kombination bestimmter Risikofaktoren die Wahrscheinlichkeit eines Auftretens von psychischen Störungen in späteren Lebensjahren deutlich erhöht – durch individuelle Faktoren wie peri- und postnatale Komplikationen, ungünstige Temperamentsfaktoren, Probleme in der kognitiven Entwicklung, durch familiäre Faktoren, wie häusliche Gewalt, negative familiäre Kommunikationsmuster, den frühen Verlust eines nahen Angehörigen, psychische Störungen, Kriminalität, geringe Bildung, sowie durch gesellschaftliche Risikofaktoren wie einen geringeren sozioökonomischen Status und Arbeitslosigkeit (Felitti et al. 1998; Werner a. Smith 1992).

2.9 Sozialökologische Ebene

Patienten und ihre Familien, Eltern, Kinder und Jugendliche sind eingebunden in soziale Lebenswelten, die beachtet werden müssen. Die räumlichen Gegebenheiten der Wohnung und des Umfeldes, die Arbeitsmöglichkeiten der Eltern, die Vereinbarkeit von Berufstätigkeit und Kinderbetreuung durch entsprechende Angebote, der Zugang zu sozialen und zu Bildungseinrichtungen, das Vorhandensein von anderen Kindern und Flächen zum sicherem, durchaus auch von Erwachsenen unbeaufsichtigtem Spielen, die Qualität der Gesundheitsversorgung und weitere soziale und Umweltfaktoren sind bedeutsam im weiteren relevanten System. Im nächsten Schritt wären der kulturelle Kontext und die Passung der Kultur einer Familie sowie der sie umgebenden sozialen Umwelt zu betrachten. Menschen sehen sich gerne als Herren ihrer Geschicke, doch die soziologischen, wirtschaftlichen und politischen Rahmenbedingungen haben Auswirkungen auf die Entwicklungsmöglichkeiten von Einzelpersonen, das Zusammenleben von Paaren und Familien und zeigen sich als mögliche Belastungen sowie als Bedeutungsfaktoren. Beim Verständnis von Problemen und Störungen erscheint es sinnvoll, neben Aspekten, die einer weicheren Wirklichkeitskonstruktion zuzuordnen sind, ebenso die »harte« Wirklichkeitsebene zu berücksichtigen. Die Welt ist mehr als eine Erfindung. Eine Verkürzung auf die innerfamiliäre Interaktion, auf innerpsychisches Geschehen, auf vorherrschende Narrative, das Konzert der inneren Anteile usw. wäre nicht hinreichend. Familiäre Faktoren werden nicht primär für die Entstehung von Störungen verantwortlich gemacht, biomedizinische Vorgänge und psychosoziale Geschehen beeinflussen sich vielmehr wechselseitig. Zum maßgeblichen Betrachtungssystem zählen neben dem Patienten und seiner Familie auch die Behandler und weitere soziale Systeme.

- Symptome als Ausdruck ungünstiger sozialökologischer Rahmenbedingungen

Ein Beispiel wäre eine Familie, in der Mutter und Vater von Arbeitslosigkeit bedroht sind, die beengten Wohnverhältnisse der unfallbedingten Behinderung der Tochter nicht entsprechen und es immer wieder zu Spannungen, Gereiztheit und impulsiven Ausrastern kommt.

Phänomene einer »harten« Wirklichkeit, Fakten wie Armut, die Benachteiligung von Frauen, Gewalt und sexuellen Missbrauch oder unterschiedliche Machtverhältnisse zu einer bloßen Ansichtssache zu erklären, wäre eine Mystifizierung. In manchen Kontexten wie zum Beispiel der Jugendhilfe können lineare Beschreibungen wie »dieses Kind wird vernachlässigt und ist gefährdet!« jedoch durchaus ihre Berechtigung haben.

2.10 Bedeutungsgebung und soziokulturelle Faktoren

In ihrem *Contextual Model of Family Stress* betonte Boss (2002) den Stellenwert des externen, sozialen, kulturellen und historischen Kontextes für die Konstruktion von Bedeutungen durch Familien. Diese leben nicht isoliert, sondern eingebettet in Meso-Systeme, wie zum Beispiel die soziokulturelle Gemeinschaft, die Gemeinde, in der sie wohnen (Bronfenbrenner 1979; Lanfranchi u. Kohli 2019; Radice v. Wogau, Emmermacher u. Lanfranchi 2004). Makro-Glaubenssysteme, wie sie von Kluckhohn und Strodtbeck (1961) untersucht wurden, haben ebenfalls einen Einfluss auf die Bedeutungsgebung von Krankheiten (Boss 2002). Die in westlichen Ländern vorherrschende

Kultur, die Kontrolle und Herrschaft über die Natur betont, kann sich positiv auswirken, wenn eine Krankheit konkretes Handeln erfordert. Sie basiert auf der Annahme einer gerechten Welt, in der ein gutes Leben durch eigenes Zutun erreichbar ist. Die Erfahrung von Unkontrollierbarkeit, schicksalhaften Gegebenheiten und scheinbaren Ungerechtigkeiten wie Krankheit, Not und Behinderung ist dagegen dissonant zu diesem westlich geprägten Glaubenssystem. In vielen nicht westlichen Kulturen herrscht dagegen eine fatalistische Grundorientierung vor, die von der Annahme geprägt ist, dass Menschen nur geringen Einfluss auf ihr Geschick haben (Kluckhohn a. Strodtbeck 1961). Für eine Familie mit Migrationshintergrund, die von Abschiebung bedroht ist, hat ein Kind mit einer Traumastörung oder einer Behinderung potenziell eine andere Bedeutung als für eine Familie, die in gesicherten Verhältnissen lebt. Die ökonomische Gesamtlage und das jeweilige Gesellschaftssystem wirken sich auf die Bedeutung aus, die psychische Beschwerden für eine Familie haben können.

2.11 Entwicklungslinien der Systemischen Therapie

Es gibt eine Vielzahl von ätiologischen Konzepten in der Systemischen Therapie, die nützlich und gültig sind, deren bewährte Elemente in der Praxis integriert werden und zum gemeinsamen Grundbestand systemischer Therapie zählen (Schweitzer u. v. Schlippe 2007). Frühere Abgrenzungskonflikte zwischen verschiedenen systemtherapeutischen Richtungen erscheinen heute als unterschiedliche Entwicklungsphasen und wirken überholt.

Madanes (1997) hat eine Reihe von Dimensionen benannt, mit deren Hilfe sich verschiedene systemische und andere therapeutische Ansätze ordnen lassen:

- Position des Therapeuten – aktiv/direktiv oder neutral/non-direktiv
- Ansatzpunkt für therapeutische Veränderung – Handeln, Verhalten und Interaktion oder Sprache und Bedeutungen
- Zeitlicher Fokus – auf der Gegenwart und dem Geschehen im Hier und Jetzt, der Vergangenheit oder der Zukunft
- Betrachtungseinheit – Arbeit mit Einzelpersonen, mit der Familie oder mit größeren sozialen Netzwerken

- Problem- und lösungsorientiertes Vorgehen oder Förderung von Entwicklung und Wachstum von Person und Familie
- Symptome und Verhalten als symbolischer Ausdruck und Metapher für die Familiendynamik oder als Verhaltens per se
- Nutzung von paradoxen Interventionen oder ausschließlich »Compliance«-basiertes Vorgehen
- Störungsspezifisches, ggf. manualisiertes therapeutisches Vorgehen oder maßgeschneiderte Einzelfalltherapie.

Vergleicht man anhand der Dimensionen verschiedene therapeutische Modelle, so werden die Unterschiede und Gemeinsamkeiten über Therapieschulen hinweg deutlich. Die Nützlichkeit des jeweiligen Vorgehens ergibt sich nicht primär aus der theoretischen Abstammung, sondern muss sich im Arbeitskontext des jeweiligen Therapeuten mit konkreten Klientensystemen und Beschwerdebildern erweisen. Eine narratives, nondirektives therapeutisches Vorgehen mit einem weitestgehend neutralen Therapeuten, das Therapie primär als Konversation und Austausch von Ideen betrachtet, ist ebenso eine gültige Form systemischen Handelns wie eine direktive Vorgehensweise mit einem aktiven, handlungsorientierten Therapeuten, der mit dem Patienten, seiner Familie und dem weiteren sozialen Netz arbeitet. Allerdings dürfte letztere Vorgehensweise deutlich besser zu den Vorgaben einer Systemischen Therapie im Kassensystem passen.

Eine störungsspezifische nomothetische Vorgehensweise etwa bei der Behandlung von Jugendlichen mit Anorexie hat ebenso ihre Berechtigung wie eine maßgeschneiderte ideografische Fallkonzeptualisierung. Als integratives Rahmenkonzept bietet sich eine umfassendere biopsychosoziale Behandlungsperspektive an. Die Weiterentwicklung der klassischen pragmatischen Ansätze der systemischen Familientherapie in Verbindung mit lösungsorientierten, narrativen und mehrgenerationalen Konzepten und einem biopsychosozialen Verständnis von Gesundheit und Störungen erscheint als eine sinnvolle handlungsbezogene Integration. Eine Erklärung von psychopathologisch auffälligem Verhalten eines Menschen ist in dem Maß systemisch, wie versucht wird, Verhalten im Kontext der Beziehungen zwischen den Elementen des sozialen Systems zu verstehen (Sydow et al. 2007b). Sie basiert auf der Annahme, dass das Ganze mehr ist als die Summe der Teile. Die Bedeutung von zwischenmenschlichem Feedback in interpersonellen Prozessen und sozialen Systemen und für homöostatische und morphogenetische Tendenzen sind weitere Kernideen.

Systemische Therapie in der Kassenversorgung ist notwendigerweise integrativ ausgerichtet. Die Bedeutung des Individuums und biologischer Prozesse werden als relevante Systemfaktoren anerkannt. Im Unterschied zu früheren vereinfachenden systemischen Beschreibungen werden komplexere Pfade von wechselseitigem Einflussnehmen gewürdigt. Im Sinne des Prinzips der Äquifinalität und Multifinalität können verschiedene Faktoren zur Genese von Störungen und zu deren Auflösung beitragen. Krankheiten und Symptome werden nicht einseitig auf eine Traumatisierung, auf ein bestimmtes Kommunikationsmuster oder belastende Familieninteraktionen zurückgeführt (Borst 2018). Symptome wirken rekursiv auf das Familiengeschehen zurück und tragen zu dem Bild bei, das sich dem Therapeuten bietet. Menschen sind nicht passives Opfer eines Systemgeschehens, sie verfügen über Bewusstsein und Sprache. Aspekte einer harten Wirklichkeitskonstruktion haben einen Einfluss, aber was aus ihnen gemacht wird, unterliegt immer auch der Entscheidungsfreiheit des Einzelnen – der »Trinker trinkt nicht wegen seiner nörgelnden Ehefrau, sondern weil er trinkt, Menschen haben durchaus eine Verantwortung für ihr Tun, ihre eigenen Handlungen« (Madanes 1993).

Ätiologische Modelle

- Interaktionsmuster und -prozesse, Beziehungsstrukturen
  - familiäre Organisationsform
  - starre Außengrenzen, Isolation, fehlendes soziales Netzwerk
  - problematische Hierarchie
  - paradoxe Hierarchieumkehrung
  - konflikthafte Dreiecksbeziehungen
  - Festhalten an untauglichen Lösungsversuchen
  - familiäre Konflikt- und Prozessmuster
  - schwache oder überhöhte Familienkohäsion
  - Rigidität oder tendenziell chaotische familiäre Muster
  - Übergange im Lebenszyklus
  - Erziehungsstile und elterliche Verhaltensweisen
- Kommunikationsmuster und -prozesse
  - Probleme der Kommunikation
  - Mystifizierung

  - unklare und widersprüchliche Kommunikation
  - Besonderheiten der affektiven Kommunikation
  - Geheimnisse und Tabus
  - Selbstwertprobleme
  - positive Funktion von Symptomen für die Familie
- mehrgenerationale Faktoren
  - generationsübergreifend tradierte Verhaltensmuster
  - familiäre Delegationen
  - Loyalitätsbindungen und unausgeglichene Schuld- und Verdienstkonten
  - Probleme in der Ordnung der Herkunftsfamilie
- sprachliche Bedeutungsgebungsprozesse
  - einseitige, selektive Aufmerksamkeitsfokussierung
  - Bedeutungsgebungen und Narrative
  - sprachliche Zuschreibungsmuster
  - problemgesättigte Narrative
  - einschränkende Glaubenssätze und Wirklichkeitskonstruktionen
  - Mythen und Legenden
  - Bedeutungsgebungen des Helfersystems
- Selbstorganisationsprozesse
- somatische Ebene
- Ressourcenausstattung
  - Übermaß an belastenden Erfahrungen
  - Symptome als Ergebnis traumatischer Erfahrungen
- individuelle Ebene
  - individuelle Besonderheiten
  - Kooperationsprobleme im inneren Team
- sozialökologische Ebene
- Bedeutungsgebung und soziokulturelle Faktoren

2.12 Auslösende Faktoren

Laut den Psychotherapie-Richtlinien müssen sich Psychotherapieverfahren auch mit den auslösenden Faktoren, die zu psychischen Störungen führen können, befassen und mit Faktoren, die zu einer Chronifizierung beitragen.

Zu Beginn einer Behandlung wird gefragt: »Warum kommen Sie gerade jetzt in Therapie?« Häufig bestehen Beschwerden bereits über einen längeren Zeitraum hinweg. Manchmal folgt jemand dem Drängen eines Partners oder anderer dritter Personen, sich vorzustellen. Aus systemischer Sicht wird man nicht nach dem *einen* auslösenden Ereignis suchen, das eine Störung verursacht hat. Zwischen der Entwicklung einer Störung von Krankheitswert und der Vorstellung bei einem Psychotherapeuten können Jahre vergehen.

Ein häufig zu beobachtendes auslösendes Moment sind Anforderungen durch Übergänge in Lebenszyklusphasen, die einen Menschen, eine Paarbeziehung oder ein Familiensystem überfordern, etwa der Schuleintritt, die ersten intimen Begegnungen, die Aufnahme eines Berufes oder der Abschluss des Studiums.

Belastende traumatische Erfahrungen können Störungen auslösen, häufiger ist es jedoch eine Summation von Belastungen, die im Sinne des ABC2X-Modells, das im Abschnitt 2.14 beschrieben wird, die Adaptationsmöglichkeiten überfordert und in einem dynamischen Prozessmuster psychische und andere Beschwerden als Anpassungsreaktion auslösen kann. Erklärungen für das Auftreten zu einem bestimmten Zeitpunkt finden sich nicht immer, sondern zeigen sich eher durch dynamische Systemprozesse auch auf somatischer Ebene.

Die Vergangenheit gibt es nicht mehr, sie manifestiert sich in wiederkehrenden Mustern (vgl. Lieb 2014) in der Gegenwart, als innere Prozesse und äußere Muster sowie Wiederholungen, die im Hier und Jetzt mit den Bildern über vergangenes Geschehen in Verbindung gebracht werden. Manche systemischen Ansätze wie die Kurzzeittherapie der Palo-Alto-Schule und die lösungsorientierte Therapie sind weitestgehend ahistorisch; M. H. Erickson vertrat zum Teil eine ähnliche Position. Um ein Muster zu verändern, muss man es unterbrechen oder durch ein anderes ersetzen, ein Verständnis der Biografie ist nicht zwingend notwendig. Richard Fisch vom MRI erklärte mir dies in einem persönlichen Gespräch so: »Um ein eingefahrenes Ping-Pong-Muster zu unterbrechen, reicht es, wenn eine Person den Schläger hinlegt!« Es gibt nicht das systemische Verständnis eines Falles, nicht den Weg zur Veränderung, »viele Wege führen nach Rom« – bzw. zu einem Wandel von Systemen. Diese ahistorische Orientierung mancher systemischen Ansätze hat allerdings auch Grenzen; systemische Therapeuten befassen sich durchaus mit überkommenden Mustern und prägenden Erfahrungen aus Kindheit und Jugendzeit sowie Familiengeschichte(n), als einem Verstehenskontext für gegenwärtiges Geschehen.[9]

2.13 Problemerhaltende chronifizierende Faktoren

Nach der Eröffnung des präsentierten Problems, der Fokussierung problemerhaltender Interaktionen und Muster lohnt es, die Vergangenheit mit einem systemischen Fokus zu erkunden und auf Bereiche zu schauen, die Probleme erzeugen – »Wie bist du in die Rolle gekommen, deine Kinder immer schützen zu wollen?« »Wie bist du in deiner Jugendzeit in die Rolle des Dauerrebellen geraten?« –, um dann anschließend gemeinsam andere Formen von Beziehungsgestaltung zu finden (Minuchin, Nichols a. Lee 2007). Soziale Systeme haben die Fähigkeit zur Selbstregulation, verharren jedoch in Problemzuständen, was dafür spricht, auch nach problemerhaltenden Faktoren zu fragen und danach, was zu einer Chronifizierung von Beschwerden beiträgt. Pinsof et al. (2018) sprechen von *constraints* – einschränkenden Bedingungen –, die auf unterschiedlichen Systemebenen trotz meist vorhandener Ressourcen einer Problemlösung durch die Patienten entgegenstehen. Zu nennen ist unter anderem die biologische Eigendynamik von Erkrankungen. Persistierende Schmerzen, aber auch anhaltende Grübeleien können sich neuropsychologisch einschleifen, was dazu führt, dass man leichter in entsprechende Empfindungen und kognitive Schleifen gerät. Andere chronifizierende Prozesse sind überdauernde Grundhaltungen im Sinne einer akzentuierten Bedeutungsgebung, etwa die Neigung, unbedingt Harmonie anzustreben, nicht für sich einzustehen oder sich bevorzugt schwach und abhängig zu erleben. Solche Muster können auch im Rahmen des Teilemodells als hartnäckige, kleinmachende Stimmen verstanden werden. Der innere Dialog kann als Ausdruck des gehörten äußeren Dialoges gesehen werden. Möglicherweise fehlen aufbauende, förderliche innere Stimmen, die eine andere Form von Selbstfürsorge ohne Symptomverhalten begünstigen. Festgefahrene Überzeugungen und Zuschreibungen auf der Ebene des Helfersystems zählen oft unabsichtlich zu den problemerhaltenden Momenten. Ein Beispiel:

---

9 Als junger Student las ich bei einem Besuch des KZ Dachau einen Ausspruch von Satyana, der mich sehr nachdenklich stimmte: »Wer sich nicht an die Vergangenheit erinnern kann, ist dazu verdammt, sie zu wiederholen« (Satayana 1905).

Frau B. saß – scheinbar seit Jahren unverändert – am liebsten auf einem bestimmten Platz im Gruppensaal einer Station für chronisch psychiatrische Patienten, von dem aus sie einen guten Überblick hatte und schauen konnte, wer die Station betrat. Jeden Morgen begrüßte sie den Stationspsychologen freundlich mit den Worten »Guten Morgen, Herr Psychologe!«, und an jedem Abend verabschiedete sie ihn durch »Auf Wiedersehen, Herr Psychologe!«, mit stets gleichbleibender Mimik und Stimmung. An Stationsaktivitäten nahm sie nicht teil, ebenso wenig an den angebotenen Therapien. In der Visite wurde von dem erfahrenen Oberarzt die Diagnose eines »ausgebrannten Residuums« gestellt, was vermutlich bedeuten sollte, ihre Synapsen würden nicht mehr recht funktionieren und therapeutisch bestünde keine Hoffnung auf Veränderungen. Doch eines Morgens stand Frau B. auf, zog sich hübsch an, schminkte und frisierte sich, hob an der zentralen Kasse der Klinik ihr gespartes Geld ab, ließ sich beurlauben und verreiste in den Schwarzwald. Was war geschehen? Ein ehemaliger Partner war aus der Forensik entlassen worden und hatte ihr vorgeschlagen wegzufahren. Sie verbrachte zehn Tage mit ihm in einem Hotel. Beide hatten eine intensive, schöne Zeit miteinander und machten Ausflüge in die Umgebung. Als ihr Geld verbraucht war, verließ ihr Freund sie, sie kehrte auf die Station zurück und saß wieder an ihrem angestammten Platz, mit der Begrüßung bzw. Verabschiedung: »Guten Morgen, Herr Psychologe!«, »Auf Wiedersehen, Herr Psychologe!« Durch eine unerwartete Veränderung ihres interpersonellen Kontextes war sie in der Lage gewesen, ihre Muster drastisch zu wandeln – die Theorie über die Unveränderlichkeit und den Synapsenschaden erwies sich als nicht haltbare, einschränkende Zuschreibung des Helfersystems.

Faktoren im Familiensystem können zu einer Perpetuierung von Störungen beitragen, etwa wenn ein Patient nicht aus einer besonderen Rolle als parentifiziertes Kind entlassen wird oder andauernd als Problemkind gilt. Starre Bedeutungszuschreibungen können im Sinne einer selbsterfüllenden Vorhersage zur Chronifizierung von Symptomen beitragen: »Er ist genau wie sein Vater, der war auch faul und impulsiv!« Starre Familienstrukturen können Entwicklungen behindern und Symptome verfestigen, wobei sich Strukturen systemtheoretisch als Variablen definieren lassen, die sich nur langsam wandeln, im Gegensatz zu Verhaltensweisen und Prozessen, die sich rascher verändern können. Manche Symptome bekommen eine Funktion, etwa wenn ein intellektuell leicht beeinträchtigter junger Mann eine posttraumatische Stressstörung erleidet und seine aus dem Kosovo stammende Familie nur wegen seiner psychischen Erkrankung einen geduldeten Aufenthaltsstatus hat. Die Zuschreibung kann auch von sozialen Systemen ausgehen – zum Beispiel wenn eine Patientin depressiv auf ihre Entlassung aus einer langjährigen Tätigkeit reagiert, am angespannten Arbeitsmarkt aber wegen ihres Alters keine neue Anstellung findet.

Zu den familiären und gesellschaftlichen Risikofaktoren gehören

- familiäre Faktoren wie häusliche Gewalt
- negative familiäre Kommunikationsmuster
- der frühe Verlust eines nahen Angehörigen
- psychische Störungen
- Kriminalität
- geringe Bildung
- geringer sozioökonomischer Status
- Arbeitslosigkeit
- Wohnungsnot.

Zu den wichtigsten chronifizierenden Faktoren zählen kontraproduktive Lösungsversuche aufseiten des Patienten und des Familiensystems, Mehr-desselben-Muster, die dem Patienten logisch sinnvoll und geradezu zwingend erscheinen, aber die Symptome verschlimmern und einen echten Wandel behindern.

Frau M. war sozial unsicher und litt unter Selbstzweifeln, auch hinsichtlich ihrer Leistungsfähigkeit bei Klausuren und Semesterarbeiten; ihre Mutter bot ihr an, ihre Referate für sie vorzubereiten und auch die schriftlichen Arbeiten »weitgehend« zu schreiben, sie sei da gut eingearbeitet. Das habe ihr doch im Gymnasium auch immer geholfen. Das Resultat war natürlich, dass die junge Frau sich noch abhängiger und unselbstständiger fühlte.

Dieses Muster ist häufig auch aufseiten des Helfersystems zu beobachten, etwa wenn nicht erfolgreich verlaufende Psychotherapien weiter fortgeführt werden. Uns ist ein Fall einer 26 Jahre dauernden Behandlung eines Patienten mit Platzangst bekannt, bei dem nie auf die Möglichkeit einer stationären oder medikamentösen Behandlung hingewiesen oder mehr Helfersysteme hinzugezogen wurden.

2.14 Gesundheitsförderliche Muster

Es erscheint naheliegend, in Zusammenhang mit ätiologischen Erwägungen auch Faktoren zu beachten, die Menschen gesund erhalten und die zur Resilienz von Familiensystemen beitragen. Psychiatrische und kinder- und jugendpsychiatrische Störungen zu beschreiben, ohne die normalpsychologische Entwicklung von Heranwachsenden zu kennen, macht nur bedingt Sinn und wäre zu einseitig und defizitorientiert. Risikofaktoren wirken nicht linear, und es gibt keinen simplen linearen Zusammenhang zwischen bestimmten Ressourcen oder Schutzfaktoren und psychischer Gesundheit (Rutter 1999). Familiäre Schutz- und Risikofaktoren wirken über verschiedene Pfade, was in einem Menschen einen psychischen Zusammenbruch auszulösen vermag, kann unter anderen Umständen Resilienzkräfte wecken (Retzlaff 2019a).

Es existieren unterschiedliche Modelle darüber, wie Resilienz entsteht und wie Schutzfaktoren wirken (Gore a. Eckenrode 1996). Unter anderem gibt es das *Immunitätsmodell* – es besagt, bestimmte gute Kindheitserfahrungen und Bindungsbeziehungen einen Menschen könnten ihn (relativ) unverletzlich machen, das *kompensatorische Modell* – Risikofaktoren auf der einen Seite, etwa aufseiten der Eltern, könnten durch Schutzfaktoren doppelte ausgeglichen werden; und das *Herausforderungsmodell* – Risikofaktoren und belastende Erfahrungen stärken die Person und wecken wie bei einer Impfung die Abwehrkräfte.

Das *ABC2X-Modell* (McCubbin a. Patterson 1983) stellt eine Kombination aus einem kompensatorischen und einem Herausforderungsmodell dar. Belastungen werden durch die Mobilisierung von Ressourcen ausgeglichen bzw. kompensiert. Durch den herausfordernden Charakter von Belastungen wächst die Person bzw. die Familie über sich hinaus. Die Bewertung einer überstandenen Krisensituation führt im Sinne eines Feed-forward-Prozesses dann zu Zuversicht und der gestärkten Fähigkeit, künftige Krisen zu meistern.

Entscheidend für das Erreichen eines neuen Gleichgewichts im Umgang mit anhaltenden Belastungen sind insbesondere Bedeutungsgebungsprozesse (Patterson 2002), die zum Aushandeln einer neuen sozialen Realität im Sinne von Berger und Luckmann führen (Berger u. Luckmann 1966; Patterson a. Garwick 1994). Im Zuge systemisch geprägter Forschung zur Familienresilienz wurden auch Untersuchungen zu Familienstärken und zu »normalen« Familienprozessen *(normal family processes)* durchgeführt (Beavers a. Hampson 1990; Walsh 1998), im Sinne von Kommunikationsprozessen, dem Umgang mit Konflikten, dem Aushandeln von Aufgaben und Rollen. Übereinstimmend wird solchen Familienprozessen eine zentrale Bedeutung beigemessen, in einem günstigen Falle sind sie Schutzfaktoren und tragen zur Resilienz bei, in ungünstigen Fällen stellen sie Risikofaktoren dar.

Liest man populärwissenschaftliche Ratgeber und die Forschungsliteratur zur Resilienz, ergibt sich eine in bestimmter Hinsicht ernüchternde Erkenntnis: »Gute Karten« hatte, wer gesund und ohne pränatale Schäden oder Geburtsschäden auf die Welt kam, ein ausgeglichenes Temperament besitzt und mit einem nicht zu geringen Abstand zum nächstälteren und nächstjüngeren Geschwister geboren wurde (Werner a. Smith 1992). Gute Bindungsbeziehungen, ein angemessenes Maß an Nähe und Fürsorge mit einem bezogenen elterlichen Erziehungsstil und einer offenen Kommunikation sowie emotionalem Ausdruck in der Familie, ein Kind, das körperlich anziehend und sozial kompetent ist und Gleichaltrige für sich zu gewinnen versteht, ein Kind mit einem guten Selbstbild und eher etwas reiferen, sozial gut vernetzten Eltern aus einer höheren sozioökonomischen Schicht mit gutem Bildungsniveau – sie alle haben deutlich bessere Chancen, keine psychischen Störungen zu entwickeln: »Wer hat, dem wird gegeben!«

Es überrascht nicht, dass familiäre Belastungen, Flucht und Vertreibung, Substanzmissbrauch durch Elternteile, Gewalt und kriminelle Verhaltensweisen, körperlicher und sexueller Missbrauch – auch von nahen Angehörigen wie der Mutter, schlechte Wohnverhältnisse, anhaltende Konflikte zwischen Eltern, ein vernachlässigender Erziehungsstil, geringe Bildung und Armut erhebliche Risikofaktoren darstellen (Heinrichs et al. 2002).

Ermutigenderweise zeigt die Resilienzforschung ebenfalls deutlich, dass auch Menschen mit einem hohen Belastungsgrad in der Lage sind, widrige Lebensumstände zu überstehen und ohne psychische Störungen oder anderweitige Beeinträchtigungen aufzuwachsen (Werner a. Smith 1992; Walsh 1998). Zentral für die Erhaltung von psychischer und zum Teil auch körperlicher Gesundheit ist das Kohärenzgefühl (Antonovsky a. Sourani 1988). Nach Antonovsky und Sourani gibt es ein Familienkohärenzgefühl, ein gemeinsam geteiltes

Glaubenssystem, auf dem das individuelle Kohärenzgefühl aufbaut (Retzlaff 2019a). Es besteht aus den Bereichen

- Gefühl der Verstehbarkeit (kognitiver Aspekt)
- Gefühl von Handhabbarkeit bzw. Bewältigbarkeit (pragmatischer Aspekt)
- Gefühl von Sinnhaftigkeit/Bedeutsamkeit (emotional-motivationaler Aspekt).

Mit dem Gefühl der *Verstehbarkeit* ist gemeint, dass Menschen ihre Erfahrungen einzuordnen wissen. Ereignisse, die in der Welt geschehen, erscheinen strukturiert, vorhersehbar und erklärbar. Belastungen und Schwierigkeiten können in einem größeren Bezugsrahmen eingeordnet werden. Für Familien mit behinderten Kindern bedeutet dieser kognitive Aspekt des Kohärenzgefühls, dass zum Beispiel medizinische Auswirkungen und Erfordernisse der Erkrankung oder Behinderung des Kindes eingeordnet werden. Unter dem Gefühl von *Handhabbarkeit bzw. Bewältigbarkeit* wird die Überzeugung verstanden, über geeignete Ressourcen zu verfügen, um den Anforderungen gerecht zu werden. Schwierigkeiten, die auftreten, erscheinen als prinzipiell lösbar. Dazu gehören das Vertrauen, die Kompetenzen zu besitzen, im Großen und Ganzen mit widrigen Anforderungen zurecht zu kommen, und die Zuversicht, neue Ressourcen zu erschließen, wenn eigene Kompetenzen nicht ausreichen. Der pragmatische Aspekt des Kohärenzgefühls bedeutet beispielsweise, das Vertrauen zu besitzen, kompetent mit Ärzten und Versicherungen verhandeln zu können und Wege zu finden, wenn gesundheitliche Krisen auftreten. Mit dem Gefühl von *Sinnhaftigkeit bzw. Bedeutsamkeit* ist das Vertrauen gemeint, dass es sich lohnt, die gestellten Herausforderungen anzunehmen, aktiv anzupacken und sich auf lange Sicht zu engagieren. Der emotional-motivationale Aspekt des Kohärenzgefühls entspricht einer bejahenden Haltung zur Lebenssituation und einer aktiven, zukunftsorientierten Herangehensweise. Das Wecken von Hoffnung ist eine zentrale therapeutische Strategie (Conen 2002).

Die in den vorangegangenen Abschnitten aufgeführten ätiologischen Konzepte können einerseits als belastende Faktoren und einschränkende Bedingungen wirken, sie sind potenziell aber auch eine Stärke. Eine ausgeprägte Nähe, Konfliktbereitschaft, Familienloyalität, Festhalten an Lösungsversuchen und vieles andere mehr können je nach Kontext das Auftreten von Störungen befördern oder eine Ressource darstellen.

Es gibt unterschiedliche Kategorien wissenschaftlicher Erklärungsmodelle. Linear-kausale Modelle (»Familie macht krank«, »Eine Angstneurose ist Ausdruck eines inneren früh angelegten Konfliktes/Konditionierungsgeschehens«) wurden abgelöst durch probabilistische Modelle (»Mit einer Irrtumswahrscheinlichkeit von *x* liegt ein Befund *y* vor …«, »Die Intervention führt bei 79 % zu einer Reduktion der Symptomatik«). Das Vulnerabiltätsmodell nimmt an, dass Symptome neben Belastungen, gegebenenfalls gepuffert durch Schutzfaktoren, an individuellen Schwachpunkten ansetzen, die erklären, warum bei gleichen oder ähnlichen Lebenserfahrungen manche Personen Symptome entwickeln, andere aber nicht. Die Selbstorganisationstheorie geht davon aus, dass ein gegebener Input, z. B. eine therapeutische Intervention in ein soziales System, nicht zu einem vorhersehbaren Ergebnis führt. Systeme verarbeiten Einflüsse von außen autopoietisch entsprechend ihrer Binnenorganisation, in nicht vorhersehbarer Weise. Psychotherapie kann entsprechend lediglich günstige Rahmenbedingungen für autonome Lösungen herstellen.

2.15 Das systemische Erklärungsmodell

Wie lassen sich die vielfältigen systemischen Erklärungsansätze sinnvoll ordnen? Als Möglichkeiten bieten sich das biopsychosoziale Modell, das ABC2X-Modell und das integrativ-systemische Modell von Pinsof (1995) an.

Das *biopsychosoziale Modell* (McDaniel, Hepworth a. Doherty 1997a) geht vom Ineinandergreifen von Faktoren auf unterschiedlichen Systemebenen aus.

Im Abschnitt 1.5 über ätiologische Faktoren wurde dargelegt, dass bei der Entstehung von Beschwerden und Symptomen die Prinzipien der Äquifinalität und der Multifinalität gelten – ein gegebenes Symptom wird nichtlinear-kausal auf einzelne Faktoren oder Ereignisse zurückgeführt. Erfahrungen und besondere Ereignisse, Besonderheiten der familiären Interaktion, Aspekte einer harten Ebene der Wirklichkeitskonstruktion können zu sehr unterschiedlichen Ergebnissen führen, eine gegebene Systemkonstellation und Störungen können auf ganz unterschiedlichen Pfaden erreicht werden. Berücksichtigt wird auch, welche Bedeutung einer Krankheit beigemessen wird.

Narrative Modelle basieren auf der Annahme, dass Menschen ihre Erfahrungen in Geschichten organisieren, die ihre Wirklichkeitssicht und die Definition von Ereignissen beeinflussen. Was als Krankheit und insbesondere als chronische Krankheit erlebt wird, wird sozial erst durch einen Akt der Versprachlichung fassbar und wird damit zu einer sozialen Konstruktion aller Beteiligten, die über die Krankheit miteinander kommunizieren, d. h., es gibt wichtige Bedeutungssetzungen, bestimmte Grenzen, Erwartungen, Möglichkeiten werden transportiert oder abgesteckt. Beteiligt sind neben dem Klienten die Angehörigen und die Behandler (v. Schlippe u. Lob-Corzilius 1993). Es geht um komplexe Muster, die sich auf verschiedenen Ebenen je anders zeigen. Die Suche nach *der* ausschlaggebenden Ursache ist oft müßig, es gibt kein Primat eines Teiles über das Ganze. Auch die Annahme einer Disposition, einer Vulnerabilität führt nicht zwangsläufig zu der Vorstellung von linearen Kausalbezügen. Gene sind nicht allein die Ursache einer psychischen Störung, die sich dann auf die Familie auswirkt, ebenso wenig wie die Familieninteraktion das Asthma oder eine Magersucht oder Depression auslöst. Beide koevolvieren über Jahre, bestimmte Interaktionsweisen spielen sich ein, mit entsprechenden physiologischen Mechanismen. Für das Verständnis der Entstehung von Störungen wird heute weniger nach spezifischen auslösenden interaktionellen Mustern gesucht; die Spezifitätshypothese eines direkten Zusammenhangs zwischen bestimmten familiären Strukturen und Mustern mit je typischen Störungen gilt seit Langem als widerlegt (Cierpka 1989; Reiter 1993). Es gibt Familien mit unklaren Kommunikationsmustern, »verstrickten« Beziehungen, mehrgenerationalen Belastungen, ausgestoßenen Angehörigen in der Familiengeschichte oder hohen aktuellen Belastungen, in denen keine psychische Störung auftritt. Auch von therapeutischen »All-Erklärungen« ist Abstand zu nehmen, etwa von der Unterstellung, hinter jedem Symptom eines Kindes verberge sich ein Ehekonflikt der Eltern oder jedes Symptom erkläre sich aus der Funktion, die es innerhalb eines Familiensystems oder einer Partnerschaft annimmt. Simple Gleichungen wie »emotionale distanzierte familiäre Beziehungen = Schizophrenie« oder »traumatische Erfahrungen in der Kindheit = Störung *xy*« sind linear und berücksichtigen nicht die vielfältigen Einflussfaktoren und Verarbeitungsmöglichkeiten, über die Menschen verfügen. In das systemische Erklärungsmodell gehen störungsrelevante körperliche Faktoren mit ein, d. h., es ist eine Übersetzungsarbeit zu leisten, wie die verschiedenen Systemebenen miteinander verbunden sind. Ein pauschaler Hinweis »die Großmutter musste im Zweiten Weltkrieg aus ihrer Heimat fliehen, deshalb hat der Patient Panikattacken« wäre zu beliebig. Konflikte, Verlusterfahrungen, Traumen, Bindungsmuster wirken über die Aktivierung oder Hemmung von psychophysiologischen Prozessen. Oberflächliche funktionale Hypothesen »durch die Magersucht ist die Familie zusammengerückt, also hat die anorektische Jugendliche ihre Essstörungen entwickelt, damit der Familienzusammenhalt gestärkt wird« sind logisch nicht schlüssig und abwertend. Veränderungen in einer Familie können sowohl Ursache als auch Folge von psychischen Beschwerden sein; sie können aber auch ganz andere Faktoren widerspiegeln, etwa die Auswirkungen eines längeren stationären Aufenthaltes der Tochter auf die Familieninteraktion, die sich in ihrer Abwesenheit anders strukturiert hat.

Ein weiteres hilfreiches Erklärungsmodell für die Entstehung von psychischen Störungen und Beschwerden ist das aus der Familien-Stresstheorie (Hill 1949) entstandene ABC2X-Modell (McCubbin a. McCubbin 1988; McCubbin 1989; Schneewind 1999). Das Modell lässt sich auf die Entstehung von Symptomen und psychischen Störungen anwenden (Jellouschek 2011; Jones a. Asen 2000). Das ABC2X-Modell besagt Folgendes:

- Aktuelle Belastungen und ein Stressereignis A (Anlass)
- treffen einen Menschen in einer bestimmten Lebenssituation,
- ggf. nach einer Reihe früherer oder gleichzeitiger Belastungen (2),
- bei zur Verfügung stehenden Ressourcen (B) – darunter fallen auch Coping-Strategien. Abhängig von der Balance von Ressourcen und Belastungen,
- von individuellen und familiären Prozessmustern und der Bewertung der Situation (C)
- kann es zu einer Krisensituation bzw. Bildung von Symptomen (X)
- oder aber zu einem gelungenen Umgang damit kommen.

Krisen und Symptome werden als ein dynamisches Geschehen verstanden; es wird davon ausgegangen, dass es keinen linearen Zusammenhang zwischen belastenden Faktoren und der Reaktion auf die »Stressoren« gibt, entscheidend sind vielmehr die kognitive Einschätzung und die Bewertung einer potenziell belastenden Situation.

Diese Bewertungsprozesse können die Wirkung von Belastungsfaktoren und Stressoren abpuffern, verstärken oder zusätzlichen Stress erzeugen. Das von McCubbin und Patterson (1983) entwickelte ABC2X-Modell berücksichtigt, dass es zu Krisen und Symptomen (X) häufig nach einer Kumulation von Belastungen kommt, für diese steht die Ziffer »2«. Neben gleichzeitig bestehenden anderen Belastungsmomenten spielt dabei auch eine Anhäufung von Stressoren infolge des ursprünglichen Stressors eine Rolle, also die zusätzlichen, durch eine körperliche oder psychische Erkrankung bedingten Belastungen. Mit der Umbenennung in *Family Adjustment and Adaptation Response Model* (FAAR) wollte Patterson (1988) den zentralen Stellenwert der Anpassungsleistung betonen. Ebenso wie das parallel von Boss (1988) entwickelte *Contextual Model of Family Stress,* das stärker soziokulturelle Faktoren berücksichtigt, betont es den zentralen Stellenwert von Bedeutungsgebungsprozessen bei der Stressbewältigung und ist im Wesen dialektisch angelegt.

Die Bewältigung von anhaltenden Belastungen wird als systemisches Geschehen verstanden, das in einem konkreten, bedeutsamen, soziokulturellen, historischen und ökonomischen Kontext stattfindet. Die Verfügbarkeit oder Mobilisierung von personalen, familiären, materiellen und sozioökologischen Ressourcen ist Voraussetzung für eine Adaption an die Anforderungen. Belastungen und Stress sind ubiqitär, Menschen, Familien passen sich fortwährend an widrige Gegebenheiten an und sind potenziell in der Lage, sich über sich hinauszuentwickeln. Häufig waren körperliche und psychische Reaktionen auf belastende Faktoren und Stress erzeugende Situationen zunächst eine Anpassungsleistung, wurden aber durch das Festhalten an einem auf Dauer kontraproduktiven Lösungsversuch zu einem Symptom.

Familien als soziale Systeme streben danach, sich selbst zu erhalten und einen ausgeglichenen Zustand zwischen Fähigkeiten, Ressourcen und Bewältigungsmechanismen aufrechtzuerhalten, um alltägliche Beanspruchungen zu bewältigen und den Anforderungen, Stressoren und Belastungen begegnen zu können, die an sie gestellt werden. Zu einer Krise kommt es dann, wenn die Familie zu der Einschätzung gelangt, dass die zur Verfügung stehenden Ressourcen für die aktuell gegebenen Stressoren nicht ausreichen. Die Einschätzung einer gegebenen Situation geschieht auf dem Hintergrund entsprechender Erfahrungen in der Familiengeschichte. Um in anhaltenden Belastungssituationen eine neue Balance zu finden, stehen drei Wege zur Verfügung: die Aktivierung neuer Ressourcen und Coping-Strategien, eine Entlastung durch Reduzierung der Anforderungen und eine Veränderung der Sichtweise der belastenden Situation. Es geht nicht um das Erreichen eines dauerhaften homöostatischen Zustandes, sondern um einen dynamischen resilienten Umgang mit fortwährenden Verstörungen, der einen Wandel ermöglicht. Das Ergebnis dieser Anpassungsreaktion ist eine mehr oder weniger gut gelingende Adaption der Person bzw. der Familie an ihre Lebensumstände. Es handelt sich weniger um eine einfache Reaktion auf Stressoren auf Verhaltensebene, sondern mehr um einen Wandel auf höherer Ebene, eine Änderung zweiter Ordnung. Im Prozess des Umgangs mit der Krise entwickelt die Familie neue Regeln, findet neue Freunde oder erschließt sich neue Unterstützungsangebote.

Wie bereits erläutert, sind für eine gelingende Adaption an die Herausforderungen neben den verfügbaren Ressourcen veränderte individuelle und familiäre Bedeutungsgebungsprozesse entscheidend. Zu beachten sind auch problemerhaltende und chronifizierende Faktoren, die dazu beitragen, dass eine Symptomatik bestehen bleibt. Neben der primären Einschätzung der Stressoren umfasst das Modell auch die Wahrnehmung der Ressourcen und Coping-Möglichkeiten im Sinne einer sekundären Einschätzung. Die Funktionsweise und die Identität der Familien wandeln sich explizit und implizit, Familien entwickeln eine neue Weltsicht und gemeinsam geteilte Sinnstrukturen, etwa ein Gefühl der Kohärenz. Menschen bzw. Familien, denen dieser Prozess gut gelingt, werden als resilient bezeichnet. Allgemeine Familienprozesse wie Adaptabilität und Flexibilität, Kommunikations- und Problemlöseprozesse tragen zu einem konstruktiven Umgang mit Belastungen bei (Walter 2020).

Nach einer Krise kommt es zu einer Neuordnung von Bedeutungen. Patterson und Garwick (1994) unterschieden drei Ebenen, auf denen eine Neuorganisation vorgenommen wird: Veränderungen der Einschätzung der Belastungen, eine veränderte Konstruktion des Selbstbildes der Familie und Veränderungen der Realitätskonstruktion oder Weltsicht der Familie. Dieser Prozess hat einen Einfluss darauf, wie mit zukünftigen Belastungen umgegangen wird; Menschen können durch die Auseinandersetzung mit Krisen und Belastungen auch »über sich hinauswachsen«.

Der Hauptbeitrag der ABC2X-Theorie für ein systemisches Erklärungsmodell liegt in dem Stellenwert, der der Bedeutung der Balance von Belastungen und Ressourcen gegeben wird, und in der Erkenntnis, wie wichtig Bedeutungsgebungsprozesse bei deren Einschätzung sind; außerdem in der Annahme, dass Menschen beständig resilientes Verhalten zeigen und bestrebt sind, durch die Aktivierung von Ressourcen Belastungen abzupuffern.

Nützliche Konzepte für ein systemisches Störungsverständnis bietet auch das Modell der integrativ-systemischen Therapie (IST) (Breunlin, Pinsof a. Russell 2011; Pinsof 2018; Pinsof et al. 2011; Russell et al. 2016); aus dieser Perspektive verlangt ein umfassendes systemisches Erklärungs- und Behandlungsmodell sowohl die biologische, die individuumsbezogene und die familienorientierte Ebene als auch das weitere soziale System und soziokulturelle Faktoren. Eine weitere Ebene ist die spirituelle Dimension. Relevant für das therapeutische Verständnis sind alle sozialen Systeme, die sich um den Patienten und sein Problem herum gebildet haben und zur Aufrechterhaltung oder Lösung des Problems beitragen können. Mindestens ebenso wichtig wie das Problemsystem sind die Ressourcen, die im System verfügbar sind. Jedes präsentierte Problem hat seine eigene problemerhaltende Struktur. Das Klientensystem besteht aus allen Personen, die am Problem beteiligt sind; zu jedem Problem gibt es ein eigenes Problemsystem (Pinsof 1995). Solange dies nicht widerlegt ist, wird angenommen, dass das Klientensystem eigene Stärken und Ressourcen nutzen kann, um das Problem zu überwinden. Das integrativ-systemische Modell unterscheidet sogenannte übergeordnete Bezugsrahmen oder *Metaframeworks,* die Bereiche von Ideen, Kognition und Glaubenssystemen umfassen und diese zu Mustern organisieren. Level 1 stellen aktuelle Einschränkungen dar, die sich aus der Organisation der Interaktion um das Problem herum ergeben, Level 2 sind biologische und somatische Faktoren, Level 3 Kultur- und Gender-Aspekte; weitere Ebenen werden gebildet durch in der Familiengeschichte angelegte »historische« Einschränkungen aus der Herkunftsfamilie, transgenerationale Themen früherer Generationen, verinnerlichte Beziehungserfahrungen sowie das Selbst als System.

Entscheidend für Therapeuten und die Therapieplanung ist die Frage, welche Einschränkungen Patienten an der Lösung ihrer Probleme hindern. Eine einschränkende Bedingung oder *constraint* ist ein Faktor innerhalb der problemerhaltenden Struktur, der das Patientensystem davon abhält, das vorliegende Problem zu lösen. Das präsentierte Problem ist der Fokus, alle Interventionen sollen damit verbunden sein.

Einschränkende Bedingungen oder *constraints* können auf unterschiedlichen Systemebenen bestehen – der somatischen, der biologischen, auf individueller und intrapsychischer Ebene, auf der Ebene von gegenwärtigen und ggf. mehrgenerationalen Interaktions- und Kommunikationsmustern, auf der Ebene individueller und familiärer Bedeutungsgebungen, Glaubenssysteme und Narrative, auf der Ebene des weiteren soziokulturellen Systems.

In der Systemischen Therapie wird davon ausgegangen, dass Menschen und Familiensysteme in aller Regel über Ressourcen verfügen, oder sich diese erschließen bzw. diese aktivieren können, die es möglich machen, dass Störungen und Probleme überwunden werden. Für ein Verständnis von Störungen ist die Balance von Belastungen zu beachten, die sich auch über einen gewissen Zeitraum angesammelt haben können, – und der verfügbaren Ressourcen. Erklärungsbedürftig ist nicht so sehr die Entstehung von Problemen, sondern eher, was deren selbstorganisatorischer Lösung im Weg steht (Pinsof et al. 2011). Durch einschränkende Bedingungen kann das Patientensystem davon abgehalten werden, sein Selbstregulationspotenzial und die Fähigkeit zur Lösung von Problemen und Beschwerden autonom zu nutzen. Bei der Systemanalyse werden die maßgeblichen Faktoren und einschränkende problemerhaltende Bedingungen miteinander verknüpft. Die Entscheidung, auf welche Ebene der therapeutische Fokus gelegt wird, hängt mit davon ab, auf welcher Ebene einschränkende Bedingungen bestehen – bei körperliche Faktoren, bei dem intrapsychischen bzw. inneren System, dem interaktionellen System, Partnerschaft, Familie, sozialen Umgebungen, soziokulturellen Faktoren etc.

Bei der Entwicklung eines systemischen Erklärungsmodells ist somit zu prüfen, welche einschränkenden Bedingungen einer Selbstorganisation in Richtung Gesundheit im Wege stehen (Pinsof et al. 2011).

Die zentralen Fragen für die Entwicklung eines systemischen Erklärungsmodells lauten daher:

- Welche akuten Stressereignisse gibt es (A)?
- Welche Belastungen bestehen aktuell?

- Welche Belastungen gab es im Zeitraum der letzten Jahre (2)?
  - körperlich
  - innerpsychisch
  - sozial
  - materiell
  - usw.
- Welche Ressourcen sind vorhanden bzw. verfügbar (B)?
  - körperlich
  - innerpsychisch
  - interaktionell bzw. familiär: Interaktion, Kommunikation, emotionaler Ausdruck, Problemlöseprozesse, Aufgaben- und Rollenverteilung, Konfliktregulation
  - sozial
  - materiell
  - usw.
- Wie ist die Balance von Ressourcen und Belastungen?
- Wie wird die aktuelle Herausforderungssituation bewertet – individuelle und familiäre Bedeutungsgebungen? (C)
- Welche Symptome bzw. welche Krise (X) resultierte(n) daraus?
- Welche Einschränkungen bestehen
  - auf körperlicher Ebene?
  - im innerpsychischen System?
  - im interaktionellen System – in Partnerschaft und Familie?
  - in der sozialen Umgebung?
  - auf soziokultureller Ebene?
  - auf der Ebene der Bedeutungsgebungen?

Dies entspricht weitgehend den im Formblatt PTV 3 der KBV zu machenden Angaben zum systemischen Erklärungsmodell.[10] Im Kapitel 4 wird beschrieben, wie das systemische Erklärungsmodell im Erstgespräch entwickelt und zusammen mit Patienten in einer gemeinsamen Problemdefinition zusammengefasst werden kann.

Es folgt ein Fallbeispiel mit einem systemischen Erklärungsmodell:

10 Im separat erhältlichen eBook finden sich eine Reihe von Materialien und Ablaufschemata als Hilfestellung für das Erstgespräch, die Entwicklung einer Systemanalyse und eines systemischen Erklärungsmodells sowie die Behandlungsplanung.

Frau A. stellte sich zunächst alleine vor, erschien dann zusammen mit ihrem Mann. Anmeldegrund waren häufige Angstanfälle, die schon zahlreiche Notarzteinsätze ausgelöst hatten. Wegen der sich häufenden Notaufnahmen mit dem Rettungswagen im örtlichen Krankenhaus war angekündigt worden, dass sie das nächste Mal in die Psychiatrie gebracht werde. Frau A. lebte mit ihrem Mann seit etwa einem Jahr in der Region. Er stammte aus dem westlichen Land A. und arbeitete im Bereich Betriebswirtschaft bei einem in Deutschland tätigen Unternehmen seines Heimatlandes ca. eine Fahrstunde entfernt. Er befand sich noch in der Probezeit in seiner Firma. Sie stammte aus dem osteuropäischen Land B., hatte Fremdsprachen studiert und arbeitete wegen der kleinen dreijährigen Tochter in der Familie. Eigentlich wäre sie gerne wieder berufstätig, was aber wegen ihres Aufenthaltsstatus nicht ohne Weiteres möglich war. Beide Partner sprachen kein Deutsch. Unterschwellig zeichnete sich ab, dass der Mann durch seine Arbeit und das Pendeln sehr belastet war und sich Sorgen machte, ob er am Ende der Probezeit übernommen werde. Auch wegen der langen Anfahrt zu seiner Arbeitsstelle war die kleine Familie sozial kaum eingebunden. Frau A. war in einer Familie aufgewachsen, die infolge der Position des Vaters im Behördenapparat ihres Heimatlandes viele Privilegien genossen hatte und keinerlei materielle Sorgen kannte. Herr A. stammte dagegen aus einfachen Verhältnissen und hatte sich langsam hochgearbeitet. Die Partnerschaft begann mit einer romanti-

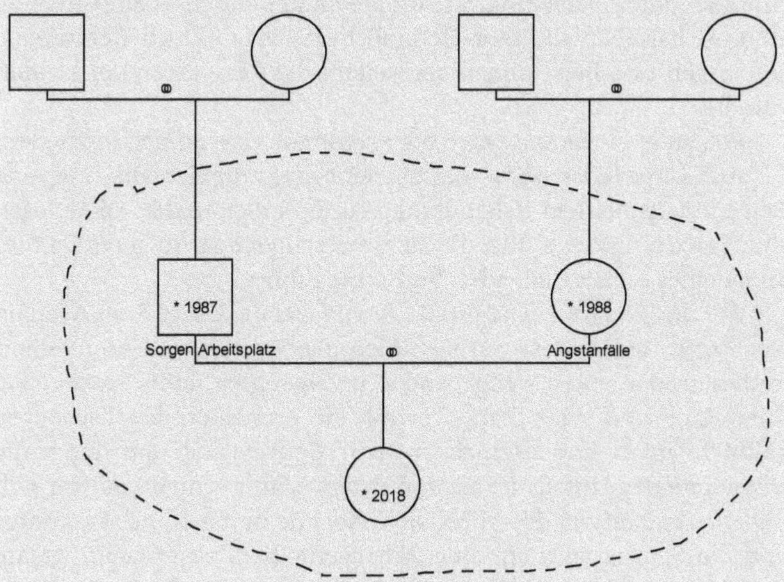

schen Kennenlernphase, und das Paar hatte eine schöne und unbeschwerte Anfangszeit gehabt. Nach der Übersiedlung nach A. lebte das Paar unter keineswegs rosigen materiellen Umständen, sondern in für Frau A. recht enttäuschenden Verhältnissen. Hinzu kam ein tragischer Verkehrsunfall mit bedrückenden Folgen für die Insassen eines der beteiligten Fahrzeuge. Danach kam es bei Frau A. erstmals zu Angstanfällen, die mit dem Umzug nach Deutschland vorübergingen. Bei einer zahnärztlichen Behandlung traten dann Kreislaufprobleme auf, gefolgt von Schwindel- und Angstanfällen bei den erforderlichen weiteren Zahnarztterminen, mit wachsender Frequenz. Am Rande erwähnte Frau A., dass sie auf keinen Fall am Telefon mit ihrer Mutter, die in ihrem Heimatland lebt, über ihre Nöte und Sorgen sprechen wolle, um sie nicht zu belasten.

Es gibt somit eine Summe an *Belastungen* – zwei Umzüge, den Verlust der Heimat, einen Unfall, materielle Sorgen, Isolation, Sprachprobleme, die Arbeitssituation der Frau und des Mannes, eine Zahnproblematik, Kreislaufreaktionen.

Es finden sich allerdings auch zahlreiche *Ressourcen:* Beide Partner mögen sich sehr, beide gehen sehr lieb und einfühlsam mit der kleinen Tochter um, es gibt eine Offenheit für andere Kulturen und die Bereitschaft, sich auf Neues einzulassen, Frau A. ist sportlich, hat eine sehr gute Ausbildung, ist kompetent und durchsetzungsfreudig; Herr A. hat ebenfalls sehr freundliche Seiten. Aktuell überwiegen die Sorgen und Belastungen bei weitem die Ressourcen der kleinen Familie.

Folgende *Einschränkungen* oder *constraints* lassen sich feststellen:

Auf *körperlicher Ebene* besteht eine Zahnproblematik, die eine Reihe unangenehmer Behandlungen erforderlich macht. Diese lösen eine Erwartungsangst aus, die zu einer steigenden Aufgeregtheit im Sinne einer selbsterfüllenden Vorhersage führt.

Auf der *Ebene der innerpsychischen Prozesse* aktiviert Frau A. einen von Angst und regressiven Gefühlen geprägten Anteil und verliert in diesen Momenten weitgehend den Zugang zu ihren Ressourcen, ihrer Ratio und ihrer Stärke. Durch die ernüchternden Lebensverhältnisse in A. und letztlich auch in Deutschland und durch die Umstände des Unfalls ist sie von ihrem Mann – mehr als von sich selbst – enttäuscht. Sie fühlt sich isoliert, durch ihren Passstatus und die Schwierigkeiten, eine Arbeitserlaubnis zu erhalten, gefangen. In ihrem Herkunftsland würde eine Frau mit ihren Qualifikationen sofort eine Kinderfrau engagieren können, was ihr hier nicht möglich ist, um wieder arbeiten gehen zu können. Auch dies und ihre weitgehende soziale Isolation tragen zu ihrer inneren Unzufriedenheit bei. Die Sorgen des Mannes hält sie nicht gut aus, weil sie aus ihrer Herkunftsfamilie nicht geübt ist, gut mit Schwäche umzugehen.

Auf der *Ebene der Interaktions- und Kommunikationsmuster und -strukturen* zeigt sich, dass Herr A. seine Frau aufopferungsvoll auch vom Geschäft aus zu beruhigen versucht, wenn sie ihn anruft und um Trost bittet. Wenn er abends zu Hause eintrifft, kommt er gar nicht dazu, von seinen Sorgen zu erzählen, weil sich Frau A. bedürftig zeigt und einfordert, dass er sich um sie bemüht, sie beruhigt, ihr gut zuredet, ihre Angst werde bestimmt nicht stärker, usw. Andere, problemfreie oder gar schöne Zeiten sind weitestgehend aus dem Bewusstsein verschwunden. Frau A. schont ihren Mann, indem sie ihn nicht auf seine Sorgen anspricht bzw. ihre Sorgen um ihn und ihre Unzufriedenheit nicht thematisiert. Es besteht eine paradoxe Rollenumkehr; durch ihr Symptom bringt sie ihn in die Rolle eines scheinbar starken Helfers, der sie emotional unterstützt.

Bedeutungsgebungen: Das Narrativ von Frau A. ist bestimmt von Ohnmacht und der Überzeugung, ihren Angstgefühlen hilflos ausgeliefert zu sein. Herr K. seinerseits fühlt sich hilflos und weiß nicht, was er für sie tun kann. Die Angst als Symptom entspricht gewissermaßen einer Metapher für das Beziehungeschehen.

Gemeinsame Problemdefinition: Beide haben sehr viel durchgemacht, auch emotional, sie haben beide ihr Heimatland aufgegeben. Sie versuchen sich in einer fremden Umgebung zurechtzufinden, beruflich Fuß zu fassen, ihre kleine Familie zu etablieren. Es stehen noch viele Schritte an – etwa Freunde zu finden, möglicherweise die Frage der Arbeitsaufnahme zu regeln. Emotional war es sehr viel, auch die verunsichernden, unangenehmen Zahnarztbesuche. Es ist verständlich, wenn Frau A. mental vor der Angst zu fliehen versucht, aber ähnlich einem Tier, das sich in einer Schlinge gefangen hat, müsste sie auf diese zugehen, um sie lösen und freikommen zu können. Dann könnte sie erleben, dass ihr Mann hinter ihr steht. Und sie könnte auch ihre eigene Stärke wiederentdecken. Frau A. sucht nach Trost und Rückhalt, und eigentlich benötigt Herr A. ebenfalls Rückhalt. Frau A. sollte erfahren, dass sie emotionale Unterstützung finden kann, gleichgültig ob sie Symptome hat oder nicht. Es wäre sicherlich sehr hilfreich, wenn sie erleben würde, dass auch sie ihrem Mann sehr viel Rückhalt zu geben vermag. Schließlich ist er ebenso dabei, sich in einem fremden Land zurechtzufinden. Und da ihrer beider Beziehung so viele gute Seiten hat, würde es vielleicht anstehen, auch mal offen kleinlaute Gefühle zeigen und sich zuzumuten, ehrlich zueinander zu sein, sich nicht mehr so sehr zu schonen.

Ein weiteres Beispiel:

Ein neunjähriger Junge wird wegen einer vermeintlichen dissoziativen Bewegungsstörung und eines Essproblems angemeldet. Er ist sehr schmächtig und ist in seiner Schule wegen seiner schwachen Konstitution, aber auch wegen seiner ausländischen Herkunft Ziel von Bullying. Aus Furcht vor erneuten Demütigungen versagten ihm beim Versuch, die Schule zu betreten, regelmäßig die Beine. Wegen einer Allergie auf Haselnüsse hatte es im Kindergarten zweimal eine allergische Reaktion gegeben, die von den Eltern als hochbedrohlich erlebt worden war. Nach Aussage des Kinderarztes waren sie jedoch nicht sonderlich heikel gewesen. Die Eltern hätten eigentlich gerne mehrere Kinder gehabt. Vor der Geburt des Jungen hatte es eine frühe Fehlgeburt gegeben. Ein Geschwisterkind war mit massiven körperlichen Beeinträchtigungen auf die Welt gekommen und verstorben, nach drei Monaten ohne die Intensivstation verlassen zu haben. Die Mutter war die ganze Zeit bei ihm gewesen. Verständlicherweise führte diese Erfahrung zu einer anhaltenden hohen Besorgtheit um das körperliche Wohlergehen des Jungen, mit einer ausgeprägten Schonhaltung. Auf Anraten des Kinderarztes hatten die

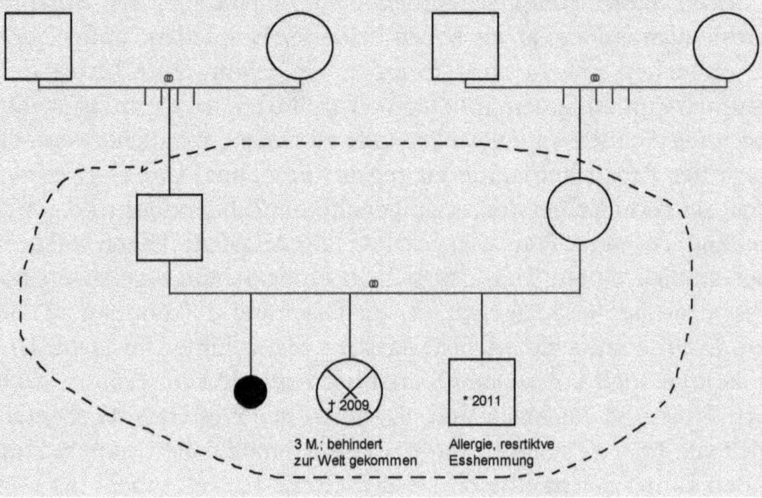

Eltern nach den allergischen Schockreaktionen einen Nahrungsmittel-Auslassversuch gemacht und zunächst nur Nudeln, dann Tomatensauce, dann einige weitere Nahrungsmittel angeboten. Der Junge beschränkte sich seither auf ganze wenige Speisen, die er essen konnte, was auch die Ursache dafür war, dass er schmächtig blieb. Wurden ihm andere Speisen angeboten, bekam er sofort einen Kloß im Hals, im Sinne eines Globusgefühls. Machte die Mutter Druck, wurde die Verspannung der glatten Muskulatur schlimmer, ließ sie ihn gewähren, saß er bis zu einer Stunde am Tisch und vermochte kaum etwas zu essen.

Auf der Seite der *Belastungen* gibt es die mehrfachen Verlustereignisse, eine möglicherweise nicht abgeschlossene Trauer, Sorgen, dass sich dies mit dem Sohn wiederholen könnte, sprachliche und kulturelle Probleme und eine gewisse soziale Isolation.

Ressourcen: Beide Eltern haben gute Bildungsabschlüsse, sind einander sehr zugetan, haben ein gewinnendes Wesen und können leicht Kontakt herstellen. Aktuell ist die Balance von Belastungen und Ressourcen aus dem Lot geraten durch die akuten Bullying-Attacken der Mitschüler, ohne adäquate soziale Unterstützung. Außerdem ist der Junge körperlich größer geworden, und die Folgen seiner restriktiven Esshemmung machen sich deutlicher bemerkbar.

Folgende *Einschränkungen oder constraints* sind zu beobachten:

Auf *körperlicher Seite* bestehen eine glücklicherweise nicht sehr ausgeprägte Nussallergie sowie aktuell ein gewisser körperlicher Trainingsmangel.

Bei den *innerpsychischen Prozessen* gibt es bei dem Jungen eine Angst vor stärkeren Burschen und ein Verharren in der Rolle eines sehr viel jüngeren Kindes.

Bei den *Interaktions- und Kommunikationsmustern und -strukturen* ist eine Neigung zu hilflosen Appellen an den Jungen zu nennen, insbesondere Mutter und Sohn sind hier in einer Flüchtlings-Verfolger-Dynamik gefangen, der Vater hat durch seine häufige berufliche Abwesenheit eine eher periphere Rolle inne. Auf der Paarebene ist seit dem Verlust des Geschwisters auf der Intensivstation Nähe verloren gegangen; Frau K. hatte sich damals alleingelassen gefühlt. Beide Eltern haben kaum über diese schmerzlichen Erfahrungen miteinander geredet.

Problemerhaltende Muster und untaugliche Lösungsversuche: gutes, jedoch ineffektives Zureden der Mutter, Abwesenheit des Vaters, bei dem Jungen ein abwartendes Muster.

Systemanalyse

Kontext-faktoren	....
Belastende Faktoren (A) – aktuell – ggf. auslösende Umstände Summation früherer Belastungen (2)	....
Ressourcen-analyse (B)	....
Störungsrelevante Muster – somatische Muster – innerpsychische Muster	....

Interpersonelle Muster – Interaktionsmuster – Kommunikationsmuster – Beziehungsstrukturen	....
Problemfördernde Muster und Lösungsversuche	....
Bedeutungsgebungen (C)	....
Symptom als Reaktion, Krise (X)	....
Gemeinsam entwickelte Problemdefinition (Anliegen siehe Behandlungsplan)	....

Tab. 1: Systemanalyse

Bedeutungsgebungen: Die Esshemmung wird als Zeichen von Schwäche und Gefährdung gedeutet und hat ein schwaches Selbstbild begünstigt.

Gemeinsame Problemdefinition: Es ist bei all dem, was die Familie durchgemacht hat, verständlich, dass der Sohn den Eltern sehr wichtig ist. Inzwischen ist er aber ein großer Bursche, der leider mit seiner inneren und seiner körperlichen Kraft nicht in Berührung gekommen ist. Die Eltern müssten ihm helfen, diese Kraft in sich zu entdecken und, seine Furcht vor Karotten, Zucchini, Kartoffeln, Koteletts, Pilzen usw. zu überwinden. Und dafür wäre es sicherlich sinnvoll, gemeinsam zurückzuschauen, um schwierige Zeiten hinter sich zu lassen und zu sehen, welche Stärken ihr Sohn in der Gegenwart entwickelt hat.

Bei der Formulierung einer gemeinsamen Problemdefinition werden berücksichtigt: die Balance der Belastungen und Ressourcen, vorhandene einschränkende Bedingungen auf somatischer, individueller und innerpsychischer Ebene, Interaktions- und -Kommunikationsmuster und Beziehungsstrukturen sowie problemfördernde Muster und kontraproduktive Lösungsversuche. Die Anliegen der Patienten werden im Behandlungsplan ausgeführt.

Tabelle 1 veranschaulicht, welche Punkte in eine Systemanalyse eingehen.

3 Allgemeine Wirkfaktoren in der Psychotherapie

3.1 Spezifische Techniken oder allgemeine Wirkfaktoren?

In der Psychotherapieforschung gibt es seit Jahren ein wachsendes Interesse an der Bedeutung sogenannter unspezifischer Therapieeffekte. Die Systemische Therapie hat den Zugang ins Kassensystem in einer Zeit gefunden, in der die Integration von Therapieverfahren angesagt zu sein scheint. Einer der Ersten, der systematisch und seriös allgemeine Faktoren empirisch erforscht hat, war Carl Rogers, der die Bedeutung von Elementen wie Empathie, positiver Wertschätzung, Kongruenz und Echtheit untersuchte. Ein anderer Pionier war Rosenzweig (1936). In einer einflussreichen Arbeit untersuchte Frank (1961) gemeinsame Wirkfaktoren von so unterschiedlichen Ansätzen wie Gruppenpsychotherapie, Wunderheilungen in Lourdes und religiösen afro-brasilianischen Tranceritualen in Großgruppen.

Für Behandlungserfolge sind nach Wampold (2001) in erster Linie allgemeine Therapieeffekte wie eine starke Therapeut-Klient-Beziehung entscheidend und weniger das Psychotherapieverfahren als solches. Es sei fraglich, inwieweit spezifische Techniken für eine wirksame psychotherapeutische Behandlung bedeutsam sind oder ob deren Anteil an Therapieeffekten gegenüber unspezifischen, allgemein wirksamen Faktoren nicht vielmehr sekundär ist (Lambert 1992; Lambert a. Ogles 2004). Bei der Kontrolle von statistischen Artefakten seien die großen Psychotherapieverfahren ähnlich wirksam. Tatsächlich konnte unsere Heidelberg-Hamburger Gruppe bei den Literatur-Recherchen für die wissenschaftliche und sozialrechtliche Anerkennung feststellen, dass Systemische Therapie sich in zahlreichen Studien als wirksam erwies, andere Psychotherapieverfahren erbrachten aber ebenfalls gute Behandlungsergebnisse.

Manche Autoren vertreten die radikale Sicht, es gäbe ausschließlich allgemeine Faktoren, spezifische Psychotherapietechniken seien dagegen unwesentlich (Hubble, Duncan a. Miller 1999). Will man Laien erklären, wie eine Psychotherapie funktioniert, werden Vertreter verschiedener Therapieschulen vermutlich recht ähnliche Beschreibungen abgeben. So wie unsere Nahrungsmittel letztlich aus

Eiweiß, Kohlehydraten und Fett sowie Wasser und Mineralstoffen bestehen, basieren verschiedene Therapiemodelle auf ähnlichen Bausteinen. Dazu gehören Interventionen auf der Ebene von Denken, Handeln, Fühlen und Kommunikation; das Einleiten eines Perspektivenwechsels, das Klären sozialer Beziehungen, das Unterbrechen und Ändern eingefahrener Verhaltenskreisläufe, die Aktivierung sozialer Unterstützung und das Hinter-sich-lassen von Belastungen.

Nach Lambert (1992) gibt es einen engen Zusammenhang zwischen der Orientierung des Studienleiters und dem Outcome der Studien (Effektstärke 0.8). Der Leiter muss quasi von seinem Modell überzeugt sein, wenn sich positive Effekte zeigen sollen. Die Hinweise für spezifische Effekte verschiedener Verfahren seien schwach (s. a. Chambless 2002; Luborsky et al. 2002; Wampold 2001). Die Wirkung von Psychotherapien soll zurückgehen zu

- 40 % auf außertherapeutische Faktoren (Chancen, soziale Unterstützung)
- 30 % auf allgemeine Faktoren (Empathie, Wärme, Akzeptanz, Unterstützung)
- 15 % auf Erwartungseffekte (»Placebo-Effekt«)
- 15 % auf spezifische Techniken.

Diese Prozentangaben werden sehr häufig zitiert, allerdings ist nicht klar, wie sie ermittelt wurden. Therapieeffekte variieren stärker mit der Person des Therapeuten als mit dem jeweils praktizierten Verfahren. Auch nach Wampold (2001) sind Therapeuteneffekte bedeutsamer als solche, die auf das jeweils verwendete Therapieverfahren zurückzuführen sind. Die Unterschiede zwischen Therapeuten erklären 0,6 der Effektstärke, die unterschiedlichen Modelle dagegen lediglich 0,2 (Wampold 2001). Therapeuteneffekte sind eben keine Störvariablen im Untersuchungsdesign, Behandler müssen von ihrem Modell überzeugt sein *(allegiance)*. Therapeuten derselben Schule erbringen die besten und die schlechtesten Ergebnisse, und über Therapieverfahren hinweg gibt es erfolgreiche und weniger erfolgreiche Therapeuten.

Diese Überlegungen führen zu einem *Modell allgemeiner Wirkfaktoren*, die eng oder weit definiert werden können. Bei einer *engen* Definition wie der von Lambert (1992) wird ähnlich wie bei Grawe (1995) nach vergleichbaren Mechanismen gesucht, die in Therapien wirksam sind. Weitere Beispiele sind das *Generische Modell* von Orlinsky und Howard (1987) sowie die systemischen Modelle von Gurman (1978) und Pinsof (1995). Die von Grawe (1995) beschriebenen fünf allgemeinen Wirkfaktoren von Psychotherapie in der Systemischen Therapie einen hohen Stellenwert haben und sind schon seit Langem Teil des systemischen Vorgehens.

Wirkfaktoren nach Grawe (1995) und ihre Entsprechungen in der Systemischen Therapie

1. Ressourcenaktivierung	von Minuchin (und M. H. Erickson) in die Psychotherapie eingeführt
2. Problemaktualisierung im Hier und Jetzt, Prinzip der realen Erfahrung	*Enactments*, Klärungsgespräche, systemische Rollenspiele
3. Problembewältigung	direkte Arbeit an Kommunikations- und Beziehungsmustern, Aktivierung von sozialen und materiellen Ressourcen etc.
4. Klärungsperspektive, Selbsterkenntnis	Arbeit an mehrgenerationaler Dynamik, Musterkennung, Skulpturen, Narrative
5. Qualität der therapeutischen Beziehung	*Joining*, Beziehungsaufbau, Wertschätzung, Transparenz, Betonung der Haltung des Therapeuten, *Engagement*-Strategien, Auftragsklärung

Bei einer *breiten* Definition der allgemeinen Wirkfaktoren werden auch die Person des Klienten, die Person des Therapeuten, die Beziehungsqualität, Erwartungshaltungen und Hoffnung zu diesen gezählt (Norcross 2002). Klientenmerkmale gelten als entscheidend für den Therapieerfolg, Hauptperson der Behandlung ist der Klient, nicht der Therapeut. Nach einer Sitzung und bei Therapieende sehen Patienten ganz andere Dinge als wichtig an als das, was Therapeuten für bedeutsam halten (Helmeke a. Sprenkle 2000). Ein wesentlicher Faktor für den Psychotherapieerfolg ist die Motivation der Patienten für Veränderung (Prochaska 1999).

Bei der breiten Definition der allgemeinen Wirkfaktoren gilt außerdem die Person des Therapeuten als mitentscheidend sowie die Passung zwischen Therapeut und Patient. Die Unterschiede hinsichtlich des Therapieerfolgs sind zwischen Therapeuten selbst bei einer intensiven Ausbildung größer als zwischen den Therapiemodellen (Blow, Sprenkle a. Davis 2007). In allen Therapieschulen gibt es weniger effektive, mitteleffektive und effektive Therapeuten, unabhängig vom Therapieansatz, dem Setting und der Erfahrung des Therapeuten (Blatt et al. 1996).

Allgemeine Wirkfaktoren – breite Definition

- Patientenmerkmale
- therapeutische Allianz
- Therapeut-Klient-Beziehung
- Empathie des Therapeuten
- Echtheit und Kongruenz des Therapeuten
- positive Wertschätzung
- Therapeutenmerkmale
- klare gemeinsame Zielsetzungen
- maßgeschneidertes, auf den Patienten abgestimmtes therapeutisches Vorgehen
- konstruktiver Umgang mit Brüchen in der Therapeut-Klient-Beziehung
- das Wecken von Hoffnungen und realistischen Erwartungen
- das Geben von Feedback über Therapiefortschritte
- Abstimmung des Vorgehens auf die Veränderungsphase, in der sich Klienten befinden
- Gruppenkohäsion (in Gruppentherapien)

Erwartungsfaktoren oder *expectancy* – die Hoffnung auf Veränderung durch die Therapie und die Begegnung mit dem Therapeuten – sind eng mit der Veränderungsmotivation verbunden. Das Prinzip Hoffnung ist ein zentrales Agens von Psychotherapien: »Wo keine Hoffnung ist, muss man sie erfinden« (Conen 2002). Nach Antonovsky und Sourani (1988) tragen die Zuversicht, Schwierigkeiten meistern zu können und sich ggf. Ressourcen hierfür zu erschließen, und die Sinnhaftigkeit dieses Unterfangens neben der Verstehbarkeit der Lage zum Kohärenzgefühl bei, das ein wesentlicher Prädiktor von psychischer und auch von körperlicher Gesundheit ist. Insbesondere in der Hypnotherapie wird großes Gewicht auf den Aufbau einer positiven Erwartungshaltung gelegt. Überweisungen von zufriedenen Patienten, die voll des Lobes über die Behandlung und den Behandler sind, können therapeutische Arbeit ungemein erleichtern.

Es gibt auch allgemeine Wirkfaktoren, die spezifisch für systemische Paar- und Familientherapien sind.

Allgemeine Faktoren der systemischen Paar- und Familientherapie

- das Behandlungssystem erweitern
- Ermöglichung eines breiteren Verständnisses des Problems und der Dynamik
- bessere soziale Unterstützung
- Beschwerden in Beziehungsbegriffen definieren
- Probleme durchgängig als relational verstehen
- multisystemischer Fokus
- gemeinsame Sitzungen im Mehrpersonensetting
- Erleben von Allparteilichkeit
- dysfunktionale Muster unterbrechen
- Förderung positiver Familienprozesse
- Eingehen auf Merkmale und individuelle Besonderheiten von Klienten

(nach Sprenkle, Davis a. Lebow 2009)

3.2 Aktive bewusste Gestaltung der Therapeut-Patient-Beziehung

Von den Psychotherapie-Richtlinien wird eine aktive bewusste Gestaltung der Therapeut-Klient-Beziehung eingefordert. Die am besten empirisch bestätigten systemischen Modelle wie die *funktionale Familientherapie*, die *emotionsfokussierte Therapie*, die *multisystemische Therapie*, die *Brief Strategic Family Therapy* oder die *multidimensionale Familientherapie* betonen explizit die Bedeutung einer guten therapeutischen Beziehung (Retzlaff 2014). Freundlichkeit und eine bejahende Haltung des Therapeuten gehen konsistent mit guten Behandlungsergebnissen einher, im Gegensatz zu einer kritischen oder ablehnenden Haltung. Therapeuten sollten hinreichend aktiv sein und dysfunktionale interaktionelle Muster unterbrechen, und sie sollten hinreichend Struktur bieten, um Familien anzuregen, ihre kognitiven, emotionalen und verhaltensbezogenen Themen anzugehen (Lebow 2006a). Bei Paartherapien haben zurückhaltende Therapeuten weniger Erfolge (Waldron et al. 1997). Jugendliche mit Verhaltensproblemen profitieren von hoch strukturierten, aktiven, ökologisch orientierten Ansätzen (Lebow 2005b).

Therapie beruht auf Kooperation, auf einer Zusammenarbeit. Der Aufbau eines guten Arbeitsbündnisses gilt als hochgradig wirksamer

Faktor und ist vom Geschick und den *Skills* des Therapeuten abhängig. Die Person des Therapeuten ist somit ein zentraler Aspekt der therapeutischen Beziehung.

In Paar- und Familientherapien ist aus der Sicht verschiedener Angehöriger die Allianz mit dem Therapeuten unterschiedlich stark. Wichtig sind die Wahrung der Allparteilichkeit und die Fähigkeit, multifokal mit dyadischen, triadischen etc. Beziehungen arbeiten zu können. Die therapeutische Arbeitsbeziehung hat Ziele, verfolgt bestimmte Aufgaben oder *Tasks* und erfordert eine besondere Bindungsqualität. Das Arbeitsbündnis gleich zu Beginn ist prädiktiv für den Verlauf. Die Allianz kann im Verlauf einer Behandlung schwanken, wichtig ist das Wiederherstellen einer guten Arbeitsbeziehung nach belasteten Momenten – *tear and repair* –, was sich positiv auf den Verlauf der Behandlung auswirkt.

Mit Gadamer bedeutet Erziehen, sich zu erziehen (Gadamer 2000). Übertragen auf den Bereich der Psychotherapie heißt dies: Das wichtigste Instrument für Wandel ist unsere eigene Person, unser Handeln und wie wir uns in die Begegnung mit Patienten einbringen. Wenn ich von Patienten an Engagement, Offenheit, Neugier auf neue Wege, Einsatz für Änderungsschritte und Ausdauer auch bei Rückschritten verlange – oder erhoffe – und anrege, macht es Sinn, wenn ich ebenfalls neugierig und engagiert bin, neue Wege erkunde und mich therapeutisch weiterentwickle, aus Fehlern lerne und Supervision oder Intervision nutze.

Systemisch-motivationale Gesprächsführung – Warming-up für Veränderung

Die Veränderungsbereitschaft von Patienten ist *die* entscheidende Variable für Therapieerfolg. Es gibt eine Reihe von Schlüsselfaktoren, die sich günstig auf die Bereitschaft zum Wandel auswirken. Auch die Haltung und die Herangehensweise des Therapeuten machen einen entscheidenden Unterschied.

- Joining
- Empathie ausdrücken
- sorgfältige Auftragsklärung
- Allparteilichkeit, jedoch keine falsch verstandene Neutralität im Sinne einer therapeutischen Gleichgültigkeit
- aktive Engagement-Strategien werden auf jeden Klienten angepasst (Szapocznik et al. 1988) – aktives Zugehen auf Patienten

- Schaufensterkunden als Kunden gewinnen
- Hoffnung wecken, dass Veränderung möglich, machbar und sinnvoll ist
- sich orientieren an der Schilderung der Patienten, Eingehen auf deren Erzählung – *Tracking*
- die Sprache des Patienten sprechen und seine Kultur beachten
- Interventionen zur Stärkung des therapeutischen Bündnisses nutzen
- Veränderungsschritte als etwas darstellen, das den Zielen des Patienten dient
- Ziele hinter den Zielen erfragen
- mit Ambivalenzen rechnen und entsprechende Teile würdigen
- Nutzung von *Split-Team*-Arbeit
- mit kleinen Schritten anfangen
- Klienten dazu, gewinnen, aktiv zu werden
- Entscheidungsfreiheit und Handlungshoheit beim Patienten belassen
- vermeiden zu Argumentieren
- mit Vorbehalten und »Widerstand« mitgehen
- Selbstwirksamkeit unterstützen
- mit Metaphern, Anekdoten etc. arbeiten
- Berichte oder Videos erfahrener Ex-Patienten zeigen bzw. diese in eine Sitzung einladen

3.3 Allgemeine Faktoren oder spezifische Therapietechniken – Versuch einer Synthese

Die Befundlage zur Bedeutung spezifischer Therapiemethoden mag ernüchternd erscheinen, aus klinischer Perspektive ist jedoch die Annahme, diese seien weitgehend belanglos, zu hinterfragen. Die Vorstellung »Techniken sind egal, Hauptsache die Beziehung stimmt« erscheint reichlich oberflächlich. Es mag zwar sein, dass verschiedene Therapieverfahren im direkten Vergleich miteinander ähnliche Wirksamkeit zeigen. Aber wenn Psychotherapie mit aktiv wirksamen Interventionen einer Vergleichsgruppe ohne aktive Behandlungskomponente gegenübergestellt wird, schneidet erstere in der Regel deutlich besser ab. Techniken scheinen also doch zu wirken. Im Sinne des Prinzips der Äquifinalität lassen sich bestimmte therapeutische Ziele mit unterschiedlichen Verfahren erreichen. Als weiterer

Einwand gegen die obige Schlussfolgerung kann angeführt werden, dass die methodischen Kriterien für RCT-Studien z. B. der APA – klare Behandlungsplanung, Standardisierung und Manualisierung der Interventionen, Schulung und engmaschige Supervision der Studientherapeuten zur Überprüfung der Adhärenz, Arbeit mit einem eng umrissenen Störungsbild statt mit Patienten, die an multiplen Beschwerden leiden – zu einer Gleichförmigkeit der Therapieeffekte beitragen. Wenn Autobauer danach trachten, dass ihre Fahrzeuge im Windkanal einen niedrigen c_w-Wert erzielen, werden alle PKW einer bestimmten Fahrzeugklasse nach weitgehend analogen Kriterien gebaut. Dies gilt analog für Wirksamkeitsstudien zu Therapieverfahren. Wenn diese alle denselben methodischen Vorgaben entsprechen und manualisiert, mit klar definierten Therapiezielen, detailliert festgelegten Behandlungsprotokollen durchgeführt werden und die Manualtreue der Studientherapeuten überprüft wird, gleichen sich die Therapieeffekte dieser Verfahren allein durch diese formalen Vorgaben weitgehend an.

Nach der Sichtung von hunderten RCT-Studien fällt auf, dass seit vielen Jahren überwiegend Varianten von kognitiv-behavioralen Ansätzen beforscht und gegeneinander verglichen werden, psychodynamische, humanistische, hypnotherapeutische oder systemische Ansätze befinden sich nur selten darunter.

Kaum untersucht sind positive »Nebeneffekte« von systemischen Therapien, wie die Adhärenz, das subjektive Befinden von Angehörigen, die Halte-Rate in Therapien, die Rückfallrate, wie rasch Behandlungseffekte einsetzen, die gleichzeitige Symptomreduktion bei mitbehandelten Angehörigen etc.: Bei all diesen Parametern schneidet Systemische Therapie tendenziell gut ab, wenn diese erhoben werden (Crane a. Christenson 2008; Crane et al. 2010; Crane, Hillin a. Jakubowski 2005; Crane a. Payne 2011; Crane et al. 2012).

Der Nachweis der Wirksamkeit spezifischer Therapieeffekte von bestimmten Behandlungsansätzen wird überwiegend durch RCTs geführt. An der klassischen RCT-Forschung gibt es Kritik von zahlreichen Autoren, unter anderem Seligman (1995). Bedeutende Prozessmerkmale von Therapien werden vernachlässigt. Therapeuten unterscheiden sich als Person, was die Würze der Behandlung ausmacht. RCT-Studien vernachlässigen etliche Faktoren: Studien habe eine vorab festgelegte Dauer, Therapien in der realen Versorgung nicht. Psychotherapie ist selbstkorrigierend; wenn Interventionen nicht wirken sollten, wird ein kompetenter Therapeut zu anderen Interventionen wechseln. In Studien sind die Interventionen dagegen meist festgelegt und sollen nicht abgewandelt werden. Viele RCT-Studien prüfen ein Verfahren gegen eine Wartelisten-Kontrollgruppe; bei der Prüfung von zwei oder mehr aktiven anerkannt wirksamen Psychotherapieverfahren sind die Unterschiede meist nicht so gravierend.

In der realen Versorgung suchen Patienten sich ihren Therapeuten gezielt aus, während sie in Studien nach dem Zufall zugewiesen werden. Umgekehrt bevorzugen Therapeuten oftmals Patienten, die ihnen liegen und bei denen die Chance, gute Therapieergebnisse zu erzielen, hoch ist. In Therapiestudien werden oft monosymptomatische Patienten behandelt, die in der Realität eher selten vorkommen. In der realen Versorgung zielt eine psychotherapeutische Behandlung normalerweise nicht nur auf eine Symptomreduktion ab, sondern die Therapieziele sind breiter definiert, und es geht auch darum, dass die Patienten insgesamt besser zurechtkommen *(functioning)*. Patienten profitieren nicht nur kurzfristig durch eine Auflösung ihrer Symptome, sondern auf lange Sicht über die eigentliche Dauer der symptomorientierten Behandlung hinaus. Längere Therapien werden von Klienten deutlich besser bewertet.

Eine gute Arbeitsbeziehung ist eine notwendige, jedoch keineswegs eine hinreichende Voraussetzung für einen Therapieerfolg; Freundlichkeit allein reicht nicht. Eine gute therapeutische Beziehung lässt sich nicht unbedingt von den Methoden trennen (Fydrich 2018) – unspezifische allgemeine Therapiefaktoren wirken in Verbindung mit gezielten Techniken, wie EMDR, Zentrierungstechniken, Reframing oder *Enactments* etc. Hunderte Studien belegen, dass spezifische Behandlungen wirksamer sind als andere, was besonders bei sehr speziellen Problemen gilt. Kaum jemand würde eine sexuelle Störung, einen Patienten mit einer Psychose oder Zwangsstörung genauso behandeln wie jemanden mit Bettnässen oder einer Magersucht.

Es folgen einige Hinweise für eine gute Therapeut-Klient-Beziehung von Sprenkle, Davis a. Lebow (2009), die hier ergänzt werden sollen:

Maximen für Praktiker

- Schaff eine gute therapeutische Atmosphäre!
- Gestalte die Therapeut-Patient-Beziehung aktiv und bewusst!
- Achte die Person des Klienten!
- Nutz und pfleg Erwartungseffekte!
- Schaff einen guten therapeutischen Ort!
- Wähl einen Ansatz, von dem du überzeugt bist *(allegiance)*!
- Bleib flexibel und bescheiden bei der Anwendung des eigenen Ansatzes!
- Entwickle dich persönlich weiter!
- Zeig dich als Person!
- Bleib offen für andere Wirklichkeitskonstruktionen – verheirate dich nicht mit dem Therapiemodell!
- Hol dir ehrliches Feedback zu der eigenen therapeutischen Arbeit!
- Geh prozessorientiert und ergebnisorientiert vor – lass dich leiten vom Geschehen und vom Feedback!

4 Systemische Fallkonzeption – Entwicklung eines gemeinsamen Fallverständnisses

4.1 Allgemeines

In das Ätiologieverständnis der Systemischen Therapie fließt Wissen aus zumindest drei unterschiedlichen Bereichen ein: das theoretische, nomothetische Wissen des Therapeuten über die Entstehung und den Verlauf des jeweiligen Störungsbildes, das Wissen über typische auslösende Bedingungen und Wissen etwa über die Bedeutung von kritischen Lebensereignissen entsprechend der Live-Event-Forschung (Reiter 1993).

Das systemische Erklärungsmodell wird aus der Fallkonzeption und der gemeinsamen Problemdefinition abgeleitet. Es umfasst eine Systemanalyse mit Interaktions- und Kommunikationsmustern sowie Beziehungsstrukturen, individuellen und familiären Bedeutungsgebungen und Narrativen. Aktuelle und zurückliegende belastende Faktoren und problemfördernde Muster werden erhoben, außerdem erfolgt eine Ressourcenanalyse der individuellen und systembezogenen Stärken.

Die Fallkonzeption wird gemeinsam mit dem Patienten und den Angehörigen des Familiensystems erstellt. Jenseits einseitiger linearer Erklärungsmodelle entwickeln Therapeut und Patient eine gemeinsame Problemdefinition, ein systemisches Erklärungsmodell, das die Basis für die Organisation der Behandlung darstellt und als roter Faden für die Gestaltung und Planung der Therapie dient. Ob das entwickelte systemische Erklärungsmodell treffend formuliert ist, entscheidet sich an seiner Wirkung im Verlauf der Therapie; es geht nicht um eine wahre, sondern primär um eine nützliche Beschreibung.

Auf der Basis ihres Wissens bilden Therapeuten Hypothesen und entwickeln ein mehr oder weniger klar umrissenes Erklärungsmodell dessen, was da »los sein könnte«, in etwa so, wie man in einer Fallkonferenz oder einer Intervisionsgruppe über den gegebenen Fall sprechen würde. Das *implizite* therapeutische Erklärungsmodell ist stärker theoriegeleitet und beschreibt die Störung so, wie Therapeuten miteinander über den Fall reden würden. Das *explizite* Erklärungsmodell oder Fallkonzept wird unmittelbar mit dem Patienten und der Familie besprochen, es setzt stärker an der Sprache der Betroffenen an und ist gewissermaßen »Geschäftsgrundlage« der Therapie.

Bedeutsam sind auch biomedizinische Faktoren und psychophysiologische Mechanismen, bekannte genetische Faktoren und mögliche Vulnerabilitäten, belastende Faktoren durch Krankheiten und anhaltende körperliche Beeinträchtigungen, Wirkungen und Nebenwirkungen von Medikamenten oder medizinischen Hilfsmitteln.

In eine systemische Fallkonzeption gehen insbesondere familiäre Prozessmuster ein, also Beziehungsstrukturen, Kommunikationsmuster und mehrgenerationelle Muster, die vom Therapeuten in den Gesprächen erlebt und beobachtet werden. Diese Muster können auch zusammen mit Patienten im Videofeedback (Aarts 2002) gemeinsam angeschaut und herausgearbeitet werden. Beispiele wurden ausführlicher in Abschnitt 1.5 beschrieben.

Für eine angemessene Fallkonzeption ist zu klären: Was ist hier der Fall? Warum treten die Beschwerden gerade jetzt auf? Dazu müssen diese in ihren Entstehungskontext gestellt werden, die aktuelle Krise ist als eine Chance für Veränderung zu begreifen. Bei Bedarf ist die Wissensbasis zu verbreitern – durch die Einbeziehung von Angehörigen, die Konsultation des behandelnden Arztes, von Lehrern oder anderen Bezugspersonen, durch Rückgriff auf andere Wissenszweige, zeitgeschichtliches oder soziologisches Wissen, durch eine wechselnde Gesamtschau aus der Vogelperspektive und ein Einlassen quasi auf eine Binnensicht aus einer Froschperspektive, um ein gemeinsames Fallverständnis zu erreichen, in das die Angehörigen bzw. das soziale Netzwerk einbezogen sind (Borst 2019).

Patienten und Familien leben nicht im Vakuum; ergänzend zu der Betrachtung der innerfamiliären oder partnerschaftlichen Beziehungen sind die sozialen Beziehungen im weiteren Umfeld zu beachten – Schule, Arbeitsplatz, Nachbarschaft usw. Zu beachten sind auch aktuelle Belastungen und zurückliegende bedrückende Faktoren insbesondere der vergangenen beiden Jahre. Die Häufung von Belastungen innerhalb eines Zeitraums von ca. zwei Jahren kann zu einer Summation von Belastungseffekten führen und eine (Familien-) Stressreaktion nach sich ziehen, eine Krise auslösen, wenn die Bewältigungsmöglichkeiten der Familien und der Einzelpersonen überstrapaziert wurden.

Neben der Erhebung von Belastungen ist eine ausführliche Ressourcenanalyse der individuellen und systembezogenen Stärken und der protektiven Faktoren erforderlich. Bereits bei der Kontaktaufnahme und dem *Joining* im Erstgespräch lohnt es, nach Stärken und Ressourcen zu fragen, bevor die Probleme und Beschwerden angesprochen werden, die in die Therapie geführt haben. Dies fördert einen freundlichen, wertschätzenden Blick des Therapeuten auf Patienten und Familien. Außerdem schafft man so eine Voraussetzung, um später die berichteten Ressourcen und Stärken für die Behandlung zu nutzen und sie in eine neue Wirklichkeitssicht der Familie einfließen zu lassen. Möglicherweise erhält man auch Informationen, in welchen Bereichen die Ressourcenausstattung nicht optimal ist bzw. Ressourcen nicht hinreichend verfügbar sind, um eine Überwindung von Symptomen zu ermöglichen (und z. B. eine Sozial- oder Rechtsberatung bei überschuldeten Patienten erforderlich ist).

Zur Identifizierung von chronifizierenden Faktoren lautet eine sinnvolle Frage: »Was trägt der Patient, was trägt sein soziales Umfeld dazu bei, dass es nicht besser wird bzw. geworden ist?«

Als *zweiter Bereich* geht in die systemische Fallkonzeption neben dem im vorigen Abschnitt aufgeführten theoretischen Wissen auch das Handlungswissen des Therapeuten ein, seine Erfahrungen aus der Behandlung ähnlicher Konstellationen, das praktische Wissen um mögliche Umwege, Abwege und Sackgassen oder eine sinnvolle Kooperation mit anderen Behandlern usw.

Der Therapeut steht nicht über oder außerhalb des Patientensystems, sondern bildet mit diesem zusammen ein weiteres gemeinsames System. Zum maßgeblichen Betrachtungssystem zählen neben dem Patienten und seiner Familie auch die Behandler und weitere soziale Systeme, die mitbeeinflussen, welche Wirklichkeitssicht die Familie von der Krankheit entwickelt.

Der *dritte Bereich*, aus dem die Formulierung des systemischen Erklärungsmodells abgeleitet wird, sind die Sichtweisen von Patienten und deren Angehörigen. Eine Möglichkeit, Patienten und Familien zu unterstützen, besteht darin, einen Rahmen anzubieten, in dem kohärente Geschichten über das Entstehen der Störung entwickelt werden können (Efron u. Veenendahl 1993; Fiese a. Wamboldt 2003; Hildenbrand 1990; McDaniel, Hepworth a. Doherty 1997b; Welter-Enderlin u. Hildenbrand 1996; White u. Epston 1990), die sich von der ursprünglichen, oftmals eingeschränkten Geschichte der

Familien unterscheidet, welche diese zu Beginn der therapeutischen Gespräche erzählen.

4.2 Entwicklung eines gemeinsamen Fallverständnisses

Die Fallkonzeption wird gemeinsam mit den Patienten und dem relevanten sozialen System in dem Erstgespräch, gegebenenfalls auch in den ersten weiteren (probatorischen) Gesprächen entwickelt, die Diagnosen werden nicht über den Patienten gestellt, sondern mit ihm zusammen. Das Fallverständnis ergibt sich aus dem, was gemeinsam in Gesprächen erarbeitet worden ist. Auch die Therapieziele und der Behandlungsplan werden von Therapeut und Patienten gemeinsam abgestimmt.

In der Systemischen Therapie haben Fragen immer auch einen interventiven Charakter. Dies gibt bereits im telefonischen Erstkontakt und im Erstgespräch. Der Therapeut tritt in Kontakt mit dem Patienten und der Familie, er verändert, strukturiert mit seinen Fragen und Handlungen ihre Realitätswahrnehmung auf eine direkte oder auch sublime Weise. Die Anliegen, Beschwerden und Symptome werden erfragt, der Therapeut lässt sich das Leben der Familie beschreiben. Er sieht, wie Interaktion der Familie untereinander und mit ihm stattfindet und hört dabei ihre Geschichten an. In Familien, die zur Beratung kommen, dominieren häufig problemgesättigte Narrative. Beschwerden und Belastungen scheinen das Leben zu beherrschen. Die Eltern erleben sich in einer hilflosen Position. Erzählungen von fehlgeschlagenen Lösungsversuchen und erfolglosen Konsultationen professioneller Helfer dominieren (White u. Epston 1990).

Zusammen mit den Patienten wird im Rahmen des Erstgesprächs bzw. einer Reihe probatorischer Sitzungen eine andere Geschichte und ein gemeinsames systemisches Fallverständnis sowie zugleich eine Perspektive entwickelt, um was es in der Therapie gehen soll. Überblicksartig lässt sich der Ablauf eines Erstgesprächs folgendermaßen charakterisieren:

1) Eröffnung des präsentierten Problems
2) Erkunden der individuellen und der Familienmuster, die das Problem aufrechterhalten
3) Erkunden, was Familienmitglieder aus der Vergangenheit mitbringen, das die gegenwärtigen Muster beeinflusst

4) Neudefinition des präsentierten Problems und Eröffnen von Lösungen (Minuchin, Nichols a. Lee 2007)

Im Folgenden wird die Entwicklung des systemischen Fallkonzeptes im Rahmen des Aufbaus und Ablaufs eines systemischen Erstgesprächs erläutert. Selbstverständlich sind alternative Vorgehensweisen möglich.

Bei der Entwicklung der Problemdefinition ist zu beachten, dass der Behandler immer eine subjektive Sicht hat. Es geht um ein Aushandeln von Bedeutungen, auch wenn er letztlich eine stärkere Definitionsmacht haben wird. Bei dem Erarbeiten eines gemeinsamen Fallverständnisses ist die Erkenntnis zu beachten, dass das Beobachtete vom Beobachter nicht unabhängig ist und von ihm mitbeeinflusst wird – die Realität wird als soziale Konstruktion gesehen. Das Vorgehen ist nicht einseitig zuschreibend (»Sie haben einen Morbus Bleuler«), statt einer einseitigen Bedeutungsgebung wird das Fallverständnis partizipativ entwickelt.

Die Bedeutung der Interaktionszusammenhänge kann ebenso wie die subjektive, interindividuelle Bedeutungsgebung des Patienten erst aus dem Kontext heraus verstanden werden. In verschiedenen Behandlungskontexten präsentieren Patienten ihre Symptome unterschiedlich.

Bei dem Wechsel meines Arbeitsplatzes konnte ich erleben, dass sich manche Patienten, die zuvor im Psychiatrischen Landeskrankenhaus ihre depressiven Symptome mit Begriffen wie »depressive Phasen«, »Antriebsschwäche« geschildert hatten, in der Psychosomatischen Universitätsklinik von »Konflikten«, »frühen Kindheitserlebnissen« usw. sprachen und vermutlich bei ihrem Internisten oder der Frauenärztin wieder andere Aspekte ihrer Beschwerden akzentuieren.

Patienten mit einer sogenannten Somatisierungsstörung haben Beschwerden meist in sehr vielen Funktionsbereichen und verteilen oftmals die Darstellung ihrer körperlichen Beschwerden auf verschiedene Fachärzte. Psychische, aber ebenso körperliche Krankheiten haben auch den Charakter eines Konstruktes als einer objektivierbaren Entität. Die Bedeutung von psychosozialen Faktoren bei einem Krankheitsgeschehen wird insofern von Körpermedizinern bei sogenannten Rentenbegehren anerkannt, bei denen übergeordnete soziale Faktoren massiv in das Krankheitsgeschehen hineinspielen.

4.3 Telefonischer Erstkontakt

Die Behandlung beginnt mit dem telefonischen Erstkontakt, in dem die Weichen für die weitere Zusammenarbeit gestellt und erste Akzentsetzungen im Sinne einer Formulierung einer systemischen Fallkonzeption gesetzt werden können.

Patienten schildern zunächst meist einen Anlass für den Wunsch nach einem Termin, oder sie benennen einen Überweiser, der ihnen empfohlen hat, sich einen Termin geben zu lassen (Weber, McKeever a. McDaniel 1985). Generell verstehen sich systemische Therapeuten als Teil des Behandlungssystems und nicht als außenstehender Beobachter. Der Behandler muss sich als Teil der Situation wahrnehmen, die er verändern möchte – dies ist ein Unterschied zum therapeutischen Selbstverständnis der Psychoanalyse und der Verhaltenstherapie.

Der Anlass für eine Vorstellung sollte genauer geschildert werden. Durch präzisierende Fragen wird die Schilderung konkretisiert: »Was genau möchten Sie erreichen?« Neben dem Anliegen ist es sinnvoll, Alter, Schule, Beruf, ggf. auch von Angehörigen zu notieren, sowie die Tageszeiten, zu denen jemand kommen kann. Wichtig ist die Frage nach dem Überweisungskontext. Gegebenenfalls werden die Erwartungen des Überweisers genauer erfragt. Hilfreich ist es auch zu klären, ob es parallele Behandlungen oder Anmeldungen gibt. Was gesagt wird und wie es gesagt wird, insbesondere die paraverbalen Aspekte, ermöglicht eine Voreinschätzung der Motivationslage: Gibt es einen hohen Druck? Handelt es sich eher um von Dritten geschickte Schaufensterkunden?

Durch einfache Beobachtungsaufgaben kann eine positive Erwartungshaltung geweckt und die Aufmerksamkeit auf Ressourcen und Ausnahmen vom Problem gelenkt werden. »Bitte achten Sie bis zu unserem ersten Gespräch auf Situationen, in denen es gut geht, von denen Sie sagen würden: ›Wenn es so läuft wie heute Vormittag, das wäre super!‹ Schließlich wird verabredet, wer zum Gespräch erscheinen soll, was auch eine Botschaft darüber ist, wen man als Therapeut für wichtig für die Lösung der Beschwerden hält. Bei Kindern mit einer langen Behandlungsvorgeschichte und medizinischen Befunden wird man ggf. zunächst ein Elterngespräch anbieten.

Nach dem telefonischen Erstkontakt wird man erste Hypothesen über den Patienten und das Familiensystem aufgestellt haben bzw.

notieren. Basis sind Erfahrungen mit ähnlichen Familien, Problemen und Interaktionsmustern, die berichtete Phase im Lebenszyklus, Allgemeinwissen, systemische Konzepte und entwicklungspsychologisches Grundlagenwissen, Kenntnisse über Lebensbedingungen der Region, soziale und soziologische Gegebenheiten.

Psychotherapeuten sind verpflichtet, ihre Arbeit zu dokumentieren und diagnostische und anamnestische Informationen, Diagnosen, differenzialdiagnostische Erwägungen sowie die erfolgte Aufklärung der Patienten festzuhalten.[11]

Telefonischer Erstkontakt

- Anlass für die Beratung schildern lassen *(»Von wem haben Sie von mir gehört?«)*
- präzisierende Fragen stellen *(»Was genau möchten Sie erreichen?«)*
- nach möglichen parallelen Behandlungen fragen *(»Bei wem sind Sie gegenwärtig noch in Behandlung?«, »Wo haben Sie sich noch für eine Beratung angemeldet?«)*
- erste Einschätzung der Motivationslage, paraverbale Aspekte beachten
- positive Erwartungshaltung wecken
- Aufmerksamkeit auf Ressourcen und Ausnahmen vom Problem lenken
- verabreden, wer zum Gespräch erscheinen soll

4.4 Erstgespräch

Basis jeder Psychotherapie ist eine gute Arbeitsbeziehung von Patient bzw. Familie und Therapeut. Zentrale Aufgabe des Erstgesprächs ist es, ein gemeinsames therapeutisches System zu bilden, die Einzelpersonen und die Familie insgesamt kennenzulernen, Kontakt zu allen Personen und Subsystemen herzustellen und ein erstes Bild des Familiensystems zu gewinnen. Die therapeutische Haltung bzw. Technik des *Joinings* lebt durch ein offenes, interessiertes, ggf. hu-

11 In den als eBook erhältlichen Materialien zu diesem Buch finden sich Formblätter, die diesen Prozess erleichtern sollen, u. a. ein allgemeiner Patienten-Aufnahmebogen, ein Erstgesprächsbogen, Anlagen zum Belastungs- und Ressourcenstatus, zu Genogrammen und Zeitlinien, zur Erhebung einer biografischen Anamnese, ein Bogen zum Erstellen des systemischen Erklärungsmodells, außerdem Anlagen für die Erstellung von Therapiezielen sowie des Behandlungsplans u. v. m.

morvolles Fragen nach den Einzelpersonen, ihren Stärken und Ressourcen, irgendwann auch ihren Sorgen und Nöten. Das *Joining* kann triadisch erfolgen, indem man Subsysteme bzw. mit mehreren Personen gleichzeitig Kontakt aufnimmt. Die Vermittlung eines sicheren Rahmens und die Botschaft: »Ich sehe in dir, in euch mehr als die Problemhaftigkeit!« schaffen bereits eine neue therapeutische Wirklichkeitssicht und tragen dazu bei, die Basis für eine kooperative Beziehung herzustellen.

Die Aufgaben im Erstgespräch sind anspruchsvoll; es ist hilfreich, Anmeldeformalitäten vor Beginn des Gesprächs evtl. sogar in einem eigenen Büroraum – falls vorhanden – zu erledigen, um sich dann im Therapieraum voll auf die Personen einstellen zu können.

Begrüßung

- Anmeldeformalitäten zu Beginn erledigen bzw. vor dem eigentlichen Gespräch
- ggf. Einverständniserklärung für Videoaufzeichnungen
- Kennenlernen der Einzelpersonen und der Familie
- sicheren Rahmen schaffen
- offene, interessierte, humorvolle Haltung
- Aufbau eines gemeinsamen therapeutischen Systems
- *Joinen*
- Herstellen einer kooperativen Beziehung

4.5 Eröffnung

Zunächst geht es darum, ein gemeinsames Arbeitsbündnis mit dem Patienten und der Familie herzustellen. Sie sollten sich mit dem Therapeuten verbunden fühlen. Die Entwicklung von Lösungen und der Zugang zu den kreativen Potenzialen des Patienten ist größer, wenn ein affektiver guter Rahmen und ein Gefühl von Sicherheit geschaffen werden. Im Gespräch nimmt der Therapeut eine strukturierende Rolle wahr, sorgt dafür, dass nur eine Person redet und keine Abwertungen oder Angriffe stattfinden; er sucht nach Stärken und betont Kompetenzen.

Wie bereits festgestellt, spielt für die Wirksamkeit von Psychotherapien die Therapeut-Klient-Beziehung eine entscheidende Rolle. Dies spricht für eine warmherzige, empathische und verlässliche therapeutische Beziehung – zu allen Beteiligten, für eine aktive Rolle des Therapeuten gegenüber Patient und Angehörigen (»Allparteilichkeit«), eine kontinuierliche Überprüfung der therapeutischen Beziehung, die auch die Bindungsbeziehungen der Patienten achtet und wertschätzt (v. Sydow 2018).

4.6 Problemklärung – Schilderung der Beschwerden und Symptome

Zu Beginn der Sitzung wird das präsentierte Problem thematisiert, meist direkt vom Patienten und der Familie, oder der Therapeut fragt direkt danach. Neben Angaben, was genau wie passiert, wann Symptome auftreten und wann nicht, besteht ein erstes Ziel darin, die angebotene Position zu hinterfragen, das Problem liege nur im Patienten. Dabei spielt nicht nur eine Rolle, was gesagt wird, sondern auch, wie es gesagt wird. Die Kompetenzen des Symptomträgers und der übrigen Angehörigen werden fokussiert, es wird erkundet, wie sich das Symptom zeigt, wobei auch Details beachtet werden. Das Problem wird aus verschiedenen Blickwinkeln betrachtet, bis es eine erste fassbare Qualität gewinnt. Der Therapeut erkundet den Kontext, innerhalb dessen das Problem erscheint. Es wird auch geprüft, welche Probleme andere Familienmitglieder haben, die ähnlich wie die des Patienten sein können oder aber sich unterscheiden. Der Patient wird ermutigt, das Problem aus seiner Sicht zu beschreiben, die Bedeutung, die er ihm gibt, und andere Seiten der eigenen Person und der Familie zu schildern. Er bekommt auf eine dezente Weise eine Bühne als Experte für das eigene Leben, und der Therapeut wird zum Zuhörer. Insgesamt zielt das Gespräch darauf ab, das Problem und die Problemhaftigkeit zu dezentralisieren.

Neben den konkreten, greifbaren Aspekten von Symptomen und Beschwerden im Sinne einer harten Wirklichkeitskonstruktion geht es dabei um die Realitätskonstruktion, die Sicht des Patienten, des Partners oder der Familie auf die Störung, deren Entstehung und deren Bedeutung. Der Therapeut ist gleichzeitig im System und außerhalb, er ermöglicht es den Patienten, eine andere Wirklichkeit zu erleben, und stellt neue Zusammenhänge her. Durch verbale und durch handlungsnahe Interventionen wird das Realitätserleben und die Selbstwahrnehmung herausgefordert.

Die Wahrnehmung der Realität ist ein Konstrukt, das im Gespräch entsteht. Die Probleme werden aus der Sicht aller Personen geschildert. Dabei sind sowohl eine Problemtrance als auch ein vorschneller, oberflächlich wirkender Lösungsfokus zu vermeiden. Unterschiedliche Sichtweisen werden normalisiert und die Beschreibung von Symptomen und Problemen präzisiert; es wird auf eine neue, eine *gemeinsame Problemdefinition* hingearbeitet. Dazu sind die folgenden Fragen hilfreich:

- Welche Symptome gibt es? (Was passiert genau: wo, wie oft, seit wann, an welchem Ort?)
- Aussagen hinterfragen, ein Symptom sei »immer vorhanden« *(»Ich bin immer depressiv«)*
- präzisierende Fragen stellen, wann, wie, wo das Symptom vorhanden ist und wann nicht
- Differenzier zwischen der Vergangenheit und der Gegenwart und anderen Unterschieden *(»In der Vergangenheit hatten Sie oft Angst. Wann hatten Sie Angst, wann nicht …?«*; Prior 2019).

Der Überweisungskontext ist zu klären mit den Erwartungen der überweisenden Person oder Einrichtung. Ggf. sind an dieser Stelle Vorbefunde aufzugreifen. Stellt sich heraus, dass es drängende Probleme gibt, ist abzuklären, ob eine Krisenintervention erforderlich ist.

Die Erklärung für das Auftreten der Symptome und die subjektive Krankheitstheorie der einzelnen Personen werden erfragt und ggf. hinterfragt mit der Haltung: *»Ihre Ansicht ist mir wichtig!«* Die Aufmerksamkeit wird auf problemfreie Bereiche und Kompetenzen durch Fragen nach Ausnahmen und Lösungen gelenkt. Ähnlich wirken Resilienz- und Bewältigungsfragen. Im Verlauf des Gesprächs wird eine weiter gefasste therapeutische Realität definiert und Handlungsspielräume werden eröffnet. Wenn möglich, werden Probleme als veränderbar dargestellt, mithilfe von ressourcenorientierten Fragen, Umdeutungen und der Veränderung der Affektlage. Die Beschwerden werden kontextualisiert, der Fokus wird erweitert von der Beschreibung von Beschwerden auf Ereignisse und Abläufe im weiteren sozialen und im Familiensystem. Die Wirklichkeitssicht der Familie und des Patienten wird erweitert und umgedeutet.

Das Geschehen in der Therapiesitzung wird in einer Weise interpunktiert, die Ansatzpunkte für eine konstruktive weitere Arbeit bietet. Bestimmte Themenfelder werden fokussiert, andere defokussiert. Bereits bei den ersten Problembeschreibungen werden positive Fähigkeiten herausgearbeitet. Für einen guten Rapport ist es sehr hilfreich, auch die Gesundheitsüberzeugungen und Krankheitstheorien sowie kulturbedingte Erklärungen der Beschwerden anzuhören. Die Bedeutung, die Symptomen beigemessen wird, lässt sich hinterfragen, erweitern und ggf. umdeuten. Durch die selektive Beachtung, das Aufgreifen von Ausnahmen und Berichten von Resilienzerfahrungen, durch systemische Fragen wird auf subtile Weise eine diskret andere Geschichte entwickelt. Die Wirklichkeitssicht der Familie kann umgedeutet und eine weiter gefasste Wirklichkeit definiert werden. Es kann Hoffnung geweckt werden, dass Veränderungen möglich sind: Probleme werden als veränderbar dargestellt und Handlungsspielräume eröffnet. Gemeinsam werden so eine neue Wirklichkeitssicht und veränderte Narrative mit einem positiveren Fokus gefunden, dabei wird die Geschichte der Klienten aufgegriffen und gemeinsam behutsam zu einer neuen, etwas günstigeren Geschichte erweitert (Sluzki 1992).

Skalierungen des Problems präzisieren und relativieren die Symptomatik; Skalierungen der Eigenmotivation geben Hinweise darauf, ob die Personen bereit sind, aktiv zu werden.

Der interaktionelle »Tanz« um das Problemgeschehen herum kann mit systemischen Fragen, insbesondere zirkulären Fragen erkundet werden: Diese bieten auch eine Gelegenheit, die Familiensicht zu hinterfragen, laden zu einem Perspektivenwechsel ein und zur Auseinandersetzung mit Zukunftsszenarien. Paradoxe Verschlechterungsfragen machen den eigenen Beitrag zur Aufrechterhaltung von Problemen ersichtlich und verdeutlichen mögliche Ambivalenzen. Hypothetische Fragen nach erwünschten zukünftigen Veränderungen wie u. a. die Wunderfrage lassen positive Entwicklungen greifbar erscheinen. Externalisierungsfragen machen diffuse und chronifizierte Probleme konkret.

Last, not least, ist – möglicherweise erst in einem weiteren Gespräch – die Geschichte des Problems zu erfragen: die Behandlungsgeschichte, Vorerfahrungen mit dieser und anderen Krankheiten und Problemen. Problembeschreibungen werden in den Kontext der Familiengeschichte(n) gestellt und sinnhaft eingeordnet mit dem Ziel, neue Sinnstrukturen entwickeln zu helfen. Bereits im Erstgespräch kann ein kurzes Genogramm skizziert werden, das dann in späteren Sitzungen vertieft wird, um eine grafische Darstellung von Lebensthemen zu erhalten, um die gewonnenen Informationen zu organisieren und um zu prüfen, in welchen Bereichen noch Informationen fehlen. Genogramme sind ein außerordentlich nützliches Instrument der Systemischen Therapie, allerdings ist eine Re-Identifizierung von Patienten leicht möglich, und sie sollten deshalb nicht im Rahmen von Therapieanträgen an Gutachter weitergegeben werden.

Problemklärung

- Fragen nach Ausnahmen, z. B.
  »Wann tritt das Symptom nicht auf?«
  »Wie kommt es, dass Sie sich gerade heute entschlossen haben zu kommen?«
  »Wie kommen Sie zu der Einschätzung, dass Peter x ist (traurig, dumm, faul etc.)?«
  »Was hat geholfen, dass es nicht noch schlechter geworden ist?«
- ressourcenorientierte Fragen, Umdeutungen, z. B.
  »Was wissen Sie über die Störung?«
  »Was haben Sie darüber gehört, gelesen?«
  »Kennen Sie jemanden, der auch x hatte?«
  »Was glauben Sie passiert da?«
  »Was ist Ihre Theorie oder Vorstellung, was da passiert?«
  »Welche Erklärung habt ihr für das Problem? Wie kommt es nach eurer Meinung, dass dieses Problem in seiner jetzigen Form …?«
  »Was haben Sie denn schon probiert? Hat es gewirkt?«
  »Was hat nicht gewirkt?«
  »Was hat geholfen, dass es nicht noch schlechter geworden ist?«
  »Was für Ratschläge haben Sie erhalten? Was halten Sie von diesen Ratschlägen?«
- Erwartungen der überweisenden Person oder Einrichtung klären, z. B.
  »Wie sind Sie zu mir gekommen?«
  »Was haben Sie über mich und eine mögliche Behandlung gehört?«
- Erklärung für das Problem erfragen – subjektive Krankheitstheorie der einzelnen Personen, z. B.
  »Welche Erklärung habt ihr für das Problem? Wie kommt es nach eurer Meinung, dass dieses Problem in seiner jetzigen Form …?«
- Verhalten und Beziehungen aus der Sicht von zwei oder mehreren Angehörigen schildern lassen, z. B. den »Tanz« um das Problem erkunden
- Perspektivenwechsel einleiten, Ideen und Familiensicht hinterfragen, z. B. zirkuläre Fragen, systemische Fragen, humor-

volles Hinterfragen, Auseinandersetzung mit Zukunftsszenarien

- eigenen Beitrag zur Aufrechthaltung von Problemen ersichtlich machen, z. B. mögliche Ambivalenzen verdeutlichen, paradoxe Verschlechterungsfragen
- hypothetische Fragen nach positiven zukünftigen Veränderungen, z. B. Wunderfrage
- diffuse und chronifizierte Probleme greifbar machen, z. B. Externalisierungsfragen
- Skalierungen des Problems, z. B.
  »Was war auf einer Skala von 0 bis 10 der Tiefpunkt deines Befindens, seit du dieses Problem hast? Und heute, wo stehst du heute?«
  »Wo standest du in den vergangenen zwei, drei Wochen?«
  »Was wäre für dich eine Marke auf dieser Skala, die für dich bedeutet, dass es dir gut geht?«

4.7 Problemerhaltende Muster und das Anregen von Änderungen

Im gesamten Gesprächsverlauf werden fortwährend durch teilnehmende Beobachtung die Kommunikationsabläufe, Konfliktmuster, Interaktionsstrukturen des Familiensystems beachtet und sowohl Stärken als auch Schwächen der Einzelpersonen und des Familiensystems wahrgenommen. Die Resonanz des Therapeuten auf das Geschehen und die einzelnen Personen gibt weitere Hinweise auf die Dynamik des Systems.

Nach einer Weile werden in einem eigenen weiteren Schritt problemerhaltende Interaktionen fokussiert und die persönlichen oder familiären Muster erkundet, die zur Aufrechterhaltung des Problems beitragen. Es ist eine besondere Kunst, dies zu tun, ohne Widerstand zu wecken. Neben dem, was die Patienten bzw. Familien sagen ist zu beachten, wie sie es sagen und was sie tun: Wie ist der interaktionelle »Tanz« um das Problemgeschehen herum?

Für den weiteren Verlauf der Therapie ist eine Einschätzung der Veränderungsbereitschaft förderlich: Handelt es sich um Kunden für eine Veränderung, um Klagende, Schaufensterkunden, Zwangskunden ...? Dies kann u. a. durch direkte Aufgaben und hypothetische Zukunftsfragen eruiert werden. Es ist in der Regel ein Fehler anzunehmen, dass Menschen wirklich um eine Therapie nachsuchen, nur weil sie mit dem Therapeuten ein erstes Gespräch führen. Viele Therapiekontakte dauern nicht länger als 3 bis 6 Stunden, z. T. weil Klient und Therapeut nicht zu einem gemeinsamen Behandlungskontrakt finden und es nicht zu einer Behandlung kommt.

Klienten lassen sich unterscheiden in:

- geschickte Klienten – sie wurden von Dritten zur Therapie gesandt
- Schaufensterkunden, die nur mal schauen wollen, was der Therapeut so zu bieten hat
- Klagende, die ihr Leid vortragen, aber nicht unbedingt schon etwas ändern wollen
- Kunden, die wissen, was ihre Ziele sind, und sich auch für diese engagieren wollen
- Zwangskunden, die wegen einer Auflage von Dritten (Schule, Gericht etc.) kommen.

Der Umgang mit dem Klienten im Erstgespräch und in weiteren Gesprächen hängt vom Standpunkt des Klienten ab:

- Einschätzung der Veränderungsbereitschaft
- Skalierungen der Eigenmotivation
- *»Wie viel Energie bist du auf einer Skala von 0 bis 100 bereit zu investieren, dein Ziel zu erreichen?«*
- *»Wie groß ist deine Hoffnung, dass du es schaffen wirst – wieder auf einer Skala von 0 bis 100?«*
- Wie ist die Kontrollattribution: *»Wer hat einen Einfluss auf die Veränderung der Symptome, und wer soll aktiv werden und etwas tun, der Therapeut, der Patient, Dritte?«*

Der Therapeut kann in dieser Phase die Realitätskonstruktionen durch Anregungen und Handlungsvorschläge testen und hinterfragen und zum Beispiel Klärungsprozesse zwischen den Angehörigen anregen. Oftmals ist der Problemlöseversuch zum Problem geworden, und es ist sinnvoll, die Geschichte der Lösungsversuche in Erfahrung zu bringen sowie Annahmen und Glaubenshaltungen, die dazu beitragen, dass nicht andere Wege gegangen und Lösungsschritte unterlassen werden. Die Art und Weise, wie früher versucht wurde, mit den Symptomen umzugehen gibt Hinweise auf Glaubenssysteme (zum Beispiel: »Das wächst sich aus!«) und Mehr-desselben-Muster.

Zu prüfen ist insbesondere, welche Bedeutungsgebungen und narrativen Festlegungen einer Nutzung des Selbstorganisationspotenzials entgegen stehen – welche Ideen, Glaubenssätze, welche interaktionellen Muster, welche Faktoren im sozialen Umfeld tragen dazu bei, dass die Person bzw. das Familiensystem oder Paar keine Lösungswege gefunden hat? Mit lösungsorientierten Fragen nach guten Vorerfahrungen im Umgang mit den Beschwerden kann die Aufmerksamkeit auf das Resilienzpotenzial gelenkt werden.

Häufig manifestieren sich Problemmuster im Verlauf des Gesprächs: Ein Mann macht seiner Frau Druck, statt auf sie einzugehen oder sie anzuhören, Eltern wechseln zwischen Anklagen und Betteln um Veränderung, eine junge Erwachsene verspricht wieder und wieder Änderungen in ihrem Essverhalten und Eltern geben sich vorschnell mit ihren beschwichtigenden Aussagen zufrieden. Diese spontanen Probleminszenierungen oder *Enactments* sind als eine Problemaktualisierung im Hier und Jetzt anzusehen. Sie bieten eine Gelegenheit zur Entwicklung von Lösungsszenarien durch Live-Coaching, zum Beispiel indem Konflikt- bzw. Klärungsgespräche angeregt und zu einem guten Ende gebracht werden.

Einschätzung des Familiensystems

Einschätzung
- der Kommunikationsabläufe
- von Konfliktmustern
- der Interaktionsstrukturen
- der Stärken und Schwächen der Einzelpersonen und des Familiensystems

Außerdem hilfreich sind:
- spontane Probleminszenierungen *(Enactments)* aufgreifen
- Geschichte der Lösungsversuche erfragen
- hypothetische Zukunftsfragen stellen
- lösungsorientierte Fragen nach guten Vorerfahrungen nutzen

4.8 Biografisches Verstehen

An dieser Stelle ist eine je nach Fall kompaktere oder ausführliche Erkundung der Vergangenheit hilfreich. Diese kann in späteren Sitzungen mithilfe des Genogramms ausführlicher erfolgen oder aber bereits im ersten oder zweiten Gespräch werden Bereiche fokussiert, die zu problematischen Mustern beigetragen haben. »Wie bist du in die Rolle gekommen?« »Wie hast du in der Kindheit die Rolle einer Mutter gewählt, mit acht Armen?« Dabei wird erkundet, was zentrale Familienmitglieder – zum Beispiel die Eltern – aus der Vergangenheit mitbringen, das die Gegenwart beeinflusst.

Die Technik der Genogrammarbeit dient als Instrument zur Erschließung der Sinnstrukturen von Familien. Mit ihr können zunächst Änderungen der Familienstruktur über die Zeit hinweg erfasst und es kann anhand dessen thematisiert werden, wie Übergänge im Familienlebenszyklus mit ihren Herausforderungen gestaltet wurden. Das Erleben von Menschen – auch in Bezug auf psychische Erkrankungen – wird in Erzählungen organisiert, die als übergeordnete Sinnstrukturen zu verstehen sind. In diesen manifestieren sich die Glaubenssysteme. Im Genogramm werden Interaktionen aus dem Blickwinkel triadischer Beziehungsmuster, persönliche Lebensereignisse, gesellschaftliche Geschehnisse und deren Bewältigung im Familiensystem erfasst. Sie sind ein Instrument zur Rekonstruktion, wie Familien nach Umbruchsituationen Ungleichgewichtszustände beseitigen und ein verloren gegangenes Gleichgewicht wiederherzustellen vermochten (McGoldrick u. Gerson 1990; Hildenbrand 2004). Wenn bedeutsame Geschichten in einem affektiv Halt gebenden Rahmen erzählt und im Hier und Jetzt von einem interessierten Hörer angenommen werden, verändert sich die Bedeutung des Erzählten (Retzlaff 2019a).

Ein Zugang zur Erschließung von Sinnstrukturen in Familiensystemen ist der von Welter-Enderlin und Hildenbrand (1996) entwickelte Ansatz der Fallrekonstruktion in Begegnung. In therapeutischen Gesprächen wird auf die Erzählung von (Familien-)Geschichten über die Person, die Familie, das soziale Umfeld geachtet. Es wird gelauscht, wie mit Krisen und Wendepunkten umgegangen wurde, wie diese in einer guten oder weniger guten Weise gemeistert wurden, es wird geschaut, wie mit vorgegebenen Rahmenbedingungen – Krankheit, Armut, Flucht etc. – umgegangen wurde und ob sich dabei eher einschränkende oder eher selbstbestimmte Muster zeigen. »Nach welchen ›Skripten‹ hattest du dich damals entschieden, welche Drehbücher kannst du heute für gute Entscheidungen nutzen?« Tanzt der Patient noch immer auf eine Melodie, die nicht selbst gewählt ist, oder kann er andere, eigene Muster selbstbestimmt wählen? Die eigene Geschichte kann nicht ungeschehen gemacht werden, gute wie leidvolle Erfahrungen können aber in doppeltem Sinne aufgehoben und transformiert werden.

Der Therapeut bringt Informationen über das Wesen und den Kontext des Problems in Erfahrung, die Auswirkungen auf das Verhalten aus der Sicht der Beteiligten haben. Er sucht aufmerksam nach zusätzlichen Hinweisen und anderen Sichtweisen über dieselben Ereignisse. Dazu werden zirkuläre oder lineare Fragen gestellt, Hervorhebungen und Kommentare gemacht, es wird nach Ausnahmen gesucht, die von der Hauptgeschichte abweichen oder sie infrage stellen. Der Therapeut schlägt unerwartete Sichtweisen vor oder macht unorthodoxe Anmerkungen zu der Geschichte, typischerweise mit einer Haltung der positiven Konnotation.

Auf diese Weise wird versucht, Teile des Inhalts der Geschichte oder der Erzählung hervorzuheben. Sobald abzusehen ist, dass eine alternative Sicht, eine alternative Fassung der Geschichte tragfähig ist, baut er diese Möglichkeit selektiv aus, hebt mögliche andere Sichtweisen durch Fragen und Kommentare hervor und bestätigt sie. Die *neue* Geschichte, die im Laufe der therapeutischen Konversation entsteht, entwickelt sich darum aus der alten, »vertrauten« Geschichte und enthält Elemente daraus. Die *neue* Geschichte muss einen Unterschied machen, darf sich aber nicht allzu sehr von der alten Geschichte unterscheiden. Ob die neue Fassung der Geschichte gut ist, entscheidet die Reaktion des Patientensystems.

Bei der Genogrammerstellung werden verinnerlichte familiäre Muster und Leitmotive beachtet, der Fokus liegt auf triadischen Beziehungen. Symptome werden in den narrativen Kontext der Familienerzählung eingeordnet. Ggf. wird ein medizinisches Genogramm erstellt, mit Krankheiten, psychischen Beschwerden, Substanzabhängigkeiten, Suiziden etc., die es in verschiedenen Generationen gegeben hat. Die familiäre Geschichte wird in Beziehung gesetzt zu dem sozialen Bezugssystem, dem Milieu, der Herkunftsregion. Tradierte Muster von Ablösung, Bildungsentscheidungen, Berufs- und Partnerwahl etc. können so thematisiert werden. Beachtet werden insbesondre auch Verluste, Trennungen, Todesfälle und die Summation von Belastungen in den zurückliegenden Jahren. Generationsübergreifende Muster, die das Leben und die Handlungsspielräume einschränken, werden rekonstruiert und zukunftsorientiert Gestaltungsspielräume der Familie erfragt sowie die Ressourcen und Entwicklungsmöglichkeiten beleuchtet.

Familiengeschichte und biografisches Verstehen

- Geschichte des Problems, Behandlungsgeschichte, Vorerfahrungen mit Krankheit und Problemen erfragen
- gegenwärtige Muster und Rollen in den Kontext der Familiengeschichte stellen
- verinnerlichte familiäre Muster und Leitmotive beachten
- Fokus auch auf triadischen Beziehungen
  - *»Wie bist du in diese Rolle gekommen ..., was lässt dich glauben, du müsstest vermitteln.?«*
  - *»Wie war das früher bei euch ...?«*
- Genogramm erstellen
  - ggf. mit Krankheiten, psychischen Beschwerden, Substanzabhängigkeit, Suiziden etc.
- Symptome in den narrativen Kontext der Familienerzählung einordnen
  - generationsübergreifende Muster rekonstruieren, die das Leben und die Handlungsspielräume einschränken
- familiäre Geschichte in Beziehung stellen
  - zu dem sozialen Bezugssystem, dem Milieu, der Herkunftsregion; tradierte Muster von Ablösung, Bildungsentscheidungen, Berufs- und Partnerwahl
- biografische Zeitlinienarbeit
- Summation von Belastungen erfassen
  - Verluste, Trennungen, Todesfälle beachten
- Ressourcen und Entwicklungsmöglichkeiten erfassen
  - zukunftsorientiert Gestaltungsspielräume der Familie erfragen

4.9 Klärung von Anliegen und Aufträgen

Die Systemische Therapie zeichnet sich durch ihre sorgfältige Auftragsklärung aus. Auch in anderen Psychotherapieverfahren wird auf eine gemeinsame Verabredung von Therapiezielen hingearbeitet, in der Systemischen Therapie gilt dies allerdings in besonderer Weise als ein entscheidender therapeutischer Schritt. Diese ist wichtiger als eine umfassende Eingangsdiagnostik. Um eine Therapie richtig beenden zu können, muss man nach Jay Haley (1989a) richtig anfangen. Dies bedeutet, bereits in der ersten Sitzung oder noch besser im telefonischen Erstkontakt zu fragen:

»Woran würden Sie merken, dass diese Therapie Ihnen weitergeholfen hat? Was wäre ein allererster kleiner, aber für Sie doch bedeutsamer Änderungsschritt? Angenommen, Sie könnten etwa in einem halben, einem Dreivierteljahr von heute an sagen: ›Diese Therapie hat mich wirklich weitergebracht?‹, was müsste seither passiert sein?«

Zielbeschreibungen sollten linguistisch wohlgeformt, das heißt in klaren, positiven Begriffen und überprüfbarer Form definiert sein. Dies trifft zu, wenn es um die Überwindung konkreter Symptome und Beschwerden geht. Ein gültiger Auftrag kann beispielsweise bei schweren, insbesondere terminalen Erkrankungen, bei Verlusten usw. eine Therapie als Begleitung sein, mit dem Ziel, der Entwicklung schwerer Symptome entgegenzuwirken.

Als Therapeut fragt man alle einzelnen Familienmitglieder nach ihren Anliegen und Zielen, oft werden diese auch spontan berichtet. Bei Kindern, ebenso wie bei allen übrigen Patienten können auch analoge Methoden zur Zielklärung verwendet werden: Skalierungen, Aktionstechniken, Familienskulpturen, Rollenspiele des Ziels etc. Die Ziele sollten in positiven Begriffen beschrieben werden, konkret und erreichbar sein. Vage Ziele sollten präzisiert werden. Unrealistische Ziele sind zu hinterfragen, ebenso sollten mögliche Nachteile von Veränderungen und dem Erreichen der Ziele erfragt werden. Einige Beispiele: Eine Patientin hat eine unglückliche Beziehung hinter sich, sie möchte durch die Therapie in die Lage versetzt werden, sich nie wieder unglücklich zu verlieben. – Ein Paar kommt zur Therapie, es gibt Probleme mit der Intimität und der Kommunikation. Über den Alkoholabusus und gelegentlichen Konsum von illegalen Opiaten des Mannes soll jedoch nicht geredet werden. – Ein Kollegenpaar, beide beruflich sehr eingespannt, mit wenigen Freiräumen, wünscht sich, der Sohn möge selbstständiger werden und weniger trödeln, was es sie viel Zeit koste – eine unreflektierte Übernahme dieses Auftrages würde bedeuten, dass der Junge noch weniger Zeit mit den Eltern verbringen kann. Hat man den Eindruck, dass verdeckte Ziele eine mögliche Rolle spielen, klärt man dies am besten direkt, indem man es offen anspricht. Divergierende Ziele verschiedener Personen sind nicht ungewöhnlich, man arbeitet gemeinsam Metaziele heraus und verabredet deren Umsetzung. Ggf. kann man die Aufgabe mitgeben, weitere Ziele zu notieren und zum folgenden Gespräch mitzubringen. Schließlich bildet man eine Rangreihe der Ziele und verabredet, womit begonnen werden soll.

Natürlich muss man bei unethischen, schädigenden oder unrealistischen Therapieaufträgen mit den Patienten einen weiter gesteckten Rahmen aushandeln und entsprechende Ziele verabreden. Die Therapieziele der Patienten müssen vom Therapeuten keineswegs 1:1 übernommen werden – etwa wenn eine Mutter und ihre Tochter erreichen wollen, dass diese durch Hypnose einen Weg findet, weiter abzunehmen; wenn ein Patient seine sich nicht zur Wehr setzende Frau ausbeutet und Hilfe wünscht, dass dies noch besser funktioniert, oder wenn ein Schüler der Oberstufe erreichen möchte, bei Klausuren noch besser zu betrügen, ohne dabei ein schlechtes Gewissen zu haben. Die Verabredung der Therapieziele erfolgt nach der Entwicklung eines gemeinsamen Problemverständnisses, in das auch die Sichtweisen und Erfahrungen des Therapeuten eingehen: Vielleicht geht es beispielsweise nicht allein um das Erreichen eines besseren Selbstwertgefühls einer jungen Studentin, sondern um eine bessere Balance in der Beziehung zu ihrem Freund, der sich auf ihre Kosten etwas zu sehr aufbaut; um eine Auseinandersetzung mit einer Wahrnehmungsbehinderung und deren Folgen in ihrem Alltagsleben und im Umgang mit anderen Menschen; um die Überwindung einer üblen Lebenserfahrung zu Beginn der Pubertät, in der sie nicht den familiären Rückhalt erfahren hat, wie sie ihn gebraucht hätte: Vielleicht geht es also um ein breiter angelegtes Problemverständnis und weiter gefasste Therapieziele, die ihren Wunsch in einer umfassenden Weise berücksichtigen und ihr helfen, ein besseres Selbstgefühl zu erlangen. Therapeuten beschränken sich nicht auf den von Patienten formulierten, meist engen Auftrag, sondern balancieren ihn in einem dialogischen Prozess aus und entwickeln ein gemeinsame, weiter gefasste therapeutische Wirklichkeitssicht, die Lösungen in einer umfassenden Weise ermöglicht. Im Behandlungsprozess werden meist mehrere Ziele nebeneinander bearbeitet, d. h., diese werden nicht in starrer Reihenfolge abgearbeitet. Man kann auf der Ebene von Beziehungsmustern arbeiten und gleichzeitig konkrete Änderungschritte auf Symptomebene anregen. Der Prozess folgt nicht dem Modell »Malen nach Punkten« von 1 zu 2, von 2 zu 3, sondern enspricht eher dem Navigieren beim Segeln.

Es empfiehlt sich, sorgfältig auf eine Übereinstimmung der verabredeten Ziele hinzuarbeiten, gerade bei unterschiedlichen Perspektiven auf das Problem (Borst 2020). Zusammen mit dem Patienten werden diese Ziele durchgesprochen und eine Verabredung getroffen, womit man beginnen wird. Arbeitet man im Mehrpersonensetting, bittet man alle Personen um Formulierung ihrer Ziele, spricht diese zusammen durch und sucht nach gemeinsamen Zielen bzw. Meta-Zielen. Aus systemischer Sicht wird der Therapeut sich nicht unbedingt mit der ersten Problembeschreibung begnügen, die von den Patienten gegeben wird. Die Problemsicht von Patienten ist häufig zunächst ausgesprochen linear, und die Anliegen sind oft auf eine reine Symptombeseitigung ausgerichtet. Insbesondere in der Arbeit mit Paaren und Familien mit multiplen Problemen – was eher die Regel als die Ausnahme ist – wird man Ziele und Anliegen der Einzelpersonen in Erfahrung bringen, ggf. durch eine Zieleliste, die jeder für sich erstellt und die dann zusammen durchgesprochen werden kann. Ebenso wie bei zunächst scheinbar divergierenden Zielen wird dann ein gemeinsamer Nenner herausgearbeitet, der ein systemisches Verständnis erlaubt und das verbindende Muster – *the pattern which connects* – deutlich macht. Bei der Verabredung von Zielen und Behandlungsschritten wird dann sowohl an individuellen als auch an gemeinsamen Anliegen gearbeitet.

MiniMax-Fragen nach Prior (2019)

Frag nicht »ob«, sondern verwende offene W-Fragen: »wie, was, welche, wann, wo«.

Unterstell dabei, dass der Klient Antworten tatsächlich hat! Frage deswegen direkt:

- *»Welche Lösungsideen haben Sie?«*
  Beantworte negative Zielformulierungen mit ... »sondern ...?« gefolgt von einer »schwangeren Pause«, statt dem Klienten die Arbeit abzunehmen!
  Klient *»Ich will keine Angst mehr haben!«*
  Therapeut *»Sondern ...?«*

Verwandel negative Erwartungshaltungen in positive:

- *»Hoffentlich ist es nichts Schlimmes«* wird zu *»Hoffentlich geht alles gut«*.

Lass dir ein Zielszenario psychodramatisch zeigen:

- *»Angenommen, es geht alles gut ...«*
  Verwende Prozesssprache: *»Du bist auf dem Weg ...«;* nutze eine progressive Zeitform:
  Klient *»Ich bin nicht selbstsicher.«*
  Therapeut *»Du bist dabei, selbstsicherer zu werden ...«*

Verwandele Aussagen über Stagnation und Blockaden durch Formulierungen wie »noch nicht«:

- »*Du weißt noch nicht, wie du deine Bulimie überwinden kannst …*«

Verwende statt geschlossener Ja-Nein-Fragen besser offene Fragen! Fragewörter wie was, wann, welche, wer, wo etc. lösen einen inneren Suchprozess aus. Nutz also suggestive Frageteile!

- »*Wann/wie willst du deine Trägheit überwinden?*«

Stell konstruktive W-Fragen kleinschrittig:

- »*Wann war es ein bisschen besser, wann waren Sie etwas weniger depressiv, was haben Sie denn da gemacht …?*« (also keine Wunderfrage)

Lass dir positive Zielvisionen plastisch ausmalen:

- »*Angenommen, Sie hätten das erwünschte Ziel erreicht,* hätten *Ihnen eher Freunde dabei geholfen oder würden Sie sich sagen können, das hat dir deine Ausdauer ermöglicht …?*«

Erteil Nicht-Vorschläge! Beschreib positive Schritte mit einer Negation:

- »*Ich werde dir nicht vorschlagen, …*«
- »*Du brauchst dir noch nicht zu erlauben,* x *zu tun.*«
- »*Es ist vermutlich noch zu früh, dass es dir gut gehen darf …*«

Nutz die Sprache des Patienten! Mach das Genannte groß oder klein.

- »*Das wäre eine große Sache*«, »*Ein kleiner Mini-Schritt wäre …*«

Bei »schwierigen Patienten« mit »Ja, aber«-Dynamik streu Negationen ein:

- »*Sie werden mir nicht zustimmen, aber …*«

Bei sehr allgemein gehaltenen Klagen von Klienten herausarbeiten, was er oder sie sich wünscht, d. h. aus Vorwürfen und Klagen Wünsche machen:

- Den Vorwurf benennen, und einen Wunsch formulieren: »*Sie sind enttäuscht und wünschen sich …*«

Oft wird an mehreren Zielen parallel gearbeitet. Die Formulierung der Behandlungsziele bietet immer auch eine zentrale Gelegenheit zur Neudefinition der Symptomatik und der Eröffnung von Lösungen. Dabei ist zu prüfen, wer sich ändern möchte und etwas dafür zu tun bereit ist. Es geht nicht nur um die Überwindung von Symptomen, sondern auch um die Entwicklung anderer Formen der Beziehungsgestaltung, des Verhältnisses zur eigenen Geschichte, zum sozialen Umfeld etc.

Im Verlaufe einer Therapie werden häufig weitere Anliegen formuliert oder der Therapeut erkennt, dass für die Auflösung der präsentierten Probleme die Arbeit an weiteren Themen sinnvoll oder erforderlich erscheint: in einer Paartherapie etwa die Bearbeitung von nicht abgeschlossenen Altlasten oder traumatische Erfahrungen, die in die Gegenwart hineinwirken. In Abstimmung mit den Patienten ist immer wieder zu prüfen, ob man auf der richtigen Spur ist und die Ziele weiterhin aktuell sind. Folgende Schritte sind bei der Klärung von Anliegen zu beachten:

Klärung der Behandlungsziele und Anliegen

- Anliegen der Einzelnen
- ggf. als schriftliche Aufgabe
- ggf. weitere Ziele notieren
- vage Ziele präzisieren: Ziele realistisch und konkret formulieren
- unrealistische Ziele hinterfragen
- Rangreihe der Ziele verabreden
- mögliche verdeckte Ziele abklären und offen ansprechen
- insbesondere bei divergierenden Zielen verschiedener Personen einen gemeinsamen Nenner finden
- Metaziele bilden
- mögliche Nachteile von Veränderungen erfragen
- bei Bedarf analoge Methoden verwenden: Aktionstechniken, Familienskulptur, Rollenspiel des Ziels etc.

Zielskalierungen

Skalierungen eignen sich für eine Präzisierung und Festlegung von Behandlungszielen und helfen bei der Überprüfung von Therapiefortschritten.

Skalierung auf einem Blatt Papier oder mit den Händen zeigen lassen:

- *»Auf einer Skala von 0 bis 100, wie ausgeprägt sind die Beschwerden jetzt?«*
- *»Wie ausgeprägt waren diese, als sie am ausgeprägtesten waren? Vor wie vielen Wochen/Monaten war das?«*

- *»Was wäre für Sie ein Zielbereich – wann könnten Sie sagen, jetzt geht es mir richtig gut?«*

4.10 Gemeinsame Problemdefinition

Nachdem die Familie ihre Sicht der Probleme und ihre Ziele geschildert hat, möchte sie verständlicherweise erfahren, wie der Therapeut die Situation einschätzt. Erscheint die Lage aussichtslos oder ist eine Lösung möglich? Was genau ist zu tun, damit sich etwas ändert? Die Dynamik von Familien ist komplex; entsprechend groß ist die Fülle von Beobachtungen und Hypothesen, die der Therapeut nach dem ersten Gespräch rückmelden könnte. Menschen aktualisieren in sozialen Kontexten immer nur einen Teil der ihnen zur Verfügung stehenden Möglichkeiten. Neben problematischen Verhaltensweisen und Sichtweisen verfügen Klienten in der Regel über wichtige Ressourcen und Lösungsmöglichkeiten. Das Ziel der systemischen Arbeit besteht darin, die Entwicklungstendenzen und Ressourcen zu entdecken und zu bestärken, damit das anstehende Problem gelöst werden kann.

Der Therapeut verfügt immer nur über ein begrenztes Wissen bezüglich der Problemsituation und lernt immer nur einen Ausschnitt des Familiengeschehens kennen. Auf der Basis dieses begrenzten Wissens bildet er implizite Hypothesen und eine offene Problemdefinition, die beschreiben, wie sich das symptomatische Verhalten äußert, wie es bisher zu lösen versucht wurde, welche Familienregeln und Strukturen einem spontanen Wandel im Wege stehen und welche Überzeugungen und Prämissen beim Einzelnen und bei der Familie Veränderungen erschweren. Es ist erforderlich, die Komplexität der therapeutischen Hypothesen und impliziten Annahmen zu reduzieren und eine einleuchtende, alltagssprachliche, verständliche Zusammenfassung ohne Fachjargon zu verwenden – im Grunde handelt es sich um ein Reframing. Die Annahmen, Hypothesen und Einschätzungen des Therapeuten, wie sie zum Beispiel in Fallkonferenzen und Supervisionssitzungen über einen Fall geäußert werden, sind in der Regel vielschichtig, komplex, verwenden Fachbegriffe und Theoriebezüge; die gemeinsame Problemdefinition, wie sie mit Patienten erarbeitet wird, sollte deutlich griffiger, umgangssprachlicher und prägnanter formuliert sein; im *Gutachterverfahren*, das in Abschnitt 5.2.10 dargestellt wird, sind nur wenige Zeilen dafür vorgesehen. Verlangt werden also eine Komplexitätsreduktion und die

Fähigkeit, komplexe Sachverhalte prägnant zu formulieren (Deutsch u. Fritsch 1980).

Die Schilderungen der Symptome und Beschwerden und die Beschreibungen von Wirklichkeit aus der Sicht der Familie werden aufgegriffen und umgedeutet. Therapeuten müssen nicht darauf verzichten, ihre eigenen Wahrnehmungen und Einschätzungen sowie Behandlungsziele, die sie für sinnvoll für die Erreichung der von Patienten genannten Anliegen halten, auszusprechen. Dies wäre eine falsch verstandene, inkongruent wirkende Scheinneutralität. Man darf Patienten jedoch nicht die eigenen Vorstellungen überstülpen. Der Patient ist Subjekt und Auftragsgeber der Behandlung, Ziele werden letztendlich von ihm bestimmt – der Therapeut steht an der Seite des Patienten und berät, welche Wege gangbar sind, welche erfahrungsgemäß weniger geeignet sind oder die Symptomatik verschlechtern können.

Die Problemsicht der Familie und die Einschätzungen und die Sicht des Therapeuten werden in einem zentralen Reframing zu einer systemischen Problemdefinition zusammengefasst. Diese greift die Aussagen des Patienten und die der Angehörigen insbesondere über Schilderungen der Symptome und Beschwerden auf, erweitert sie aber in einer Weise, welche die wechselseitige Bezogenheit und Komplementarität des Verhaltens und die interaktionelle Einbettung der Symptomatik verdeutlicht. Sie hilft, die zunächst lineare Problemsicht durch eine zirkuläre Perspektive zu ersetzen. Probleme werden ggf. normalisiert und in einen Entwicklungskontext eingeordnet. Dabei ist es wichtig, die Wirklichkeitssicht des Patienten und der Familie allmählich zu erweitern und auf eine Wirklichkeitskonstruktion hinzuwirken, die offener ist und mehr Spielräume eröffnet. Die Problemdefinition lässt Raum für unterschiedliche Sichtweisen und Ziele verschiedener Angehöriger, sie beschreibt grundlegende Aspekte der gegenwärtigen Situation sowie ein spezifisches Ziel. Eine treffende systemische Problemdefinition gibt die Problembeschreibungen und Anliegen aller Mitglieder wieder, formuliert ihre Beschreibungen um und arbeitet den gemeinsamen Nenner heraus. Sie löst eine »Ja-Haltung« aus und induziert Hoffnung.

Die gemeinsame Problemdefinition ist die Arbeitsgrundlage für den Therapiekontrakt. Das Vorgehen des Therapeuten und der Klienten wird in eine bestimmte Richtung orientiert. Eine treffende Problemdefinition weckt die Zuversicht, dass Änderungen möglich sind.

Sie wird immer wieder herangezogen, um das konkrete therapeutische Vorgehen zu begründen. Das Kriterium für die Gültigkeit der expliziten Problemdefinition ist ihre Wirksamkeit.

Zur Vermeidung von Kooperationsproblemen ist es sinnvoll, sorgfältig zu prüfen, ob ein übereinstimmendes Problemverständnis erreicht ist, dabei sollte insbesondere auf paraverbale Signale geachtet werden.

Gemeinsame Problemdefinition

Die gemeinsame Problemdefinition soll

- grundlegende Aspekte der gegenwärtigen Situation und eine Zieldefinition enthalten
- die Sicht des Therapeuten und des Patienten bzw. der Familie zusammenführen
- die Problemschilderung der Patienten in einem Reframing aufgreifen und eine systemische Problemsicht vermitteln
- Schilderungen von Symptomen, Beschwerden, der Wirklichkeitssicht des Patienten und der Familie sowie ihre Anliegen aufgreifen
- Raum für unterschiedliche Sichtweisen und Zielformulierungen lassen
- einen gemeinsamen Nenner herausarbeiten
- die wechselseitige Bezogenheit und Komplementarität des Verhaltens verdeutlichen
- eine lineare Sicht durch eine zirkuläre Perspektive ersetzen
- die interaktionelle Einbettung der Symptomatik darstellen
- Probleme ggf. normalisieren und in einen Entwicklungskontext einordnen
- Hoffnung induzieren
- eine »Ja-Haltung« auslösen
- eine kooperative Beziehung fördern

4.11 Abschlussphase

Das Ende des ersten Gesprächs bietet eine weitere Gelegenheit zur Förderung einer guten Arbeitsbeziehung. Generell verlaufen psychotherapeutische Behandlungen besser, wenn die Patienten informiert sind, wie diese ablaufen, auf was es ankommt, welche Rolle sie haben, welche Aufgaben der Therapeut übernimmt, wie er arbeitet. Am Ende des Gesprächs ist es sinnvoll zu fragen, ob etwas offengeblieben ist, ob es Fragen zu der Arbeitsweise oder dem weiteren Vorgehen gibt.

Vor dem Abschluss des Gesprächs ist eine Verabredung zu treffen, ob es zu einer Fortsetzung kommen soll und wie die Rahmenbedingungen einer Therapie aussehen könnten. Möglicherweise wird eine weitere Beratung nicht gewünscht oder vom Therapeuten nicht für sinnvoll erachtet, oder eine Überweisung an eine andere Einrichtung ist indiziert. Der Therapeut kann vorschlagen, sich zu einem oder einigen weiteren »Erstgesprächen« zusammenzusetzen, die auch als *probatorische Sitzungen* bezeichnet werden. Bereits in den 1980er-Jahren sprach Fritz Simon vom »zweiten oder dritten« Erstgespräch. Wird eine Therapie gewünscht, ist zu entscheiden, wer an den Gesprächen teilnimmt, außerdem werden die verabredeten Ziele, Aufgaben und Vereinbarungen zusammengefasst.

Als Psychotherapeut hat man die Pflicht, Patienten über Behandlungsalternativen aufzuklären und sie u. a. auf die Option einer medikamentösen, einer stationären oder teilstationären Behandlung hinzuweisen und ihnen zu empfehlen, sich ggf. darüber von einem Arzt beraten zu lassen. Eine sorgfältige Patientenaufklärung ist möglicherweise erst nach ein, zwei weiteren Vorgesprächen sinnvoll.

Mit den Patienten werden gegen Ende der Sitzung die erforderlichen Formalitäten durchgesprochen – Honorarvereinbarungen, Abrechnungsmodalitäten und Ausfallregelungen, das Formular mit der Einwilligung zu Videoaufnahmen ist zu unterschreiben. Den Patienten werden das Patienteninformationsblatt und möglicherweise schon jetzt das Formular »Konsiliarbericht« für den Arzt sowie Fragebögen zu Symptomen, zur Anamnese, zu Behandlungszielen u. a. m. ausgehändigt. Nach dieser oder einer weiteren Sitzung wird ein Therapievertrag in zweifacher Ausfertigung mitgegeben.

4.12 Schlusskommentar und erste Verschreibungen

Zum Schluss werden die verabredeten Therapieziele nochmals zusammengefasst. Falls eine erste therapeutische Hausaufgabe für die Zeit bis zur nächsten Sitzung vereinbart wurde, kann man darum bitten zu wiederholen, was jeder tun wird. Wenn Informationen, Befunde oder Testergebnisse von Überweisern, dem behandelnden Arzt oder Lehrern benötigt werden, ist dies der Zeitpunkt, sich eine Entbindung von der Schweigepflicht für diese Personen geben zu lassen.

Manche Patienten bitten um eine Einschätzung des Therapeuten oder um Informationen zu einem Beschwerdebild und Behandlungsoptionen. Generell sollte man erst in Erfahrung bringen, welche Informationen Patienten bereits haben und wie ihr Wissensstand ist. Man kann weitere Informationen geben, auf Webseiten etc. verweisen. Es geht aber nicht um eine reine Psychoedukation, systemische Aufklärung geschieht dialogisch.

Wenn sich abzeichnet, dass mit dem Patienten und seinen Angehörigen weitergearbeitet werden soll, kann man gegen Ende der Sitzung Anregungen und Aufgaben für die Zeit zwischen den Sitzungen mitgeben – etwa eine schriftliche Liste mit Wünschen und Zielen zu erstellen, positive Ausnahmen zu notieren, um Anhaltspunkte zu gewinnen, in welche Richtung sich die Familie entwickeln will, ein Video von einer Situation daheim mitzubringen, eine Liste mit möglichen Nachteilen, die sich aus dem Erreichen der Therapieziele ergeben könnten, oder einen ersten kleinen Veränderungsschritt, der zu einer Verbesserung von maximal fünf Prozent führte. Nach Vereinbarung eines neuen Termins verabschiedet man sich dann.

Aufgaben und Verschreibungen sind ein eigenes Thema, das einer ausführlichen Darstellung an anderer Stelle bedarf. Pragmatisch-systemische Ansätze wie die strukturell-strategische Therapie, die lösungsorientierte Therapie und verschiedene »Markennamen-Therapien« gehen davon aus, dass ein Wandel nicht allein durch anderes Denken, sondern durch ein anderes Tun eingeleitet werden kann. Die Kooperationsbereitschaft von Patienten zeigt sich insbesondere darin, ob und wie Aufgaben und Anregungen des Therapeuten aufgegriffen werden. Eine einfache Aufgabe ist die Bitte, bis zum nächsten Termin einige Ziele zu notieren und konkret zu beschreiben. Eine andere Aufgabe wäre die Bitte, Ausnahmen vom Problemmuster zu notieren oder kleine Momente zu beachten, von denen der Patient sagen kann: »Wenn es öfters so wäre wie heute Nachmittag, das wäre super!« Bevor konkrete Aufgaben und Empfehlungen gegeben werden, lohnt es, verborgene »Tretminen« bzw. heikle Themen zu orten, etwa indem man fragt, was andere Personen schon geraten haben. Ambivalenzen des Patienten werden zusammenfassend wiederholt und anerkannt. »Sie wollen x, und Sie wollen y. Sie haben selber Ideen, wissen aber nicht, ob diese Ihren sehr idealistischen Vorstellungen nicht widersprechen.« Aufgaben und Empfehlungen sollten in einer Sprache formuliert werden, die konsistent mit der Problemsicht der Patienten ist. Durch Allgemeinplätze, denen man leicht zustimmt, wird eine Ja-Haltung aufgebaut werden. Manchmal müssen Empfehlungen *reframed* werden, die schon gegeben, aber nicht befolgt worden sind.

Abschlussphase

Die Abschlussphase des Erstgesprächs beinhaltet die folgenden Punkte:

- Aufklärung darüber, wie eine systemische Therapie abläuft
- Was kann vom Therapeuten erwartet werden, was ist Part der Patienten?
- Anregungen und Aufgaben für die Zeit bis zum nächsten Gespräch
- Abschlusskommentar
- mögliche Kooperation mit Ärzten ansprechen
- Abrechnungsfragen klären
- Patienteninformationsblatt, ggf. Fragebögen, Schweigepflichtentbindungen aushändigen und unterschreiben lassen
- Zusammenfassung der Ziele, Aufgaben, Vereinbarungen
- Verabschiedung.

4.13 Nach dem Erstgespräch

Bei der Nachbereitung des Gesprächs durch den Therapeuten werden die Hypothesen überprüft, ggf. ergänzt oder verworfen, und der Verlauf des Erstgesprächs rückblickend betrachtet. Möglicherweise sind Befunde und Berichte von Dritten einzuholen. Es wird eine vorläufige Diagnose gestellt, differenzialdiagnostische Erwägungen werden festgehalten, ebenso ist eine etwaige Selbst- oder Fremdgefährdung auszuschließen. Die Patientenakte wird so geführt, dass eine Einsichtnahme durch den Patienten jederzeit möglich ist.

4.14 Therapieabsprachen und Kontrakte

Auch wenn einige Absprachen bereits im Erstgespräch getroffen werden, hat man während der probatorischen Sitzung zu Beginn einer Behandlung Zeit, einen guten Kontakt zu den Patienten aufzubauen, der Voraussetzung für ein wirksames therapeutisches System ist. Vereinbarungen über die Form der Behandlung, das Setting etc. können im Zuge von weiteren »Erst«gesprächen getroffen werden.

Eine wichtige Absprache zu Beginn einer Therapie oder Beratung ist die verabredete Sitzungszahl. Im Rahmen einer ambulanten systemischen Therapie als Verfahren der Richtlinienpsychotherapie wird man in der Regel zunächst einen Kurzzeitantrag über zwölf Stunden stellen. Von der Krankenkasse bewilligte Sitzungen können, müssen aber nicht in vollem Umfang in Anspruch genommen werden. Die Therapiedauer wird mit der Familie fallbezogen und bedürfnisgerecht ausgehandelt. Generell kann man zunächst sechs oder zehn Sitzungen vereinbaren und ankündigen, dass nach diesen Gesprächen eine Zwischenbilanz gezogen wird. Viele Patienten haben ihre Ziele bereits in dieser Zeit erreicht und sind bereit, die Beratung abzuschließen. Andere Patienten brauchen weitere Sitzungen oder möchten an neuen Themen arbeiten, nachdem die ersten Ziele realisiert worden sind.

In Familien mit jüngeren Kindern, bei akuten Verhaltensproblemen und Multiproblemfamilien beginnt man sinnvollerweise mit einer hohen Sitzungsdichte und arbeitet eher im Wochenabstand, um einen verbindlichen Rhythmus in die Therapie zu bekommen. Lange Sitzungsintervalle führen dazu, dass die Therapie nicht die nötige Intensität hat, weil im Leben der Familie zu viele andere Dinge passieren. Bei chronifizierten Mustern oder bei Beschwerden, bei denen Veränderungen nur in langen Zeiträumen realistisch sind, können längere Abstände von vier oder sechs Wochen vereinbart werden.

Die Frage, in welchem Personensetting gearbeitet werden soll, wird mit dem Patienten und den Angehörigen ausgehandelt. Es gibt keine starre Indikation für die eine oder andere Settingwahl. Zu Beginn einer Einzeltherapie mit Erwachsenen macht es Sinn, früh den Partner einzuladen, um seine Sicht zu erfahren. Versäumt man dies, kann es schwer werden, die betreffende Person später für eine Mitwirkung zu gewinnen. Bei Kindern und Jugendlichen empfiehlt sich ein Beginn im Familiensetting, mit der Option, in weiteren Sitzungen einzeln oder auch mit Subsystemen zu arbeiten. Systemische Gruppenbehandlungen und Multifamiliengruppen sind weitere Optionen (Asen, Dawson a. McHugh 2004; Asen u. Scholz 2009).

4.15 Umgang mit der Schweigepflicht

Psychotherapeuten müssen die Vertraulichkeit waren. Dies gilt auch dann, wenn im Mehrpersonensetting in Kombination mit Sitzungen im Einzelsetting gearbeitet wird. Diese Vorgehensweise hat den Vorteil, dass im Einzelgespräch Dinge angesprochen werden können, die nicht oder nicht gleich im Mehrpersonensetting mitgeteilt würden. Zu Beginn einer Therapie kann man benennen, dass persönliche Mitteilungen der Vertraulichkeit unterliegen. Sollte in Einzelgesprächen etwas angesprochen werden, was die übrigen Angehörigen direkt betrifft, würde der Patient vom Therapeuten unterstützt werden, dies offen anzusprechen.

Eine Blanko-Erklärung über die Verschwiegenheit ist ungünstig, weil damit die Handlungsfreiheit des Therapeuten eingeschränkt wird. Wenn eine Jugendliche schwanger ist, wenn harte Drogen genommen werden und natürlich bei einer Selbst- oder Fremdgefährdung wird man Angehörige einbinden wollen. Bei gerichtsverordneten Therapien kann man von Anfang an darauf bestehen, dass die Behandlung unter der Voraussetzung stattfindet, offen mit den Gerichts- und Jugendbehörden kommunizieren zu können.

4.16 Eigene Themen des Behandlers

Durch die Schilderungen des Patienten und der Angehörigen können eigene Themen des Therapeuten angesprochen werden, etwa im Zusammenhang mit Trennungen und Scheidungen, Krankheit und Verlusterfahrungen, Missbrauch, Alkohol und Drogen etc. Bestimmte Verhaltensweisen, Muster und Beziehungsangebote oder eine persönliche Anziehungskraft lösen unter Umständen beim Therapeuten eine affektive Resonanz im Sinne einer Gegenübertragungsreaktion aus. Zu einer professionellen Umgangsweise gehört auch die Fähigkeit, Derartiges zu bemerken, die eigene Neutralität zu wahren und dem Patienten nicht persönliche Themen, Bedürfnisse und Befindlichkeiten oder die eigene Agenda überzustülpen.

4.17 Das »zweite Erstgespräch« – Weitere probatorische Sitzungen

Im Folgegespräch kann geprüft werden, wie der Patient bzw. die Familie mit den Anregungen und Aufgaben verfahren ist, möglicherweise wird eine Liste der Ziele mitgebracht und gemeinsam erörtert. In manchen Fällen sind medizinische Befunde zu diskutieren, zum Beispiel bei Essstörungen oder bei einem Verdacht auf Schilddrüsenunterfunktion. In diesem Gespräch können ausführlicher die Entwicklung der Beschwerden und die Geschichte der Lösungsversuche erkundet werden, ggf. werden ressourcen- oder symptombezogene Fragebögen mitgegeben. In Folgesitzungen kann auch ein ausführliches Genogramm erstellt werden. Die ressourcenorientierte biografische Analyse hilft, Hypothesen über generationsübergreifende Muster herauszuarbeiten, die die Lebenspraxis und Handlungsspielräume einschränken. Sie öffnet aber auch die Sicht auf Entwicklungsmöglichkeiten. Durch das Erkennen und Aufheben von historisch gewachsenen Geschichten, die vom Problemsystem reproduziert werden, kann sie befreiend wirken.

In weiteren Vorgesprächen wird man Patienten ggf. bitten, zu Hause eine schriftliche Liste von Therapiezielen zu erstellen, falls dies noch nicht geschehen ist, und zwar möglichst konkret, um die im Erstgespräch genannten Anliegen zu präzisieren. Dafür können die folgenden Fragen hilfreich sein:

- *»Was genau wollen Sie erreichen?«*
- *»Was wäre ein erster kleiner Schritt in diese Richtung?«*
- *»Welche Interventionen, Methoden setzen wir dafür ein?«*
- *»Wer sollte in die Therapie einbezogen werden?«*
- *»Wenn Sie in sechs oder neun Monaten (im kommenden Sommer / gegen Ende des Jahres) sagen könnten, die Therapie hat Ihnen wirklich etwas gebracht, woran könnten Sie das ablesen?«*
- *»Woran können Sie bemerken, dass sich die Situation gebessert hat?«*
- *»Woran könnten Ihre Frau / Ihr Mann / Ihre Eltern ablesen, dass sich die Situation gebessert hat?«*

Diese Liste wird gemeinsam diskutiert und kann in den Behandlungsplan und gegebenenfalls den Therapieantrag bzw. -bericht übernommen werden.

4.18 Weitere diagnostische Einschätzungen

Zusätzliche diagnostische Beurteilungen sind wichtig, um gemeinsam mit dem Patienten einen adäquaten Behandlungsplan verabreden zu können. Hierfür müssen auch differenzialdiagnostische Abwägungen getroffen werden: Ist die depressive Verstimmung einer Jugendlichen mit suizidalen Gedanken und komplexmotorischen Tics Ausdruck eines Tourettesyndroms, das anders zu behandeln wäre als eine depressive Krise auf dem Hintergrund eines Familienkonfliktes? Handelt es sich bei den fortgesetzten, mit großer Verbitterung geführten Streitigkeiten eines Paares um einen klassischen symmetrischen Konflikt oder steht die Vergesslichkeit der Frau in Zusammenhang mit den Folgen eines Schlaganfalles? Ist das Insistieren des Mannes auf einer übergenauen Einhaltung von Ordnung Ausdruck einer nie als solche erkannten Zwangsstörung, die sich auch in anderen Lebensbereichen zeigt?

Im Mittelpunkt der systemischen Diagnostik steht das Gespräch bzw. Familiengespräch. Die meisten systemischen Therapeuten gewinnen ihre diagnostische Einschätzung primär über die direkte Beobachtung der Familieninteraktionen und der Interaktion der Familienmitglieder mit dem Therapeuten. Standardisierte Fragebögen zur Familie als Ganzer werden eher in der Familienforschung als in der klinischen Praxis eingesetzt. In die Einschätzung gehen auch Aussagen über kontextuelle Rahmenbedingungen, Informationen über die materielle und soziale Lebenslage der Patienten ein. Videoaufnahmen der Familieninteraktion, auch vom Familienleben daheim, können zusammen mit den Patienten bzw. Eltern, mit Unterstützung eines reflektierenden Teams, in der Multifamilientherapie auch durch andere Teilnehmer im Hinblick auf gute und auf weniger gelungene Sequenzen ausgewertet werden. Standardisierte Interaktionsaufgaben sind eine weitere verbreitete Form der systemischen Diagnostik (Sherman a. Fredman 1986).

In der Systemischen Therapie sind diagnostische Maßnahmen wie zum Beispiel systemische Fragen, die Erhebung eines Genogramms, Skalierungen oder eine Familienskulptur gleichzeitig auch therapeutische Maßnahmen und werden im Behandlungsprozess entsprechend genutzt. Die beziehungsgestaltende Wirkung diagnostischer Maßnahmen wird besonders reflektiert. Diagnostik soll Patienten nicht zu einem Objekt machen, das von einem Experten mit einseitiger Definitionsmacht beurteilt wird. Sie sollte als eine Konsultation verstanden werden; der Therapeut handelt immer im Auftrag der Patienten. Auf eine kooperative Gestaltung des Therapeuten-Patienten-Verhältnisses wird insofern großer Wert gelegt. Eine solche kooperative »subjektivierende Diagnostik« betont die Entscheidungskompetenz und die Verantwortung der Patienten bzw. der Familie.

Klinische Diagnostik und Testverfahren sollten in einer Weise durchgeführt werden, die zu einem *Empowerment* der Klienten führt.

Ein gutes diagnostisches Vorgehen zeigt Handlungsoptionen auf. Bei der Auswahl, Durchführung und Auswertung diagnostischer Verfahren wird darauf hingewirkt, dass die Kompetenzen der Familie gestärkt werden.

Ressourcenorientierung ist ein zentraler Aspekt von systemischer Diagnostik (Schiepek u. Cremers 2003). Ein einseitiger Fokus auf Defizite oder Ressourcen würde zu kurz greifen. Die Resilienzforschung des Salutogenese-Modells und der Familien-Stressforschung sieht nicht Schwierigkeiten und Beschwerden als maßgeblich an, an denen Menschen leiden, entscheidend für eine günstige Entwicklung ist die Balance von Belastungen und Ressourcen. Die systemische Diagnostik legt deshalb neben der Erfassung von Schwächen und Problemzonen besonderen Wert auf die Erfassung von Kompetenzen.

Standardisierte Interviews und symptombezogene Fragebögen werden in der systemischen Praxis sehr viel seltener eingesetzt. Insbesondere bei Kindern und Jugendlichen können standardisierte Testverfahren zum Einsatz kommen, die eine Einschätzung ihres Entwicklungsstandes im Vergleich zur Gruppe der Gleichaltrigen ermöglichen, etwa um zu schauen, ob mögliche Stresssymptome auf eine schulische Überforderung, ob ein schleichender Leistungsabfall bei einem Erwachsenen Zeichen eines früh einsetzenden demenziellen Prozesses sein könnte. Vor Durchführung von Testungen oder dem Ausfüllen von Fragebögen ist es zweckmäßig, mithilfe von zirkulären Fragen die Erwartungen, Hoffnungen und Befürchtungen herauszuarbeiten: »*Angenommen es zeigt sich, dass Carla wirklich hochbegabt ist und sich deshalb langweilt im Unterricht – was würde dies für Sie bedeuten?*« »*Es könnte sich ja auch zeigen, dass Carla so klug ist wie die meisten Kinder auch, aber keine Überfliegerin – was würde das für Sie und den Umgang mit der Schule heißen?*« Die Ergebnisse und Kernaussagen von Testbefunden und Rating-Inventaren werden gemeinsam erläutert und diskutiert.

Fragebögen für die interpersonelle Diagnostik wurden in der psychotherapeutischen Praxis eher weniger genutzt. Nach den Psychotherapie-Richtlinien sollte auch eine standardisierte symptombezogene Diagnostik erfolgen, Borst (2020) sieht diese als unerlässlich an. Hierfür gibt es zahlreiche diagnosespezifische Fragebögen; verbreitete allgemeine Inventare sind u. a.:

- bei Erwachsenen
  - die Symptom-Checkliste (SCL-90-R) (Franke 2002)
  - das ICD-10-Symptom-Rating (ISR) (Tritt et al. 2014)
- bei Kindern
  - Strengths and Difficulties Questionnaire (SDQ-Den-S) (Lohbeck et al. 2015)
  - Diagnose-System für psychische Störungen nach ICD-10 und DSM-IV für Kinder und Jugendliche II (DYSYPS II) (Döpfner, Görtz-Dorten u. Lehmkuhl 2008).
- familienbezogen
  - Fragebogen zum Erleben in sozialen Systemen (Hunger et al. 2014)
  - Global Assessment of Relational Functioning (GARF) (Cierpka u. Stasch 2003)
  - Fragebogen zur Erfassung der Wirksamkeit von Systemischer Therapie (SCORE 15) (Borcsa u. Schelenhaus 2011).

Bereits im Erstgespräch, in jedem Fall aber innerhalb der probatorischen Sitzungen müssen der Patient und ggf. dessen Eltern bzw. Sorgeberechtigten über die Diagnose, den Therapieplan, mögliche Behandlungsrisiken, Behandlungsalternativen, sonstige Hilfsangebote und die Rahmenbedingungen der psychotherapeutischen Behandlung (Honorarregelung, Ausfallhonorar, Sitzungsdauer, -frequenz etc.) vom Therapeuten aufgeklärt werden. Dazu gehören auch die Gewährleistung der Schweigepflicht (die bei Jugendlichen auch gegenüber den Erziehungsberechtigten gilt) und Datenschutzbestimmungen. Besondere Bestimmungen bei der Therapie von Kindern getrennt lebendender Eltern müssen ausführlich besprochen werden. Nach dem oder den ersten Gesprächen ist ein Brief ärztlichen Inhalts an den kooperierenden Arzt zu schreiben, wenn Patienten dazu ihr Einverständnis geben. Behandler haben auch nach dem sogenannten »Gesetz zur Verbesserung der Rechte von Patientinnen und Patienten« gegenüber ihren Patienten eine Aufklärungspflicht und sind verpflichtet, die Behandlung mit deren wesentlichen Aspekten allgemeinverständlich zu erläutern, inklusive

- der Diagnose
- Art und Umfang des vorgeschlagenen Psychotherapieverfahrens
- Sitzungsdauer und vermuteter Behandlungsdauer

- voraussichtlichem Verlauf und Prognose
- Behandlungsalternativen – andere Therapieverfahren, stationäre oder teilstationäre Maßnahmen, Beratungsstellen etc.
- einer möglichen medikamentösen Therapie durch einen Arzt
- möglicher Risiken und Nebenwirkungen, ggf. der Auswirkungen auch auf Beruf, Familie und Partnerschaft
- nach der Therapie zu ergreifender Maßnahmen, etwaiger Auswirkungen auf eine spätere Verbeamtung oder den Abschluss privater Kranken- und Berufsunfähigkeitsversicherungen
- Kosten der Behandlung
- Modalitäten der Abrechnung, des Genehmigungsverfahrens durch die Krankenkasse oder die Beihilfe
- Aufklärung über die Ausfallhonorarregelung.

Patienten müssen außerdem informiert werden, welche Daten in welcher Form erhoben und insbesondere im Praxiscomputer gespeichert werden, in welcher Weise diese verarbeitet werden – etwa durch die Kassenärztliche Vereinigung, ggf. die private Krankenversicherung und Beihilfestellen, andere Abrechnungsstellen usw. (Datenschutzgrundverordnung [DSGVO] 2018). Die Einwilligung der Patienten hierfür wird auf einem Formblatt erteilt und ist Teil der Patientenakte; Patienten haben ein Recht auf Einsicht in die Behandlungsakte. Bekanntlich sind elektronische Medien nicht besonders sicher, unverschlüsselte Kommunikation mit Patienten über E-Mail, Skype, SMS, WhatsApp gilt daher als nicht geschützt.

Bei gesetzlich versicherten Patienten gibt es nach § 73 SGB V eine Berichtspflicht an den Hausarzt, dem relevante Behandlungsdaten und Befunde zu übermitteln sind. Hierfür muss eine Schweigepflichtentbindung vom Patienten erteilt werden, andernfalls entfällt dieser Bericht.

Psychotherapeutische Behandlungen erfordern einen verständlich formulierten Behandlungsvertrag, der Patienten mitgegeben werden kann und beim Folgetermin unterzeichnet zurückgebracht werden sollte. Sinnvollerweise gibt man den Behandlungsvertrag, die Aufklärung über Psychotherapie der KBV (Formblatt PTV 11), den Hinweis auf die Datenverarbeitung und allgemeine Informationen über Behandlungsmöglichkeiten gesammelt an den Patienten. Bei getrennt lebenden Eltern ist ein Einverständnis zu einer psychotherapeutischen Behandlung durch einen ebenfalls sorgeberechtigten weiteren Elternteil einzuholen; systemische Therapeuten werden ohnehin beide Elternteile einbeziehen wollen.

4.19 Kooperative Behandlungsplanung, Aufbau und Struktur von systemischen Therapien

In manchen Fällen kann sofort eine Akutbehandlung aufgenommen werden. In weiteren probatorischen Sitzungen – bei Erwachsenen insgesamt bis zu sechs einstündigen, bei Kindern und Jugendlichen und Menschen mit intellektueller Beeinträchtigung bis zu zehn Sitzungen – kann ausführlicher die Biografie und ggf. die Geschichte als Paar rekonstruiert werden. Entstehungsbedingungen, chronifizierende Faktoren und mögliche Nachteile von Veränderungen werden besprochen. Außerdem werden die Therapieziele zusammen festgelegt und die Behandlung wird gemeinsam geplant.

Das Behandlungskonzept muss zur präsentierten Störung passen, auf einem schlüssigen Störungsmodell aufbauen und den Prinzipien der Systemischen Therapie entsprechen. Der Behandlungsplan muss für die Erreichung der angestrebten Ziele geeignet und wirtschaftlich sein, d. h. die angegebenen Ziele müssen realistischerweise innerhalb von 24 Stunden Kurzzeittherapie bzw. 36 bis maximal 48 Stunden Langzeittherapie erreicht werden können. Für diese Einschätzung spielt der Verlauf von ambulanten und stationären Vorbehandlungen eine Rolle. Statt gleich einen Langzeittherapieantrag zu stellen, bietet es sich insbesondere für systemische Therapeuten an, für den Patienten zunächst eine Kurzzeittherapie zu beantragen. Für das zeitliche Setting finden sich unterschiedliche Empfehlungen. Systemische Therapien sind tendenziell kurz, die Kurzeitorientierung ist jedoch kein Dogma. Behandlungen dauern so lange, wie sie dauern. Der langjährige Herausgeber von *Family Process* Jay Lebow schrieb zur Frage der erforderlichen Behandlungsdauer:

> »Fast ausnahmslos sind die heutigen Behandlungsansätze zeitlich begrenzt. Wie Alan Gurman bemerkte, ist die Familientherapie von Natur aus eine Kurzzeittherapie, schon aus der Notwendigkeit heraus, dass mehrere Familienmitglieder sich über einen gewissen Zeitraum für eine Behandlung zur Verfügung stellen müssen (Gurman 2001). Dennoch sind diese Therapieansätze weit entfernt von den vor einer Generation verbreiteten ein oder zwei Sitzungen umfassenden Heilmethoden. Die meisten dieser (aktuellen) Ansätze rechnen mit einem Zeitrahmen von drei bis zwölf Monaten für die Interventionen. Und bei schweren Problemen sind einige dieser Ansätze enorm zeitintensiv, um die angestrebten Ziele zu erreichen (wie z. B. die multisystemische Therapie), während andere nach Möglichkeiten schauen, die Beteiligung der Klienten so zu strukturieren, dass über

> einen längeren Zeitraum Selbsthilfe-Aktivitäten gefördert werden, wie in den Multifamilien-Gruppen, die in diesem Buch von McFarlane beschrieben werden« (Lebow 2005b, S. 9; Übers.: R. R.).

Ein lang diskutiertes Thema der Systemischen Therapie ist die Settingwahl. Mit mehreren Familienmitgliedern und/oder anderen relevanten Bezugspersonen zu arbeiten, ist aufwendiger als Einzeltherapie. Bedauerlicherweise haben sich KBV und der Spitzenverband der gesetzlichen Krankenkassen bei der Verabschiedung des EBM nicht auf eine Höherbewertung des Mehrpersonensettings einigen können.

In den Anfängen der systemischen Familientherapie in den Siebzigerjahren wurde gefordert, es sollten »immer alle kommen« – alle, die unter einem Dach leben, was sich aber als künstlich und wenig praktikabel erwiesen hat, ebenso wie die Forderung, es müssten immer Angehörige von drei Generationen mitkommen (Bergman 1985). In der *Brief Strategic Therapy* (Fisch, Weakland a. Segal 1982) und der lösungsorientierten Therapie (de Shazer 1989, 1991) wurde bevorzugt mit Einzelpersonen gearbeitet, strukturelle, strategische und multisystemische Therapeuten betonen die Bedeutung einer Einbeziehung des weiteren sozialen Kontextes, doch auch die Gruppe um Szapocznik et al. (1983) hat erfolgreich im Einzelsetting gearbeitet. Madanes (1994b) empfahl, mit denjenigen zu beginnen, die sich anmelden, und dann gemeinsam zu prüfen, welche Personen für die Behandlung förderlich sind. Man beginnt mit einem überschaubaren (Teil-)System, um die Komplexität gering zu halten, und erweitert dann ggf. das Personensetting, d. h., es wird mit dem relevanten Problemsystem gearbeitet (Balck u. Cierpka 2008). In Subsystemen erarbeitete Veränderungen können in Gesprächen im Familiensetting in die Gesamtfamilie integriert werden (Balck u. Cierpka 2008). Es gibt kaum empirische Untersuchungen, die prüfen, welches systemische Setting günstiger ist als ein anderes (Szapocznik et al. 1983, 1986). In einer Untersuchung von Eisler et al. (2007) zeigte sich, dass in Familien von Mädchen mit Anorexia nervosa gemeinsame Familiensitzungen vorteilhaft waren, allerdings nicht in einer Untergruppe von Familien mit Müttern, die ein hohes Ausmaß an Kritik und Ablehnung zeigen; diese profitieren mehr von einer parallelen Behandlung der Jugendlichen und der Eltern. Erfahrene Behandler plädieren dafür, das Mehrpersonensetting als Standard der Systemischen Therapie zu begreifen, doch dies ist natürlich als eine Option anzusehen, bei der andere Möglichkeiten offenbleiben sollten (Lieb 2020).

Mit der sozialrechtlichen Anerkennung der Systemischen Therapie ist es möglich, Familien- bzw. Paarsetting und Einzelsetting zu kombinieren, und man muss sich nicht für das eine oder das andere Setting entscheiden (vgl. Cierpka 2008a). Die Entscheidung für das Setting ist auch eine Intervention. Bei einer Ablösethematik macht es Sinn, einen jungen Menschen neben Gesprächen im Mehrpersonensetting auch verstärkt in Einzelsitzungen zu sehen. Besteht man bei der Behandlung eines Kindes mit Behinderung darauf, neben der Mutter auch den Vater im Familiensetting regelmäßig zu sehen, transportiert dies die Botschaft: »Für die anstehende Lösung der Probleme sind Sie wichtig!« Lädt man Geschwister mit ein, ermöglicht dies, einen Jugendlichen aus der Rolle des Problemträgers zu befreien und auf die Dynamik der Familie insgesamt zu sprechen zu kommen.

Die Settingwahl hängt auch von praktischen Aspekten ab. Für die Arbeit im Gruppensetting benötigt man entsprechende Räume, für Multifamiliengruppen sogar sehr große Räumlichkeiten sowie einen Co-Therapeuten, vielleicht auch einen Praktikanten, wenn es eine größere Zahl jüngerer Kinder gibt.

Ob stärker interaktionell oder im Einzelsetting gearbeitet wird, hängt mit von der Ebene ab, auf der Therapeut und Patient die Probleme angesiedelt sehen. Die Entscheidung muss von den Patienten mitgetragen werden. Ist man als Therapeut der Meinung, man brauche unbedingt für eine erfolgreiche Behandlung die Anwesenheit bestimmter Angehöriger, und die Patienten lehnen dies ab, kann man prüfen, ob man eine Therapie überhaupt durchführen kann und diese sinnvoll findet, wenn man nicht den als relevant angesehenen Personenkontext hat.

Man beginnt mit der aktuellen Situation und arbeitet zunächst an gegenwärtigen Problemen, blickt zurück in die Vergangenheit, um die Geschichte des Problems und der bisherigen Lösungsversuche zu verstehen, und arbeitet gegen Ende zukunftsorientiert, um ein Anhalten der Therapieeffekte auch nach dem Ende der Behandlung zu fördern. Sowohl beim Personen-Setting als auch beim Behandlungsfokus liegt es nahe, stets mit dem Einfachen, kurzfristig Realisierbaren zu beginnen und zum Komplizierteren, Anspruchsvolleren erst dann voranzuschreiten, wenn eine einfache Vorgehensweise nicht ausreicht (Pinsof 1995). Als das am direktesten zum Ziel Führende sieht Pinsof das Arbeiten mit der Familie auf der Verhaltensebene an;

als das Langwierigste das Arbeiten mit einzelnen Personen an deren Selbstkonzept. Möglicherweise wird man parallel auf verschiedenen Ebenen arbeiten und sowohl an konkreten Verhaltensweisen als auch an der Beziehung zur eigenen Person.

Relevant für das therapeutische Verständnis sind neben der biologischen, der individuumsbezogenen und der familienorientierten Ebene alle relevanten sozialen Systeme, die sich um den Patienten und sein Problem herum gebildet haben und zur Aufrechterhaltung oder Lösung des Problems beitragen können. Mindestens ebenso wichtig wie das Problemsystem sind die Ressourcen, die im System verfügbar sind. Pinsof (1995) empfiehlt, zunächst mit dem zur Lösung relevanten System zu arbeiten und im Zweifelsfalle eher eine Systemebene zu viel einzubeziehen. Gewissermaßen als roter Faden empfiehlt es sich, an dem präsentierten Problem der Klienten anzusetzen. Primäre Aufgabe ist es, Problemsequenzen durch adaptive Sequenzen zu ersetzen. Dabei wird angenommen, dass ein gegebenes (Familien-)System über Ressourcen zur Lösung von anstehenden Problemen verfügt, aber blockiert ist, sie für die Überwindung der Beschwerden zu nutzen.

Es gibt keine aussagekräftigen empirischen Befunde zur Zweckmäßigkeit einer bestimmten Behandlungsfrequenz (Cierpka 2008a). Die Arbeit in langen Intervallen von einem Monat und mehr wurde von Selvini Palazzoli et al. (1978) für chronisch psychiatrische Patienten entwickelt, bei denen sich zwischen den Sitzungen nicht viel getan hat. Die Mailänder Gruppe war finanziell nicht primär auf die Einnahme von Therapiehonoraren angewiesen. Am MRI wurden zehnstündige Kurzzeittherapien u. a. bei Patientinnen mit Essstörungen durchgeführt, das Setting war aber insofern aufwendig, als ein Team von Supervisoren hinter der Spiegelscheibe saß. Nach dem Rückgang der eigentlichen Esssymptomatik wurde die Behandlung durchaus zwei Jahre lang fortgesetzt, um an weiteren Themen zu arbeiten, z. B. nachzuholenden psychosexuellen Reifungsschritten. Bei akuter Symptomatik und bei Einzeltherapien sowie mit Kindern und Jugendlichen spricht vieles für wöchentliche, bei Paaren und Familien für zweiwöchige Termine; bei einer fortgeschrittenen Therapie können die Abstände verlängert werden.

Die Sitzungsdauer hängt ebenfalls von verschiedenen Faktoren ab. Üblich sind Gespräche von 50-minütiger Dauer. Bei größeren Familien und Familien mit erwachsenen Kindern sowie bei Paargesprächen sind Doppelstunden oder Sitzungen von 75 Minuten vorteilhaft, um einer größeren Personenzahl gerecht werden zu können. In der Gruppen- und Multifamilien-Gruppentherapie sind Doppelstunden üblich. Mit jüngeren Kindern wird man eher kurze Sitzungen bevorzugen. Die im GKV-System möglichen 25-minütigen Gespräche eignen sich evtl. für die Sprechstunde (s. Abschnitt 5.2.3) und für kürzere Nachsorgetermine.

Therapien wirken besser, wenn es einen klaren, gut strukturierten, verständlichen Behandlungsplan gibt (Sprenkle, Davis a. Lebow 2009). Wenn der Patient bereits Kunde ist, lässt sich dieser einfacher verabreden als bei Schaufensterkunden oder besorgten Angehörigen mit einem wenig an Veränderung interessierten Jugendlichen bzw. bei einer Frau, deren Mann wenig änderungsmotiviert ist.

Bei der Planung des Therapieverlaufs kann man sich an einige einfache Maximen halten. Die Behandlung orientiert sich an der Reihenfolge der verabredeten Therapieziele und verläuft in konkreten Phasen. Wenn ein Ziel erreicht ist und die Fortschritte über zwei oder drei Sitzungen hinweg Bestand haben, werden weitere Themen behandelt. Ein zu rascher Fokuswechsel ist zu vermeiden. Dies gilt auch für die Bearbeitung der präsentierten Probleme und möglicher weiterer Themen. Selbstverständlich wird auf aktuelle Themen eingegangen, die Patienten mitbringen, und man kann zu Beginn eines Gesprächs schauen, an welchen Bereichen sinnvollerweise weitergearbeitet werden soll.

Es bietet sich an, mit einfachen, direkten Techniken zu arbeiten. Paradoxe Interventionen und Rituale oder intensivere Arbeit an den Themen der Herkunftsfamilie und komplexere Methoden kann man einsetzen, wenn direkte Techniken nicht zu Fortschritten führen (Haley 1977).

Nicht immer formulieren Patienten klare Ziele, die gut definiert werden können; es ist auch nicht so, dass zu Beginn einer Behandlung eine endgültige Reihe von Zielen aufgestellt, festgelegt und abgearbeitet wird. Psychotherapeutische Behandlungen sind ein Prozessgeschehen, bei der Arbeit an bestimmten Zielen tauchen weitere Anliegen auf, hinter einem Ziel manifestiert sich ein grundlegenderes, vielleicht biografisches Thema, das für einen dauerhaften Therapieerfolg mitbearbeitet werden sollte. Ähnliches gilt für Diagnosestellungen – auch sie werden u. U. im Verlauf einer Therapie angepasst, verändert oder erweitert.

Abbildung 1 fasst übersichtsartig den Ablauf einer Therapie zusammen. Therapeut und Patient tragen beide zum Prozess bei.

Patient(en)		Therapeut
Anfangsphase	**Therapeutische Begegnung**	
persönliche Merkmale, Erwartungshaltung und Veränderungsmotivation wählen Therapeuten aus	*treten in Beziehung*	*persönliche Merkmale, Ruf als Behandler, schafft einen therapeutischen Rahmen, nimmt Patienten an*
	Einschätzung	
berichten über sich, die Lebensumständen, die eigene Geschichte etc.	**allgemeine Informationen fortlaufend: individuelle Prozessmuster Paar- und Familienprozessmuster**	*erfragt, beachtet, nimmt wahr*
	Ressourcenorientierung	
berichten	**Ressourcen und Lösungsmuster**	*erfragt, erkennt, sucht*
	Therapeutische Beziehung	
	Problemorientierung	
berichten und zeigen	**Beschwerden und Belastungsstatus**	*erfragt, beachtet, nimmt wahr*
	Zielorientierung	
benennen	**Anliegen und Aufträge**	*erarbeitet und entwickelt*
	Bedeutungsgebungen	
entwickeln	**Gemeinsame Problemdefinition**	*entwickelt*
	Handlungsorientierung	
planen und entscheiden mit; führen aus	**Behandlungsplanung und Interventionen**	*plant und entscheidet mit; coacht*
Fortschritte beurteilen; gemeinschaftliche Steuerung; Mittel auswählen und umsetzen	**Prozessorientierung** **Therapieprozess weitere Schritte**	*fortlaufende Abstimmung mit sich veränderten Gegebenheiten; Mittel auswählen und umsetzen*
mittlere Phase	**Stabilisierung**	
bearbeiten und festigen	*Beschwerden sind zurückgegangen weitere Themen und erreichte Veränderungen*	*bearbeiten und festigen*
Abschlussphase	**Beendigung**	
bearbeiten	*Muster sind erkannt, Alternativen stehen zur Verfügung Rückfallprophylaxe und Zukunftsorientierung*	*bearbeiten*
Nachsorge	**Nachgespräche, Booster-Sitzungen**	

Abb. 1: Die verschiedenen Phasen einer therapeutischen Behandlung

Es kommt vor, dass Patienten einen Therapeuten erst mal prüfen, ob eine verlässliche Vertrauensbasis geschaffen werden kann, bevor sie sehr persönliche Fragen ansprechen. Es muss also immer wieder gemeinsam mit den Patienten geschaut werden, ob man weiterhin an relevanten Themen arbeitet, ob diese modifiziert oder verändert werden müssen – bei dieser Arbeit geht man also prozessorientiert und ergebnisorientiert vor und lässt sich vom Feedback leiten; im Sinne der Gedichtzeile von Machado (2001): »Im Gehen entsteht der Weg.«

Die Interventionen und therapeutischen Schritte müssen dem Patienten bzw. der Familie einleuchten und zu ihnen passen, d. h. insbesondere, dass sie der Erreichung der von den Patienten geäußerten Ziele dienen und sie ihren Anliegen näherbringen. Die folgende Übersicht zeigt verschiedene systemische Interventionen.

Das kleine Menü systemischer Interventionen (in Anlehnung an die Psychotherapie-Richtlinie)

- *Aufklärung* und Information
- *Beziehungsförderung:* Joining, Einsatz neuer Medien, Validierung und Wertschätzung ...
- *systemische Fragetechniken, systemische Gesprächsführungstechniken:* zirkuläre und ressourcenorientierte Fragetechniken, Klärungsgespräche, Arbeit an Kommunikationsmustern, Verhandeln, Aushandeln von Konflikten, soziale Kompetenz ...
- *lösungs- und ressourcenorientierte Methoden:* beachten von Ausnahmen, Ressourcenaktivierung, Mobilisierung von sozialer Unterstützung ...
- *narrative Methoden:* Metaphern, Geschichten, Umdeuten, Makro-Reframings, Externalisierungen, Tagebuchtechniken ...
- *strukturell-strategische Methoden:* direkte Interventionen: Arbeit an Grenzen, Rollen, Konfliktmustern, Problem- und Lösungsinszenierungen *(enactments),* Stützen/Stabilisieren, Hinterfragen, Konfrontieren, Aufgaben und Verschreibungen, handlungsorientierte Interventionen, Klärung von Aufgaben, Videofeedback ...
- *paradoxe Interventionen:* Symptomverschreibung, paradoxe Umkehr des kontraproduktiven Lösungsversuchs, Umdeuten und Reframen, positive und negative Konnotation, paradoxe Wetten, paradoxes Bremsen, paradoxe Verschreibung von Rückschritten, So-tun-als-ob-Rituale, Ordeals ...

- *Aktionsmethoden:* systemisches Rollenspiel, Skulpturen, Zeitlinien, Rituale …
- *Methoden für die Arbeit am inneren System:* Teilearbeit, Förderung von Selbstakzeptanz …
- *Methoden zur Affekt- und Aufmerksamkeitsregulation:* achtsamkeitsbasierte Techniken, Entspannung, imaginative Techniken, hypnosystemische Techniken, Zentrierungstechniken …
- *symbolisch-metaphorische und expressive Methoden:* Gestaltungstechniken, Sprechchorarbeit, Video-Selfies …
- *Kriseninterventionstechniken*
- *traumatherapeutische Interventionen*

Es ist sinnvoll, Interventionen immer für einen befristeten Zeitraum zu verabreden – was, wann, wie oft, wie lange, wo, mit wem … Außerdem sollte regelmäßig geprüft werden, ob eine Intervention weiterhin Sinn macht oder verändert bzw. ersetzt werden sollte. In die Interventionen und therapeutischen Schritte wird nach Möglichkeit das soziale Netzwerk eingebunden. Ergeben sich mittelfristig keine Änderungen, empfiehlt es sich, das Personensetting zu ändern und die Zahl der anwesenden Personen zu erhöhen oder zu verringern.

Bei körperlichen Erkrankungen oder schweren Lebenserfahrungen kann Systemische Therapie als Begleitung verstanden werden. Das Vorgehen ist weniger zielorientiert, die Abstände und die Therapiedauer sind dafür länger.

Rasche Therapiefortschritte sollten nicht mit einem Ende des Kontakts zum Therapeuten »bestraft« werden. Zur Konsolidierung sollte die Behandlung eine Weile fortgesetzt werden, wenn es den Patienten besser geht.

Von Zeit zu Zeit sollte eine Zwischenbilanz gezogen werden, um zu prüfen, ob und welche Ziele schon erreicht sind, ob die Patienten bzw. die Angehörigen das Gefühl haben, auf dem richtigen Weg zu sein, und man kann prüfen, welche lebensweltlich und klinisch bedeutsame Veränderungen es gibt. Neben einer Veränderung auf Symptomebene geht es selbstverständlich auch um allgemeine Veränderungen – im Familienleben oder der Partnerschaft, um den Umgang mit Konflikten, dem Familienklima, Selbstfürsorge u. a. m.

Weitere Therapiegespräche folgen einer einfachen Struktur. Sie haben eine Anwärm- oder Kontaktphase, einen Mittelteil, in dem konkret gearbeitet wird, und eine Abschlussphase, in der die Sitzung zusammengefasst wird, Aufgaben abgesprochen werden und ein Ausblick auf den folgenden Termin gegeben wird.

Werden Fortschritte berichtet, wird das Engagement gewürdigt. Vor der Arbeit an weiteren Zielen ist es zweckmäßig, Fortschritte zu konsolidieren, bevor weitere Schritte verabredet werden. Bei »Kunden«, die ein starkes Interesse an der Therapie zeigen, können Therapien sehr geradlinig verlaufen. In anderen Fällen gab es Fortschritte, die Aufgaben wurden jedoch modifiziert umgesetzt. Manchmal berichten Patienten von Teilerfolgen. Dies kann ein Hinweis sein, dass die Aufgaben gezielter auf die Situation der Familie abgestimmt werden müssen. Bei der genauen Auswertung des Vorgehens kann sich aber auch herausstellen, dass die Aufgabe länger und konsequenter hätte umgesetzt werden sollen.

Bei einer Stagnation im Therapieprozess über einen längeren Zeitraum hinweg ist ein Klärungsprozess einzuleiten, ob Patienten dies ähnlich erleben, welche Erklärungen es gibt, ob man überhaupt an gemeinsamen Zielen arbeitet, ob es wichtige Außenfaktoren gibt, die man berücksichtigen sollte. Manchmal gibt es wichtige Dritte, die nicht beachtet wurden, vielleicht arbeitet man nicht mit dem relevanten System. Möglicherweise gibt es eine resignative Grundstimmung oder starke Ambivalenzen, Geheimnisse oder Tabu-Themen. Man sollte die Wahl des therapeutischen Settings dann intensiv überprüfen. Ggf. muss eine Entscheidung gefällt werden, die Therapie zu beenden, eine stationäre Behandlung oder eine Jugendhilfemaßnahme einzuleiten oder die Therapie durch eine medikamentöse Behandlung in Zusammenarbeit mit einem Arzt zu ergänzen.

4.20 Therapieabschluss

Wenn sich gegen Ende der mittleren Therapiephase die Symptomatik nachhaltig verringert und der Leidensdruck entsprechend nachgelassen hat, kann das Therapieende eingeleitet werden. Ein Abschluss des Therapieprozesses steht an, wenn die Beschwerden weitgehend verschwunden sind. Am besten werden Therapien in beidseitigem Einvernehmen beendet. In der Regel wird ein Nachgespräch in einem Abstand von drei bis sechs Monaten verabredet. Schon seit Langem bieten systemische Therapeuten ein offenes Therapieende an mit einigen *Booster-Sitzungen* an, die innerhalb von einem halben Jahr bis zu zwei Jahren abgerufen werden können. Sie vermitteln das

Gefühl, auch in der Zukunft therapeutischen Rückhalt in Anspruch nehmen zu können, oder können den Klienten dazu dienen, zu berichten, wie sie es geschafft haben, stabil zu bleiben und damit die Therapieeffekte weiter festzuschreiben. Inzwischen sehen die Psychotherapie-Richtlinien offiziell solche Nachgespräche vor, die als *Rezidivprophylaxe* bezeichnet werden. Neben spezifischen Interventionen gibt es eine Reihe allgemeiner Behandlungsziele und Maximen.

Eine (nicht vollständige) Liste systemischer Grundhaltungen und Maximen

- Sorg für eine gute, tragfähige Beziehung zu den Patienten!
- Kooperier mit Mitbehandlern!
- Begegne der Familie offen, humorvoll, ehrlich und kongruent!
- Betrachte Patienten als einmalige Person, nicht als Teil einer homogenen Gruppe von Symptomträgern (also nicht: *der* Alkoholiker, *die* Magersüchtige, *der* Bettnässer usw.)!
- Würdige unterschiedliche Perspektiven und Sichtweisen aller Familienangehörigen!
- Beachte
  - den Entwicklungsstand der Kinder und Jugendlichen
  - den sozialen Kontext
  - die Geschichte bisheriger Lösungsversuche
  - die Familiengeschichte!
- Versteh Symptome als Lösungsversuche, die kontraproduktiv geworden sind!
- Wähl eine symptom- und problemlöseorientierte Vorgehensweise!
- Geh handlungsorientiert und proaktiv vor und trage dazu bei, eine Position der Hilflosigkeit aufzugeben!
- Unterstütz die Patienten darin, aktiv zu werden statt nur zu sprechen!
- Versuch, die intrinsische Motivation des Indexpatienten anzusprechen!
- Arbeite aktiv daran, Patienten und Familie für den therapeutischen Prozess zu gewinnen und in der Therapie zu halten!
- Weck Hoffnung!
- Beachte und nutze die Expertenschaft des Patienten und der Familie!

- Biete auf der Basis der eigenen Erfahrung Informationen an, wenn dies von Nutzen ist und der Patient und die Angehörigen dadurch gestärkt werden!
- Entwickle mit dem Patienten und den Angehörigen ein schlüssiges systemisches Erklärungsmodell und eine gemeinsame Problemdefinition!
- Leg Therapieziele gemeinsam mit allen Beteiligten fest!
- Beton die Bedeutung des gemeinsamen Arbeitens auf die verabredeten Ziele hin!
- Gewinn den Patienten und seine Angehörigen dafür, eine experimentierfreudige Haltung einzunehmen!
- Nutz die Ressourcen des Patienten und seines Familiensystems!
- Rechne damit, dass sich im Prozess der Therapie ambivalente Einstellungen zeigen und Vorbehalte gegenüber Veränderungsschritten deutlich werden!
- Beachte die Familieninteraktion: den kommunikativen Austausch, den Umgang mit Rollen, Entscheidungen, Konflikten, Gefühlen etc.!
- Förder gute Bindungsbeziehungen, einen wertschätzenden Umgang und eine offene Kommunikation!
- Beachte weitere Themen der Familie und hilf bei der Lösungsfindung!
- Betrachte Konflikte zwischen Eltern und Kindern sowie Konflikte innerhalb der Familie als normal!
- Hilf Familien, destruktive Muster zu unterbrechen!
- Hilf, Altlasten abzuschließen und einen »Kontenausgleich« zu erlangen!

5 Systemische Therapie in der Gesetzlichen Krankenversicherung (GKV), Privaten Krankenversicherung (PKV) und Beihilfe

5.1 Allgemeine Aspekte

In der Vergangenheit gab es intensive Debatten, welche Konzepte aus der Entstehungsgeschichte zum Theoriengebäude der Systemischen Therapie zählen, welche überholt sind und welche als genuin systemisch gelten können. Die Antwort darauf ist recht einfach – heute liegt die juristische Deutungshoheit, was im rechtlichen Sinne als Systemische Therapie gilt, beim Gesetzgeber bzw. dem *Gemeinsamen Bundesausschuss* (G-BA) sowie den Psychotherapeutenkammern als Körperschaften des öffentlichen Rechts. Der Weg dahin wurde bereits durch die Einführung des Zusatztitels »Systemische Therapie« für approbierte Psychotherapeuten und Kinder- und Jugendlichenpsychotherapeuten durch die Bundespsychotherapeutenkammer und die Landespsychotherapeutenkammern eingeleitet, der auf Initiative der systemischen Fachgesellschaften erfolgte.

Entsprechend des Bonmots: »In England ist alles erlaubt, was nicht verboten ist. In Deutschland ist alles verboten, was nicht erlaubt ist!« gelten für die Anwendung der Systemischen Therapie die rechtlichen Vorgaben der Psychotherapie-Richtlinie (PT-RL). Mit Einführung des Psychotherapeutengesetzes von 1999 wurde das Delegationsverfahren vergangener Jahre abgeschafft. Psychotherapie gibt es nicht auf Rezept – korrekter: nicht nach einer Delegation durch einen Arzt. Psychotherapeuten und Kinder- und Jugendlichenpsychotherapeuten führen Behandlungen rechtlich gleichberechtigt mit Fachärzten durch.

In der Psychotherapie-Richtlinie wird unter Rückgriff auf die Expertise zur Systemischen Therapie (Sydow et al. 2007a) und die Stellungnahmen der systemischen Fachverbände zum IQWiG-Bericht und den Anhörungen im G-BA folgende Definition verwendet:

> (1) Die Systemische Therapie fokussiert den sozialen Kontext psychischer Störungen und misst dem interpersonellen Kontext eine besondere ätiologische Relevanz bei. Symptome werden als kontraproduktiver Lösungsversuch psychosozialer und psychischer Probleme verstanden, die wechselsei-

tig durch intrapsychische (kognitiv-emotive), biologisch-somatische sowie interpersonelle Prozesse beeinflusst sind. Theoretische Grundlage sind insbesondere die Kommunikations- und Systemtheorien, konstruktivistische und narrative Ansätze und das biopsychosoziale Systemmodell. Grundlage für Diagnostik und Therapie von psychischen Störungen im Sinne dieser Richtlinie ist die Analyse der Elemente der jeweiligen relevanten Systeme und ihrer wechselseitigen Beziehungen, sowohl unter struktureller als auch generationaler Perspektive und eine daraus abgeleitete Behandlungsstrategie. Der Behandlungsfokus liegt in der Veränderung von symptomfördernden, insbesondere familiären und sozialen Interaktionen, narrativen und intrapsychischen Mustern hin zu einer funktionaleren Selbst-Organisation der Patientin oder des Patienten und des für die Behandlung relevanten sozialen Systems, wobei die Eigenkompetenz der Betroffenen genutzt wird.

(2) Schwerpunkte der systemischen Behandlungsmethoden sind insbesondere
- Methoden der systemischen Gesprächsführung und systemische Fragetechniken
- Narrative Methoden
- Lösungs- und ressourcenorientierte Methoden
- Strukturell-strategische Methoden
- Aktionsmethoden
- Methoden für die Arbeit am inneren System
- Methoden zur Affekt- und Aufmerksamkeitsregulation
- Symbolisch-metaphorische und expressive Methoden (…) (PT-RL § 18)

Damit steht ein breites Spektrum an Methoden zur Verfügung, die als systemisch gelten. Wie bereits im ersten Kapitel erwähnt, darf die Richtlinien-Psychotherapie nur bei seelischen Krankheiten angewendet werden, verlangt wird eine ätiologische Orientierung, ein geordnetes planvolles Vorgehen, eine aktive Gestaltung der therapeutischen Beziehung und ggf. den Einsatz diagnostischer Verfahren. Einige zentrale Begriffsbestimmungen sollten dafür geläufig sein.

Seelische Krankheit wird verstanden als krankhafte Störung der Wahrnehmung, des Verhaltens, der Erlebnisverarbeitung, der sozialen Beziehungen und der Körperfunktionen (vgl. § 2 Absatz 1 PT-RL). Sie kann durch seelische, körperliche oder soziale Faktoren verursacht werden (vgl. § 2 Absatz 2 PT-RL).

§ 2

(1) In dieser Richtlinie wird seelische Krankheit verstanden als krankhafte Störung der Wahrnehmung, des Verhaltens, der Erlebnisverarbeitung, der sozialen Beziehungen und der Körperfunktionen. Es gehört zum Wesen dieser Störungen, dass sie der willentlichen Steuerung durch die Patientin oder den Patienten nicht mehr oder nur zum Teil zugänglich sind.

(2) Krankhafte Störungen können durch seelische, körperliche oder soziale Faktoren verursacht werden; sie werden in seelischen und körperlichen Symptomen und in krankhaften Verhaltensweisen erkennbar, denen aktuelle Krisen seelischen Geschehens, aber auch pathologische Veränderungen seelischer Strukturen zugrunde liegen können.

(3) Seelische Strukturen werden in dieser Richtlinie verstanden als die anlagemäßig disponierenden und lebensgeschichtlich erworbenen Grundlagen seelischen Geschehens, das direkt beobachtbar oder indirekt erschließbar ist.

(4) Auch Beziehungsstörungen können Ausdruck von Krankheit sein; sie sind für sich allein nicht schon Krankheit im Sinne dieser Richtlinie, sondern können nur dann als seelische Krankheit gelten, wenn ihre ursächliche Verknüpfung mit einer krankhaften Veränderung des seelischen oder körperlichen Zustandes eines Menschen nachgewiesen wurde.

Im Zuge der Anerkennung der Systemischen Therapie wurden soziale Faktoren als mit verursachend für psychische Erkrankungen in die Psychotherapie-Richtlinie aufgenommen; dies ist als ein großer Fortschritt zu werten.

Zur ätiologischen Orientierung der Psychotherapie heißt es in § 3 PT-RL:

§3

(1) Psychotherapie, als Behandlung seelischer Krankheiten im Sinne dieser Richtlinie, setzt voraus, dass das Krankheitsgeschehen als ein ursächlich bestimmter Prozess verstanden wird, der mit wissenschaftlich begründeten Methoden untersucht und in einem Theoriesystem mit einer Krankheitslehre definitorisch erfasst ist.

(2) Die Theoriesysteme müssen seelische und körperliche Symptome als Ausdruck des Krankheitsgeschehens eines ganzheitlich gesehenen Menschen wahrnehmen und berücksichtigen. Sie müssen den gegenwärtigen, lebensgeschichtlichen und gesellschaftlichen Faktoren in ihrer Bedeutung für das Krankheitsgeschehen gerecht werden.

Übergreifende Merkmale von Psychotherapie sind nach § 4 PT-RL u. a.:

§4

(1) Psychotherapie dieser Richtlinie wendet methodisch definierte Interventionen an, die auf als Krankheit diagnostizierte seelische Störungen einen systematisch verändernden Einfluss nehmen und Bewältigungsfähigkeiten des Individuums aufbauen.

> (2) Diese Interventionen setzen eine bestimmte Ordnung des Vorgehens voraus. Diese ergibt sich aus Erfahrungen und gesicherten Erkenntnissen, deren wissenschaftliche Reflexion zur Ausbildung von Behandlungsverfahren und -methoden, die in einem theoriegebundenen Rahmen gemäß § 5 Absatz 1 Nummer 1 und § 6 Absatz 1 Nummer 1 eingebettet sind, geführt hat.
>
> (3) In der psychotherapeutischen Intervention kommt, unabhängig von der Wahl des Therapieverfahrens und der Anwendungsform (Setting), der systematischen Berücksichtigung und der kontinuierlichen Gestaltung der Therapeut-Patient-Beziehung im Einzel- wie im Gruppensetting eine zentrale Bedeutung zu. (...)

Unterschieden werden *Psychotherapieverfahren, Methoden* und *Techniken* (§§ 5–7 PT-RL):

> § 5
>
> (1) Ein zur Krankenbehandlung geeignetes Psychotherapieverfahren ist gekennzeichnet durch
>
> 1. eine umfassende Theorie der Entstehung und Aufrechterhaltung von Krankheiten und ihrer Behandlung oder verschiedene Theorien der Entstehung und Aufrechterhaltung von Krankheiten und ihrer Behandlung auf der Basis gemeinsamer theoriegebundener Grundannahmen,
>
> 2. eine darauf bezogene psychotherapeutische Behandlungsstrategie für ein breites Spektrum von Anwendungsbereichen oder mehrere darauf bezogene psychotherapeutische Behandlungsmethoden für ein breites Spektrum von Anwendungsbereichen und
>
> 3. darauf bezogene Konzepte zur Indikationsstellung, zur individuellen Behandlungsplanung und zur Gestaltung der therapeutischen Beziehung. (...)

Psychotherapiemethoden nach § 6 PT-RL wie z. B. EMDR sind weniger breit gefasst und beziehen sich nicht auf eine große Bandbreite von Anwendungsbereichen, sondern auf einzelne Störungen. Auch sie basieren auf einer Theorie der Entstehung und der Aufrechterhaltung und Behandlung dieser Störung, auf Indikationskriterien für spezifische Störungsbilder, einer Beschreibung der Vorgehensweise und der angestrebten Behandlungseffekte. Eine *psychotherapeutische Technik* ist nach § 7 PT-RL eine konkrete Vorgehensweise, mit deren Hilfe die angestrebten Ziele im Rahmen der Anwendung von Verfahren und Methoden erreicht werden sollen.

Übrigens ist eine Einbeziehung von relevanten Bezugspersonen aus dem weiteren sozialen Umfeld (Familie, Partnerin oder Partner) in allen Therapieverfahren, also auch in verhaltenstherapeutischen und in psychodynamischen Behandlungen nach § 9 PT-RL möglich, bei Kindern und Jugendlichen und bei Menschen mit intellektueller Behinderung auch aus dem weiteren sozialen Umfeld. Bei einer besonderen interaktionellen Einbettung der Symptomatik können Therapiesitzungen in der Verhaltenstherapie und in psychodynamischen Psychotherapien auch im Bezugspersonensetting in Doppelstunden durchgeführt werden, eine eigene Abrechnungsziffer hierfür gibt es nicht. In der Realität erfolgt dies jedoch äußerst selten, in weniger als 1 % der Behandlungsfälle (Best 2010). Jedoch legen die Psychotherapie-Richtlinie und die Psychotherapie-Vereinbarung (PT-V) für Kinder und Jugendliche und Menschen mit Intelligenzstörung zusätzliche Therapiekontingente fest. Generell ist zu beachten:

> Eine gleichzeitige psychotherapeutische Behandlung von Partnerinnen oder Partnern oder nahen Familienangehörigen durch dieselbe Therapeutin oder denselben Therapeuten ist von der Therapeutin oder dem Therapeuten mit besonderer Sorgfalt zu prüfen; die Regelungen zur Einbeziehung von Bezugspersonen bleiben hiervon unberührt (§ 11 Absatz 15 PT-V).

Diese Vorgabe wurde auf dem Hintergrund von Regelungen in der Berufsordnung der BPtK in die Richtlinie aufgenommen, die sich an den bisher zugelassenen Verfahren orientiert, bei denen eine parallele einzeltherapeutische Behandlung zum Beispiel einer Frau und ihres Mannes problematisch sein könnte. Die in der Systemischen Therapie verbreitete Arbeit mit Familiensystemen dagegen ist explizit zugelassen.

Psychotherapie setzt eine ätiologisch orientierte Diagnostik voraus (§ 10 Absatz 1 PT-RL). In der Regel sind standardisierte diagnostische Instrumente einzusetzen (§ 10 Absatz 2 PT-RL). Versicherte haben Anspruch auf Krankenbehandlung, zur der explizit auch die Psychotherapie gezählt wird, wenn sie notwendig ist, um eine Krankheit zu erkennen, zu heilen, ihre Verschlimmerung zu verhüten oder Krankheitsbeschwerden zu lindern (§ 27 Absatz 1 SGB V). Bei folgenden Störungsbildern kann Psychotherapie eingesetzt werden (§ 27 Absatz 1–2 PT-RL):

> (...)
>
> - Affektive Störungen: depressive Episoden, rezidivierende depressive Störungen, Dysthymie
> - Angststörungen und Zwangsstörungen
> - Somatoforme Störungen und Dissoziative Störungen (Konversionsstörungen)

- Reaktionen auf schwere Belastungen und Anpassungsstörungen
- Essstörungen
- Nichtorganische Schlafstörungen
- Sexuelle Funktionsstörungen
- Persönlichkeitsstörungen und Verhaltensstörungen
- Verhaltens- und emotionale Störungen mit Beginn in der Kindheit und Jugend
- Psychische und Verhaltensstörungen durch psychotrope Substanzen (Alkohol, Drogen und Medikamente)[12]
- Seelische Krankheit auf Grund frühkindlicher emotionaler Mangelzustände oder tiefgreifender Entwicklungsstörungen
- Seelische Krankheit als Folge schwerer chronischer Krankheitsverläufe
- Schizophrene und affektive psychotische Störungen

(...)

Psychotherapie ist als Leistung der Gesetzlichen Krankenversicherung jedoch aus bestimmten Gründen ausgeschlossen, z. B. wenn ein Behandlungserfolg u. a. wegen mangelnder Motivation oder fehlender Umstellungsfähigkeit nicht erwartet werden kann. Auch Maßnahmen zur beruflichen oder sozialen Anpassung, Erziehungs-, Ehe-, Lebens- und Sexualberatung stellen keine Indikation für eine ambulante Psychotherapie zulasten der GKV dar (vgl. § 27 Absatz 3 PT-RL).

Derzeit ist die Systemische Therapie nur für Erwachsene ab dem vollendeten 18. Lebensjahr zugelassen. Die Behandlung einer Jugendlichen z. B. mit einer Essstörung über die Versichertenkarte eines Elternteiles, dem eine leichtere Diagnose attestiert wird, ist unzulässig. Die Behandlung von Patienten setzt außerdem eine Approbation für die betreffende Altersgruppe bzw. eine entsprechende Fachkunde voraus.

Folgende Anwendungsformen bzw. Settings sind zulässig (§ 21 und § 22 PT-RL):

- Einzeltherapie
- Gruppentherapie
- in der Systemischen Therapie: Mehrpersonensetting (mit Partner, Familienangehörigen, anderen relevanten Personen aus

12 Die Behandlung von Patienten mit Abhängigkeitserkrankungen setzt eine Abstinenz oder das Erreichen von Abstinenz innerhalb von zehn Sitzungen voraus, diese ist ärztlicherseits zu bestätigen. Paradoxerweise wird also verlangt, dass Patienten schon relativ »gesund« sind, um eine Psychotherapie in Anspruch nehmen zu dürfen. Bis vor wenigen Jahren war die Behandlung einer Substanzstörung vor Erreichen von Abstinenz gar nicht zulässig. Psychotherapie ist jedoch bei einer Abhängigkeitserkrankung durch Opioide bei gleichzeitig stattfindender stabiler substitutionsgestützter Behandlung zulässig.

dem sozialen Umfeld), das nicht eigens beantragt werden muss; es gibt bei Erwachsenen keine »Bezugspersonenstunden«.

- Für das Mehrpersonensetting gibt es keine eigene Abrechnungsziffer, es entspricht quasi einer Art Untersetting von Einzel- und Gruppentherapie.
- Gruppen bestehen aus mindestens drei Patienten bis zu neun Patienten.
- In der Systemischen Therapie können Angehörige an den Gruppen teilnehmen, die Höchstzahl von neun bezieht sich auf Patienten, nicht auf Teilnehmer.
- Gruppentherapien können auch als Multifamilientherapie-Gruppen durchgeführt werden. Zwei Therapeuten können ab einer Gruppengröße von sechs Patientinnen und Patienten zusammenarbeiten und ggf. zusätzlich Angehörige in die Gruppensitzungen einbeziehen.

Mehrpersonensetting

Das *Mehrpersonensetting* (MPS) wird folgendermaßen definiert:

> Ein wesentliches Ziel von Systemischer Therapie im Mehrpersonensetting ist die Veränderung von bedeutsamen Beziehungen und Interaktionen (zwischen Patientin oder Patient und Lebenspartnerin oder -partner, der Kernfamilie oder erweiterten Familie, sowie zwischen Patientin oder Patient und den Mitgliedern anderer interpersoneller Systeme), sofern diese für die Entstehung, Aufrechterhaltung oder Behandlung der psychischen Störung von Krankheitswert relevant sind (§ 4 Absatz 3 PT-RL).

- Das Mehrpersonensetting ist der Systemischen Therapie vorbehalten.
- Bei einer Systemischen Therapie ist eine Kombination aus Einzeltherapie, Gruppentherapie und einer Therapie im Mehrpersonensetting möglich.
- Für das MPS werden die Gebührenordungspositionen für Kurzzeit- (KZT) oder Langzeittherapie (LZT) verwendet.
- Will man das Behandlungssetting Einzeltherapie bzw. Gruppentherapie im Verlauf einer KZT ändern, ist dies der Kasse anzuzeigen. Bei einer LZT muss für den Patienten ein Änderungsantrag gestellt werden. Es empfiehlt sich daher, bei einem LZT-Antrag gleich eine Kombinationsbehandlung mitzubeantragen.
- Eine gleichzeitige Behandlung durch verschiedene Therapeuten in Einzel- und Gruppentherapie ist zulässig.

Die Psychotherapie-Vereinbarung enthält eine Öffnungsklausel für Einzelsitzungen während Gruppentherapien, falls diese im Behandlungsverlauf erforderlich werden (§ 11 Absatz 7 PT-V):

> (7) Werden im Rahmen einer genehmigten Gruppentherapie Einzelbehandlungen notwendig, die nicht beantragt wurden, können diese in einem Verhältnis von einer Einzelbehandlung auf zehn Gruppenbehandlungen ohne besondere Antragstellung durchgeführt werden. Dabei sind die Einzelbehandlungen dem genehmigten Kontingent der Gruppenbehandlungen hinzuzurechnen.

In den vergangenen Jahren hat sich ein ausgeprägter Trend zu einer Integration der Therapieverfahren entwickelt, was in der Psychotherapie-Richtlinie nicht vorgesehen bzw. explizit ausgeschlossen ist (§ 19 PT-RL). Entgegen der Empfehlung der systemischen Fachgesellschaften wurde das Verbot einer Kombination von Psychotherapieverfahren beibehalten. Vor Jahrzehnten hatten die psychoanalytischen Verbände bei der Aufnahme der Verhaltenstherapie in die Psychotherapie-Richtlinie für diesen Passus plädiert, aus Sorge, die psychoanalytischen Therapien könnten bei einer Erlaubnis einer Verfahrenskombination durch verhaltenstherapeutische Elemente verwässert werden. Für Patienten hat dieses Verbot den Vorteil, dass sie bei dem Ausbleiben eines Behandlungserfolges bei Verfahren A den Anspruch auf eine erneute Behandlung mit Verfahren B oder C haben. Dies wäre nicht der Fall, wenn das Verfahren bereits Elemente des Wirkstoffes von B oder C enthielte. Man beachte die Logik von Forschungen zu Pharmazeutika – möglichst keine Kombination von Ingredienzien, sondern Anwendung reiner Wirkstoffe.

> Psychoanalytisch begründete Verfahren, Verhaltenstherapie und Systemische Therapie sind nicht kombinierbar, weil die Kombination der Verfahren zu einer Verfremdung der methodenbezogenen Eigengesetzlichkeit des therapeutischen Prozesses führen kann (§ 19 PT-RL).

Die *Behandlungsfrequenz* soll in der Regel auf maximal drei Behandlungsstunden in der Woche begrenzt werden, um eine ausreichende Therapiedauer zu gewährleisten (§ 23 PT-RL). Es können auch Abschnitte mit einer höheren Frequenz durchgeführt werden, wenn dies differenziert begründet werden kann. Beispielsweise könnte im Rahmen einer psychotherapeutischen Krisenintervention punktuell eine höherfrequente Behandlung notwendig sein.

Die *Dauer von Therapiesitzungen* ist in § 28 PT-RL folgendermaßen geregelt: Diese können in Einheiten von 50 Minuten, in Doppelstunden von 100 Minuten oder in kürzeren Einheiten von 25 Minuten erbracht werden. Eine Begründung für gerade diese Zeitkontingente ist nicht bekannt. Eine Therapieeinheit Gruppentherapie entspricht 100 Minuten. Die Kontingente für KZT und LZT beziehen sich auf Therapieeinheiten, nicht auf Sitzungen. In der Gruppentherapie entsprechen 48 Einheiten 48 × 100 Minuten, 48 Therapieeinheiten in der Einzeltherapie entsprechen 48 × 50 Minuten. »Einzeltherapie« in diesem Sinne kann im Einzelsetting erfolgen oder im MPS (= Paar, Familie usw.). »Gruppentherapie« kann als Gruppe von Einzelpersonen erfolgen oder als Gruppe von Paaren oder Familien, sprich: als Multifamilien-Gruppentherapie.

Die Umwandlung einer Kurzzeittherapie in Langzeittherapie muss bis zur zwanzigsten Sitzung der Kurzzeittherapie beantragt werden. Die Antragstellung sollte so rechtzeitig erfolgen, um sicherzustellen, dass eine unmittelbare Weiterbehandlung ohne Wartepause auf die Genehmigung der Verlängerung möglich ist. Das Antrags- und Gutachterverfahren soll für die GKV in absehbarer Zeit durch andere Formen der Qualitätssicherung ersetzt werden (vgl. § 92 Absatz 6a SGB V). Für privat versicherte und beihilfeberechtigte Patienten wird das Antragsverfahren vermutlich bestehen bleiben. Es ist abzuwarten, was nach der Einführung des geplanten Qualitätssicherungssystems aus dem Gutachterverfahren wird.

5.2 Praktische Regelungen

Zum 1. April 2017 wurden die Bestimmungen der Psychotherapie-Richtlinie geändert. Es gelten nun die folgenden Regelungen: Nach den probatorischen Sitzungen kann in zwei Schritten 2 mal 12 Stunden Kurzzeittherapie beantragt werden. Alternativ kann zunächst eine Akuttherapie eingeleitet werden, ohne größere Formalien. Für Langzeittherapien wird ein ca. 2–3 Seiten umfassender Therapieantrag verlangt, der vom Therapeuten unter Mitwirkung des Patienten erstellt und in anonymisierter Form einem Gutachter vorgelegt wird.

Setzt man das Honorar einer Therapiestunde mit 100 Euro an, entspricht dies in etwa dem für eine Sprechstunde; das Honorar einer Akutbehandlungsstunde (mit 50 Min.) und von probatorischen

Sitzungen liegt 20 % niedriger. Abhängig von der Patientenzahl ist in der Gruppentherapie ein 1,5- bis 2,7-fach höheres Honorar pro Therapiestunde möglich im Vergleich zu Einzeltherapie oder Behandlungen im Mehrpersonensetting (s. die Tabelle im Abschnitt 5.2.2).

Telefonische Erreichbarkeit

Von Psychotherapeuten wird (§ 1 Absatz 8 PT-RL) Erreichbarkeit im folgenden Umfang erwartet:

- telefonische Erreichbarkeit von 200 Minuten pro Woche bei einem vollen Kassensitz
- bzw. 100 Minuten bei einem halben Kassensitz in Zeiteinheiten von 25 Minuten.[13]

Alle nach der Richtlinie gewährten Leistungen müssen in der Patientenakte dokumentiert werden, was analog oder digital erfolgen kann. Diese muss aber in jedem Fall entsprechend den gesetzlichen Vorschriften unveränderbar sein. Dokumentiert werden müssen die folgenden Items:

- das Datum der Leistungserbringung
- diagnostische Erhebungen
- wesentliche Inhalte der psychotherapeutischen Interventionen und deren Ergebnisse
- eine ausführliche Anamnese
- diagnostische Ergebnisse
- ergänzende Befunde.

Das Blatt »Individuelle Patienteninformation der KBV« (PTV 11) ist Bestandteil der Patientenakte (§ 38 PT-RL). Nachträgliche Änderungen müssen erkennbar sein. Die Dokumentationspflicht ergibt sich auch aus dem BGB bzw. dem neueren Patientenrechtegesetz (2013), die Dokumentation der einzelnen Sitzungen muss zeitnah erfolgen, nachträgliche Änderungen sind zu kennzeichnen. Alle Unterlagen sind mindestens zehn Jahre aufzubewahren. Bei Fällen von Missbrauch gilt, dass zivilrechtliche Ansprüche gegen einen Täter erst nach 30 Jahren verjähren, was bei der Aufbewahrung von Behandlungsunterlagen zu beachten ist.

---

13 Erklärung: *Einheiten von 25 Minuten* bedeutet in der Sprache des G-BA: durchgehend 25 Minuten, also nicht 5 × 5 Min. Sprechzeit.

Sprechstunde

Seit April 2018 gibt es die verpflichtende *Psychotherapeutische Sprechstunde* als zeitnahen niedrigschwelligen Zugang zur ambulanten psychotherapeutischen Versorgung (§ 11 PT-RL). Die Sprechstunde dient zur Abklärung, ob ein Verdacht auf eine behandlungsbedürftige Erkrankung vorliegt, ob weitere fachspezifische Hilfen erforderlich sind und eine Richtlinienpsychotherapie (§§ 15-18 PT-RL) benötigt wird.

- Patienten, die eine Therapie beginnen möchten, müssen mindestens ein 50-minütiges Gespräch im Rahmen der Sprechstunde geführt haben.
- Ein Konsiliarbericht muss nicht vorab eingeholt werden.
- Bei einer vorherigen stationären psychotherapeutischen Behandlung ist es nicht erforderlich, eine Sprechstunde zu besuchen, man kann dann gleich mit probatorischen Sitzungen und Akutbehandlungen ohne Sprechstunde beginnen.
- Dies ist auch der Fall, wenn ein Patient schon in einer anderen Praxis eine Sprechstunde wahrgenommen hat.
- Die nachfolgende Behandlung kann auch in einer anderen Praxis durchgeführt werden.
- Mögliche Zeiten für Sprechstunden sind bei der zuständigen Kassenärztlichen Vereinigung zu hinterlegen.
- Therapeuten können eine offene Sprechstunde anbieten oder diese nach Anmeldung und Terminvergabe durchführen.

In der Sprechstunde ist zu prüfen,

- ob ein Verdacht auf eine psychische Erkrankung vorliegt
- ob eine hohe Dringlichkeit für eine Psychotherapie besteht
- welches Verfahren am geeignetsten ist
- welches Setting und welche Sitzungsfrequenz sinnvoll sind
- ob ggf. eine stationäre Therapie oder eine durch einen Arzt zu verordnende medikamentöse Behandlung sinnvoll erscheint
- ob ein Verdacht auf eine seelische Krankheit vorliegt, sodass eine orientierende Diagnostik durchzuführen ist
- ob ggf. eine differenzialdiagnostische Abklärung vorzunehmen ist.

Patienten erhalten

- Beratung und Information
- eine Klärung des individuellen Behandlungsbedarfs

- eine erste Diagnosestellung
- entsprechende Behandlungsempfehlungen
- ggf. Hinweise auf andere Hilfemöglichkeiten
- ggf. eine erste kurze psychotherapeutische Intervention.

Für verschiedene Alters- bzw. Personengruppen gibt es unterschiedliche Zeitkontingente für die Sprechstunde.

Sprechstunden-Kontingente

Zielgruppe	Zahl	Dauer insg.	Bemerkungen
Erwachsene	2–6 × 25 Min. oder **1–3 × 50** Min.	150 Min.	
Menschen mit geistiger Behinderung	10 × 25 Min. oder **5 × 50** Min.	250 Min.	davon max. 100 Min. mit Bezugspersonen ohne Patient
Kinder und Jugendliche (bei Systemischer Therapie derzeit nicht zulässig)	10 × 25 Min. oder **5 × 50** Min.	250 Min.	davon max. 100 Min. mit Bezugspersonen ohne Patient

Die probatorischen Sitzungen werden in § 12 PT-RL geregelt:

Probatorische Sitzungen

Vor Aufnahme einer regulären Psychotherapie sind also zwei probatorische Sitzungen verpflichtend. Sie können von niedergelassenen Psychotherapeuten schon während eines stationären Aufenthaltes durchgeführt werden. Bei Erwachsenen können bis zu vier solcher Sitzungen, bei Kindern und Jugendlichen bis zu sechs in Anspruch genommen werden, dies gilt derzeit jedoch nur für die Verhaltens- und die psychodynamische Therapie (§ 12 PT-RL). Probatorische Sitzungen können auch im Gruppentherapie-Setting durchgeführt werden. Die probatorischen Sitzungen dienen der Einleitung einer ambulanten Psychotherapie im engeren Sinne, werden aber nicht auf die nachfolgenden Therapiekontingente angerechnet.

In der Systemischen Therapie können auch probatorische Sitzungen im Mehrpersonensetting stattfinden (§ 12 PT-RL Absatz 5).

Ziel der probatorischen Sitzungen ist

- eine weitere diagnostische Klärung des Krankheitsbildes
- eine weitere Prüfung der Indikationsstellung

- die Feststellung der Eignung der Patientin oder des Patienten für ein bestimmtes Psychotherapieverfahren und ein bestimmtes Setting
- die weitere differenzialdiagnostische Abgrenzung des Krankheitsbildes
- eine Einschätzung der Prognose
- eine Klärung der Motivation und der Kooperations- und Beziehungsfähigkeit der Patientin oder des Patienten
- eine Einschätzung der persönlichen Passung bzw. die Entwicklung einer tragfähigen gemeinsamen Arbeitsbeziehung.

Nach den probatorischen Sitzungen wird gemeinsam mit den Patienten entschieden, ob eine psychotherapeutische Behandlung aufgenommen werden soll oder anderen Optionen der Vorzug gegeben wird.

Ergänzend zu den probatorischen Sitzungen kann in einer weiteren Sitzung eine biografische Anamnese erhoben, der system- und ressourcenanalytische Status bestimmt und eine vertiefte Exploration durchgeführt werden, hierfür gibt es eigene Gebührenordnungspositionen (GOP 35140 und 35141 des Einheitlichen Bewertungsmaßstabs).[14]

Akutbehandlung

Als 2017 neu eingeführtes Angebot dient die Akutbehandlung als schnelle Intervention bei akuten Krisen und zur Vorbereitung einer längeren Therapie (§ 13 PT-RL).

> (1) Die Akutbehandlung ist eine zeitnahe psychotherapeutische Intervention im Anschluss an die Sprechstunde zur Vermeidung von Fixierungen und Chronifizierung psychischer Symptomatik. Sie hat zum Ziel, Patientinnen oder Patienten von akuter Symptomatik mit ambulanten psychotherapeutischen Mitteln zu entlasten. Die psychotherapeutische Akutbehandlung ist auf eine kurzfristige Verbesserung der Symptomatik der Patientin oder des Patienten ausgerichtet. Sie strebt dabei keine umfassende Bearbeitung der zugrundeliegenden ätiopathogenetischen Einflussfaktoren der psychischen Erkrankung an, sondern dient der Besserung akuter psychischer Krisen- und Ausnahmezustände. Die Patientinnen oder Patienten, für die die Akutbehandlung nicht ausreicht, sollen so stabilisiert werden, dass sie auf eine Behandlung nach § 15 vorbereitet sind oder dass ihnen andere ambulante (z. B. psychiatrische, psychosomatische, kinder- und jugendpsychiatrische Behandlung, Sozialpsychiatrischer Dienst, Jugendhilfe), teilstationäre oder stationäre Maßnahmen empfohlen werden können. (…)

14 Siehe dazu auch das separat erhältliche eBook mit Materialien.

Es können für eine Akutbehandlung zwölf Termine von 50-minütiger Dauer oder bis zu 24 Termine von 25-minütiger Dauer, insgesamt 600 Minuten in Anspruch genommen werden. Die Akutbehandlung ist verfahrensunabhängig, gilt nicht als Psychotherapie im engeren Sinne, sondern soll dazu dienen, die Symptomatik kurzfristig zu verbessern, ohne die zugrundeliegenden ätiopathogenetischen Einflussfaktoren umfassend zu bearbeiten. Die Akutbehandlung ermöglicht eine rasche erste Versorgung von Patienten ohne größeren Aufwand.

Es gelten folgende Regelungen im Einzelnen:

- Wird eine Akutbehandlung aufgenommen, muss dies der jeweiligen Krankenkasse angezeigt werden, sie ist jedoch nicht genehmigungspflichtig.
- Ein Konsiliarbericht muss nicht vorab eingeholt werden, dies sollte aber zeitnah nachgeholt werden.
- Wird nach einer Akutbehandlung eine reguläre Psychotherapie im Kurzzeit- oder Langzeitverfahren eingeleitet, wird die Akutbehandlung mit den jeweiligen Stundenkontingenten verrechnet.
- Besteht nach der Akutbehandlung die Erfordernis einer regulären Psychotherapie, sind zuvor mindestens zwei probatorische Sitzungen durchzuführen.

Kurzzeittherapie 1 und 2

Nach der aktuellen Psychotherapie-Richtlinie umfasst eine Kurzzeittherapie bis zu 24 Sitzungen in zwei Abschnitten, die in zwei Schritten beantragt werden müssen (KZT 1 und KZT 2). Bei erwachsenen Patienten mit geistiger Behinderung können zusätzliche Stunden für die Arbeit mit Bezugspersonen beantragt werden, und zwar werden analog zur Kinder- und Jugendlichenpsychotherapie 25 % zusätzliche Sitzungen bewilligt, also z. B. 12 Stunden KZT 1 plus 3 zusätzliche Stunden (Therapieeinheiten); diese können auch im Mehrpersonensetting stattfinden.

Noch während probatorische Sitzungen durchgeführt werden, kann der Antrag auf zwölf Stunden Kurzzeittherapie (KZT 1) gestellt werden. Rechtzeitig vor Ablauf des Kontingents muss ggf. für ein zweites Stundenkontingent von zwölf Stunden (KZT 2) erneut ein Antrag eingereicht werden. Dies erfolgt derzeit für beide Bewilligungsschritte ohne den früher üblichen ausführlichen Bericht für den Gutachter. Die Anträge gelten nach Ablauf von drei Wochen auch ohne Bescheid als bewilligt. Die Kostenübernahme ist erst ab dem Eingang der Bewilligung gesichert; allerdings können nach Antragsstellung bis zum Beginn der Richtlinientherapie auch probatorische Sitzungen durchgeführt werden (§ 12 PT-RL).

Wenn nach Beendigung einer Therapie eine neue Kurzzeittherapie zum Beispiel durch einen anderen Therapeuten beantragt werden soll, kann die Krankenkasse einen Gutachtenantrag verlangen. Dies gilt nicht, wenn zwischen der Beendigung der letzten Therapie und dem Zeitpunkt der Antragstellung ein Zeitraum von mehr als zwei Jahren liegt (§ 11 Absatz 4 PT-V).

Die Unterbrechung einer Psychotherapie über einen Zeitraum von sechs Monaten hinaus muss der Krankenkasse formlos begründet werden, damit die bewilligten Therapiestunden nicht verfallen (§ 11 Absatz 13 PT-V).

Seit 1. April 2020 werden Kurzzeittherapien besser vergütet. Für Einzel- und Gruppentherapien gibt es einen Zuschlag in Höhe von 15 % auf die ersten zehn Sitzungen, ein bestimmtes Volumen an erbrachten Leistungen vorausgesetzt. Außerdem gibt es einen sogenannten *Strukturzuschlag* für Praxen, die im Quartal eine bestimmte Zahl an nicht genehmigungspflichtigen Leistungen (Sprechstunde, probatorische Sitzungen und Akutbehandlungen) und an Psychotherapie-Stunden erbringen.

Konsiliarbericht

Spätestens gegen Beendigung der probatorischen Sitzungen und vor der Aufnahme der eigentlichen psychotherapeutischen Behandlung ist ein ärztlicher Konsiliarbericht einzuholen. Der Konsiliarbericht enthält folgende Angaben:

1) Aktuelle Beschwerden der Patientin oder des Patienten,
2) psychischer und somatischer Befund (bei Kindern und Jugendlichen insbesondere unter Berücksichtigung des Entwicklungsstandes),
3) im Zusammenhang mit den aktuellen Beschwerden relevante anamnestische Daten,
4) zu einer gegebenenfalls notwendigen psychiatrischen oder kinder- und jugendpsychiatrischen Abklärung,
5) relevante stationäre und/oder ambulante Vor- und Parallelbehandlungen inklusive gegebenenfalls laufender Medikation,
6) medizinische Diagnose(n), Differential- und Verdachtsdiagnose(n),
7) gegebenenfalls Befunde, die eine ärztliche / ärztlich veranlasste Begleitbehandlung erforderlich machen,

8) zu gegebenenfalls erforderlichen weiteren ärztlichen Untersuchungen, und
9) zu gegebenenfalls bestehenden Kontraindikationen für die Durchführung einer psychotherapeutischen Behandlung zum Zeitpunkt der Untersuchung. (…) (G32 PT-RL Absatz 3)

Der Konsiliarbericht soll sich auf Angaben beschränken, die für eine Entscheidung über die Zweckmäßigkeit einer Psychotherapie relevant sind. Falls der Arzt eine Kontraindikation für eine psychotherapeutische Behandlung sieht, wird auf Veranlassung der Krankenkasse eine Begutachtung durch den Medizinischen Dienst der Krankenversicherung eingeleitet, was in der Praxis kaum vorkommt.

Bei erwachsenen Patienten kann der Konsiliarbericht von den allermeisten Fachärzten erstellt werden, mit Ausnahme von Laborärzten, Mikrobiologen, Infektionsepidemiologen, Ärzten für Nuklearmedizin, Pathologie, Radiologie, Strahlentherapie, Transfusionsmedizin und Humangenetik.

Bei Kindern und Jugendlichen können Fachärzte für Kinder- und Jugendmedizin, für Kinder- und Jugendpsychiatrie sowie Psychotherapie, Internisten, Allgemeinmediziner und praktische Ärzte den Konsiliarbericht ausstellen.

Rezidivprophylaxe

In der Systemischen Therapie ist es seit vielen Jahren üblich, Therapien ausschleichend zu beenden und Nachtermine in größeren Abständen anzubieten. Für die Richtlinienverfahren wurde dies 2017 mit der Neufassung der Psychotherapie-Richtlinie ebenfalls eingeführt. Bei der Beantragung der LZT muss angegeben werden, ob nach Beendigung ein Teil des Stundenkontingents zur Rezidivprophylaxe genutzt werden soll. In der Systemischen Therapie sind bis zu acht Stunden möglich (§ 14 PT-RL). Sie werden auf das Stundenkontingent angerechnet. Eine parallele Abrechnung von regulären Behandlungsstunden neben einer Rezidivprophylaxe ist nicht zulässig (§ 16 Abs. 5 PT-V). Mit den Patienten sollen anstehende Entwicklungen, Aufgaben und Schwierigkeiten besprochen werden, um zu erwartende kritische Ereignisse und Lebenssituationen zu erkennen und Rückschritten entgegenzuwirken. Für die Rezidivprophylaxe vorgesehene Stunden können bis zu zwei Jahre nach Abschluss der Langzeittherapie in Anspruch genommen werden.

Langzeittherapie

Wie die Kurzzeittherapie sind Langzeittherapien antrags- und bewilligungspflichtig. Für Erstanträge auf Langzeittherapie muss der Psychotherapeut einen ausführlichen pseudonymisierten Bericht erstellen, der einem Gutachter vorgelegt wird. Ein pseudonymisierter Konsiliarbericht eines Arztes ist beizufügen, in dem dieser zu somatischen Krankheiten Stellung nimmt, außerdem sollten pseudonymisierte Entlassberichte von stationären Behandlungen beigelegt werden. Langzeittherapien können auch im Mehrpersonensetting durchgeführt werden.

Wird ein Bericht erstellt, kann in Zusammenhang mit der Erstellung der biografischen Anamnese und der Bestimmung des system- und ressourcenanalytischen Status eine vertiefte Exploration erfolgen, für die es eine eigene Gebührenziffer gibt.

Bei der Systemischen Therapie gibt es bei der LZT nur einen einzigen Bewilligungsschritt über das gesamte Kontingent von 36 Sitzungen, einschließlich Gruppentherapie. Natürlich kann man auch weniger Sitzungen wählen und später weitere Sitzungen beantragen, wenn dies erforderlich scheint. Wurde zuvor eine KZT gemacht, werden diese Stunden angerechnet. Bei der Gruppentherapie zählt eine Therapieeinheit 100 Minuten. Die Höchstgrenze sind 48 Einheiten, einschließlich Gruppentherapie (§ 30 PT-RL), die grundsätzlich einzuhalten ist. Verlängerungen bis zur Höchstgrenze sind nur zulässig, wenn das Behandlungsziel noch nicht erreicht werden konnte, aber eine begründete Aussicht auf dessen Erreichung innerhalb der weiter beantragten Stunden besteht. Bei Patienten mit geistiger Behinderung können bis zu 25 % weitere Stunden für die Arbeit mit Bezugspersonen beantragt werden.

Videogestützte Kurzzeit- und Langzeittherapien sind zulässig (§ 17 PT-V), allerdings müssen diese aus Datenschutzgründen über einen geschützten, zertifizierten Videodienst erfolgen. Es gibt bestimmte Höchstkontingente videogestützter Leistungen; diese Bestimmung wurden im Rahmen der Corona-Pandemie ausgesetzt.

Weitere Leistungen

Gruppenpsychotherapeutische Grundversorgung

Die gruppentherapeutische Grundversorgung ist ein 2021 eingeführtes neues niedrigschwelliges Angebot, durch das Versicherte selbst prüfen können, ob eine Gruppentherapie für sie infrage kommt. In den entsprechenden Gruppen werden Interventionen aus den anerkannten Psychotherapieverfahren und -methoden genutzt. Die Grundversorgung kann im Anschluss an die Sprechstunde bis zu viermal mit jeweils 100 Minuten durchgeführt werden (oder achtmal 50 Minuten). Das Anzeige- oder Antragsverfahren bei der Krankenkasse entfällt.

Grundpauschale für ärztliche und Psychologische Psychotherapeuten

Pro Quartal kann bei einem persönlichen Kontakt mit dem Patienten ggf. auch per Videosprechstunde eine Grundpauschale berechnet werden, u. a. auch für einen Arztbrief. Die Gebührenordnungspositionen sind nach Altersgruppen gestaffelt.

Anwendung und Auswertung von Testverfahren

Für die Durchführung und Auswertung von psychometrischen, standardisierten oder projektiven Testverfahren mit schriftlicher Aufzeichnung können je vollendete 5 Minuten die Ziffern 35600, 35601 und 35602 berechnet werden; es gelten bestimmte Höchstgrenzen pro Behandlungsfall.

Verbale Intervention

Die verbalen Interventionen nach § 25 PT-RL können als niederschwelliges Angebot im Rahmen der psychosomatischen Grundversorgung von Ärzten im Einzelsetting über einen kürzeren oder auch niederfrequent über einen längeren Zeitraum erbracht werden. Eine Kombination mit einer regulären Psychotherapie ist nicht vorgesehen.

Psychotherapeutisches Gespräch als Einzelbehandlung

Bis zu 15-mal im Behandlungsfall können zur Krisenintervention, zur Anleitung von Bezugspersonen oder als syndrombezogene therapeutische Intervention antragsfreie Gespräche von mindestens zehnminütiger Dauer geführt werden (GOP 23220 EBM), auch mehrfach hintereinander. Dies kann auch per Videoschaltung erfolgen. Diese Gesprächsleistung bietet sich zur Überbrückung nach Antragstellung vor Erhalt der Therapiegenehmigung durch die Kasse und zur weitmaschigen Nachsorge an.

Übende und suggestive Interventionen

Erfreulicherweise kann Systemische Therapie auch mit einem der folgenden übenden Verfahren kombiniert werden (§ 26 PT-RL):

- Autogenes Training (Unterstufe) einzeln oder in Gruppen bis zu 12 Sitzungen oder
- Jacobsonsche Relaxationstherapie einzeln und in Gruppen bis zu 12 Sitzungen oder
- (klassische) Hypnose bis zu 12 Sitzungen, nur als Einzelbehandlung.

Gutachterverfahren

Für psychotherapeutische Behandlungen über 24 Sitzungen hinaus ist über die Krankenkasse ein Antrag an den Gutachter zu stellen (§ 34 PT-RL). In Abstimmung mit dem Patienten wird ein pseudonymisierter Bericht erstellt, der von der jeweiligen Krankenkasse an einen externen Gutachter weitergeleitet wird. Die Kasse kann bei Fortführungsanträgen in der LZT auf die Einholung eines Gutachtens verzichten. Die Abfassung des Berichts sollte mit einiger Übung nicht mehr als ein bis zwei Stunden erfordern.

Der Antrag wird sinnvollerweise zusammen mit dem Patienten erstellt. Die gemeinsam entwickelte Problemdefinition, Fallkonzeption und Behandlungsplanung dienen als roter Faden im Verlauf der Therapie. Zur Vorbereitung kann man Patienten bitten, ihre Behandlungsziele schriftlich zu formulieren, und diese dann in den Behandlungsplan aufnehmen. Auch wenn der Therapeut den pseudonymisierten Bericht erstellt und an die Krankenkasse sendet – er handelt im Auftrag des Patienten, der allein antragsberechtigt ist. Die Therapie wird vom Patienten – nicht durch den Therapeuten – bei der Krankenkasse beantragt (§ 34). Diese prüft, ob eine Leistungspflicht besteht. In dem Bericht teilen die Therapeuten der Krankenkasse vor Beginn der Behandlung Folgendes mit:

- Diagnose
- Art der Therapie
- Begründung der Indikation für eine Systemische Therapie
- Umfang der Behandlung
- Frequenz der Sitzungen
- Prognose.

Außerdem ist anzugeben, ob ein Teil der Behandlungsstunden für die Rückfallprophylaxe reserviert werden soll. (§ 16 PT-RL). Der Bericht muss einen fallbezogenen Behandlungsplan enthalten. Die Krankenkasse leitet den Bericht dann an den Gutachter weiter. Dieser gibt eine inhaltlich begründete Stellungnahme ab; über Bewilligung bzw. Anerkennung der Leistungspflicht entscheidet die Krankenkasse. Bei einem Widerspruch des Patienten gegen eine ablehnende Entscheidung wird – bei endgültiger Ablehnung – ein Zweitgutachten eingeholt.

Es wird nicht geprüft, ob ein Antrag »systemisch genug« ist, vielmehr wird kontrolliert, ob die in der Psychotherapie-Richtlinie und der Psychotherapie-Vereinbarung beschriebenen Voraussetzungen für die Durchführung einer Psychotherapie zulasten der gesetzlichen Krankenkassen gegeben sind. Konkret wird untersucht (§ 12 PT-V):

- Liegt eine Störung von Krankheitswert vor?
- Wird in dem Bericht eine Systemische Therapie als Richtlinienverfahren dargestellt?
- Ist für diesen Fall eine Systemische Therapie indiziert?
- Ist die Prognose hinreichend günstig bzw. ist ein ausreichender Behandlungserfolg zu erwarten?
- Ist der vorgeschlagene Behandlungsumfang angemessen?
- Ist der Behandlungsplan schlüssig und passend für die geschilderten Beschwerden?

Die Behandlung muss den aktuellen empirischen Forschungsstand berücksichtigen. Es geht nicht um den richtigen, sondern um einen konsistenten, überzeugenden Behandlungsplan. Im Kapitel 4 über die systemische Fallkonzeption sowie im Kapitel 6 zu Vorgehensweisen bei spezifischen Störungsbildern finden sich Hinweise, wie ein entsprechender Plan entwickelt werden kann; im Abschnitt 5.6 gibt es Beispielanträge.

Unter niedergelassenen Psychotherapeuten ist das Antragsverfahren unpopulär, es hat aber erhebliche sozialrechtliche Vorteile. Von den Krankenkassen genehmigte Leistungen müssen von diesen nach sozialrechtlich einklagbaren definierten Standards finanziert werden. Bislang gewährleistet das Antragsverfahren eine gewisse rechtliche Sicherheit der Honorarhöhe.

Die Entscheidung der Krankenkasse soll binnen drei Wochen nach Antragseingang erfolgen (5 Wochen bei Einschaltung eines Gut-

Sprechstunde 1–3 × 50 Min.	**Akutbehandlung** max. 12 × 50 Min. oder 24 × 25 Min. **– anzeigepflichtig –**		
	Probat. Sitzung 2–4 × 50 Min.	**KZT 1** **– Kurzantrag –**	**KZT 2** **– Kurzantrag –**
		12 × 50 Min. oder 12 × 100 Min. Gruppe	12 × 50 Min. oder 12 × 100 Min. Gruppe
kein MPS	auch im MPS		

Tab. 2: Bewilligungsschritte Systemische Therapie mit Erwachsenen

achters), die Kasse kann ggf. einen späteren Entscheidungstermin rechtzeitig schriftlich mitteilen.

- Bei Kurzzeittherapie: Bei einer Überschreitung dieser neuerlichen Frist gilt die beantragte Leistung als genehmigt.
- Eine Leistungspflicht entfällt, wenn bei Patienten mit Substanzstörungen eine Abstinenz/Suchtmittelfreiheit nicht bis zum Ende von zehn Behandlungsstunden erreicht wird bzw. die erforderliche Dokumentation (§ 27 Absatz 2 Satz 1a PT-RL) nicht vorgelegt wurde.
- Steht eine Nichtbefürwortung durch einen Gutachter im Raum, lohnt es, den Gutachter zu kontaktieren – am besten telefonisch – und welche Nachbesserungen erforderlich sind, um möglicherweise eine Genehmigung zu erhalten – der einfachste und Erfolg versprechendste Weg.
- Bei einer Nichtbefürwortung kann vom Patienten ein Widerspruch eingelegt werden; die Krankenkasse schaltet dann einen Zweitgutachter ein.

Für eine Verlängerung über das LZT-Kontingent von 36 h hinaus auf das Höchstkontingent von 48 h ist ein Fortsetzungsantrag erforderlich (§ 30 PT-RL), der knapper gehalten werden kann als der eigentliche LZT-Therapieantrag. Falls ein Gutachter mit der Prüfung beauftragt wird, sind einzureichen:

- Verlauf
- bisheriger Therapieerfolg

	erster Bewilligungsschritt	**zweiter Bewilligungsschritt (Höchstkontingent)**
	LZT – gutachtenpflichtig –	**LZT – ggf. gutachtenpflichtig –**
	insgesamt 36 × 50 Min. oder 36 × 100 Min. Gruppe	weitere 12, insg. 48 × 50 Min. oder 12 × 100 Min. Gruppe

- eine ausführliche Begründung zur Fortsetzung der Behandlung
- eine begründete prognostische Einschätzung.

Anträge auf Langzeittherapie sind in einem Bericht an den Gutachter zu begründen. Auf Anforderung der Krankenkassen kann dies auch bei einer Kurzzeittherapie der Fall sein.

Soll innerhalb einer Zwei-Jahres-Frist erneut eine Therapie begonnen werden, kann die Krankenkasse einen Antrag verlangen und einen Gutachter einschalten (§ 11 Absatz 4 PT-V). Anträge auf Fortführung einer Langzeittherapie bis zum Höchstkontingent kann die Krankenkasse durch einen Gutachter prüfen lassen, sie kann darauf aber auch verzichten. Im Falle der Ablehnung der Fortführung einer Langzeittherapie muss die Krankenkasse eine gutachterliche Stellungnahme einholen, sofern die formalen Voraussetzungen für eine Leistungsgewährung erfüllt sind. Der Gutachter hat sich dazu zu äußern, ob die in dieser Richtlinie genannten Voraussetzungen erfüllt sind. Der Psychologische Psychotherapeut oder die Kinder- und Jugendlichenpsychotherapeuten haben den Konsiliarbericht im verschlossenen Umschlag dem Bericht an den Gutachter beizufügen.

Sitzungen können in Einheiten von 50 Minuten bzw. als Doppelstunden zu 100 Minuten oder als kurze Sitzungen mit 25 Minuten erbracht werden. Die Sitzungszahl insgesamt erhöht bzw. verringert sich entsprechend.

Bei Gruppentherapie entspricht eine Therapieeinheit einer Doppelstunde (100 Minuten). In Kombinationsbehandlungen von Einzel-

und Gruppentherapie werden diese Doppelstunden in der Gruppentherapie in der Gesamtbetrachtung »wie eine Sitzung von 50 Minuten« verrechnet, d. h., Patienten können im Prinzip doppelt so viel Therapiezeit erhalten (eine Therapieeinheit entspricht 50 Minuten in der Einzeltherapie oder 100 Minuten in der Gruppentherapie). Sowohl Einzel- als auch Gruppentherapie können im Mehrpersonensetting durchgeführt werden. Bei einer Gruppentherapie müssen mindestens drei Patienten in der Gruppe sein. Gruppen ab 6 Personen können auch mit zwei Therapeuten durchgeführt werden.

Im Mehrpersonensetting beträgt die Mindest-Sitzungsdauer 50 Minuten.

5.3 Private Krankenversicherung und Beihilfe

Die Abrechnung mit privaten Krankenversicherungen erfolgt nach der vom Gesetzgeber festgelegten *Gebührenordnung der Psychologischen Psychotherapeuten und Kinder- und Jugendpsychotherapeuten* (GOP), die sich an die *Gebührenordnung* für Ärzte (GOÄ) anlehnt. Seit Jahren soll eine neue GOÄ/GOP verabschiedet werden. In den Entwurf einer Neufassung sind die sogenannten »*neuen*« wissenschaftlich anerkannten Verfahren wie Hypnotherapie, Systemische Therapie, EMDR aufgenommen. Es gibt seit Jahren einen Entwurf einer überarbeiteten GOP, der von mir formulierte Ziffern für Systemische Therapie im Einzel-, Paar-, Gruppen- und Familiensetting enthält. Weil sich die verschiedenen Facharztgruppen untereinander nicht verständigen konnten, ist die Novellierung bisher noch nicht erfolgt. Die Regelungen der privaten Krankenversicherungen sind sehr unterschiedlich, z. T. abhängig von dem gewählten Tarif. Viele zahlen eine bestimmte Zahl an Sitzungen pro Jahr ohne Antragsverfahren. Die Sitzungszahl ist in der Regel auf eine fixe Zahl, z. B. 30 h (bei Kindern und Jugendlichen plus 25 % Bezugspersonenstunden), begrenzt. Manche Versicherte haben einen Tarif gewählt, der psychotherapeutische Behandlungen nicht einschließt. Andere Tarife decken überhaupt keine Psychotherapie ab. In der Regel können fünf probatorische Sitzungen und eine Sitzung zur Erhebung der biografischen Anamnese vor Erstellen des Berichtes erbracht werden, dies ist auch bei der Beihilfe so.

Der Aufbau der Formulare für den Therapieantrag ähnelt weitgehend dem der Beihilfe und dem Therapieantrag der GKV, wie er bis

März 2017 galt, lediglich die Reihenfolge der Punkte ist unterschiedlich. Die Formulare kann man sich vom Patienten mitbringen lassen.

Eine Abrechnung mit den privaten Krankenversicherungen und der Beihilfe für Beamte setzt einen Eintrag ins Arztregister voraus, der nur mit einer Approbation und Fachkundenachweis erteilt wird. Das Honorar für eine Einzeltherapiestunde beträgt bei dem üblichen 2,3-fachen Steigerungssatz 100,55 Euro.

Das Antragsverfahren umfasst meistens ca. drei bis vier Seiten mit Angaben zur spontan berichteten Symptomatik, Anamnese, ärztlichen Konsiliarbericht, psychiatrischen Befund, ICD-10-Diagnose (bzw. demnächst ICD-11), Verhaltensanalyse oder psychodynamische Befunden, Strukturdiagnose etc., Behandlungsziele und Behandlungsplan, Angaben zur Einschätzung der Prognose. Die Beihilfe für Beamte schließt Familientherapie als Verfahren seit Jahren explizit aus, was nicht schlüssig erscheint.

Ein Teil der Versicherungen verlangt lediglich eine einfache Mitteilung des Therapeuten, bei der die Diagnose, das Behandlungsverfahren, die geplante Sitzungszahl und die Höhe des Honorars anzugeben sind. Andere Versicherungen verlangen einen ausführlichen Therapieantrag; dieser dann anonymisiert an die Versicherung zur Weiterleitung an einen Gutachter der PKV, der dann eine Kostenübernahme empfiehlt oder weitere Unterlagen oder eine Überarbeitung des Antrages verlangt.

Anders als in der GKV erhalten Privatversicherte eine Rechnung, die meist quartalsweise vom Therapeuten erstellt wird und die sie dann bei ihrer Versicherung einreichen. Allgemein wird der 2,3-fache Steigerungssatz angesetzt, der unter der »Begründungsschwelle« liegt. Der Höchststeigerungssatz liegt bei 3,5 und ist begründungspflichtig, d. h., in jedem Fall muss auf der Rechnung jede entsprechende Leistung begründet werden. Mittels einer schriftlichen Honorarvereinbarung für spezifische Leistungen nach § 2 der GOÄ kann mit dem Patienten auch ein Steigerungssatz vereinbart werden, der das 3,5-Fache überschreitet. Die Mehrkosten wird in der Regel der Patient tragen müssen, Patienten müssen über diesen Umstand aufgeklärt werden. Der vereinbarte Steigerungssatz muss verhältnismäßig sein und in Relation zu der Art der Behandlung, der Schwierigkeit, dem Zeitaufwand, den Kosten und der Qualifikation des Psychotherapeuten stehen.

Manche privaten Versicherungen akzeptieren keine Doppelstunden. Für technische Leistungen und Schreibgebühren kann lediglich der einfache Gebührensatz angesetzt werden. Alle privaten Krankenversicherungen müssen einen Basistarif anbieten, der mit dem Leistungskatalog der gesetzlichen Krankenversicherung vergleichbar ist. Der Verband der Privaten Krankenversicherung (PKV-Verband) und die Kassenärztliche Bundesvereinigung haben vereinbart, dass technische Leistungen mit dem 1,0-Fachen des Vergütungssatzes (z. B. Diagnostik) und psychotherapeutische Leistungen mit dem 1,2-Fachen vergütet werden.

Über die Beihilfe sind Bundes-, Landes- und Kommunalbeamten, u. a. Lehrer und Richter sowie ihre Kinder und Ehepartner, versichert, soweit diese nicht selbst wegen einer eigenen Berufstätigkeit sozialversicherungspflichtig sind.

Die Beihilfe deckt meist nur einen Teil der Behandlungskosten ab. Die meisten Versicherten haben deshalb eine Zusatzversicherung bei einer privaten Krankenversicherung abgeschlossen. Üblicherweise ist in jedem Fall zuerst ein Antrag bei der Beihilfe zu stellen; wird dieser bewilligt, schließt sich die private Versicherung normalerweise an. Für manche Versicherte, z. B. Postbeamte, Bahnbeamte und Polizeibeamte, gelten besondere Regelungen, die jeweils erfragt werden müssen.

Die Reihenfolge der für Anträge zu bearbeitenden Punkte unterscheidet sich seit 2017 für Beihilfe und GKV-Anträge etwas, inhaltlich werden ähnliche Angaben verlangt.

Systemische Therapien können von entsprechend qualifizierten approbierten systemischen Therapeuten und von Fachärzten für Psychiatrie, Kinder- und Jugendpsychiatrie und -psychotherapie, Fachärzten für Psychosomatische Medizin und Ärzten mit dem Zusatztitel Psychotherapie erbracht werden. Ärzte können auch Leistungen der psychosomatischen Grundversorgung abrechnen. Übende und suggestive Interventionen sind ebenfalls Leistung der Beihilfe, bei einer entsprechenden Weiterbildung oder Qualifikation innerhalb der Approbationsausbildung auch EMDR. Erforderlich ist ein Eintrag ins Arztregister.

Die psychotherapeutische Akutbehandlung und Kurzzeittherapien bis 24 Behandlungsstunden, bei Patienten bis zum vollendeten 21. Lebensjahr oder mit geistiger Behinderung bis zu 30 Behandlungsstunden sind antragsfrei. Sie werden auf das Gesamtkontingent angerechnet. In der Beihilfe gibt es keine Sprechstunde bzw. diese wäre wie eine probatorische Sitzung abzurechnen. Zur Vorbereitung eines Gutachtenantrags kann ein vertieftes Anamnesegespräch geführt werden, für das es eine eigene Abrechnungsziffer gibt.

In der Beihilfe beträgt das Stundenkontingent für Systemische Therapie bei Erwachsenen ab 18 Jahren 36 Sitzungen, im Ausnahmefall sind weitere 12 Sitzungen möglich. Unverändert ist keine Familientherapie abrechenbar (Bundesamt für Justiz 2020). Informationen zur Beihilfe finden sich im Internet auf der Website des Bundesversorgungsamtes (Bundesversorgungsamt 2021b) und der Landesbeihilfestellen, die Formulare können auf diesen Seiten auch heruntergeladen werden (Bundesversorgungsamt 2021a).

Ist jemand über die Beihilfe versichert, wird eine Kostenzusage der Beihilfestelle meist von einer privaten Zusatzversicherung übernommen. Die zu bearbeitenden Punkte entsprechen weitgehend denen des Formulars PTV 3 der Kassenärztlichen Bundesvereinigung, allerdings mit einer leicht abweichenden Reihenfolge.

Im Bericht an den Gutachter des Therapeuten sind folgende Punkte zu bearbeiten:

- Formblatt 1 Antrag auf Anerkennung der Beihilfefähigkeit für Psychotherapie (beihilfeberechtigte Person)
- Formblatt 2 Allgemeine Angaben und Bericht Therapeuten zum Antrag auf (tiefenpsychologisch fundierte oder analytische) Systemische Psychotherapie
- ergänzende Hinweise bei Anträgen für Kinder- und Jugendlichenpsychotherapie (K+J)
- Formblatt 3 Konsiliarbericht eines Amtes.[15]

Der Therapeut wird gebeten, einen anonymisierten Bericht an den Gutachter auf dem Formblatt 2 zu erstellen. Der Bericht wird dann mit dem Konsiliarbericht eines Arztes in einem verschlossenen Umschlag an die Beihilfestelle weitergeleitet, die einen Gutachter einschaltet; die Beihilfe greift auf die Gutachter der KBV zurück. Verlängerungsanträge werden in analoger Weise an die Beihilfestelle geschickt. Ein sogenanntes *Voranerkennungsverfahren* ist nicht erforderlich, wenn eine gesetzliche oder private Krankenversicherung bereits eine Leistungszusage erteilt hat.

15 Formulare finden sich unter https://www.bva.bund.de/SharedDocs/Downloads/DE/Bundesbedienstete/Gesundheit-Vorsorge/Beihilfe/Vordrucke/psychotherapie.pdf?__blob=publicationFile&v=17 [18.10.2021].

5.4 Selektivverträge – Systemische Therapie als Kassenleistung in Baden-Württemberg

Das Sozialgesetzbuch SGB V ermöglicht mit dem § 140a zur »Besonderen Versorgung«, dass Direktverträge zwischen Krankenkassen und psychotherapeutischen Berufsverbänden geschlossen werden. Diese Verträge ermöglichen es, dass Leistungen erbracht und vergütet werden, ohne an die Regelungen des G-BA und der *Kassenärztlichen Bundesvereinigung* gebunden zu sein. In Baden-Württemberg haben der *Mediverbund*, die *Deutsche PsychotherapeutenVereinigung* (DPtV) sowie der *Bundesverband der Vertragspsychotherapeuten* (bvvp) einen entsprechenden Selektivvertrag mit der AOK und der Bosch BKK abgeschlossen. Die DAK und die TK sind wieder ausgeschieden. Neben den Richtlinienverfahren sind ausdrücklich auch neue Verfahren wie die Hypnotherapie sowie die Systemische Therapie eingeschlossen.

Voraussetzung auf Patientenseite ist die Einschreibung in einen *Facharztvertrag*, d. h., der Patient verpflichtet sich, bevorzugt Ärzte und Psychotherapeuten aufzusuchen, die Vertragspartner seiner Krankenversicherung sind. Aufseiten der Psychotherapeuten sind erforderlich: eine Approbation in einem Richtlinienverfahren, ein Eintrag im Arztregister und ein Zertifikat »Systemischer Therapeut« bzw. »Systemischer Kinder- und Jugendpsychotherapeut« der DGSF oder der SG.

Ziel der Selektivverträge ist es u. a., Klienten innerhalb eines Monats mit einem Therapieplatz zu versorgen. Aufwendige Therapieanträge entfallen. Es muss kein Behandlungsplan vorgelegt werden, das Gutachterverfahren entfällt. Die Sitzungen werden etwas besser bewertet als in der GKV.

Auch Gruppentherapien mit zwei bis fünf Personen bzw. sechs bis neun Personen werden wie im KV-Verfahren höher honoriert als Einzeltherapie. Anders als der G-BA mit seiner bürokratischen Neuregelung der Psychotherapie-Richtlinie setzen die Selektivverträge auf Anreize und weniger auf bürokratische Vorgaben. Die Selektivverträge haben allerdings auch einige gravierende Nachteile: Die Honorare stehen nicht mehr unter dem Schutz des Sozialgesetzbuchs, sondern werden direkt zwischen den Krankenkassen und ihren Vertragspartnern, in diesem Falle MEDI, DPTV und bvvp, ausgehandelt. Langfristig könnte sich die Seite der Krankenkassen als durchsetzungsstärker erweisen als die Verbände der Psychotherapeuten. Es besteht die Vorgabe, Therapien leitlinienorientiert durchzuführen, was sinnvoll erscheinen mag, aber dennoch die Freiheit des Behandlers einschränkt. Anders als in der kassenpsychotherapeutischen Regelversorgung, für die die Psychotherapie-Richtlinie gilt, sind in den Selektivverträgen nicht alle Diagnosegruppen zugelassen, sondern bestimmte Diagnosen sind explizit nicht eingeschlossen. Ziel ist es ja, eine rasche Versorgung von besonders dringlich erscheinenden Beschwerdebildern zu fördern. Die Verhandlungsführer hatten sich bei der vertraglichen Vereinbarung des Leistungskatalogs an Wirksamkeitsnachweisen etwa auf dem Stand der Anerkennung durch den WBP 2008 orientiert, was im Hinblick auf die Entscheidung des IQWiG und des G-BA überholt ist. Eindeutig positiv zu werten ist der Umstand, dass Systemische Therapie zumindest in Baden-Württemberg damit bereits als Kassenverfahren praktiziert wird. Die Kündigung des Selektivvertrages durch die DAK und die TK im Sommer 2020 macht allerdings auch deutlich, dass die sozialrechtliche Zulassung durch den G-BA eine erheblich größere Rechtssicherheit für die Erbringung von psychotherapeutischen Leistungen gewährleistet.

5.5 Kostenerstattungsverfahren

In vielen Regionen gibt es erhebliche Wartezeiten für einen Therapieplatz. Patienten können eine Psychotherapie bei einem Psychotherapeuten ohne Kassenzulassung machen (§ 13 Abs. 3 SGB V). Finden Patienten keinen Therapieplatz bei einem Vertragspsychotherapeuten, besteht prinzipiell die Möglichkeit, sich diese Leistung selbst zu beschaffen, eine Therapie bei einem privat abrechnenden Psychotherapeuten in Anspruch zu nehmen und bei der Krankenkasse Kostenerstattung nach § 13 Abs. 3 SGB V1 zu beantragen. Der Behandler muss approbiert sein und über eine systemische Qualifikation verfügen. Allerdings gehen die Kassen sehr restriktiv mit solchen Anträgen um. Die zu erbringende Leistung muss unaufschiebbar, also für den Patienten dringend sein. Über die zumutbare Wartezeit gibt es unterschiedliche Vorstellungen, gerichtliche Entscheidungen nennen sechs Wochen, die BPtK geht von drei Wochen aus. Von Patienten wird verlangt, mindestens drei Absagen von Vertragsbehandlern vorzulegen, damit ein Kostenerstattungsantrag Aussicht auf Erfolg hat. Die Krankenkassen lassen Anträge nicht von den Gutachtern prüfen, die von der KBV bestellt wurden, sondern über den medizinischen

Dienst der Krankenkassen. Die Rechnungstellung erfolgt an den Patienten, der die Rechnung dann bei seiner Krankenkasse einreicht.

Nach § 13 Abs. 2 SGB V (Kostenerstattung) haben Versicherte generell die Möglichkeit, auch als gesetzlich Versicherte anstelle der Sachleistung ihrer Krankenkasse die Kostenerstattung zu wählen. Der Vorteil für sie ist, dass sie eine möglicherweise größere Auswahl an Behandlern haben, eben auch solche, die privat abrechnen. Sie erhalten wie Privatpatienten eine Rechnung, die sie bei ihrer Kasse einreichen. Das Wahlrecht bezieht sich allerdings nicht isoliert auf den Bereich der Psychotherapie, sondern Patienten müssten insgesamt den Selbstzahlerstatus beantragen.

5.6 Beispielberichte

Im Folgenden sind fünf beispielhafte Erstanträge für eine Langzeittherapie zusammengestellt.

Beispielbericht 1: Affektive Störungen
Bericht zum Erstantrag Langzeittherapie

(Chiffre N aa.bb.cc)

1) Relevante soziodemografische Daten

Frau N., die Patientin, 42 J. alt, ist gelernte Reisekauffrau und hat einen B. A. in Betriebsmanagement gemacht. Sie arbeitet in einer großen sozialen Einrichtung als Berufsschullehrerin. Ihr Mann, 49 J., ist Ingenieur, arbeitet im Management einer Firma für Spezialmedizinprodukte, er muss täglich jeweils 1 h zum Arbeitsplatz und zurück pendeln. Es gibt zwei Söhne (10 J. und 8 J.) und eine Tochter (6 J.).

2) Symptomatik und psychischer Befund

Angaben zur spontan berichteten und erfragten Symptomatik

Die Patientin meldet sich auf Anraten der behandelnden Ärztin einer psychiatrischen Klinik, längere Zeit nach ihrer Entlassung, zwischenzeitlich gab es zwei erneute Phasen einer rezidivierenden Depression. Es gäbe morgendliche Anlaufschwierigkeiten, eine lang anhaltende Lustlosigkeit mit reduziertem Appetit und gedrückter Stimmung. Sie sei oft dysphorisch, grübele immer wieder, ob sie ihren Mann hinreichend liebe oder sich doch trennen solle. Im Vergleich zu früheren Partnern sei ihr Mann sehr nüchtern und rational. Es gebe oft Konflikte um Erziehungsfragen, auch sei sie oft krank und reagiere hypochondrisch. Die eigenen Trennungsgedanken lösen z. T. Panikgefühle aus, mit anschließenden Phasen von Schlaflosigkeit, Appetitmangel und Entschlusslosigkeit. Sie habe beobachtet, dass ihre Zweifel an der Beziehung zyklusabhängig schwanken, es gebe allerdings auch Gründe für ihre Unzufriedenheit. Eine leichte Zwangssymptomatik wird mehr am Rande erwähnt, sie sei in vielen Bereichen übergenau, würde zu zwanghaftem Grübeln neigen und könne sich in banalen Situationen oft nicht zu einer Entscheidung durchringen; dieses Muster koste manchmal sehr viel Kraft.

Psychischer Befund

Es handelt sich um eine gepflegt wirkende 42-jährige, unsicher auftretende Frau. Sie ist voll orientiert, keine mnestischen Einbußen. Im Kontakt wirkt sie freundlich und zugewandt. Die Affektlage ist deutlich depressiv, berichtet werden gelegentliche Panikgefühle und anhaltende Selbstzweifel, außerdem Schlafstörungen. Keine formalen oder inhaltlichen Denkstörungen, keine Wahrnehmungs- oder Ich-Störungen. Eine akute Eigengefährdung wird glaubhaft verneint.

Die Patientin führt ihre Beschwerden wechselnd auf Unzulänglichkeiten des Partners bzw. ihr unausgeglichenes Innenleben zurück.

3) Somatischer Befund / Konsiliarbericht

s. Konsiliarbericht

Ambulante Vorbehandlung vor sieben Jahren (TP mit 45 h). Stationäre Behandlung, erster Aufenthalt mit 26 J., danach Einzeltherapie (VT 25 h), ca. alle drei, vier Jahre stationäre Aufenthalte, zuletzt vor drei und vor sechs Monaten jeweils sechswöchige Aufenthalte.

Medikamentöse Therapie mit Venlafaxin, 150 mg/die

4) Behandlungsrelevante Angaben zur Lebensgeschichte, zur Krankheitsanamnese und zum systemischen Erklärungsmodell

Die Patientin stammt aus bescheidenen Verhältnissen in X., von ihren Eltern wurde sie in ihren Selbstzweifeln bestärkt. In den Jahren nach ihrer Ausbildung verbrachte sie einige Jahre im Ausland, in dieser Zeit eine Partnerschaft, die für sie einerseits befriedigend war, sie habe sich letztlich aber als Frau nicht wirklich geachtet gefühlt. Nach Rückkehr nach Deutschland erste ausgeprägte depressive Phase

(»Hätte ich bleiben sollen?«, »Hätte ich nicht doch den K. heiraten sollen, oder vielleicht doch nicht …!«), dann erster stationärer Aufenthalt. – Ihr Mann, Herr N., stammt aus O., wirkt ruhig und ausgeglichen. Beide lernten sich beim Squashen kennen, zu ihrem Leidwesen kann er diese Sportart wg. Knieproblemen nicht mehr ausüben. Seine Eltern waren viel krank und bestärkten die Kinder und Herrn N. in einer Schonhaltung, sie sollten leise und vorsichtig sein, um nicht krank zu werden. Wenn heute die gemeinsamen drei Kinder Krach machen, prallen unterschiedliche Vorstellungen aufeinander. Beide hatten Eltern, die eher subdepressiv gestimmt waren.

In der Zeit des Kennenlernens war sie sich nicht sicher, ob und wann sie offen für eine neue Beziehung sein werde, sie hatte phasenweise das Gefühl, sich nicht richtig entschieden zu haben. – Nach der ersten Entbindung längere postpartale Depression, der Mann habe in dieser Zeit wie auch in anderen depressiven Phasen aufopfernd geholfen. In den vergangenen Jahren verstarb sein Vater, was eine längere Zeit der Pflege und des Pendelns zu dessen Wohnort erforderlich gemacht hatte.

Systemisches Erklärungsmodell

Körperliche Ebene: Die Patientin reagiert mit rezidivierenden depressiven Verstimmungen, die zyklusabhängig noch verstärkt werden können.

Belastende Faktoren: Wiederkehrende Depressionen, körperliche Beschwerden bei dem Mann, Beziehung zu den Herkunftsfamilien wechselseitig nicht gut, hohe Arbeitsbelastung, beengte Wohnverhältnisse / schwierige Wohnungssuche, eigene Eltern werden betagter, mögliche dauerhafte Pflegesituation steht an und macht Sorgen.

Ressourcenanalyse: Bildung, Weltoffenheit, beide können sich hinterfragen, gemeinsame Basis an gemeisterten schwierigen Lebenssituationen, mit den Kindern geht es gut, beide sind zufrieden mit ihren Jobs, kulturelle Interessen, Zuneigung füreinander.

Problemfördernde Muster und Lösungsversuche: Wenn es ihr schlecht geht, erhält sie Fürsorge und mag sich auf keinen Fall trennen, wenn es ihr gut geht, hat sie keinen echten Grund zu gehen, geht es ihr mäßig gut, grübelt sie, ob es ihr besser ginge, wenn sie sich trennen würde. Sie sucht nach Antwort auf der externen Ebene: »Wenn er sich wandelt, ginge es mir besser«, »vielleicht wäre ich glücklicher ohne ihn!«.

Störungsrelevante innerpsychische Muster: Die Patientin zeigt sich generell selbstunsicher, neigt zu Grübeleien und einer gewissen Zwanghaftigkeit (»Soll ich, soll ich nicht …?«). Ihre Unzufriedenheit sieht sie im Sinne einer internalen Kontrollattribution als ihren Fehler. Sie verharrt in einem Vermeidungs-Vermeidungs-Konflikt mit dem Gefühl, keine Selbstwirksamkeit zu haben: »Mir geht es schlecht, ich kann nichts für mich tun!«, und es fällt ihr dann schwer, Zugang zu unbeschwerten inneren Anteilen zu finden.

Interaktions- und Kommunikationsmuster, Beziehungsstrukturen: Das Paar verfügt über keine guten Klärungsmechanismen, geht es der Frau schlecht, erlebt sie sich abhängig und auf Hilfe angewiesen. Wenn es ihr gut geht, gibt es keinen Grund für Klärungsgespräche, geht es ihr mäßig, tritt sie fordernd, anklagend und vorwurfsvoll auf, der Mann reagiert defensiv und ausweichend, fühlt sich düpiert, weil er ja immer wieder in Zeiten von langen Klinikaufenthalten schwere Phasen ertragen und mitgetragen hat. Er vermeidet seinerseits eine Positionsklärung (»Das ist jetzt aber unfair«), beschwichtigt und weicht ihr aus, um schlechten Gefühlen keinen Raum zu lassen. Ihr Gefühl, in seiner Schuld zu stehen, macht sie unzufrieden und sie sucht nach Dingen, die er falsch macht oder ihr vorenthält (keinen gemeinsamen Sport, zu ruhiges Wesen etc.). Sie ist dann auch unzufrieden, weil sie sich in seiner Schuld fühlt.

Bedeutungsgebungen: »Wenn ich den richtigen Partner hätte, würde es mir gut gehen«, »Es liegt an mir, ich darf nicht so kritisch und ungerecht sein«; auf Paarebene: »Die Krankheit macht unsere Ehe kaputt«; »Vielleicht liegt die Depression an mir / an ihm!«

Gemeinsam entwickelte Problemdefinition: Die Beziehung ist überschattet durch die wiederkehrenden Depressionen, die sich bei Frau N. als Dauermieter eingenistet haben; sie sei dankbar für die aufopferungsvolle Unterstützung in Zeiten, in denen es ihr sehr schlecht ging. Sie wisse noch nicht, wie sie diese „Frau Grübel" loswerden könne, und auch der Mann sei trotz seines großen Einsatzes nur bedingt in der Lage gewesen, ihr zu helfen, diese auf ihren rechten Platz zu verweisen. Wie im russischen Märchen von der Froschprinzessin seien sie zusammengekommen, bevor sie wirklich bereit für eine solche Entscheidung war. Mit ihrer großen Fähigkeit zu grübeln und Dinge supergenau abzuwägen, würde sie sich allerdings mehr in eine depressive, abwärts gerichtete Spirale hineinmanövrieren. Und wie in dem Märchen müssten sie auf einer Entdeckungsreise Wege erkunden, das Land des Grübelns zu verlassen, einander wirklich zu finden oder sich ggf. frei zu entscheiden, sich zu trennen. Am besten würde dies dann zu klären sein, wenn sie sich psychisch gut fühle und nicht abhängig. Der Mann müsse seinerseits für sich prüfen, ob und wie viel er von ihrem Zweifler denn auszuhalten bereit sei und wo er ggf. auch einen Punkt machen würde. Umgekehrt benötigen innere Zufriedenheit und partnerschaftliche Zufriedenheit Pflege, diese sei in den vergangenen Jahren zu kurz gekommen. Manche Lösungen würden gemeinsam gefunden werden können, viele Lösungsschritte würden aber auch bei der eigenen Person anstehen.

5) Diagnose zum Zeitpunkt der Antragstellung

Rezidivierende Depression F 33 G
Die Kriterien einer Zwangsstörung sind aktuell nicht erfüllt.

6) Behandlungsplan und Prognose

	Therapieziele	Behandlungsplan
1.	Aufbau einer tragfähigen Arbeitsbeziehung	*Joining*, kongruentes Auftreten, gute Auftragsklärung, Würdigung von Ambivalenzen Ressourcen erfragen
2.	Wissensabgleich über Depression, Ängste, Grübelneigung und Partnerschaft	Aufklärung
3.	Stimmungswandel – weg von depressiven Gefühlen hin zu Lebensfreude	Teilearbeit, Externalisierung der depressiven Symptome und inneren Stimme, Sprechchor-Arbeit, paradoxes Übertreiben, humorvolle Auseinandersetzung, Sorgenstuhl, »den Mann nicht zu wichtig nehmen – Depressionen gab es schon, bevor Sie einander kennenlernten«
4.	Ambivalenzen aufgreifen und annehmen	Positive Konnotation, Unentschlossenheit verschreiben und limitieren, Moratorium verabreden
5.	Ressourcen nutzen	Ggf. gute Zeiten erfragen, Ausnahmen fokussieren; gemeinsam gemeisterte Schwierigkeiten hervorheben

	Therapieziele	Behandlungsplan
6.	Eigenverantwortlichkeit stärken, sich weniger abhängig machen vom anderen	Sie: für depressive Schwankungen; prüfen, was ihr guttut; Ausnahmefragen, Resilienzfragen Er: Selbstfürsorge, Bewegung
7.	Partnerschaftliche Klärung: nicht eingestandene Vorbehalte, Wünsche, Sehnsüchte thematisieren und klären helfen	»Der Blick in die Abgründe«, dem anderen unausgesprochene eigene Wünsche und Vorbehalte mitteilen, Altlasten entsorgen: »Museum der Verletzungen«; angemessene Artikulation von Wünschen, Umsetzung derselben
8.	Entwicklung einer größeren Toleranz für den anderen und für eigene Unzufriedenheiten	Sich selbst und dem Partner Fehler zubilligen und dennoch zu tiefen Sehnsüchten stehen
9.	Biografisches Arbeiten an Narrativen und Erfahrungen	Geschichte als Paar und der Herkunftsfamilien anschauen, neue Sinngebung finden (»Wir hatten es schwer und sind weit gekommen«)
10.	Ggf. Hilfen bei der Entscheidungsfindung	Ruminieren ersetzen, Zeitlinienarbeit, Tetralemma
11.	Zukunftsorientierung, auch Rückfallprophylaxe	Proaktive Lebensgestaltung, Bejahung eigener Wünsche, Visionen für die nahe und fernere Zukunft

Beantragt werden für die Patientin 36 Therapiestunden, in 14-tätigegen Abständen; neben Sitzungen im Einzelsetting sollen diese insbesondere im Paarsetting (MPS) durchgeführt werden. Trotz der lang anhaltenden Beschwerden ist die Behandlungsprognose bei guter Therapiemotivation und Unterstützungsbereitschaft des Ehemannes günstig.

Beispielbericht 2: Zwangsstörung
Bericht zum Erstantrag Langzeittherapie

(Chiffre A aa.bb.cc)

1) Relevante soziodemografische Daten

Die 23-jährige Patientin studiert Informatik an einer Fachhochschule, lebt z. T. bei den Eltern, z. T. in einem Zimmer am Studienort. Die Mutter, 54 J., ist Erzieherin, der Vater, 58 J., Maschinenbau-Ingenieur. Die ältere Schwester (plus 2 J.) studiert und lebt ca. vier Fahrstunden entfernt, die älteste Schwester (plus 4 J.) arbeitet in einer Verwaltung, ca. drei Stunden entfernt, beide haben feste Freude. Seit einiger Zeit hat die Patientin einen Freund, der ein biotechnisches Fach studiert. Sie hat befriedigende Noten.

2) Symptomatik und psychischer Befund

Frau A. berichtet über massive quälende Zwangsgedanken, sie macht sich permanent Sorgen, sie könnte die nächsten Examina und Klausuren nicht schaffen oder jemandem im Straßenverkehr geschadet haben. Außerdem grübelt sie zwanghaft, ihr Freund könnte sie verlassen, sie könnte eigentlich gar nicht heterosexuell orientiert sein und sich in eine Frau verlieben. Im Unterricht vermeidet sie es panisch, neben Frauen zu sitzen, reagiert mit extremer Anspannung, wenn dies doch mal geschieht. Außerdem kontrolliert sie, ob Türen und Fenster verschlossen sind. Bei den Grübelzwängen beobachtet sie eine ausgeprägte Zyklusabhängigkeit.

Psychischer Befund

Offen und freundlich auftretende, altersangemessen gekleidete Patientin. Sie ist in allen Qualitäten voll orientiert, keine mnestischen Einbußen, Aufmerksamkeit und Konzentrationsfähigkeit unauffällig. Im formalen Denken grübelnd, im inhaltlichen Denken dominieren Zwangsbefürchtungen. Keine Ich-Störungen. Antrieb regelhaft, die Stimmung ist gedrückt. Keine Anzeichen für eine Selbstgefährdung.

Problemverständnis: Sie habe kein gutes Selbstwertgefühl, die Erfahrungen mit ihrem ersten Freund belasteten sie, und sie sei verunsichert durch die Beziehungskrise der Eltern.

3) Somatischer Befund / Konsiliarbericht

s. Konsiliarbericht

Zigaretten- und Drogenkonsum werden verneint, Alkoholkonsum sehr mäßig.

keine Medikation

4) Behandlungsrelevante Angaben zur Lebensgeschichte, zur Krankheitsanamnese und zum systemischen Erklärungsmodell

Die Zwangsgedanken bestehen seit über acht Jahren. Zu Beginn seien sie vorwiegend auf die Sorge bezogen gewesen, krank werden zu können. Schon als Kind war sie sehr ordentlich und rasch beunruhigt, wenn Dinge nicht genau am Platz lagen. In der Pubertät haben sich nach einer demütigenden Erfahrung mit einem Jungen die Symptome nach Aufnahme von intimen Kontakten gesteigert. Der Vater hatte damals Anstalten gemacht, die Mutter zu verlassen, was sie ebenfalls stark verunsichert hatte. Auch die Mutter leidet seit Jahren an Kontrollzwängen, will jedoch keine Therapie machen.

Biografische Anamnese

Das Familienklima in der Kindheit wird als herzlich, warm und anteilnehmend beschrieben, die Beziehung zu beiden Schwestern sei sehr verständnisvoll. Die Mutter wird als deutlich dynamischer beschrieben als der behäbig dargestellte Vater, was zu Spannungen in der Ehe der Eltern führt, die auch die Patientin belasten. Die Mutter habe ihrerseits nach den Trennungsgedanken des Mannes vor drei Jahren eine Trennung in Erwägung gezogen, sei jedoch zu unsicher und grüble über diesen Schritt nach. Die Mutter leidet seither verstärkt an Zwangsbefürchtungen. Eine Freundin habe erfahren, dass ihr Partner sie lange belogen hatte und fremdgegangen war, seither ist die Patientin wg. der Verlässlichkeit von Männern und der Einschätzung von ihnen durch Frauen zusätzlich verunsichert. – In der Oberstufe wurde sie von einer ehemaligen Freundin gemobbt, aus Neid auf ihre Beziehung zu einem in der Klasse beliebten Jungen. Ihr erster Freund zog sich überraschend zurück, ohne Erklärung, tratschte dann in beleidigender und entwürdigender Weise in sozialen Medien über intime Erfahrungen mit ihr.

Systemisches Erklärungsmodell

Kontextfaktoren: Der derzeitige Freund ist ruhig, freundlich, zurückhaltend und etwas adynamisch, was sie stört. Sie erlebt ihn nicht sonderlich sozialkompetent, fühlt sich nicht hinreichend beachtet und umworben. Im Studium erlebt sie durch die hohen Leistungsanforderungen einen gewissen Druck, das Zuhause ist für sie derzeit kein sicherer Ort wg. der Trennungsthematik der Eltern. Ihr Freund mit seiner ruhigen Art vermittelt ihr nur z. T. ein Gefühl, von ihm gewollt zu sein und sich in einer Sicherheit gebenden Beziehung zu befinden.

Belastende Faktoren: Die Patientin ist im Studium unter Druck, außerdem gehen ihr die demütigenden Erfahrungen durch das Mobbing durch eine Schulfreundin und den Ex-Freund nach, sie fühlt sich anhaltend verunsichert. Das Beispiel ihrer Eltern und ihre Freundin hat ihren Vertrauensverlust noch bestärkt: »Es kann immer was los sein, was du nicht mitbekommst, du kannst dir selbst nicht trauen, du hattest noch nicht mal erkannt, was für ein mieser Typ das ist.« Die chronifizierte Zwangssymptomatik der Mutter bestärkt sie in dem Glauben, Grübeleien und Kontrollneigungen seien fast normal und gingen jedenfalls nicht so einfach weg. Vater und Freund bieten kein Halt gebendes Gegenüber, das ihre Erfahrung von Sicherheit anregen würde. Von ihrem Temperament her ist sie jemand, die sich gut aufregen und gut in Emotionalität hineinsteigern kann.

Ressourcenanalyse: Humor, Offenheit, kann gut über sich nachdenken, höherer Schulabschluss, Bildung, anziehendes Erscheinungsbild, kommt gut in Kontakt; Rückhalt von Schwester und Eltern, Beziehung zum Freund

Innerpsychische Muster: Sie lässt sich leicht verunsichern, schafft es nicht, zu dezentrieren und Grübeleien, Perfektionismus etc. zu stoppen, sucht Fehler schnell bei sich statt Probleme interaktionell zu klären, Verletzung ihres Selbstbildes und Wunsch, sich unbedingt zu schützen. Unsicherheit erscheint schwer erträglich, die Patientin übersieht dabei ihre selbstbewussten, lebensfrohen, aparten Seiten, die durchaus vorhanden sind.

Interaktions- und Kommunikationsmuster, Beziehungsstrukturen: Ähnlich wie ihre Mutter sucht die Patientin in unsicheren Situationen Lösungen bei sich, statt zu klären, zu konfrontieren, hält sich mit der Artikulation von Bedürfnissen zurück, ist dann aber enttäuscht und hinterfragt die Beziehung umso mehr. Durch das zwanghafte Hinterfragen ihrer Heterosexualität schont sie letztlich den Partner, nimmt eine scheinbar schwache Position ein, statt offen zu ihren Wünschen nach einer häufigeren, erfüllenden, abwechslungsreichen und leidenschaftlichen Intimität zu stehen. Im Kontakt mit ihrer Mitschülerin und ihrem Ex-Freund wusste sie sich nicht gut zu schützen.

Bedeutungsgebungen: Ihr Freund findet, dass sie sich zu sehr anstellt. Sie selbst fühlt sich den Zwängen hilflos ausgeliefert und vermutet einen Zusammenhang zu früheren belastenden Erfahrungen. Ihr ausgeprägter Wunsch, Dinge im Griff zu haben, macht sie anfällig für Zwänge. Die Ideen, nicht mehr verletzt werden zu wollen und nicht verlassen oder hintergangen werden zu wollen, sind verständlich, führen letztlich zu einem Fortbestehen der Symptome.

Problemfördernde Muster und untaugliche Lösungsversuche: Versuch, Sicherheit auf kognitive Weise bzw. durch Kontrollhandlungen zu erlangen; dieses Mehr-desselben-Muster führt zu einem Fortbestehen der Zwänge, Versäumen einer körperlichen, emotional begründeten Erfahrung eines Sicherheitserlebens auch in ungewissen Lebenslagen, im Sinne eines Gefühls von Kohärenz.

Anliegen: Sich sicher fühlen, keine Ängste haben, in der Lage sein, ihre Partnerschaft genießen zu können.

Gemeinsam entwickelte Problemdefinition: Als temperamentvoller Mensch reagiert sie rasch emotional, was sie lebendig macht, aber dadurch ist sie auch leichter zu verunsichern. Sie neigt dazu, Sicherheit durch Grübeln finden zu wollen, was nicht recht funktioniert, der Problemlöseversuch wird zum Problem. Noch immer stecken die belastenden traumatischen Erfahrungen mit dem ersten Freund ihr in den Knochen. Durch die Erfahrung von Konflikten bei den Eltern und von Untreue im Bekanntenkreis hat sie sich weiter verunsichern lassen. Mit den Grübelgedanken, lesbisch sein zu können – was sie erklärtermaßen nicht ist –, schont sie letztlich sich und den Freund vor konstruktiven Gesprächen darüber, was sie voneinander wollen. Ihr derzeitiger Freund ist sehr lieb, sie fühlt sich aber als Person nicht recht validiert, weil er ihr so wenig entgegenhält.

5) Diagnose zum Zeitpunkt der Antragstellung

Zwangsgedanken F 42.0 G

6) Behandlungsplan und Prognose

	Therapieziele	Behandlungsplan
1.	Aufbau einer tragfähigen therapeutischen Beziehung	*Joining,* kongruentes, empathisch wertschätzendes Auftreten; Symptom würdigen als Lösungsversuch
2.	Wissensabgleich und Aufklärung; Förderung eines gemeinsamen Verständnisses der Symptomatik	Information über neuropsych. Aspekte von Grübelschleifen; Vertiefung des Problemverständnisses – Beziehung von Grübeln und Affektlage; Grübeln als kontraproduktiven Versuch darstellen, sich Sicherheit zu verschaffen, der unsicher macht; funktionale Zusammenhänge begreifbar machen
3.	Ressourcenaktivierung, Selbstwertgefühl stärken	Anregung anderer emotionaler Reaktionen als Antidot gegen innere Anspannung, Ängste und Sorgen, Fitness, Inliner, Singen, soziale Kontakte, Sprechchöre, auch auf Smartphone, Musik-Playlisten – auch Selbstvalidierung

	Therapieziele	Behandlungsplan
4.	Grübeln und Sorgenkreislauf unterbrechen	Sorgenstuhl, paradoxe Symptomverschreibung, humorvolles paradoxes Übertreiben, körperorientierte Techniken (Atemübungen, sicherer Ort), Achtsamkeitsübungen
5.	Bedeutungsgebungen verflüssigen; neue Narrative und Sinngebungen finden; Ungewissheit als zum Leben dazugehörend erkennen	Systemische zirkuläre Fragen, Teilearbeit zu selbstkritischen Anteilen, Suche nach Ausnahmen, Beobachtungsaufgaben mit gezielter Aufmerksamkeitslenkung; humorvolles Hinterfragen von starren Glaubenssätzen
6.	Partnerschaftliche Themen klären	Klärungsgespräche mit dem Freund, offene Aussprachen hinsichtlich der Beziehung und der Sexualität, Arbeit an der Kommunikation, für eigene Bedürfnisse einstehen, Konflikte normalisieren, Ängste vor Verlassenwerden relativieren
7.	Das Vermeiden vermeiden	Sich einer gewissen Unvorhersehbarkeit aussetzen, statt Kontrolle haben zu wollen; zwanghaftes Vermeiden vermeiden; Experimente: neben Frauen sitzen, in der Sauna, im Hallenbad, im Nahverkehr; Zwangsgedanken verlachen, achtsamkeitsbasierte Strategien
8.	Bearbeitung traumatischer Erfahrungen	Traumatherapeutische Techniken, Validierung ihres Erlebens, biografische Techniken, Rituale
9.	Herkunftsfamilienthemen	Sich aus den Konflikten der Eltern heraushalten; nicht den Kontrolljob der Mutter machen wollen, nicht ihrem Partner den Groll auf den Vater und Dritte überstülpen
10.	Selbstbild jenseits der Problemhaftigkeit	Identität ist mehr als sexuelle Präferenzen, Zukunftsvisionen, Narrativ jenseits der Opferrolle

Prognose

Gute Prognose bei hoher Therapiemotivation, aktive Mitwirkungsbereitschaft auch des Partners

Beantragt werden für die Patientin 36 Stunden Systemische Therapie in Einzel- und z. T. in Paarsitzungen, ggf. auch punktuell mit den Eltern (MPS), die üblicherweise in wöchentlichem Abstand, gegen Ende vierzehntägig und später mit größeren Abständen geführt werden sollen. Die dichtere Sitzungsfrequenz erscheint in Anbetracht der bereits länger bestehenden Symptomatik geboten.

Beispielbericht 3: Essstörung
Bericht zum Erstantrag Langzeittherapie

(Chiffre J aa.bb.cc)

1) Relevante soziodemografische Daten
Die Patientin C., 14 J.[16], besucht die achte Gymnasialklasse, die Schwester, 17 J., beginnt in Kürze eine MTA-Lehre und wird dazu fortziehen. Die Mutter (44 J.) ist Verwaltungsangestellte, der Vater, 48 J., arbeitet als Werkzeugmacher. Im Hause lebt die Großmutter vs. (74 J.), der Großvater vs. verstarb vor zwei Monaten. Die Großeltern ms. leben ca. eine knappe Fahrstunde entfernt.

2) Symptomatik und psychischer Befund
Die Patientin wird von der Mutter auf Anraten ihres Kieferorthopäden angemeldet, dem bei der letzten Behandlung die massive Gewichtsabnahme aufgefallen war. Wegen positiver Vorerfahrungen mit der eigenen Tochter empfahl dieser eine psychotherapeutische Behandlung beim Referenten. Bei einer Körpergröße von 1,64 m und einem Gewicht von 40 kg besteht ein BMI von 14,5.

Psychischer Befund
Es handelt sich um eine altersangemessene, jugendlich gekleidete Patientin, die deutlich kachektisch ist. Im Kontaktverhalten ist sie offen und wirkt recht erwachsen. Sie ist in allen Qualitäten voll orientiert, keine mnestischen Einbußen, Aufmerksamkeit unauffällig. Ich-Störungen, formale oder inhaltliche Denkstörungen sind nicht vorhanden. In der Stimmungslage ist sie gut schwingungsfähig. Eine akute Selbst- oder Fremdgefährdung wird verneint.

Krankheitsverständnis: Das anorektische Essverhalten erscheint der Patientin und ihrer Familie unbegreiflich.

3) Somatischer Befund / Konsiliarbericht
s. Konsiliarbericht
keine Medikation
keine Vorbehandlungen

---
16 Der Bericht wird hier aufgeführt in der optimistischen Annahme einer baldigen sozialrechtlichen Anerkennung der Systemischen Therapie mit Kindern und Jugendlichen.

4) Behandlungsrelevante Angaben zur Lebensgeschichte, zur Krankheitsanamnese und zum systemischen Erklärungsmodell

Vor ca. 10 Wochen Tod des im Hause lebenden Großvaters vs. nach langer onkologischer Erkrankung (Magenkrebs), zuletzt hatte er nicht mehr essen können. C. zeigte eine Trauerreaktion; von einer magersüchtigen Mitschülerin erhielt sie auf einer Klassenfahrt den Hinweis, Fasten würde die Stimmung heben, seither massive Gewichtsreduktion. Die im Hause lebende Großmutter klagt über den Verlust ihres Mannes und bindet die Patientin, deren ältere Schwester sowie Vater und Mutter der Patientin stark in ihr Leben ein. Die Schwester litt für kürzere Zeit an einer anorektischen Reaktion, ist seither unauffällig. Beide Eltern sind adipös, versuchen seit Jahren erfolglos abzunehmen.

Systemanalyse

Somatische Muster: Eigendynamik der Magersucht, Abneigung gegen bestimmte Speisen usw., Veränderung kognitiver Prozesse durch Unterernährung

Belastende Faktoren: Tod des Großvaters, Anspruch der Großmutter, die Enkeltöchter sollen sich um sie kümmern und bei ihr im Schlafzimmer schlafen, nicht abgeschlossene Trauer, Erinnerungen an die Zeit der schweren Krankheit und das Abmagern des Großvaters. Dauerkonflikt zwischen der Großmutter sowie dem Vater, der Mutter und der älteren Schwester; bevorstehender Auszug der Schwester, beengte Wohnverhältnisse in einem Mehrgenerationenhaushalt.

Ressourcen: Vom überweisenden Arzt geweckte positive Erwartungshaltung an die Behandlung, gute Auffassungsgabe, hoher familiärer Zusammenhalt, Bereitschaft, aktiv zu werden, herzliche Familienbeziehungen, gute kognitive Fähigkeiten, Verbundenheit, Schwester konnte anorektische Reaktion überwinden

Innerpsychische Muster: C. leidet an einer nicht abgeschlossenen Trauer. Gegenüber ihrer Mitschülerin gibt es eine Loyalität in Sachen Fasten. Durch das restriktive Essen erlangt sie ein Gefühl von Sicherheit und Kontrolle sowie Überlegenheitsgefühle gegenüber den Eltern, die seit Jahren gerne abnehmen wollen und es nicht schaffen. Die Bereitschaft, Konflikte zu klären, ist angesichts mangelnder guter Konfliktlöse-Erfahrungen gering.

Kommunikations- und Interaktionsmuster und -strukturen: Anhaltende Konflikte der Familie mit der Großmutter, Rivalität zwischen den Großeltern auf beiden Seiten, die über die Enkel ausgetragen wird; z. B. über die Schulnoten, Zustecken von Süßigkeiten, Geldgeschenke. Die Patientin gibt an, in einer Zwickmühle zu sein, sie möchte sich mit beiden Seiten gut stellen, manche Dinge könnten nicht offen angesprochen werden, sie ist in die Rolle einer »Briefträgerin« geraten zwischen den Eltern plus der Schwester vs. der Großmutter. Persistierende intensive Konflikte mit der Großmutter werden nicht abgeschlossen oder geklärt. Ihre Symptome helfen dabei, sich in eine neutrale Position zurückziehen zu können. Es gibt diffuse interpersonelle Grenzen, mehrgenerationale Konflikte werden über Tage hinweg unter Einbeziehung von entfernt lebenden Verwandten fortgesetzt. Zwischen der mütterlichen und der väterlichen Herkunftsfamilie besteht eine Spaltung. Die Patientin sitzt emotional zwischen den Stühlen. Ihr Vater hält bei Konflikten zu seiner Frau, schützt sie aber nicht effektiv vor verbalen Angriffen der Schwiegermutter, was zu einem resignierten Rückzug der Mutter geführt hat.

Problemfördernde Muster und untaugliche Lösungsversuche: Fasten ermöglicht ein Gefühl von Selbstkontrolle, die Eltern reden, setzen aber keine adäquaten Grenzen. Die Esssymptome verschaffen ein Alibi, sich dem Dauerstreit zwischen Eltern und Schwester mit der Großmutter vs. zu entziehen. Ineffektives, beschwichtigendes Reden der Eltern mit der Großmutter vs., sie hoffen vage auf Einsicht.

Bedeutungsgebungen: Eigenständigkeit und Grenzsetzungen werden als Unbotmäßigkeit behandelt, Zusammenhalt ist ein hoher Wert, sich zu trennen oder etwas Eigenes zu tun, wird sanktioniert.

Anliegen: Normalgewicht. Mit in den Urlaub fahren dürfen.

Gemeinsam entwickelte Problemdefinition: Die Familie und insbesondere die Großmutter trauern noch, die Erkrankung des Großvaters und der Tod gehen allen noch nach, Trauergefühle legen sich oft auf den Appetit; die Wette mit der Freundin hat sie verleitet abzunehmen, Fasten als Versuch, sich einer schwierigen Konfliktsituation zu entziehen, Hilfe der Eltern und der Schwester ist nötig für C.; die Großmutter benötigt Unterstützung ihres Sohnes, des Vaters der Patientin, um ihre Trauer zu überwinden. Die Kernfamilie soll C. unterstützen zu essen, gemeinsam trauern und Wege finden, mit unterschiedlichen Interessen gut umzugehen.

5) Diagnose zum Zeitpunkt der Antragstellung

Anorexia nervosa F 50.0 G

6) Behandlungsplan und Prognose

	Therapieziele	Behandlungsplan
1.	Aufbau einer tragfähigen therapeutischen Beziehung	*Joining*, kongruentes, empathisch wertschätzendes Auftreten
2.	Wissensabgleich und Aufklärung	Vertiefung der gemeinsamen Problemdefinition, Aufklärung Set-Point, Stimmung, Denken und Hungern
3.	Stabilisierung des Gewichts	5+2 Mahlzeiten, Bewegungshaushalt drastisch herunterfahren, Angebot 300 g p. W. zuzunehmen, Einteilen des Essens durch die Mutter, wöchentliches Wiegen und Blutbild beim Arzt, per Fax an den Behandler
4.	Einbeziehung und Auflösung der Konflikte mit der Großmutter vs.; C. aus ihrer Rolle befreien	Gespräche mit der Großmutter, Verabredung fester Zeiten, in denen sich der Vater, also ihr Sohn, um sie kümmert, dadurch Entlastung der Enkeltöchter
5.	Klärung und Unterstützung von klaren Grenzen	Respektieren von individuellen Äußerungen und Interessen; Subsystem der beiden Schwestern; invariante Verschreibung: Eltern unternehmen etwas für sich; paradoxes Bremsen. Vater soll nicht drängen zuzunehmen, sondern sagen: »Nimm zu, aber in einem stetigen Tempo«, um die Angst vor einer zu raschen Zunahme zu nehmen
6.	Klare Kommunikation und offene Allianzen	Themen zwischen den Eltern klären, Umgang mit nicht gelebten Wünschen und Sehnsüchten, mal reisen, mal ein Wochenende fortgehen etc.
7.	Hilfen bei der Ablösung	Veränderungen durch den bevorstehenden Auszug der Schwester vorwegnehmen
8.	Zukunftsperspektiven, Rückfallprophylaxe	Reise, Besuche von C. bei Verwandten, Zeitlinienarbeit

Prognose

Die Prognose ist bei einer hohen Behandlungsmotivation günstig. Beantragt werden 36 Therapieeinheiten, die im Familien/MPS- und im Einzelsetting durchgeführt werden sollen. Vier Sitzungen sind für die Rezidivprophylaxe reserviert. In Anbetracht der erforderlichen Doppelstunden wird im Hinblick auf die Schwere der Symptomatik voraussichtlich später eine Verlängerung um weitere 12 h beantragt werden.

Beispielbericht 4: Somatoforme autonome Funktionsstörung
Bericht zum Erstantrag Langzeittherapie

(Chiffre C aa.bb.cc)

1) Relevante soziodemografische Daten

Die 33-jährige Patientin ist ausgebildete Ergotherapeutin. Sie arbeitet in U. in einer Vollzeitstelle in einem großen Reha-Werk. Aufgewachsen ist sie in dem sechs Fahrstunden entfernt liegenden N. Ihr Mann, 34 J., ist Ingenieur und arbeitet in der chemischen Industrie.

2) Symptomatik und psychischer Befund

Die Patientin berichtete, seit vielen Jahren an Übelkeit beim Einnehmen von Mahlzeiten in öffentlichen Situationen zu leiden, was ihr regelmäßig passiere, wenn sie es doch einmal probiert. Sie habe seit langer Zeit Angst davor, in diesen Situationen erbrechen zu müssen, und vermeide es deshalb auszugehen. In der Arbeit habe sie fachlich einen guten Stand, könne sich gegenüber Kolleginnen und der Leitung aber nicht gut durchsetzen. Sie versuche immer, es allen recht zu machen. Insgesamt sei sie in sozialen Situationen eher scheu und habe wenig Selbstbewusstsein. Eigentlich sehne sie sich danach, schwanger zu werden, sie fürchtet sich aber davor bzw. rechnet fest damit, ihre Mahlzeiten nicht bei sich behalten zu können und nicht genügend Nahrung zu sich zu nehmen, um ein Baby ernähren zu können. In dieser Situation quält sie sich sehr und grübelt, was sie tun könne. Ihr Mann sei eine große Stütze, er versuche sie zu beruhigen, was ihr aber meist nicht wirklich helfe.

Psychopathologischer Befund

Es handelt sich um eine unsichere, blass wirkende 33-jährige Patientin, die sich unauffällig gibt und kleidet. Sie ist in allen Qualitäten voll orientiert, keine mnestischen Einbußen. Affektiv ist sie gut schwingungsfähig, bei deutlich ängstlichem Grundaffekt. Es bestehen keine formalen oder inhaltlichen Denkstörungen, keine Ich-Störungen, es gibt aber eine persistierende Angststörung. Keinerlei Hinweise auf eine Selbstgefährdung.

3) Somatischer Befund/Konsiliarbericht

s. Konsiliarbericht
keine Medikation

Vorbehandlungen: VT als LZT mit 60 h vor drei Jahren, Besserung des Selbstwertgefühls, ohne Fortschritte bei der funktionellen Störung, Essen in sozialen Situationen ist unverändert kaum möglich.

4) Behandlungsrelevante Angaben zur Lebensgeschichte, zur Krankheitsanamnese und zum systemischen Erklärungsmodell

Frau C. wuchs in einem kleinstädtischen Milieu auf. Der Vater (59 J.) ist Elektroingenieur, die Mutter (57 J.) Versicherungsfrau. Es gibt einen Bruder, 28 J., der in der Kindheit sehr verwöhnt wurde, kaum Freunde und keine Partnerin hat und noch immer bei den Eltern wohnt. Die Großmutter mütterlicherseits und die Mutter der Patientin werden als ängstlich und überbehütend beschrieben. Die Großmutter entwickelte nach der dramatisch verlaufenden Flucht am Ende des Zweiten Weltkrieges aus dem Osten eine Angststörung. In einer späteren Schwangerschaft verlor sie ein Kind, ein weiteres Kind verstarb durch plötzlichen Kindstod, was in der Familie lange tabuisiert wurde. Heute würde Frau C. bei Besuchen noch immer darauf festgelegt werden, dass sie nicht frei essen könne wie andere auch und daher zu schwach sei, um ein eigenes Kind haben zu können.

Kontextfaktoren: Die Patientin arbeitet hoch engagiert, fühlt sich jedoch von Vorgesetzten nachvollziehbar nicht wertgeschätzt und ausgenutzt. Diverse verdeckte Konflikte am Arbeitsplatz belasten sie. Mit Überschreiten des 30. Lebensjahres wurde der Wunsch nach Familiengründung stärker (»Eigentlich willst du dich hier nicht weiter ärgern lassen, du hast doch andere Pläne!«). Der Mann bietet ihr Rückhalt, strahlt Sicherheit aus, sie vermag diese Seite jedoch nicht in sich selbst wachzurufen.

Belastende Faktoren: Latente Unzufriedenheit mit ihrer Position am Arbeitsplatz, Sorgen wg. ihres biologischen Alters, Besuche von Freundinnen mit Kindern als Belastung, negative Botschaften von Eltern, enge ambivalente Bindung an die Familie; wenig Freunde und soziale Unterstützung in der Region

Ressourcenanalyse: Gute Partnerschaft, partnerschaftliche Unterstützung, qualifizierte Ausbildung und Arbeit, gute Auffassungsgabe, Kreativität, sie weiß, was sie will, letztlich gibt es eine hohe Anteilnahme der Herkunftsfamilie

Innerpsychische Muster: Mit ihrer Versagensangst und der Furcht, ihr könne übel werden und sie könne kein Kind ernähren, wahrt sie die Loyalität gegenüber den Eltern, die ihr ständig gesagt haben, wie insuffizient und wie schwach sie sei. Durch ihre Symptome gibt sie ihnen quasi recht. Frau C. versucht sich zu zwingen, dass es ihr gut geht. Sie bemüht sich, sich auf rationaler Ebene zu beruhigen, was nicht funktioniert und sie nur unruhiger macht und ihr Insuffizienzgefühl weiter stärkt.

Interaktions- und Kommunikationsmuster, Beziehungsstrukturen: Die Beziehung zu ihrem Mann ist ausgeprägt komplementär, sie erlebt sich als schwach und er versucht ihr zu sagen: »Das siehst du falsch – du bist nicht schwach!« Dies bringt sie auf einer anderen Ebene in die Rolle einer Person, die die Dinge nicht richtig sieht. Bei Besuchen bei ihren entfernt lebenden Eltern wird sie noch immer auf die Rolle einer nicht belastbaren Person festgelegt, ob sie sich denn eine Schwangerschaft wirklich zutraue, ob sie denn überhaupt genug essen werde, sie schaffe es ja noch nicht mal jetzt … Von den Eltern hört sie: »Wir haben es dir ja immer gesagt, dass du schwach bist.« Das Symptom kann als Metapher für ein Beziehungsgeschehen verstanden werden: Im Betrieb, in der Partnerschaft und gegenüber den Eltern verharrt sie in einer Rolle als klein und abhängig und konkurriert um die Anerkennung, die der Bruder seit Jahren von den Eltern bekommt, der dafür aber in einer dependenten Position verharrt.

Bedeutungsgebungen: Die Patientin und ihr Mann gehen davon aus, dass sie eine »innere Sperre« habe. Herr C. meint, sie habe Komplexe von früher bzw. müsse erkennen, dass sie das doch alles nicht nötig habe und sich keine Sorgen machen solle. Frau C. nimmt an, dass ihre Ängste vielleicht ein Beleg seien, dass sie tatsächlich irgendwie insuffizient sei. Die Patientin sieht das seit Langem bestehende Problem mit dem Unwohlsein als Beleg ihrer Schwäche und Bestätigung der elterlichen Botschaft, nicht belastbar zu sein. Das Rückzugs- und Vermeidungsverhalten erscheint ihr als logischer Problemlöseversuch. Das Familien-Weltbild war geprägt von Angst und Sorge. Sie will es den anderen recht machen. Kinder sind wichtig für eine Frau – aber da gibt es die große Sorge, ein Kind nicht halten zu können. Position mangelnder Kohärenz, kein Verständnis, was los ist, keine Handhabbarkeit, nicht wissen, was sie tun kann, bei gleichzeitiger hoher Sinnhaftigkeit – es muss unbedingt etwas geschehen!

Problemfördernde Muster und untaugliche Lösungsversuche: Ihr Lösungsversuch bestand lange Zeit in einer abwartenden Haltung, sie hat gewartet, dass die Beschwerden irgendwie nachlassen werden, am Arbeitsplatz, aber auch bei ihrer Angst zu erbrechen hat sie Rückzugsverhalten gezeigt. Innerlich hat sie sich Druck gemacht und versucht mit dem Kopf zu zwingen, locker zu werden, damit ihr nicht übel werde, wobei sie ihre vegetativen Reaktionen ängstlich beobachtete, ob es nicht doch erste Anzeichen einer beginnenden Übelkeit gäbe. Letztlich ist dies eine Fortsetzung des Versuchs, Sicherheit durch Leistung zu erhalten (»alles richtig machen«) und sich zu kontrollieren. Aufseiten des Partners: Zuwendung, Bestätigung, allerdings nicht in einer Weise, die sie über sich hinauswachsen lässt.

Anliegen: Die Patientin möchte sich sicherer fühlen, ein besseres Selbstgefühl haben, mit Freunden unbeschwert essen gehen können und ein Kind bekommen oder auch mehrere.

Gemeinsam entwickelte Problemdefinition: Das Symptom kann als Metapher für ein Beziehungsgeschehen bzw. einen anstehenden Entwicklungsschritt verstanden werden, hin zu einer stärkeren Selbstakzeptanz und Selbstvertrauen, dem Aufgeben einer starren komplementären Rolle, dem Aneignen der vorhandenen Ressourcenteile und Kompetenzen in ihr inneres Glaubenssystem und der Nutzung von anderen Wegen zu einem Gefühl innerer Stärke jenseits des Versuchs, sich vom Kopf dazu zu bringen, locker zu sein. Damit würde sie sich auch verabschieden von alten Familienbildern, ein neues Bild entwickeln, wie sie mit ihrem Mann im Leben steht.

5) Diagnose zum Zeitpunkt der Antragstellung

Autonome Funktionsstörung des oberen Gastrointestinaltraktes F 45.31 G

Soziale Phobie F 40.1 G

Die Kriterien einer Essstörung oder einer selbstunsicheren Persönlichkeitsstörung sind nicht erfüllt.

6) Behandlungsplan und Prognose

	Therapieziele	Behandlungsplan
1.	Aufbau einer tragfähigen Beziehung	*Joining*, Wertschätzung, Reframing ihrer Erfahrungen
2.	Aufklärung und Wissensabgleich	Patientin berichtet als Expertin; Kenntnisstand über körperliche und systemische Zusammenhänge; Erläuterung von selbsterfüllenden Vorhersagen, Selbstbeobachtungsschleifen
3.	Arbeit an der Legende schwache(r) Frau(en); Veränderung des problemgesättigten Narrativs	Ausnahmen finden – jenseits der Schwäche, Geschichten, in denen sie stark, fröhlich, witzig etc. war; Makro-Reframing, biografische Techniken, Aufstellungen und Zeitlinienarbeit
4.	Stimmungslage wandeln, Hoffnung induzieren	Zugang zu kreativen, lustigen Seiten als Antidot gegen kleinlaute Gefühle, Chor der inneren Stimmen; Symptome externalisieren und gestalten; paradoxes Rollenspiel und So-tun-als-ob-Rituale
5.	Änderung des Problemlöseversuchs des Partners	Gespräche über hilfreiche und weniger hilfreiche Umgangsweisen; Partner soll eigene ineffektive Beruhigungsversuche paradox übertreiben, mit Witz und Charme auflösen
6.	Zugang zu einem von Souveränität geprägten Selbsterleben	Imagination, Zentrierungsübungen, Teilearbeit; Singen u. Sprechchöre als Antidot gegen Ängste
7.	Selbstsicherheit; auch am Arbeitsplatz	Systemische Rollenspiele, auch paradoxe Musterübertreibungen
8.	Biografische Arbeit an generationsübergreifenden Themen; Bild von Frauen und Müttern, Auflösung von Bildern aus der Herkunftsfamilie	Narrative Techniken, Linie Großmutter, Mutter, sie selbst, Differenzierungsschritte, auch als Hausaufgabe, bei Besuchen etc. eine differenzierte Position einnehmen
9.	Gefühl von Kohärenz	Akzeptanz der Lebenssituation, Zentrierungs- und achtsamkeitsbasierte Strategien, wohlfühlen; Leben, Essengehen genießen können und dafür etwas tun können

Prognose

Die Patientin ist insbesondere wg. ihres Kinderwunsches hochmotiviert, die Prognose kann als gut eingeschätzt werden.

Beantragt werden für die Patientin 36 h, die 14-tägig im Einzel- und im Paarsetting (MPS) stattfinden sollen, 3 Sitzungen sollen der Rückfallprophylaxe dienen. Im Hinblick auf die erforderlichen doppelstündigen Sitzungen im MPS wird voraussichtlich ein Fortsetzungsantrag auf ein Kontingent von 48 h erforderlich werden.

Beispielbericht 5: Substanzgebrauchsstörung
Bericht zum Erstantrag Langzeittherapie

(Chiffre Z aa.bb.cc)

1) Relevante soziodemografische Daten

Herr B., 50 J., arbeitet im eigenen landwirtschaftlichen Betrieb mit spezialisiertem Anbau, keine Viehwirtschaft; er wird unterstützt von der Frau, 42 J., die als Bürokraft tätig ist, und dem vierzehnjährigen Stiefsohn.

2) Symptomatik und psychischer Befund

Die Frau habe ihm »die Pistole auf die Brust« gesetzt; wenn er nicht aufhöre zu trinken und sich therapeutische Hilfe hole, werde sie ihn verlassen. Er würde regelmäßig ca. alle drei Monate zu trinken anfangen, er stürze dann regelmäßig ab, sei tagelang »voll«, dies gehe fünf, auch mal acht oder zehn Tage am Stück. Er könne dann längere Zeit nicht arbeiten, die Existenz des Betriebes sei zunehmend gefährdet. Der Stiefsohn verachte ihn für seine Schwäche, andere Landwirte würden bereits über ihn reden. Wegen seines Verhaltens fühle er sich schlecht und habe Schuldgefühle. Bei genauerer Exploration zeigen sich ausgeprägte, seit Jahren bestehende rezidivierende depressive Episoden mit Antriebsschwäche, Lustverlust und depressiven Gefühlen, die den Alkoholexzessen vorausgehen.

Psychischer Befund

Altersentsprechend wirkender 50-jähriger Patient, zurückhaltend im Kontakt, bedächtig im Ausdrucksverhalten. Er ist in allen Qualitäten voll orientiert, keine mnestischen Einbußen, keine Konzentrationsstörungen. Die Affektlage ist subdepressiv. Keine Ich-Störungen, formale und inhaltliche Denkstörungen. Derzeit nur mäßiger Genuss von Alkohol, keine akute Selbst- oder Fremdgefährdung erkennbar.

Problemsicht des Patienten: Alkoholismus als Charakterschwäche, »Ich lasse mich gehen!«, »Du darfst dich nicht gehen lassen!«

3) Somatischer Befund / Konsiliarbericht

s. Konsiliarbericht
keine psychopharmakologische Medikation
Alkoholkonsum: ca. alle drei Monate exzessiv über fünf bis zehn Tage am Stück, meist Schnaps/Obstbrände. Der Patient ist bereit, im Rahmen der Therapie auf Alkohol zu verzichten.
Keine Vorbehandlungen. Der Hausarzt wird nur ganz selten aufgesucht.

4) Behandlungsrelevante Angaben zur Lebensgeschichte, zur Krankheitsanamnese und zum systemischen Erklärungsmodell

Krankheitsanamnese: Bei genauerer Nachfrage treten immer wieder depressive Phasen auf, die von der ausweglos erscheinenden wirtschaftlichen Lage des Hofes genährt werden, mit Zweifeln, depressivem Rückzug und einer wachsenden schlechten Stimmung. Seine Frau fühlt sich überfordert mit seinen Sorgen und Fragen hinsichtlich der Betriebsführung, weicht aus, was bei ihm das Gefühl auslöst, alleingelassen zu sein, was dann zu dem exzessiven Trinken führt. Er hat mit niemandem über seine Sorgen geredet, er sieht seine wiederkehrende niedergedrückte Stimmung nicht als Depression an.

Systemanalyse

Kontextfaktoren: Die Mutter des Patienten verstarb, als er 12 J. alt war, der Vater vor acht Jahren. Es gibt keine Geschwister. Die Frau, 42 J., kam als Spätaussiedlerin nach Deutschland, sie arbeitet als Bürokraft. Der Stiefsohn, 14 J., stammt aus der ersten Ehe der Frau. Zur Landwirtschaft hat die Frau keinen wirklichen Bezug. Sie versorgt saisonal eine größere Zahl Erntehelfer. Der Traditions-Familienbetrieb stand lange wirtschaftlich gut da, es scheint jedoch abzusehen, dass dieser wegen der Konkurrenz durch Billigimporte nicht mehr lange rentabel sein wird. Zu der hohen Arbeitsbelastung kommen damit existenzielle Sorgen um die Einkommensentwicklung und die Zukunft des Betriebes hinzu. Außerdem ist der Hof durch die häufigen alkoholbedingten Ausfälle gefährdet. Es gibt wenig Freizeit und kaum Freunde und Gesprächspartner.

Belastende Faktoren: Hohe Arbeitsbelastung durch den Hof, Zukunftssorgen, Frau ist nicht in der Landwirtschaft groß geworden. Keine eigenen Kinder zu haben belastet unterschwellig. Gelegentliche Unstimmigkeiten mit Stiefsohn, hohe Belastung durch Unterbringung und Verpflegung von Erntehelfern; wenn es Kontakt zu Kollegen gibt, wird dort getrunken.

Ressourcenanalyse: Der Patient ist sehr pfiffig, kennt sich wirtschaftlich gut aus, denkt vorausschauend, ist die Selbstständigkeit gewohnt; Bereitschaft, Dinge in die Hand zu nehmen, Resilienz, Familienstolz. Die Beziehung zur Frau ist herzlich und im Grunde tragfähig, der Stiefsohn ist eine große Unterstützung und Ansporn.

Somatische Ebene: Eigendynamik von Alkohol als Betäubungsmittel gegen unliebsame Gefühle

Innerpsychische Muster: Herr B. erlebt einen Vermeidungs-Vermeidungs-Konflikt; den Betrieb aufzugeben erscheint ebenso wenig als Option wie ihn fortzuführen. Da seine Mutter früh verstarb, ist er gewohnt, Dinge mit sich auszumachen. Über Probleme zu sprechen und diese zu klären, ist kein vertrauter Lösungsweg. Die zunehmenden Sorgen fördern depressive Reaktionen; Trinken dient kurzfristig als scheinbare Lösung.

Kommunikations- und Interaktionsmuster, Beziehungsstrukturen: Die Beziehung zur Frau ist insgesamt gut, allerdings geprägt von einem niedrigen partnerschaftlichen Austausch, Sorgen werden nicht geteilt, insgesamt wenig durchlässige kommunikative Grenzen. Sozial besteht eine gewisse Isolation.

Bedeutungsgebungen: Anspruch, es irgendwie zu schaffen, Aufgeben gilt für ihn nicht als Option. Finanzielle Sorgen werden als Zeichen gedeutet, nicht hart genug zu arbeiten. Vor anderen möchte er keine Schwäche zeigen, auch nicht vor dem Hausarzt. Er will keine Chemie/Tabletten schlucken, weil dies eine Schwäche wäre. Alkoholexzesse werden als Schande wahrgenommen, was Selbstabwertungen und Schamgefühle triggert, gegen die wiederum Alkohol als Mittel eingesetzt wird.

Anliegen: Mit dem Trinken aufhören, eine bessere Beziehung zur Frau finden.

Problemfördernde Muster und kontraproduktive Lösungsversuche: Alkohol als Lösungsversuch. Das Ertränken der Sorgen funktioniert nur kurzfristig. Er entzieht sich damit einer zunächst nicht lösbaren Situation, verliert Achtung von Frau und Stiefsohn. Er will keine Schwächen zugeben bzw. diese nicht haben und schon gar nicht darüber reden.

Gemeinsame Problemdefinition: Einbettung in die Familiengeschichte und den Strukturwandel in der Landwirtschaft, Traditionsbetriebe haben es schwer, über die Zeit werden schmerzliche Umstellungen erforderlich sein, die seine Eltern sich nie hätten träumen lassen. Als kluger, vorausschauender Mensch versteht er besser als andere, wohin es geht, leidet aber darunter. Depressive Gefühle als Reaktion auf eine Position der Hilflosigkeit, Alkohol als problematischer Lösungsversuch, Ertränken der Sorgen funktioniert nur kurzfristig. Eine gewisse soziale Isolation macht dieses Rückzugsmuster leicht. Als Auswege bietet es sich an, mehr in Kontakt zu gehen, mit der Frau offener zu reden, sich vom Hausarzt helfen zu lassen, zu prüfen, ob Medikamente gegen Depressionen nicht eine bessere Lösung sind als Alkohol. Entwicklung von mehr Lebensfreude, Genießen des Lebens als Familie.

5) Diagnose zum Zeitpunkt der Antragstellung

Rezidivierende Depression F 33.0 G
Alkoholabusus F 10.2 G

6) Behandlungsplan und Prognose

	Therapieziele	**Behandlungsplan**
1.	Aufbau einer guten therapeutischen Beziehung	*Joining*, Interesse an der Lebenswelt des Patienten, transparentes, kongruentes Auftreten
2.	Wissensabgleich Vertiefung des gemeinsamen Problemverständnisses	Wissensabgleich insbesondere über Depressionen, Hinterfragen von Vorurteilen (»Ein richtiger Mann nimmt keine Psycho-Pillen!«), Tabletten als Alternative zu Alkohol ansprechen; Arztbesuch!
3.	Erfragen und Nutzen von Ressourcen	U. a. Bewegung, kleine Unternehmungen etc., mal rauskommen
4.	Neues Verständnis des Alkoholkonsums	Alkohol als Selbstmedikation/Lösungsversuch; Sich-helfen-Lassen als Stärke statt als Schwäche, Antidepressiva als Lösungsoption erkennen
5.	Umgang mit depressiven Krisen Stabilisierung der Affektlage	Vorwegnehmen, Sorgenstuhl als paradoxe Technik, gemeinsame Gespräche mit der Frau; Lösungen für reale Probleme finden, Tetralemma-Aufstellungen, Zeitlinienarbeit; statt Rückzugsverhalten proaktiv Themen angehen
6.	Alternativen finden und nutzen als Ersatz für Rückzug durch Alkohol	Regelmäßige Gespräche mit der Frau; auch persönliche Sorgen ansprechen, partnerschaftliche Unterstützung

	Therapieziele	Behandlungsplan
7.	Entwicklung von Zukunftsszenarien jenseits der engen resignativen betrieblichen Perspektive	Kann die Frau mehr extern arbeiten (was sie gerne machen würde)? Andere Einkommensquellen in der landwirtschaftlichen Genossenschaft, als Experte bei der Landwirtschaftskammer etc., Golfplatz/Reitplatz/Tennisplatz?
8.	Loyalitätsbindung aufgreifen und flexibler machen	Verpflichtung gegenüber den verstorbenen Eltern wg. des Hofes bearbeiten, alternative wirtschaftliche Optionen als gültig erkennen
9.	Partnerschaft als Ressource nutzen	Wiedergutmachungsritual als Ausgleich für belastende Zeiten mit Alkohol, Stärkung der Verbundenheit; Umgang mit Ungewissheit und Skepsis hinsichtlich weiterer Rückfälle
10.	Ansprechen von Enttäuschungen und Skepsis des Sohnes hinsichtlich weiterer Rückfälle Wiedereinnahme der Rolle als Vater	Gespräche mit dem Sohn, ggf. Aktivitäten Übernahme einer eigenverantwortlichen Position durch den Patienten
11.	Rückfallprophylaxe und Zukunftsorientierung	Geschehenes als Vorfälle begreifen, vorbeugen; Zeitlinienarbeit, Rückfallpläne
12.	Anderes Selbstbild, Steigerung Selbstwert, andere partnerschaftliche Balance	Glaubenssätze hinterfragen, z. B. keine Schwäche zeigen; Sorgen teilen können; Umgang mit Scham ermöglichen

Prognose

Ungeachtet der lang anhaltenden Symptomatik ist die Prognose in Anbetracht der hohen Behandlungsmotivation, der hohen Bereitschaft zur Mitwirkung und der Unterstützung durch die Frau günstig. Im Rahmen der probatorischen Sitzungen war es Herrn B. möglich, keinen Alkohol zu sich zu nehmen.

Beantragt werden für den Patienten 36 h Systemische Therapie, die Sitzungen sollen einzeln sowie mit der Frau und z. T. dem Sohn im MPS durchgeführt werden. Eine LZT ist wegen der Dauer der Beschwerden erforderlich.

5.7 Kriterien für möglicherweise nicht hinreichend begründete systemische Berichte an den Gutachter

Im Juni 2019 hatten DGSF und SG eine Reihe erfahrener Systemiker zu Fachgesprächen nach Köln eingeladen, in denen diskutiert wurde, welchen Anforderungen ein systemischer Langzeittherapieantrag genügen sollte. Hinsichtlich der Kriterien bestand ein breiter Konsens. Bei einem Antrag auf das volle Stundenkontingent sollten Fallkonzeption und Antrag der Komplexität des Falles gerecht werden.

Nicht hinreichend begründet wäre nach meiner Auffassung eine Fallkonzeption bzw. ein Therapieantrag mit folgenden Problemen:

- Diagnose passt nicht zu den geschilderten Symptomen
- keine Diagnose im Sinne des ICD-10
- Systemanalyse passt nicht zu den beschriebenen Symptomen und weiteren Angaben
- kein schlüssiges systemisches Erklärungsmodell für das Zusammenspiel von ätiologischen Faktoren auf somatischer, innerpsychischer, interaktioneller Ebene, Bedeutungsgebungen usw.
- Behandlungsplan nicht stringent aus der Systemanalyse abgeleitet
- Behandlungsplan oder Therapiekontingente passen nicht zum Störungsbild
- ambulante Therapie nicht als Versorgungsform indiziert
- Antrag wird für einen Erwachsenen mit einer leichten Störung gestellt, offensichtlich geht es jedoch primär um die Behandlung eines Kindes oder Jugendlichen mit einer substanziellen Störung
- keine hinreichend günstige Prognose
- Behandlungsplan nicht angemessen für die dargestellte Symptomatik
- Behandlungsplan missachtet den aktuellen empirischen Wissensstand
- bei komplexeren Symptomen wird die somatische Prozessebene übersehen
- Krankheitssymptome ausschließlich auf biologische Faktoren oder intraindividuelle Merkmale zurückgeführt
- körperliche Erkrankungen werden ignoriert
- Antrag ist kontextblind
- Patienten werden ausschließlich in einer Opferrolle gesehen, Beschwerden werden einseitig auf eine schlechte Vergangenheit, schlechte Gene, schlechtes »Karma« etc. attribuiert
- Erklärung von Symptomen allein als Folge von strukturellen Merkmalen, Defiziten und früh angelegten inneren Konflikten

- einseitige Orientierung auf Defizite, Ignorieren von Ressourcen
- Verantwortung und Selbstkompetenz des Patienten für Veränderungen werden übergangen
- Anliegen des Patienten(systems) werden nicht aufgegriffen
- redundante Mehr-desselben-Muster werden verkannt
- Ausnahmen von Problemmustern und Lösungsverhalten werden ignoriert
- eine mögliche Sinnhaftigkeit von Symptomen wird außer Acht gelassen
- Ambivalenzen im inneren System werden übersehen
- mögliche Nachteile von therapeutischen Veränderungsschritten werden nicht beachtet
- vorhandene Belastungen infolge von Traumatisierungen, Armut, Diskriminierungen wegen des Genders, sozialer Herkunft, ethnischer Abstimmung, religiöser Faktoren werden missachtet
- die Familiengeschichte(n) wird übersehen, obwohl diese relevant erscheint
- Veränderung wird primär als Erlernen oder Training von Fertigkeiten begriffen
- Beschwerden fallen in den Bereich der Erziehungs-, Ehe-, Lebens- und Sexualberatung
- tautologisches Erklärungsmodell; Auswirkungen einer Störung werden als deren »Ursache« präsentiert
- oberflächliche und pauschale Erklärungsmuster
- statt einer Systemanalyse und einem systemisch begründeten Behandlungsplan werden vorrangig Begriffe und Techniken anderer Therapieschulen benannt
- Mischung mit Interventionen aus Verhaltenstherapie, tiefenpsychologischer Therapie etc. (also keine »Exposition« machen, sondern eine Kehrtwendung um 180° im Sinne des MRI: Umkehrung des problemerzeugenden Lösungsversuchs, statt wegrennen auf die gefürchtete Situation bewusst zugehen, nicht »Deutung«, sondern »Umdeuten, Reframing«).

6 Vorgehensweisen bei spezifischen Störungsbildern

Behandlungspläne allgemein und Berichte an den Gutachter im Besonderen sollen maßgeschneidert für jeden individuellen Behandlungsfall unter aktiver Beteiligung der Patienten entwickelt werden. Allzu schablonenhaft wirkende Angaben wie aus dem Textbaukasten sind zu vermeiden. Die Fallkonzeption soll »leben« und deutlich machen, wie die mit dem Patienten verabredeten Behandlungsschritte bzw. systemischen Interventionen zu den vorgetragenen Beschwerden und den Anliegen des Patienten passen.

In den folgenden Abschnitten finden sich allgemeine Informationen zu Störungsbildern, die in der Psychotherapie-Richtlinie (§ 27) aufgelistet sind. Aufbereitet werden jeweils einige Grundlagen zu den verschiedenen Beschwerdebildern präsentiert, gefolgt von einer Reihe von Ansatzpunkten, Interventionen und Vorgehensweisen für einen Behandlungsplan und ggf. Therapieantrag. Diesen wird der Therapeut in jedem Fall gemeinsam mit dem oder den Patienten, abhängig von den jeweiligen Anliegen, konzipieren. Bei der Auswahl von Behandlungsstrategien besteht therapeutische Freiheit – viele Wege führen nach Rom. Doch einige führen auch nicht dorthin, sind zu umständlich und würden allzu lange dauern.

Dabei sind im Wesentlichen drei unterschiedliche Klassen von therapeutischen Zugangsweisen zu beachten. Es gibt generische Strategien, die sich aus der Kenntnis der allgemeinen Therapiefaktoren ableiten – gutes Arbeitsbündnis, Wecken von Hoffnung, Orientierung am Auftrag des Patienten, Überprüfung des Therapieprozesses und ggf. Anpassung der Therapieziele usw. Eine Reihe solcher allgemeiner Therapieziele wird am Ende dieses Abschnittes aufgeführt. Ein systemischer Behandlungsplan bzw. Therapieantrag kann regelmäßig mit allgemeinen Angaben eingeleitet werden.

Ein zweiter Bereich betrifft das störungsspezifische Grundlagenwissen, aus dem sich gezielte Interventionen für eine gegebene Symptomatik ableiten lassen, etwa Traumatherapietechniken, Vorgehensweisen bei Magersucht oder Angststörungen. Hier gibt es eine reiche Fülle an Behandlungstechniken und Zugangsweisen, die sich in der

Praxis bewährt haben und für Praktiker hoffentlich hilfreich sind; es fällt nicht schwer, etliche solcher Interventionen aufzulisten – allerdings wirkt ein solches einfaches Menü leicht unausgewogen und nicht auf den individuellen Fall abgestimmt.

Ein dritter Bereich sind allgemeine Strategien für die Arbeit an Beziehungsdynamiken und -strukturen, den jeweiligen individuellen und familiären Narrativen sowie transgenerational angelegten Mustern, sie sind aus systemischer Sicht besonders bedeutsam. Neben störungsspezifischen Techniken wirken sie vielleicht etwas beliebig, weil sie eben unspezifisch sind und für fast jeden Fall zu gelten scheinen. Das Spezifische der Fallkonzeption kommt durch die besonderen biografischen Umstände und die individuellen Gegebenheiten eines jeden Falles zum Tragen. Die Wirkung von spezifischen Therapietechniken entfaltet sich erst innerhalb eines therapeutischen Rahmens, zu dem die generischen Faktoren – wie eine gute Therapeut-Patient-Beziehung – und die Arbeit mit grundlegenden systemischen Vorgehensweisen, die den Patienten in seinem sozialen Kontext fokussieren, unbedingt hinzugehören.

Die Erzählungen von Patienten und Familien sowie das dynamische Geschehen in zwischenmenschlichen Beziehungen, Partnerschaften und Familien sind hochgradig komplex. Behandlungspläne und Therapieanträge sind immer eine Vereinfachung, die ein dreidimensionales Beziehungsgeschehen auf wenigen Seiten verdichten soll.

Allgemeine generische Therapieziele

- Aufbau einer vertrauensvollen konstruktiven Therapeut-Patient-Beziehung
- Aufklärung und Information über die Behandlung und die Besonderheiten des Beschwerdebildes
- Aktivierung von Ressourcen
- Stärkung von Bindungsbeziehungen, sozialen Beziehungen und Netzwerken
- Stärkung altersangemessener Rollen
- Erkennen von problemerhaltenden Lösungsversuchen und Mustern
- Prüfung bisheriger untauglicher Lösungsversuche
- Auflösung von Konflikten und Überführung in Aushandlungsprozesse

- Veränderung und Auflösung von dysfunktionalen Mustern auf individueller und interaktioneller Ebene
- Integration von Teilen im inneren System
- Stärkung der emotionalen Regulationsfähigkeit
- Entwicklung eines Gefühls von Kohärenz bzw. Familienkohärenz
- Selbstwirksamkeit und Gemeinschaft stärken
- Aktivierung des kreativen Potenzials
- Selbstfürsorge
- Angehörige als Unterstützungsteam gewinnen
- Entwicklung neuer Sinngebungen und stimmiger Narrative über die eigene (Familien-)Geschichte

6.1 Affektive Störungen: depressive Episoden, rezidivierende depressive Störungen, Dysthymie (F 32–39)

Depression

Bei Erwachsenen zählen Depressionen zu den sehr häufig vorkommenden psychischen Störungen. Sie treten meist in Verbindung mit anderen psychischen Beschwerden auf, etwa anhaltenden Zwangssymptomen oder einer bulimischen Symptomatik. Bei 80 % der Betroffenen ist der Verlauf rezidivierend, bei 12 % chronisch (Sydow et al. 2007a). Auch im Kindesalter und insbesondere im Jugendalter sind Depressionen häufig, werden jedoch von Eltern und Lehrern oft übersehen (Essau, Groen u. Petermann 2002). Familiäre Faktoren spielen für die Entstehung, Aufrechterhaltung und das Wiederauftreten von Depressionen im Kindes- und Jugendalter eine Rolle. Dies gilt insbesondere für emotionale Distanz bzw. ein Fehlen von Nähe, schwache Bindungsbeziehungen, einen hohen Grad von *high expressed emotion* (HEE; also eine hohe Rate kritischer, feindseliger und hochemotionaler Äußerungen), psychische Probleme von Eltern und ein inadäquates Erziehungsverhalten (Diamond et al. 2002).

Depressionen sind eine relativ unspezifische Reaktion auf eine Vielzahl unterschiedlicher Einflussfaktoren (Reiter 1993) – frühkindliche Erfahrungen, einschränkende Glaubenshaltungen, somatische Faktoren, Migrationserfahrungen, Konflikte am Arbeitsplatz, anhaltende Probleme in der Partnerschaft oder der Familie, das Gefühl, als

Jugendlicher unverstanden und alleingelassen zu sein, Einsamkeit und anderes mehr.

Depressive Erkrankungen sind bei einer befriedigenden Partnerschaft und einer guten sozialen Einbindung seltener. Partnerschaftskonflikte tragen zu einer depressiven Störung bei. Verlusterfahrungen im nahen Umfeld sind ein anderer Weg, wie familiäre Faktoren affektive Störungen beeinflussen (Joraschky u. Petrowski 2002). Frauen sind deutlich häufiger von Depressionen betroffen. Verlusterfahrungen auch durch Migration labilisieren für das Auftreten depressiver Störungen. Familiäre Verbundenheit und Unterstützung, gute frühe Bindungserfahrungen wirken protektiv. Im Jugendalter sind Gefühle von Einsamkeit häufig, aber auch depressive Verstimmungen (v. Schlippe u. Schweitzer 2012). Gefühle von anhaltender Hilflosigkeit und Pattsituationen im Sinne von Vermeidungs-Vermeidungs-Konflikten können depressive Reaktionen begünstigen. Innerpsychisch finden sich häufig starke Antreiber-Anteile, hohe, kaum erfüllbare Ansprüche an die eigene Person und ein blockierter Zugang zu Ressourcenanteilen. Interaktionell führen Depressionen rasch zum Einnehmen einer komplementären Position, die zu Helferverhalten animiert. Eine Hilfloser-Helfer-Schleife entsteht, wenn der Helfende mehr und mehr eine Retter-Position einnimmt, der Betroffene sich jedoch weiterhin hilflos zeigt. Therapeutisch bedeutet dies, Patienten zu unterstützen, aktiv zu werden und ihre Depression zu überwinden, im Sinne einer Hilfe zur Selbsthilfe.

Das interaktionelle Modell der Depression von Jones und Asen (2000) beschreibt Anforderungen, etwa eine Krankheit, eine Geburt, Arbeitslosigkeit, die von einer Person eine Anpassungsreaktion verlangen. Auf der Basis von intrapsychischen und interpsychischen Faktoren (im Sinne von gelernten Anpassungsmechanismen, Familienmustern und Regeln) tragen sie je nach einer günstigen oder weniger günstigen Passung zu einer gelungenen Anpassung bei oder zum Entwickeln einer depressiven Reaktion. Die soziale Umwelt kann mit Toleranz auf die Person und ihre Symptome reagieren oder mit Ablehnung, Kritik und übermäßigem Helferverhalten. Depressives Verhalten wird in diesem Modell als Ausdruck eines interaktionellen Geschehens verstanden, bei dem die Beschwerden z. B. Appellfunktion haben: »Hilf mir, bleib bei mir«, und an einen Partner bzw. an Dritte gerichtet sind.

Jones und Asen (2000) empfehlen, zu Behandlungsbeginn nicht allein beziehungsorientiert, sondern auch direkt an der depressiven

Symptomatik zu arbeiten. In der mittleren Phase ist ihr Vorgehen weniger symptomorientiert, allgemeine Themen der Partnerschaft und Familie, aus Beruf und Schule usw. und deren Klärung treten mehr in den Vordergrund. In der Abschlussphase der Behandlung ist ein Verständnis des depressionsfördernden Musters erreicht und alternative, selbstfürsorgliche Strategien sind erprobt und verfügbar. Ein weiterer Schritt ist die Nachsorge. Wegen der besonderen Dynamik depressiver Störungen ist eine Rückfallprophylaxe besonders wichtig – etwa durch paradoxe Verschlimmerungsfragen, paradoxes Bremsen, Pläne für den Fall eines Rückschrittes etc.

Lösungsorientierte Einzeltherapie bei Depressionen ist ein weiterer erfolgreicher systemischer Behandlungsansatz (Knekt a. Lindfors 2004), ebenso wie ein hypnosystemischer Zugang (Meiss 2020). Auch bei Jugendlichen gibt es bewährte systemische Therapieansätze (Trowell et al. 2007), insbesondere die bindungsorientierte Familientherapie (Diamond et al. 2002; Diamond, Siqueland a. Diamond 2003).

Im Sinne des Modells von Patterson und Garwick (1994) geht es neben einer Veränderung von Verhaltensweisen und Rollenmustern insbesondere um die Entwicklung neuer Glaubenssysteme und einer veränderten Sicht der eigenen Lebensgeschichte (Welter-Enderlin u. Hildenbrand 1996).

Depressionen illustrieren deutlich, wie unterschiedlich die Entstehungshintergründe einer Störung sein können – neben den bereits genannten können auch körperliche Komponenten, eine Schilddrüsenunterfunktion, Nachwirkungen von Viruserkrankungen wie Pfeiffersches Drüsenfieber, möglicherweise von COVID-19, Ausgrenzungserfahrungen, dominierende kleinlaute innere Stimmen, Entscheidungskonflikt ursächlich sein. Sie verdeutlichen auch, wie anspruchsvoll selbst der Einsatz einfach erscheinender Interventionen wie einer paradoxen Intervention sein kann. Es ist immer sorgfältig zu prüfen, wie der Entstehungshintergrund einer Störung aussieht und welche Vorgehensweise einen Unterschied macht. Bei einer leichteren Depression mag es sinnvoll sein, als paradoxe Intervention ein Sorgentagebuch führen zu lassen, das zu einer bestimmten etwas aversiven Zeit morgens 30 Minuten vor dem Frühstück an einem speziellen Ort geführt wird; bei einer verzögerten Trauersymptomatik verschreibt man u. U. eine Intensivierung, statt immer am Tal der Tränen entlangzumarschieren und sich dagegen zu wehren, hinabzusteigen, dies einmal mutig zu tun, die Gefühle und Gedanken an das Traurige bewusst kommen lassen, mal einen ganzen Samstag – um dann am Abend mit einer guten Freundin einen Tee zu trinken, anzukommen im Hier und Jetzt, sich wieder ein Stück Geborgenheit zurückzuholen. Genau diese Vorgehensweise könnte jedoch bei schwer depressiven Menschen mehr desselben bewirken, und es würde einen Unterschied machen, wenn sie einfach nur aufstünden, walken gingen, Musik hören, den Mr. Übelgrübel nicht zur Tür hineinließen. Neben einer allgemeinen Aktivierung und einer besseren Selbstfürsorge kommt es auch auf einen Wandel der Stimmungslage an, der sich durch gute soziale Kontakte und insbesondere Bewegung oder Musik erreichen lässt. Und der Therapeut kann auch darum bitten, über etwas Positives zu »grübeln« …

Setting

Neben Sitzungen im Paar- und Familiensetting sind auch Einzelsitzungen sinnvoll. Es gibt Belege für eine gute Wirksamkeit von systemischer Therapie im Einzelsetting (Knekt a. Lindfors 2004), im Mehrpersonen- bzw. Paarsetting (Jones a. Asen 2000) sowie in Multipaar-Gruppen (Lemmens et al. 2009). Besteht eine depressive Symptomatik bei gleichzeitig vorhandenen partnerschaftlichen Schwierigkeiten spricht dies für das Paarsetting/MPS in Kombination mit Einzelsitzungen (Buckmiller, Crane a. Jakubowski 2004).

Therapeutische Haltung

- eine kooperative Position einnehmen
- ggf. vorhandene Belastungserfahrungen, Verlusterlebnisse etc. validieren
- Arbeit an gemeinsam verabredeten und immer wieder neu abgestimmten Zielen
- Hoffnung induzieren
- Aktivierung anstreben
- nicht zu streng oder fordernd auftreten
- nicht zum hilflosen Helfer werden
- nicht resignieren und selber in eine Problemtrance hineinziehen lassen
- einen langen Atem haben
- Reframing der Situation
- Wandel der Affektlage
- humorvolle Konfrontation

Therapeutisches Vorgehen

Aufklärung und Information

- Wissensabgleich mit dem Patienten
- Dynamik von Grübelschleifen erläutern
- Bedeutung von Aktivität und Bewegung diskutieren

Erfragen von Belastungen

- depressive Symptome kontextualisieren – in die gegebene berufliche, schulische oder Ausbildungssituation, Partnerschaften und Freundschaften, Familie und Herkunftsfamilie
- ergründen, wie es zu der bestehenden Sackgasse gekommen ist
- belastende Faktoren erfragen (aktuell und zurückliegend)
- Geschichte des Problems erfragen
- nach positiven Ausnahmen suchen
- nach einer neuen Betrachtungsperspektive der Situation suchen, Reframings und Umdeutung
- Helfen, eingefahrene Muster zu erkennen, zu unterbrechen und zu ersetzen

Erfragen von Ressourcen und Kompetenzen

- zur Verfügung stehende Ressourcen, individuelle und systembezogene Stärken erkennen und nutzen
- Patienten nicht von ihren Ressourcen überzeugen wollen
- keine komplementäre Dynamik in Gang setzen, bei der der Patient auf seine Probleme hinweist und der Therapeut einseitig die Stärken betont
- die Stärken einfach neben die problemhaften Seiten der depressiven Symptomatik stellen
- anregen, mehr von dem zu tun, was guttut
- prüfen, welche Ressourcen blockiert sind

Problemfördernde Muster und untaugliche Lösungsversuche

- kontraproduktive Lösungsversuche erkennen und wandeln
- auf kleine positive Erfahrungen hinarbeiten
- bei Rückzugsverhalten aktivieren
- Sport und Bewegung
- jeden Tag 30 Minuten spazieren gehen, möglichst mittags, den Kopf erhoben, damit man den Horizont sehen kann, und darüber berichten

- Handlungsaktivierung unter Rückgriff auf Ressourcen nutzen
- Tagesstrukturierung
- entsprechende Aufgaben und Verschreibungen
- zentrale Themen aufgreifen – wo hängt der Patient / das System fest:
  - Verharren statt Entscheiden?
  - Kontraproduktives Rückzugsverhalten?
  - Konflikte im Beruf?
  - Konflikte in der Partnerschaft?
  - Vermeidung von Trauer und Abschied?
  - Opferposition?
  - Verlust eines Halt gebenden Rahmens und von Sinnhaftigkeit?
  - Was wäre ein anstehender Entwicklungsschritt, der weiterführt?

Somatische Ebene

- den Einfluss körperlicher Faktoren beachten
- Schilddrüsenunterfunktion über den Konsiliarbericht ärztlich überprüfen lassen
- bei Frauen mögliche hormonelle Einflüsse und Zyklusabhängigkeit beachten
- ggf. Nachwirkungen viraler Infekte, von Strahlentherapie etc. prüfen
- ggf. Nebenwirkungen von Neuroleptika, Antiepileptika usw. beachten

Individuelle und innerpsychische Ebene

- Beziehung des Patienten zur Symptomatik ansprechen (»Ich kenne das und weiß, wie ich da wieder herauskomme!« vs. »Hört das denn niemals auf!«)
- Wandel der Affektlage anstreben
- absichtlich auf symptomatische Gefühle zugehen
- Sorgenstuhl – paradoxe Verschreibung
- humorvolle Konfrontation
- narrative Strategien
- aktiv werden, an vergangenen Ressourcen anknüpfen
- Selbstwirksamkeitserleben stärken
- Musik hören oder machen, singen

- Sprechchöre
- Sehnsüchte und Wünsche klären
- gute Selbstfürsorge ermutigen
- Ordeals
- prosoziale Handlungen anregen – für andere etwas tun
- Hilfsbereitschaft ansprechen, Fokus auf Bedürfnisse anderer Menschen
- sich dankbar zeigen
- bei bestehenden Problemen helfen, diese zu lösen und Entscheidungen zu treffen
- bei Vermeidungs-Vermeidungs-Konflikten helfen, diese aufzulösen
- Arbeit an Ambivalenzen
- Ambivalenz-Coaching
- Dilemma-Aufstellungen
- Zeitlinienarbeit
- Teiledialoge und Versöhnungsstrategien
- innere kritische, abwertende Anteile beachten
- imaginative Techniken, Person als Tier mit ähnlichem Thema darstellen
- Symptom als Gestalt, als Farbe, als Objekt, als ungebetener Gast
- Imagination eines Schutzanzugs gegen Groll und selbstentwertende Gedanken
- kreative Ausdruckstechniken

Körperorientierte Vorgehensweisen
- Aktivierung, Sport, Bewegung
- Massagen, Physiotherapie

Interaktionelle Ebene
- Beziehungsthemen klären
- Verbesserung der partnerschaftlichen Kommunikation
- Klärung von Themen und Konflikten
- Bearbeitung belastender und traumatischer Erfahrungen
- Abschiedsrituale
- Skulpturenarbeit
- Lebensflussarbeit
- narrative Methoden
- Themen der Herkunftsfamilie aufgreifen

- Arbeit an Themen der Herkunftsfamilie und der eigenen Biografie

Bedeutungsgebungen
- Bedeutungsgebungen und Narrative beachten
- depressionsfördernde Annahmen auflösen helfen
- hinterfragen von Perfektionismus, Fehlerintoleranz, Schwarz-Weiß-Denken, alles selber machen wollen
- Anspruchshaltung hinterfragen: »Sucht mich das Glück am falschen Ort?«
- Opferhaltung, niedriges Gefühl von (Familien-)Kohärenz bearbeiten
- systemische Gesprächsführungstechniken, zirkuläre Fragen, Reframing, Externalisierung
- Hinterfragen verfestigter Glaubenssätze
- biografische Themen
- Entwicklung neuer Sinnstrukturen

Hilfreich können außerdem sein
- gute Beziehungen, erfüllende Intimität, mit vergangenen Themen abschließen, Altlasten loswerden, Meditation, Freunde, Tiere, gute Gespräche

Weitergehende Maßnahmen
- medikamentöse Behandlung
- stationäre Therapie

Bei Verlusterfahrungen
- Hilfen beim Umgang mit Verlusten
- spezielle Trauerarbeit
- Entwicklung von Akzeptanz
- Unterstützung, das Leben neu zu organisieren
- neue soziale Kontakte erschließen

Krisen und Suizidalität
- mögliche Suizidalität beachten
- bei akuten Krisen Krisenintervention (Seikkula u. Arnkill 2007)
- ggf. Gespräche mit möglichst vielen Bezugspersonen
- Mobilisierung von Unterstützung

Verzögerte Trauerreaktion

Abschiede und Verluste, Tod und Sterben gehören zum menschlichen Sein unausweichlich dazu. Die Fähigkeit zur Trauerarbeit kann als Voraussetzung für emotionales Wachstum angesehen werden (Walsh a. McGoldrick 2004). Manche Menschen frieren nach Verlusterfahrungen emotional ein, vermeiden eine Auseinandersetzung damit, dass ein Angehöriger tot oder etwas unwiederbringlich verloren gegangen ist. Äußere Anzeichen sind eine anhaltende depressive Reaktion nach einer Verlusterfahrung und das Stocken der Entwicklung; Familienmitglieder sind dann nicht frei für neue Beziehungen und Veränderungen. Neben den Auswirkungen auf den Patienten geht es auch um die Folgen für die Familienbeziehungen und die Familie als Einheit (Kachler 2019). Trauerreaktionen werden oftmals abgewehrt,

- wenn Verluste zu plötzlich oder zu heftig für die Familienmitglieder waren,
- wenn gleichzeitig zu viele Ereignisse zusammenkamen,
- wenn sie mit Loyalitätskonflikten – etwa bei Scheidungskindern – oder mit Schuldgefühlen einhergehen.

Mögliche Zeichen für eine nicht abgeschlossene Trauer (Walsh a. McGoldrick 2004):

- fusionierte Familienbeziehungen
- Parentifizierung von Kindern
- Kinder oder Partner als Ersatz für eine verstorbene Person, Versorgungswünsche
- Familiengeheimnisse
- häufige Beziehungsabbrüche.

Bei entsprechenden Reaktionen ist es ratsam, nicht ausschließlich auf Muster im Hier und Jetzt abzuheben, damit auch verborgene Verluste angesprochen werden können und Mitgefühl für sie möglich wird. Kulturell gibt es eine große Bandbreite an Umgangsweisen mit Verlusten. Therapeutisch geht es nicht darum, die Vergangenheit zu verändern, sondern die Art und Weise, wie diese konstruiert wird.

Vorgehen

- ein vertrauensvolles Klima schaffen
- Phase im Familienlebenszyklus beachten

- die Vorgeschichte und Erfahrungen mit traumatischen Verlusten und unabgeschlossener Trauer erfragen
- Bedeutung und Funktion des Verstorbenen in der Familie beachten
- Zeitpunkt des Verlustes – diese können passend zum Lebenszyklusabschnitt oder erwartungswidrig geschehen
- soziales Netzwerk der Familie einschätzen
- über den Tod, die Umstände und die Form des Todes reden; bei langen Krankheiten beginnt der Abschied allmählich, schon lange vor dem Tod
- sich gemeinsam die Realität eines Todesfalles eingestehen
- uneindeutige Verlusterfahrungen beachten – wenn jemand physisch nicht da ist, aber emotional sehr präsent (z. B. vermisste Personen), oder wenn jemand physisch anwesend ist, psychisch aber nur sehr bedingt (etwas bei einem Wachkoma, einem Schädel-Hirn-Trauma oder einer Demenz) (Boss 2002)
- Intensivierung von Emotionen in einem Halt gebenden Kontext
- gemeinsame neue Erfahrungen im Umgang mit dem Verlust machen, durch Zeremonien, Totenwache, Besuche auf dem Friedhof, Gespräche
- klare, offene Kommunikation über den Tod
- Verarbeitung des Verlustes und den Trauerprozess anregen durch Briefe, Gedichte, Filme, Besuche eines Grabes etc.
- Aufsuchen von Orten, Sichten von Dingen, die mit dem Verstorbenen assoziiert sind
- Trauerrituale
- Zuwendung zu Themen der Gegenwart
- Wiederaufnahme eines »normalen« Familienlebens

Burn-out

Unter einem Burn-out wird allgemein eine psychische und körperliche Erschöpfung verstanden. Es handelt sich nicht um eine eigentliche ICD-Diagnose. Früher wurden ähnliche Symptome u. a. als psychovegetatives Erschöpfungssyndrom oder Neurasthenie F 48.0 kodiert, heute eher als Depression. Auch hier steht eine Erhebung der Belastungen, der Ressourcen, der problemerhaltenden und problemverstärkenden Muster im Vordergrund (Haas 2018). Die Burn-out-Symptomatik unterstreicht, wie wichtig es ist, sich im Leben nach der eigenen Melodie zu bewegen und beständig die verschiedenen Anforderungen auszugleichen.

Therapieziele können u. a. sein:

- Beanspruchungen reduzieren
- bei multiplen Anforderungen Prioritäten setzen
- körperliche und geistige Erholung
- Ressourcen nutzen und aktivieren
- Ansprüche reduzieren
- gute Beziehungsgestaltung
- Lebensziele prüfen
- Entscheidungsfindung über Prioritäten
- ggf. eine Erhöhung der Belastbarkeit durch Akzeptanz von Anforderungen.

Suizidalität

Suizidalität ist eng verknüpft mit Depressionen, aber nicht alle Menschen mit suizidalen Impulsen sind depressiv (Dorrmann 2018). Unter Jugendlichen sind Selbstmorde eine der häufigsten Todesursachen. Suizide sind nicht von vorneherein eine Krankheit und nicht immer eine Impulshandlung; auch Suizidversuche sind oft, aber nicht immer mit einer Depression verknüpft.

Für Kinder und Jugendliche gibt es mit intensiver multisystemischer Therapie (Huey et al. 2004) und der bindungsbasierten Familientherapie (Diamond u. Levy 2010) empirisch bestätigte Behandlungsansätze. Kinder und Jugendliche mit suizidalen Gedanken erleben sich häufig ohnmächtig, fühlen sich überfordert von Entwicklungsaufgaben und leiden an Enttäuschung und Verletzung von Bindungsbeziehungen zu nahen Angehörigen. Ein präsuizidales Syndrom (Ringel 1953; Löchel 1984) ist gekennzeichnet durch

1) Einengung – sozialer Rückzug, situative Einengung, Entwertung früherer Vorlieben
2) Aggressionshemmung – Vorwurfshaltung gegen Personen der Umwelt, ohnmächtige Wut, Aggressionsstau, Aggressionsumkehr
3) Suizidpläne – Suizidfantasien, offene Suizidankündigungen, indirekte Suizidankündigungen, Verschenken geschätzter Gegenstände, Weglaufen
4) psychosomatische Beschwerden – Bauch- und Kopfschmerzen, Appetitlosigkeit, Schlaflosigkeit.

Therapeutische Haltung

- Rapport herstellen, eigene Position klären und das Anliegen des Klienten
- Im Gespräch zur Risikoeinschätzung (Rotthaus 2016) offen einen entsprechenden Verdacht ansprechen: »Muss ich mir Sorgen machen?«
- Wenn ja: Unterscheiden zwischen weitergehenden Wünschen (Problemen entfliehen, Kummer loshaben) und Selbsttötung (»Du willst nicht mehr mit diesen Problemen leben, würdest gerne anders leben ...«)
- Statt Non-Suizid-Verträgen ist eine positive Selbstverpflichtung sinnvoll; dazu wird ein individueller Notfallplan für den Jugendlichen und seine Familie erarbeitet und es werden alternative Pläne für den Umgang mit den den Suizidgedanken zugrundeliegenden Gefühlen und Bedürfnissen entwickelt.

Bei Anhaltspunkten für suizidale Ideen ist zu klären, ob es entsprechende spezifische Erwägungen gibt, ob eine Ambivalenz besteht oder ein konkreter Entschluss gefasst wurde. Außerdem sind die sozialen Ressourcen und Beziehungen zu beachten (Rotthaus 2016).

Suizidalität ist im Rahmen des Beziehungsgefüges und des Lebenszyklus zu sehen und kann als Lösungsversuch für ein scheinbar unlösbares Dilemma verstanden werden, als Ruf nach Hilfe oder Protest gegen eine unerträglich erscheinende Situation. Das Glaubenssystem wird dominiert durch den Verlust von Hoffnung auf die Zukunft, die Überzeugung, die Dinge würden nie besser werden oder sich jemals ändern. Manche Jugendliche leiden an konkreten Ungerechtigkeiten bzw. der Ungerechtigkeit der Welt und hinterfragen den Sinn des Lebens insgesamt. Dies geschieht oft aus einem frustrierten Gefühl heraus, nicht so am sozialen Leben teilzuhaben, wie man es sich wünscht. Manchmal existieren der Gedanke, andere durch einen Suizid bestrafen zu können, und eine tiefe Enttäuschung von Bindungsbeziehungen, z. B. in Bezug auf die Eltern, von denen sich der Jugendliche unverstanden und im Stich gelassen fühlen mag. Rotthaus (2016) nennt eine Reihe von Hypothesen über die Funktion von Suizidhandlungen innerhalb eines Familiensystems. Suizidhandlungen können ein Signal für sehr unterschiedliche Faktoren sein und verstanden werden:

- als Mittel, um rigide Beziehungen in der Kernfamilie aufzuweichen
- als Versuch, einem von wechselseitiger Feindseligkeit, Streit und Vorwürfen geprägten Familienklima zu entkommen
- als Ausdruck von Familiengeheimnissen
- als Versuch, Zuständigkeit und Verantwortlichkeiten, Aufgaben und Lasten neu zu verteilen
- als Hinweis auf eine Umbruchsituation und eine Notwendigkeit neuer Rollenzuweisungen
- als Zeichen des Wunsches einer größeren Zugehörigkeit und Akzeptanz des Familiensystems
- als Hinweis auf eine überaus enge und intensive familiäre Beziehung, die erstickend wirken mag
- als Familienloyalität zu einem Elternteil mit einer mehrgenerationalen Geschichte von Suiziden über Generationen hinweg.

Der Modell der bindungsorientierten Familientherapie (*Attachment-Based Family Therapy* ABFT) von Diamond und Levy (2010) geht davon aus, dass ein Schlüsselfaktor oder -mechanismus für die Verarbeitung von vergangenen belastenden Erfahrungen durch Familienmitglieder – wie zum Beispiel eine Scheidung oder Gefühle des Verlassenseins – direkte Gespräche miteinander sind, in denen das Sprechen über enttäuschende Beziehungserfahrungen und andere belastende zwischenmenschliche Ereignisse – zum Beispiel harte Kritik, übermäßige Kontrolle, rebellisches Verhalten – dazu beiträgt, einen neuen, sicheren Bindungsstil zu entwickeln.

Das Wiederherstellen von Vertrauen und eines Gefühls von Gerechtigkeit zwischen Familienmitgliedern ist primäres therapeutisches Ziel der ABFT (Böszörményi-Nagy u. Spark 1981). Diese korrektiven Bindungserfahrungen unmittelbar mit den Bezugspersonen, um die es geht, führen idealerweise zu einer anhaltenden Verbesserung des Erziehungsverhaltens. Sie zielen darauf, die alltäglichen Interaktionen zwischen Familienmitgliedern und die interpersonellen Schemata des Jugendlichen über sich und andere Menschen zu verändern. Entsprechende Erfolge stärken das Gefühl von Kompetenz, das wiederum eine Pufferwirkung gegen weitere oder zukünftige Gefühle von Hoffnungslosigkeit, Depression und idealerweise auch suizidale Gedanken bietet. Durch das Heilen der elterlichen Vertrauens- und Bindungsbeziehungen kann die Familie wieder als eine sichere Basis dienen, von der aus der Jugendliche seine Autonomie und seine wachsenden Kompetenzen erkundet. Dieser Prozess trägt auch dazu bei, depressiven und suizidalen Jugendlichen zu helfen, bessere Problemlösefertigkeiten zu entwickeln.

Eine wichtige Aufgabe in den probatorischen Sitzungen ist das Erkennen und Einschätzen der Suizidalität bzw. der Ausschluss einer akuten Selbstgefährdung. Falls diese gegeben ist, wäre eine ambulante psychotherapeutische Behandlung kontraindiziert. Ebenso wichtig ist es, im Verlauf einer Behandlung die Anzeichen einer Entwicklung zur Suizidalität zu kennen und abzuklären. Die folgenden Ausführungen beziehen sich vornehmlich auf die Arbeit mit Jugendlichen (Diamond u. Levy 2010; Rotthaus 2016).

Therapeutisches Vorgehen in einer suizidalen Krise

Erfragen von Ressourcen und Kompetenzen

- Lösungserfahrungen: Was hatte letztes Mal in einer solchen Situation geholfen, die Kurve zu bekommen? – Musik hören? Einen Freund anrufen?
- Mit jemandem reden, regelmäßig vorbeugend sprechen und sich mitteilen: Wer kommt dafür infrage?
  (Vorsicht: falls diese Ressourcen aktuell nicht verfügbar sind, kann das Sprechen darüber schmerzlich sein.)
- Wie können Eltern konstruktiv Unterstützung bieten?
- Ggf. sollen die Eltern/Angehörigen den Patienten in die Klinik für Kinder- und Jugendpsychiatrie / eine psychiatrische Klinik bringen.
- Vorplanen für den Fall, dass Suizidgedanken anhalten: Was tun, zu wem hingehen?

Erfragen von Belastungen

- nach Verlusten, Enttäuschungen fragen
- Probleme in der Schule, mit Freund oder Freundin
- Mobbingerfahrungen etc.

Problemmuster erkennen

- Rückzugsverhalten
- Gekränktheit
- Unterbrechung der Kommunikation
- eingeengter Problemfokus

- Umgang mit
  - Rigidität und Erstarrung
  - einer möglichen mangelnden Verantwortlichkeit aufseiten der Eltern
  - ggf. Ausstoßungsbotschaft
  - Suiziden in der Familiengeschichte
  - Suizidversuchen in der Vorgeschichte

Problemfördernde Muster bearbeiten
- Rückzugsverhalten, kiffen, Selbstmitleid
- Anklagen von Angehörigen
- suizidale Fantasien

Individuelle Ebene stärken
- Förderung von Selbstwirksamkeit und Kontrollerleben
- Teilearbeit
- Split-Team-Arbeit
- Genogrammarbeit
- Narrative Therapie
- Aktionstechniken
- gewaltloser Widerstand bei neuerlichen Drohungen
- beim Arzt über die Gabe von Medikamenten sprechen
- ggf. Frage nach dem Sinn des Lebens diskutieren, wenn die Symptomatik nicht mehr so akut ist

Interaktionelle Ebene fördern nach dem ABFT-Modell
Der Therapeut hilft Jugendlichen,
- Beziehungsbrüche zu erkennen,
- ihr Erleben in Sprache zu fassen, auszudrücken und angemessen darüber zu reden,
- Gefühle von Hoffnungslosigkeit zu hinterfragen,
- die Toleranz für emotionale Konflikte zu erhöhen.

Der Therapeut hilft den Eltern,
- durch diese Gespräche für ihre Kinder auf eine wirksame Weise sorgen zu können,
- für sie da zu sein, etwas für sie tun zu können,
- sich emotional einfühlsam oder schützend zu verhalten,
- empathisch zuzuhören,
- indem Störungen der Bindungsbeziehung mit ihnen besprochen werden.

Die einzelnen therapeutischen Schritte könnten folgendermaßen aufeinander aufbauen:

Schritt 1: Herstellen einer Beziehung zum Jugendlichen
- Kontakt herstellen, auch zur Gefühlswelt
- Fokus darauf, warum der Patient sich in schwierigen Zeiten nicht an seine Eltern gewendet hat, um Unterstützung zu erhalten

Schritt 2: Umdeutung des Beziehungsmusters
- Umdeutung des Problems als kommunikative und emotionale Blockade:
  »Als du dich so depressiv gefühlt hast oder dich umbringen wolltest – warum hast du dich nicht an deine Eltern gewendet, um dir Hilfe zu holen?«
  »Warum kannst du sie nicht als eine Ressource ansprechen?«

Schritt 3: Herstellen einer Beziehung zu den Eltern
- Elterngespräch durchführen
- Aufgreifen schwieriger Bindungserfahrungen der Eltern, etwa durch unzureichende elterliche Fürsorge, Vernachlässigung, Misshandlungen, eigene Missbrauchserfahrungen, persönliche Probleme wie Ehekonflikte, psychiatrische Probleme oder finanzielle Sorgen
- eigene Verlusterfahrungen und Enttäuschungen erkunden
- Zusammenhang von gegenwärtigen Belastungen und ihrer emotionalen Verfügbarkeit bzw. Offenheit für den Jugendlichen herstellen

Schritt 4: Wiederherstellung der Bindung
- *Enactments* und Klärungsgespräche
- den Jugendlichen helfen, (oft zum ersten Mal) vergangene und gegenwärtige Erfahrungen, Gedanken und Gefühle zu äußern
- darüber zu sprechen, wie die Bindungsbeziehung verletzt und das Vertrauen beschädigt worden sind

Abschließender Schritt 5: Altersangemessene Kompetenzen
- Aufbau eines guten Selbstwertgefühls
- Förderung von Autonomie, zum Beispiel durch Erreichen von besseren Schulleistungen

- Finden einer Arbeitsstelle
- Entwickeln von sozialen Aktivitäten

Wenn Suizidgedanken nicht aufgegeben werden
- reden über die innere Widersprüchlichkeit
- persönlich Betroffenheit zeigen
- eine komplementäre Position einnehmen
- ggf. stationär aufnehmen lassen oder Suizidwache
- Ressourcenorientierung
- Familienbeziehungen, soziale Kontakte, Freunde nutzen
- Haustiere, Pferd nutzen

6.2 Angststörungen und Zwangsstörungen

Angststörungen (F 40–41)

Angststörungen zählen zu den häufigsten psychischen Störungen sowohl bei Kindern und Jugendlichen als auch bei Erwachsenen. Zur systemischen Therapie von Angststörungen gibt es RCT-Studien zu lösungsorientierten (Creswell et al. 2017; Knekt 2004), strategischen (Rakowska 2011) und weiteren systemischen Behandlungsansätzen (Li et al. 2016), in denen die Wirksamkeit der Systemischen Therapie bestätigt wird. Fallberichte über die Behandlung von Ängsten finden sich u. a. bei Schumacher (2008a, 2008b).

Die Fähigkeit, sich zu ängstigen, beruht auf einer Orientierungsreaktion, die selbst einfachen Organismen zu eigen ist, der Wahrnehmung: »Etwas da draußen ist anders als sonst, da passiert etwas Neues!« Sie führt zu einer Aktivierung, bis eine Entwarnung kommt, dass keine akute Gefahr besteht und die Lage als sicher eingeschätzt werden kann. Sich beunruhigen zu können, resultiert aus der Fähigkeit, Änderungen in der Umwelt zu bemerken, die für den Organismus einen Überlebenswert haben. Umgekehrt können Menschen und andere Lebewesen sich beruhigen, sich abregen und ihre Emotionen herunterregeln.

Im Unterschied zu den allermeisten Tieren verfügen Menschen über die Fähigkeit, vorauszuplanen und sich zu überlegen: »Was wäre, wenn …?« Nutzt eine Person diese Fähigkeit ohne Abbruchkriterium, kann sie sich immer weiter in angstvolle Szenarien hineingrübeln. Aus einem »Meister im negativen Grübeln« kann jedoch auch jemand werden, der über positive Dinge grübelt: »Was wäre, wenn morgen etwas Schönes passieren würde, und übermorgen auch ...?«

Beim therapeutischen Umgang mit Ängsten ist ein weiter gesteckter Bezugsrahmen zu definieren, der über die Symptome hinausreicht und ein Verständnis der Ängste unter Berücksichtigung lebensgeschichtlicher und aktueller Veränderungen ermöglicht. Für eine erfolgreiche Behandlung ist es hilfreich, die Bedeutung der Symptomatik innerhalb des sozialen Bezugssystems und der Biografie zu verstehen. Angstsymptome werden also nicht isoliert betrachtet, sondern kontextualisiert (Rotthaus 2021). Das Symptomverhalten kann als Ausdruck eines breiteren Interaktionsmusters verstanden werden, interaktionelle Faktoren sind aus systemischer Sicht ebenso wichtig wie intrapsychische Faktoren. Ausgehend von der These, dass Angst ein sinnvolles Geschehen ist, kann man Patienten helfen, ihre Beschwerden zu normalisieren und eine neue Betrachtungsperspektive ihrer Situation zu finden (Häuser u. Beher 2000).

Die Hauptstrategie besteht nicht darin, die Angst loswerden zu wollen, sondern sie zu erkunden, zu erforschen und zu bändigen, vielleicht sogar mit einer spielerischen Herangehensweise. In den Harry-Potter-Büchern gibt es den Irrwisch, einen Geist, der die Gestalt dessen annimmt, wovor sich seine Opfer am allermeisten fürchten. Das Heilmittel gegen diese Furchtgestalten besteht darin, sie auszulachen. Menschen können mit einer existenziellen, vernichtenden Angst umgehen, indem sie sich auf einen überaus glücklichen Moment besinnen – ein kluge Überlegung der Autorin J. K. Rowling.

Kinder entwickeln sich günstig in einem Familienklima, das emotionalen, warmherzigen Rückhalt gibt, mit konsistenten, altersangemessenen und klar formulierten Erwartungen an ihr Verhalten und entsprechenden Konsequenzen bei deren Einhaltung, unter Wahrung der Autonomie des Kindes und der Achtung seiner Person (Baumrind 1971). Elterliche Angst gilt als Risikofaktor für schlechtere Therapieeffekte bei Kindern (Ihle u. Esser 2002). Ein Übermaß an elterlicher Kontrolle oder ein übermäßig behütender Erziehungsstil fördern Unsicherheit von Kindern. Wenn Eltern an Angststörungen leiden, entwickeln ihre Kinder mit hoher Wahrscheinlichkeit ängstliche Züge (Ginsburg a. Schlossberg 2002).

Die Qualität der Bindungsbeziehung in der Kindheit korreliert mit Angststörungen von Kindern (Holmes 2002). Kinder mit sicherer Bindung trauen sich eher, ihre Welt zu explorieren. Im Falle von beunruhigenden oder Furcht auslösenden Erfahrungen geben Eltern Rückhalt und Trost – das Kind ist sicher gebunden. Andernfalls kann es versuchen, sich durch Anklammern Sicherheit zu verschaffen, was auf Dauer eine eher unsichere Position fördert.

Je mehr Eltern über Kinder Kontrolle ausüben und sie einschränken, desto stärker werden diese abhängig. Abhängiges Verhalten wird auch durch diffuse interaktionelle Grenzen gefördert, Begriffe aus der klassischen systemischen Familientherapie hierfür sind *enmeshment* (Minuchin 1977; Nichols a. Schwartz 2004), konsenus-sensitive Familien (Reiss 1981) oder Pseudomutualität (Wynne et al. 1969). In der Literatur wird häufig auf ein Übermaß an bestimmten elterlichen Verhaltensweisen abgehoben – zu viel Kontrolle, zu viel Einmischung etc. Richtig ist aber auch, dass fehlende Beachtung, Mangel an Nähe und Halt gebenden Erfahrungen Unsicherheit und Ängstlichkeit begünstigen. Wenn Eltern die Welt als gefährlich ansehen oder glauben, Ängste um jeden Preis vermeiden zu müssen, führt dies dazu, dass sie meinen, ihr Kind vor solchen Erfahrungen schützen zu müssen.

Angst zu zeigen, kann auch *Teil eines interaktionellen Musters* sein. Ängste können die Funktion haben, *jemanden zu schützen* – z. B. wenn eine Familie mit unsicherem Aufenthaltsstatus nicht abgeschoben wird, solange eine kriegsbedingte Angststörung fortbesteht. Sie können auch als *Metapher für ein Beziehungsgeschehen* aufgefasst werden, wenn etwas Ängstigendes im System vorliegt – etwa Trennungsdrohungen der Eltern. Sie können auf nicht integrierte traumatische Erfahrungen hinweisen, auch transgenerational, wenn Kinder sich leicht ängstigen, deren Eltern Flucht und Vertreibungen ausgesetzt waren.

Für ein angemessenes Verständnis von Angststörungen ist auch die biologische Ebene zu beachten (Engel 1977; McDaniel et al. 2004). Eine *erhöhte persönliche Reagibilität* im Sinne einer Fähigkeit, sich zu beunruhigen, kann als *Temperamentsfaktor* verstanden werden. Manche Menschen sind rasch beunruhigt, zeigen eine erhöhte Bereitschaft auf andere Menschen und reagieren mit starkem Gefühlsausdruck (Wood 1993). Für sie gilt es, ihre Fähigkeit zu stärken, sich abregen zu können. Eine Neigung zu Unsicherheit und ein zurückgezogenes, vorsichtiges, vermeidendes, schüchternes Verhalten (Kagan a. Snidman 2004) können Ausdruck des eigenen Wesens sein und auf genetische Faktoren mit zurückgeführt werden. Sowohl bei Kindern als auch bei Erwachsenen können Ängste und Unsicherheit *Ausdruck motorischer Unsicherheit und von Teilleistungsschwächen* sein

– sowohl aufgrund einer motorischen Entwicklungsverzögerung und von Schwächen in der Feinmotorik, durch rezeptive Sprachstörungen etc.

Angst kann *als Signal* verstanden werden, z. B. bei einer Prüfungsangst, wo es darum geht, sich gut vorzubereiten, statt die Aufschieberitis regieren zu lassen. Hier lohnt eine Teiledialog: »Was will mir die Angst sagen?« Angst kann *Ausdruck eines inneren Konfliktes* sein – in einer Partnerschaft gehen und bleiben wollen, die Arbeitsbelastung durch einen Zusatzjob loswerden und diesen behalten wollen ... Ängste können auf Bindungsebene *auf der Erfahrung beruhen, dass andere Menschen nicht verlässlich sind* und man ihnen nicht trauen kann.

Angst lässt sich als *Ausdruck von Stagnation in einem Lebenszyklusschritt* verstehen, als Verharren in einer Schwellensituation, als eine Krise des Werdens und als Vorbote des Neuen. Manche Verhaltensweisen – nicht von der Mutter getrennt sein zu wollen – sind in einem bestimmten Alter völlig adäquat, in einem höheren Alter dagegen nicht mehr, das Festhalten von Elternteil und Kind an Verhaltensweisen einer früheren Entwicklungsstufe wird zu einem Problem. Ängste können *Ausdruck eines inneren Konfliktes* sein, der zu Spannung führt und als Angst gelabelt wird, aber auch als *excitement,* »Lampenfieber« oder als Ärger verstanden werden könnte, z. B. wenn ein Kind in einer Patchworkfamilie sauer auf den Stiefpapa ist. Es mag sicherer sein, dies nicht zu zeigen, und die innere Aufregung wird als Angst statt als Groll etikettiert, entsprechend der *James-Lange-Theorie* (Birbaumer u. Schmidt 2010). Angst kann auf eine Spannung erzeugende Überforderungssituation zurückzuführen sein, z. B. wenn ein Kind nicht den angemessenen Schultyp besucht und Leistungen bringen möchte, aber dazu nicht in der Lage ist.

Wie bei anderen Beschwerden haben Patienten mit Angststörungen das Gefühl, von ihren Symptomen überkommen zu werden und ihnen hilflos ausgeliefert zu sein; Angehörige fühlen sich ebenfalls hilflos und wissen nicht, was sie tun können. Aus systemischer Sicht ist von Interesse: *Wie ängstigt sich ein Patient? Und was tragen Angehörige zu dem Angsterleben und seinem Fortbestehen bei, auch wenn sie das Gegenteil wünschen?*

Zu der Angstreaktion trägt bei, sehr flach zu atmen oder sehr schnell zu hecheln, die Kehle anzuspannen – Angst und Enge haben sprachlich eine gemeinsame Wurzel –, unterzuckert zu sein, übermüdet zu sein, keinen Sport zu treiben; einen ausgeprägten Binnenfokus der Wahrnehmung zu haben und in eine Selbstbeobachtungsschleife zu geraten, dabei insbesondere vegetative Reaktionen zu beachten, im Sinne einer Nabelschau, z. B. die schwitzenden Hände; einen starren Blick aufsetzen, oder sehr schnell und hektisch hin und her schauen; gute Erfahrungen und selbstbewusste Teile ausblenden; sich keine Unterstützung bei Angehörigen holen; an negative Erfahrungen denken, mental das »Was-wäre-wenn-Spiel« starten, sich bevorzugt negative Szenarien ausmalen und in ihnen stecken bleiben …

Angst kann auf *Spannungen innerhalb der Familie* zwischen den Eltern oder zwischen einem Elternteil und einem Kind zurückgehen. Sie kann *Ausdruck von Familienloyalität* sein, wenn Vater, Mutter und die große Schwester ebenfalls ängstlich sind oder waren, wenn transgenerational vermittelte traumatische Erfahrungen wie Krieg, Flucht, Vertreibung existieren. Angst kann in Verbindung mit einem *familiären Glaubenssystem* stehen, z. B. der gemeinsam geteilten Überzeugung, die Welt sei gefährlich, auf dem Hintergrund eines streng religiösen Elternhauses.

Kleine und große Menschen stehen immer wieder beunruhigende und gefahrvolle Situationen durch. In einem günstigen Falle geben ihnen ihre Eltern Rückhalt und Sicherheit (Omer u. Lebowitz 2012) und vermitteln ein Gefühl von Kohärenz: »Du kannst das schaffen, es lohnt sich, es zu probieren …!«

Vorgehensweise

Patienten mit Ängsten warten gerne, bis die Bedingungen perfekt sind, um sich den Ängsten zu stellen. Doch die Umstände sind nie 100 % richtig und eine Konfrontation wird immer weiter aufgeschoben. Ein Lösungsmuster auf Therapeutenseite besteht darin, nicht zu warten, bis jemand bereit ist, sich der angstauslösenden Situation zu stellen. Besser ist es, konkrete verbindliche Schritte zu verabreden, das Vermeiden ist zu vermeiden. Mit anderen Worten: man muss eine verbindliche Verabredung treffen, welche Schritte wann erfolgen sollen, statt zu warten, bis es sich irgendwann richtig anfühlt, einen Schritt zu tun.

Ein anderer typischer Lösungsversuch vieler Patienten mit Ängsten ist der Versuch, durch positives Denken oder Entspannungsübungen die Angst wegbekommen zu wollen. Das *kann* funktionieren, aber was ist, wenn ein Schüler oder Student vor der Prüfung trotz Entspannungsübungen angespannt bleibt? Er beobachtet die vegetativen

Anzeichen seiner Erregung, die gelernten Strategien funktionieren nicht recht und er steigert sich zunehmend in eine Angstspirale hinein. Besser ist es also, den Lösungsversuch umzukehren und nicht zu versuchen, die Angst loszuwerden, sondern sie zu ertragen, umzudeuten in eine positive Energie – im Sinne des Songs *I'm so excited* der Pointer Sisters: *I'm so excited, and I just can't hide it. I'm about to lose control and I think I like it!* – und morgens vor der Prüfung zu tanzen oder einen wilden Hakka aufzuführen.

Eine hilfreiche körperliche Metapher wäre, sich weit zu machen, um im Körper und in der Brust Raum zu haben für all die Energie. Es macht einen Unterschied, ob im inneren System die Angst einen überwältigt und man von der Aufregung überschwemmt wird oder ob man die Angst hat und das erlebende Selbst – der Chorleiter, Dirigent etc. in unserem inneren System – präsent ist und erlebt, dass da ein Teil- und eben nur ein Teil- sich ängstigt und andere Teile auch noch da sind. Ein sinnvolles therapeutisches Ziel besteht *nicht* darin, keine Angst zu haben, sondern Spannung zu ertragen. Der phasische Spannungspegel kann durch Sport, Bewegung, Meditation etc. gesenkt werden; in einer akut Stress bzw. »Angst« auslösenden Situation wie vor einer Prüfung geht es jedoch darum, in Kontakt mit sich zu bleiben, dabei nicht zu versuchen, die akute Angst wegzuentspannen, sondern die Spannung körperlich umzuwandeln in eine positive Energie, die man für die vor einem liegende Aufgabe nutzen kann. Dies bedeutet, dass die Toleranz für »negative Gefühle« erhöht werden muss.

Therapeutische Haltung

- gutes Arbeitsbündnis eingehen, einen guten Zugang finden
- sorgfältige Auftragsklärung
- aktive Schritte ermutigen
- »nicht zu fest, nicht zu lose« vorgehen
- den Patienten vermitteln: »Ich traue Ihnen zu, das zu schaffen!«
- klare Vereinbarungen treffen
- Arbeit an gemeinsam verabredeten und immer wieder neu abgestimmten Zielen
- einen strukturierten Behandlungsplan entwickeln
- Ziele operationalisieren, erste Anzeichen von Veränderung erfragen
- Konfrontationsabkommen für den Fall, dass sich der Patient vor konkreten Schritten drücken sollte

- nicht warten, bis es sich »irgendwann richtig anfühlt«, einen Schritt zu tun«
- nicht zum hilflosen Helfer werden; Patienten versuchen gerne, eine Auseinandersetzung mit ihren Ängsten vor sich herzuschieben
- helfen, eine Opferposition zu verlassen
- mit langem Atem vorgehen
- Induktion von Hoffnung

Therapeutisches Vorgehen

Aufklärung und Information

- Informationen, wie Ängste körperlich funktionieren
- Bedeutung von Sport, Psychostimulanzien, Bewegungshaushalt
- eine neue Sicht auf die Symptome anregen
- Symptome umdeuten und normalisieren, als Schwellenangst, Übermaß an nervöser Energie etc.
- gemeinsam ein systemisches Erklärungsmodell entwickeln
- Partner, Eltern und Familie als Team gewinnen

Erfragen von Belastungen

- Position im Lebenszyklus beachten
- Belastungen aktuell und in der Vergangenheit erkunden
- Gibt es Mobbing, Bullying, Sorgen um Partner, Eltern, Geschwister, Großeltern?
- schulische, berufliche oder partnerschaftliche Probleme?
- drückende Schulden, Krankheiten?
- Reaktion auf Trennungskonflikte
- Verlust von Bindungsbeziehungen zu Eltern, Partner, Freunden
- Angst, verlassen zu werden?
- anhaltende Konflikte in Partnerschaft oder Familie?

Erfragen von Ressourcen und Kompetenzen

- Ressourcen auf individueller und auf familiärer Ebene?
- Sport, Musik machen, singen?

Problemfördernde und untaugliche Muster erkennen

- kontraproduktive Lösungsversuche erkennen
- bisheriger Umgang der Familie mit der Angst, Kontrolle?
- Muster der Eltern/Partner hinterfragen
- Reframing der Situation

Somatische Ebene

- Schilddrüsenüberfunktion ausschließen
- Medikamentenwirkungen und -nebenwirkungen beachten (Psychostimulanzien, Koffein etc.)
- ggf. Teilleistungsstörungen, Probleme in der motorischen Entwicklung bedenken
- hormonelle Faktoren, ggf. Zyklusabhängigkeit, Wechseljahre erkunden
- mögliche Neigung zu Unterzuckerung beachten
- Konstruktion und Deutung von Körpersignalen hinterfragen
- Sport, Bewegung
- Physiotherapie, Massagen
- Reduktion von Koffein
- ausreichend Schlaf

Individuelle und innerpsychische Ebene

- paradoxe Umkehrung des kontraproduktiven Lösungsversuches; aktiv auf die Angst zugehen
- Wandel der Affektlage
- Fähigkeiten stärken, sich abzuregen; innere Souveränität stärken
- absichtlich auf symptomatische Gefühle zugehen
- körperliche und narrative Strategien
- humorvolle Konfrontation
- innere Stärke entwickeln
- Handlungsaktivierung
- Ressourcen nutzen, ggf. mit Unterstützung
- ggf. Partner, Eltern um Beistand bitten
- Aufgaben und Verschreibungen; das Vermeiden vermeiden
- Lenkung der Aufmerksamkeit, Außenfokus
- Teiledialoge
- Ausschau halten nach positiven Ausnahmen
- Übertreibung, Humor, Provokation
- systemische Übertreibungs- und Verschlimmerungsfragen
- statt »Meister im negativen Grübeln« zu werden über positive Dinge nachdenken, imaginieren: »Was wäre, wenn – morgen etwas Schönes passiert und übermorgen auch ...!«
- bei Zeiterleben von Stillstand: Fließen der Entwicklung und Veränderung wahrnehmen
- Opferhaltung auflösen helfen

Interaktionelle Ebene

- Eltern als Unterstützerteam
- Partner als Bindungsperson und Begleiter
- Aufklären: »Welchen Beitrag leisten Angehörige zu der Symptomatik?«
- Kommunikation verbessern helfen
- Partnerschaftskonflikte und Familienkonflikte klären helfen
- ggf. Konflikte am Arbeitsplatz oder in der Schule klären
- eine mögliche partnerschaftsstabilisierende Funktion der Angst beachten
- bei Kindern und Jugendlichen: elterliche Akzeptanz fördern: Wärme und Zuneigung erhöhen, reziproke Beziehungsgestaltung
- Annahme auch von unliebsamen Gefühlen wie Angst
- Eltern bzw. Partner sollen helfen, sich emotional herunterzuregeln
- Toleranz der Eltern für Ängste ihres Kindes erhöhen
- Angst aushalten, statt zu kritisieren oder zu bagatellisieren
- spielerisch vorgehen
- Übermaß an Kritik abbauen
- Ausdruck von Unterschieden und Konflikten zulassen
- elterliche Unterschiede ansprechen
- an Familienthemen arbeiten
- mehrgenerationale Themen, Genogrammarbeit
- Skulpturarbeit
- Freunde finden – schützen gegen soziale Ängste im Jugendalter; Unterstützerkreise

Bedeutungsgebungen

- negative Erwartungshaltung auflösen
- angstbezogene familiäre Überzeugungen, Verhaltensweisen und Interaktionen neu aushandeln
- Perfektionismus, Fehlerintoleranz, Schwarz-Weiß-Denken, »alles selber machen wollen« reduzieren
- Glaubenssätze hinterfragen
- systemische Gesprächsführungstechniken, zirkuläre Fragen, Reframing
- Externalisierung: Symptom als Gestalt, als Farbe, als Objekt, als ungebetener Gast

Krisen vorbeugen, Zukunftsorientierung

- Angst fördernde Muster erkennen
- Drehbuch für den Umgang mit einem Rückschritt schreiben
- paradoxes Bremsen
- paradoxe Verschreibung eines Rückfalls
- so tun, als ob ein Rückfall passiert ist

Weitere Maßnahmen

- stationäre Therapie
- ggf. Medikamente

Emotionale Trennungsangst (F 93.0)

Diese häufige Form von Ängsten tritt bei Kindern ab ca. fünf Jahren auf, kann aber bis ins Jugendalter und darüber hinaus persistieren. Diese Ur-Angst bezieht sich auf die Befürchtung, etwas Katastrophales könnte Bezugspersonen zustoßen und sie könnten nie mehr zurückkommen. Trennungsängste gehen mit ausgeprägten somatischen Symptomen einher. Sie gehen aus der Fähigkeit von Kindern ab dem Alter von vier bis fünf Jahren hervor, sich Ereignisse vorzustellen, wobei die emotionale Entwicklung noch nicht entsprechend gereift ist. Die Angstreaktion stellt einen Versuch dar, die Bindungsbeziehung zu sichern bzw. wiederherzustellen. Wenn elterliche Angststörungen vorliegen, ist die Behandlung aussichtsreicher, wenn auch die Eltern einbezogen werden (Cobham, Dadds a. Spence 1998).

Interventionsansätze

- So-tun-als-ob-Rituale
- eine »Expedition in die Ferne« machen: so tun, als ob man in der Abseite campiert, fern von den Eltern, mit Lampe, Lesestoff, Proviant; Eltern humorvoll »bemitleiden« wegen der gefahrvollen Abenteuerreise; Notanruf spielen

Schulangst

Die Schulangst ist eine verbreitete Form der Trennungsangst, die zu erheblichen schulischen Problem führen kann. Vorab sollte geklärt werden, ob es Leistungsprobleme in der Schule oder eine Bullying-Situation gibt. Nicht selten besteht eine stark anhängliche Beziehung zu Mutter oder Vater, die oft ebenfalls eine Trennungsangst haben und das Kind ungerne fortgehen lassen. Man sollte ebenso nach aktuellen realen Verlusten fragen, welche die Furcht nähren. Die Kinder haben oft auch Angst vor einem Kontrollverlust oder fürchten, sich zu übergeben. Ein anderer typischer Gedanke ist die Sorge, ein Elternteil könnte sterben (Sherman a. Formanek 1985). Manchmal bleiben Kinder aus Loyalität daheim, weil sie sich gebraucht fühlen, zum Beispiel um auf die Mutter aufzupassen, die ein Alkoholproblem hat, oder weil jüngere Geschwister nicht gut versorgt werden. Eltern sind rechtlich für Kinder verantwortlich und haben die Aufgabe, dafür zu sorgen, dass diese zur Schule gehen. Eine rasche Intervention binnen 14 Tagen nach Auftreten der ersten Schulvermeidung verbessert die Erfolgsaussichten erheblich (Baden 1990; Kennedy 1965). In einem ersten Schritt könnten die Eltern mit dem Kind den Weg zur Schule gehen, am besten zunächst nachmittags, wenn diese geschlossen ist. Vormittags könnten Vater oder Mutter mitgehen, sich vor das Klassenzimmer setzen und warten, um ein Fortrennen zu verhindern und das Kind zu ermutigen, zu bleiben.

Interventionsansätze

- Beziehung des Jugendlichen zu den Eltern stärken
- offene Kommunikation
- Eltern helfen, eine angemessene elterliche Präsenz zu zeigen
- Verwendung von paradoxen Strategien
- Als-ob-Rituale
- aktiv werden, Hausaufgaben begleiten

Soziale Phobie (F 40.1)

Es handelt sich bei der sozialen Phobie um die Furcht, sich in sozialen Situationen falsch zu verhalten, Regeln und Konventionen zu verletzen, dumm dazustehen und beschämt oder abgelehnt zu werden. Meist geht es um Situationen wie Sprechen vor anderen Menschen, Vorstellungsrunden in Seminaren, Referate, mündliche Prüfungen oder das Ansprechen von Personen, meist des anderen Geschlechts, an deren Wertschätzung einem gelegen ist (Schweitzer et al. 2020). In der menschlichen Evolution spielte die Position innerhalb einer Gruppe bzw. Horde eine erhebliche Rolle. Die Missachtung sozialer Regeln und Hierarchieverletzungen werden bei Schimpansen-Trupps von dem Alpha-Tier sanktioniert (Goodall 2020) – vielleicht mit eine Wurzel der Angst von Menschen, im sozialen Raum etwas verkehrt zu machen.

Kinder mit sozialen Phobien sind eher still und schüchtern, haben nicht so viele Freunde, wie sie gerne hätten, und entwickeln dadurch leicht ein niedriges Selbstwertgefühl. Am meisten Angst macht es, spontan angesprochen zu werden. Auf körperlicher Ebene geht die Angst einher mit Unruhe, Anspannung, Schlafstörungen, Bauch- und Kopfweh sowie Übelkeit, z. T. auch mit Konzentrationsproblemen, weil die Kinder sich zu sehr sorgen. Charakteristisch ist eine verstärkte Selbstbeobachtung, im Sinne einer Befangenheit, bei der jede eigene Reaktion kritisch betrachtet und geprüft wird, wie diese wohl auf andere wirken mag. Außerdem gibt es eine ausgeprägte innere Beschäftigung mit blamablen Szenarien, im Sinne eines Was-wäre-wenn-Spiels. Der kontraproduktive Lösungsversuch besteht in der Strategie, Dinge so lange aufzuschieben, bis man sich ganz sicher ist, dass nichts schiefgehen kann – also zu einer Prüfung erst anmelden, die Frau, für die man sich interessiert, erst dann ansprechen, wenn man sich 100 % sicher ist, dass man sich nicht lächerlich machen oder eine Abfuhr holen wird. Und das ist natürlich niemals der Fall ...

Interventionsansätze

- *Joining*, Vertrauensaufbau, Anliegen klären
- Genogrammarbeit
- Gespräche mit Angehörigen
- gemeinsames Fallverständnis und Therapieplanung
- Inszenierung schwieriger, soziale Angst stimulierender Interaktionssituation mit dem Therapeuten, in Rollenspielen mit Angehörigen oder Gruppenteilnehmern
- Paradoxe Intention – sich absichtlich in eher harmlosen Bereichen blamieren
- Ausdruckstechniken, Sprechchor, Handpuppen
- Angehörige einbeziehen
- Affektlage ändern, »Löwentage« veranstalten, an denen sich ein Kind in ein Power-Tier verwandelt, mit Löwenkostüm, Löwentatzen-Hausschuhen, Lieblingsessen bzw. Löwennahrung; Eltern sollen die Löwenpower im Kind wecken

Spezifische Phobien (F 40.2), phobische Störung des Kindesalters (F 93.1)

Zu den spezifischen Phobien zählen eine Reihe bekannter Ängste – etwa vor der Dunkelheit, Höhenangst, Angst vor engen, umschlossenen Räumen, Angst vor krabbelnden und kriechenden Tieren, Spritzenphobien, Flugangst etc., aber auch Prüfungsängste. Wie bei vielen anderen Ängsten sieht die *Preparedness*-Theorie von Seligman (1971) einen evolutionären Vorteil in der Bereitschaft, sich vor bestimmten tatsächlich gefährlichen Dingen zu ängstigen. Offene schutzlose Flächen, Eingesperrtsein, Kontakt mit möglicherweise giftigen Tieren, in der Nacht verloren sein sind real gefährliche Situationen, zumindest potenziell. Der Lösungsversuch von Angehörigen besteht häufig in Beschwichtigungen: »Das ist doch gar nicht schlimm, du brauchst doch keine Angst zu haben!«, sie versuchen zu beruhigen, oftmals ohne dadurch in der betroffenen Person eigene Ressourcen zu wecken.

Prüfungsängste können paradox vorweggenommen werden – indem der Patient vor der Prüfung über etliche Wochen hinweg jeden Tag fünf Minuten die Ängste, auf einem bestimmten Stuhl sitzend einlädt dann seine Imagination auf einen offenen positiven Ausgang der Prüfung richtet und Ressourcenteile aktiviert (z. B. sich vorstellt, auf einem Pferd zu reiten, Hockey zu spielen, zu joggen, zu singen etc.).

Interventionsansätze

- paradoxe Vorgehensweise, »den Spieß umdrehen«
- Abenteuerreise in das Land der Dunkelheit
- Höhlen und Klettern genießen lernen
- sich erden, einen sicheren Bodenstand haben
- nächtliche Monster jagen, diese malen und einsperren bzw. fliegen lassen
- Kontakt zu Ressourcenteilen stärken, z. B. Katze auf dem Bauch imaginieren, auf dem Pferd sitzen
- So-tun-als-ob-Spiele – dass man fliegt und dieses genießen kann
- Flugstunden nehmen
- »gefährliche« Situationen spielen, so tun, als ob man Angst vor Spinnen, Dunkelheit, Räubern etc. hätte, Gespenster jagen

Agoraphobie F (40.0)

Die verbreitete Angst vor weiten, offenen, ungeschützten Plätzen, die Agoraphobie, wurde schon von Freud beschrieben, der Patientinnen bat, Tagebuchaufzeichnungen von ihren Erfahrungen beim absichtlichen Aufsuchen öffentlicher Plätze in Wien mitzubringen, was zu einer »Flucht in die Gesundheit« führte – rätselhafterweise lösten sich die Ängste auf, wenn nach ihnen gesucht wurde. Weite, offene Plätze bieten wenig Schutz und lösen leicht das Gefühl aus, ausgeliefert zu sein (Proshansky, Ittelson a. Rivlin 1970).

Agoraphobie-Symptome führen häufig dazu, dass der Patient von einem Partner begleitet wird, der die Aufgaben des Patienten übernimmt. Bei einer schweren, chronifizierten Symptomatik ist es oft erforderlich, dass ein Angehöriger den Patienten zur Therapie begleitet. Die Symptomatik führt so zu einer intensiveren Beziehung, was von manchen systemischen und psychodynamischen Autoren als Ausdruck von Angst erzeugenden Trennungsfantasien gesehen wird. Tatsächlich breiten Menschen, die eine (Angst-)Symptomatik gelöst haben, gerne die Flügel aus und machen Entwicklungsschritte, die sie sich lange nicht zugetraut hatten – eine alte Beziehung aufgeben oder eine neue eingehen, ein Studium abschließen oder sich für ein Auslandsstudienjahr bewerben etc. Blickkontakt zur Welt und Wahrnehmungsstrategien (Stevens 1980) sowie Körperzentrierungsübungen ermöglichen es Patienten, sich Ängsten zu stellen, die sonst in ihrem Vermeidungsverhalten verharren würden.

Interventionsansätze

- paradoxe Verschreibung – offene Plätze aufsuchen und Erfahrungen notieren
- dabei einen Abstand von 1 m einhalten zu dem Punkt, an dem die Angst zu stark wird
- üben, andere Menschen zu fixieren und zu mustern, statt sich passiv anschauen zu lassen
- mit einem Angehörigen Plätze aufsuchen, diesen beruhigen
- Techniken zur Emotionsregulation, zentrieren, summen, singen, die Angst verlachen

Panikstörung F (41.0)

Die Panikstörung wird seit den 1980er-Jahren beschrieben und erforscht. Sie ist gekennzeichnet durch anfallsartige heftige, als existenziell erlebte Angstattacken, die massiv lähmen können und aus heiterem Himmel zu kommen scheinen. Häufig treten sie in Verbindung mit einer agoraphoben Symptomatik auf. Viele Patienten sprechen landläufig von »Panikattacken«, meinen aber gewöhnliche Angstreaktionen mit nachvollziehbarem Anlass. Bei einer genaueren

Betrachtung werden Panikattacken z.T. sehr wohl durch bestimmte Schlüsselreize getriggert, manchmal durch interozeptive Körpersignale. Paniksymptome werden als extrem bedrohlich erlebt. Es gibt Überlegungen, dass bei einer Panikattacke auf dem Hintergrund einer Fehlmeldung eines zu geringen Sauerstoffgehalts im Blut eine Erstickungsangst-Reaktion ausgelöst wird, eine der schlimmsten Ängste, die Menschen haben können.

Verständlicherweise wollen Patienten ihre Panikanfälle einfach nur loswerden. Grundsätzlich macht es Sinn, die Symptomatik zu rekontextualisieren und ihre beziehungsgestaltende Wirkung zu prüfen, z. B. ob Wünsche nach Nähe oder nicht ausgesprochene Konflikte bestehen.

Interventionsansätze

- aktuelle oder lebensgeschichtliche Veränderungen beachten
- Externalisieren der Angst
- gute Gründe, die für die Angst sprechen, und Nachteile einer Auflösung der Symptomatik erfragen
- Verschlimmerungsfragen
- defizitorientierte Selbstbeschreibungen ändern helfen
- auf Stärken besinnen
- hypothetische zirkuläre Fragen
- Skalieren
- Übertreibung, Humor, Provokation
- Partner einbeziehen
- Teilearbeit mit der inneren Familie
- Unterstützung beim Erarbeiten von Lösungen
- So-tun-als-ob-Rituale
- Ausgewogenheit körperlicher Spannung und Entspannung herstellen helfen
- Arbeit am Glaubenssystem – weg von der Panik als unerklärlichem Phänomen hin zu einem eher weichen psychosozialen Erklärungsmodell

Generalisierte Angststörung (F 41.1)

Es handelt sich bei der generalisierten Angststörung um eine allgemeine hohe Besorgtheit über verschiedene Kontexte und Anlässe hinweg, damit einher geht eine hohe körperliche Anspannung. Diese äußert sich in Anzeichen einer hohen muskulären vegetativen Daueranspannung, Schwitzen, Herzklopfen, Schwindelgefühlen, Bauchbeschwerden und Nervosität. Das Erleben von Patienten mit einer generalisierten Angststörung ist eher von Sorgen geprägt und weniger von Angst per se; eigentlich handelt es sich mehr um eine »Sorgenkrankheit«. Die Patienten sorgen sich um eine große Palette an Dingen – um ihre Zukunft, ihre Gesundheit, ihre Schulleistungen – und katastrophisieren ausführlich über alles Erdenkliche. Sie machen sich selbst in vielerlei Hinsicht Druck, u. a. durch eine perfektionistische Haltung, und sie sind generell bemüht, es anderen recht zu machen. Im Vergleich mit allen anderen Angststörungen wird von ihnen das »Was-wäre-wenn-Muster« am ausgiebigsten praktiziert. Bei erwachsenen Patienten bestanden oftmals in der Familiengeschichte Bedingungen, welche die anhaltende Besorgtheit verständlich erscheinen lassen.

Interventionsansätze

- paradoxe Techniken – sich um etwas Positives »sorgen«
- Grübeln mit einem positiven Fokus: »Was wäre, wenn alles in Ordnung wäre …?«
- Ausgleich von Anspannung und Entspannung
- Lenkung der Aufmerksamkeit
- Teilearbeit – Entwicklung bzw. Stärkung eines ruhigen, souveränen Anteils
- Biografiearbeit

Zwangsstörungen (F 42)

Zwangsgedanken und Zwangshandlungen sind relativ häufige Störungsbilder. Die Beschwerden können rasch chronifizieren und das Leben der Betroffenen und ihrer Angehörigen erheblich einschränken, deshalb spricht vieles für eine Behandlung zu einem frühen Zeitpunkt. Sehr häufig werden Familienangehörige bzw. Partner in einem hohen Maß in das Symptomgeschehen einbezogen und es gibt einen interaktionellen »Tanz« um den Zwang herum (Retzlaff 2019a).

Zwangsstörungen werden als Ausdruck eines inneren Konfliktgeschehens aufgefasst oder als Ergebnis einer Fehlkonditionierung. Durch Zwangshandlungen werden Ängste vorübergehend abgebaut bzw. gebunden. Die Symptomatik beginnt oft in Übergangsphasen sowie bei Lebensveränderungen wie der Einschulung, in Trennungssituationen oder nach Umzügen usw. Aus systemischer Sicht kann das

Auftreten von Zwängen als Übergangskrise innerhalb einer Lebenszyklus-Perspektive verstanden werden. Kleine und große Menschen haben das Bedürfnis nach Sicherheit und Vorhersehbarkeit, doch unser Leben ist gekennzeichnet von Ungewissheit, Überraschungen und Offenheit. Menschen mit Zwängen versuchen, in einem durchaus tragisch anmutenden Lösungsversuch, sich Sicherheit und Kontrolle zu verschaffen, doch die Mittel sind kontraproduktiv und funktionieren nicht, sondern verschlimmern ihr Problem. Wie der Betrunkene in der Geschichte von Watzlawick (1983), der seinen verlorenen Schlüssel nur im Schein der Laterne sucht, versuchen sie, sich durch zwanghaftes Grübeln, also auf kognitiver Ebene ein Gefühl von Sicherheit zu verschaffen, was lediglich zu endlosen Grübelschleifen führt, die noch weiter verunsichern: Ein Gefühl von Sicherheit ist in erster Linie ein körperliches Geschehen und lässt sich durch kognitive Strategien nur bedingt erreichen.

Die Intensität der Symptomatik absorbiert leicht die Aufmerksamkeit und verleitet zu einem oberflächlichen symptombezogenen Fokus nur auf das Zwangsgeschehen. Nach einem Rückgang der Symptome kommen hinter den vordergründig unvernünftigen Zwangsverhaltensweisen häufig größere Themen zum Vorschein – Probleme in der Schule, Konflikte mit dem Partner etc. Diese weiter gefassten Lebens- und Familienthemen befeuern die Zwangssymptomatik, indem sie für ein hohes Maß an affektiver Ladung und unangenehm erlebten Emotionen sorgen, die – statt das interaktionelle Klärungen oder innere Klärungsprozesse vorgenommen werden – über die Symptomatik kurzfristig abgebaut werden. Zum Leben gehört ein gewisses Ausmaß an unliebsamen Gefühlen dazu. Patienten mit Zwängen zeichnen sich durch eine geringe Toleranz für unwillkommene Affekte wie Ängste, Ekel, Ärger, Langeweile etc. aus und versuchen gerne, diese mithilfe ihrer Zwänge zu bannen.

Die Zwangsbeschwerden werden gerne aus einer Opferposition als problemgesättigtes Narrativ beschrieben, als ob es keine Möglichkeit gäbe, sich dem »Zwang« zu widersetzen. Im amerikanischen DSMV wird nicht mehr von einem Zwang, sondern von einem Drang *(urge)* gesprochen, was einen therapeutisch günstigeren Zugang ermöglicht; mit einem Drang kann man besser umgehen als mit einem Zwang.

Kinder lernen, die üblichen im Alltag auftretenden Ängste und inneren Spannungen im Leben zu meistern durch Unterstützung von Eltern als Bindungspersonen, die sie ermuntern, mit diesen gut umzugehen und über sich hinauszuwachsen. Für die Behandlung auch von erwachsenen Patienten haben Angehörige oft eine Schlüsselrolle, wenn sie als Unterstützerteam gewonnen werden können.

Zu Beginn des Auftretens von Zwangssymptomen sind typische Lösungsversuche von Eltern bzw. Angehörigen hoffnungsvolles Abwarten, manchmal auch verständnislose Konfrontation (»Hör einfach auf damit!«). Über die Zeit kommt es häufig zu einem elterlichen Anpassungssyndrom *(parent accomodation syndrom)*, bei dem die Familie – bzw. der Partner – in den Zwang eingebunden wird und einen Teil der Kontrollhandlungen übernimmt. Dies ist verständlich, wenn man bedankt, dass Menschen mit Zwängen emotional sehr heftig auftreten und bedrohlich wirken können, wenn sich Menschen in ihrem sozialen Umfeld nicht in ihr Zwangsregime einfügen.

Entwicklungspsychologisch betrachtet operieren Menschen mit ihrem Zwangsgeschehen auf einem präoperationalen Modus, der Stufe des magischen Denkens. In dieser Entwicklungsphase werden Dinge und Ereignisse miteinander verknüpft, die bei einer formal-operationalen Logik unvernünftig erscheinen. Dazu gehören die Überzeugung, durch eigene »schlimme Gedanken« jemandem schaden zu können, oder die Annahme, Dinge, die von einer Person berührt wurden, würden Eigenschaften von ihr annehmen und zum Beispiel verseucht oder ekelig sein. Dazu zählt auch die typische Angst von Kindern im Alter von etwa fünf Jahren beispielsweise vor Räubern oder Gespenstern, in die sich der Stuhl mit den abgelegten Kleidungsstücken verwandelt, immer wenn das Licht ausgeschaltet wird. Schaltet man das Licht ein, bringt das leider nichts, denn mit dem Ausschalten des Lichtes ist das Gespenst wieder da! Das Kind oder der Erwachsene weiß in den allermeisten Fällen, dass die Zwangsbefürchtungen keine realistische Basis haben, auf der Verstandesebene sind sie allerdings nicht wirklich erreichbar, sie benötigen einen anderen affektiven Zugang.

Es gibt eine nicht unerhebliche Häufung von Zwangsstörungen in manchen Familien (Tominschek 2018), Zwangssymptome können auch in Zusammenhang mit Ticstörungen, bestimmten Infektionskrankheiten, Psychosen, Depressionen oder bei Autismus auftreten.

Belastende Faktoren sind oftmals Lebenszyklusveränderungen, Belastungen in der Schule wie bevorstehende Abschlussprüfungen, Überforderung durch einen unpassenden Schultyp, Umzüge, Trennungen der Eltern, berufliche Anforderungssituationen oder die Aufnahme von sexuellen Begegnungen in der Pubertät. Redet man von »dem Patienten mit Zwängen« oder »der Frau mit den Zwängen, die heute Nachmittag wieder einen Termin hat«, übersieht man leicht, dass die betreffende Person noch ganz andere Seiten hat – und gerne reitet, Musik macht, gut zuhören kann, tolle Leistungen in der Berufsschule bringt etc. Die große Genauigkeit und Gewissenhaftigkeit von zwanghaften Menschen kann eine Stärke sein, wenn sie im inneren Team nicht allein regiert. Hilfreich ist es, wenn Patienten ihre Fähigkeit zum Dezentrieren stärken und nicht so sehr an einer Wahrnehmungsgestalt haften.

Settings

Sinnvoll ist die Kombination von Sitzungen im Paar-/Familiensetting (MPS) mit dem Einzelsetting, ggf. auch als aufsuchende Therapie. Die Einbeziehung der Angehörigen bietet erhebliche Vorteile – sie können als Unterstützerteam fungieren, auf weitere Symptombereiche aufmerksam machen und motivieren, die Behandlungen konsequent durchzuziehen. Betroffene geben sich oft zu früh mit Teilerfolgen zufrieden.

Therapeutische Haltung

- Aufbau einer hoffnungsvollen Erwartungshaltung
- Geschichte des Problems, der Lösungsversuche in Erfahrung bringen
- Externalisierung des Symptoms
- Metaphern und Lehrgeschichten von erfolgreichen ehemaligen Klienten, die ihre Zwänge überwunden haben

Therapeutisches Vorgehen

Aufklärung und Information

- Wissensabgleich: Was wissen Patient und Angehörige schon über Zwänge?
- Bedeutungsgebungen und Narrative über die Symptomatik
- Normalisieren der Symptome (»Zwänge sind kein Hinweis darauf, verrückt zu sein!«)
- Normalisieren von Spannung und ungeliebten Affekten

Erfragen von Belastungen

- aktuell und in der Vergangenheit

Erfragen von Ressourcen und Kompetenzen

- Ressourcen des Patienten und der Angehörigen sammeln
- ressourcenorientierte Fragen, Ressourcen aktivieren
- elterliche bzw. partnerschaftliche Unterstützung prüfen
- Beobachtungsaufgaben: Ausnahmen beachten
- Sport, Bewegung und Musik

Problemfördernde Muster und untaugliche Lösungsversuche

- Mehr-desselben-Muster erkennen und hinterfragen
- Lösungsversuche der Angehörigen hinterfragen oder umkehren
- Sicherheit durch Grübeln oder Zwangshandlungen erreichen wollen
- elterliches Anpassungssyndrom *(parent accomodation syndrome)* beachten
- auf Therapeutenseite den Patienten gewähren lassen; oder:
- rigides Gegenhalten, die Grübelgedanken und Ängste ausreden wollen

Somatische Ebene

- Medikation beachten: Psychostimulanzien als mögliche Auslöser
- ggf. Teilleistungsstörungen prüfen
- ggf. Tic-Störungen in Betracht ziehen

Individuelle und innerpsychische Ebene

- erste Änderungsschritte verabreden: »Experimente«
- paradoxe Symptomverschreibung, auf das Symptom zugehen, es einladen, ggf. mithilfe von Angehörigen
- verschreiben und verschieben
- paradoxe Umkehrung des bisherigen Lösungsversuchs: sich dem Zwang widersetzen, intensiv und wiederholt
- etwas anderes tun
- Aktivierung von Ressourcenteilen
- Externalisierungen
- Videoreportage, Videofeedback
- Erhöhung der Toleranz für ungeliebte Affekte
- Veränderung der Stimmungslage
- emotionale Regulation stärken

- körper- und achtsamkeitsbasierte Techniken
- So-tun-als-ob-Rituale
- aktions- und körperorientierte Techniken
- Aktivierung der spielerischen Seite
- Gestaltungstechniken
- Teilearbeit mit Handpuppen und Minifiguren
- Arbeit an inneren Teilen
- Stärken eines Gefühls von Sicherheit
- systemische Rollenspiele
- expressive Techniken

Interaktionelle Ebene
- Auswirkungen der Symptomatik auf die Familie oder das Paar
- Symptom in den Kontext der weiteren Familiendynamik stellen
- Reframing: Eltern/Partner und Patient als Team
- Arbeit an Grenzen, Rollenmustern, Konfliktmustern
- Patient/Eltern unterstützen
- Arbeit an weiteren Themen des Familiensystems, Klärungsgespräche, Verhandlungen
- Organisationsberatung mit Familien
- Klärung von Themen innerhalb der Familie – Geschwister, Schule, Arbeit, Partnerschaft
- das Vermeiden vermeiden helfen

Bedeutungsgebungen
- Neigung zu Genauigkeit, Perfektionismus: Flexibilität erhöhen
- Erwartung von katastrophalen Auswirkungen kleinster Fehler, Fehlerintoleranz, magisches Denken hinterfragen
- zirkuläre und lösungsorientierte Fragen
- paradoxe Verschreibung: absichtlich übergenau sein, absichtlich Fehler machen und Ungenauigkeiten einbauen

Krisen vorbeugen, Zukunftsperspektive einnehmen
- Rückschritte vorwegnehmen
- Notfallpläne
- imaginative Techniken
- Zukunftsprojektion
- Auffrischungs-(Booster-)Sitzungen

Weitere Maßnahmen

- Bei sehr intensiven, zeitlich sehr ausgedehnten Zwangssymptomen oder einer seit Jahren chronifizierten Symptomatik ist stationäre Therapie indiziert.
- Bei ausbleibenden oder geringen Fortschritten ist eine (erneute) Konsultation eines Arztes sinnvoll, um eine ergänzende medikamentöse Therapie zu prüfen.

Erschwerende Bedingungen

- Eine kleine Untergruppe von Patienten sieht ihre Zwangssymptome als normal an und zeigt keine Bereitschaft, an den Symptomen zu arbeiten.
- anhaltende massive Spannungen in der Familie, Fortbestehen von Konflikten, Fortbestehen einer beruflichen oder schulischen Überforderung bzw. Teilleistungsschwächen mit Einfluss auf die Wahrnehmungsleistung und Verarbeitungsgeschwindigkeit
- Patienten und Therapeuten können in einer Art Kollusion andauernd über den Zwang reden und darüber wie es wäre, ihn loszuwerden, und damit vermeiden, ins Handeln zu kommen; ein Mehr-desselben-Muster.

6.3 Somatoforme Störungen und dissoziative Störungen (Konversionsstörungen)

Unter dieser breiten Überschrift werden sehr unterschiedliche Beschwerdebilder gefasst. Bei einer hypochondrischen Störung haben Patienten die Sorge, krank zu sein, wissen allerdings, dass dies übertrieben ist, bei der somatoformen Störung sind sie dagegen überzeugt, an einer organischen Krankheit zu leiden.

Somatisierungsstörungen (F 45)

Somatisierungsstörungen sind gekennzeichnet durch die feste Überzeugung, körperlich krank zu sein, ohne dass ein fassbarer somatischer Befund vorliegt. Menschen, die somatisieren, präsentieren meist Beschwerden in sehr vielen Funktionsbereichen des Körpers und schildern diese verschiedenen Fachärzten, mit unterschiedlichen Akzentuierungen. Das Beschwerdebild macht einen erheblichen Teil der Hausarzt-Patienten aus (McDaniel et al. 2004), verursacht verhältnismäßig hohe Kosten im Gesundheitssystem und spricht nicht gut auf eine medikamentöse Behandlung an. In psychotherapeutischen Praxen tauchen diese Patienten seltener auf, da sie ihre Beschwerden somatisch attribuieren und sich leicht unverstanden fühlen, wenn sie zu einem Psychologen geschickt werden. Ein ungünstiger familiärer Umgang und die Aussicht auf bzw. Erwartung von Rentenleistungen tragen zu einer Chronifizierung bei.

In die Diagnose einer Somatisierungsstörung fließt indirekt die Zahl unbefriedigender Arzt-Patienten-Kontakte ein. Als Behandler muss man sich als Teil der Situation begreifen. Somatisieren kann aus systemischer Sicht als ein Beziehungsmodus verstanden werden statt als Deutung einer unterdrückten Triebregung oder einer kognitiven Fehleinschätzung. Menschen mit Somatisierungsstörung tendieren zu einem Exzess oder einem Defizit an emotionalem Ausdruck, einige klagen vermehrt, andere zeigen nur sehr gebremst, wie es ihnen emotional geht. Die Somatisierung kann als eine analoge Kommunikation, als affektive Mitteilung verstanden werden (Griffith a. Griffith 1994).

Die Bedeutung der Beschwerden in ihrem Interaktionszusammenhang kann ebenso wie die subjektive, interindividuelle Bedeutungsgebung des Patienten besser aus dem Kontext heraus verstanden werden. Ob und wie es dem Behandler gelingt, auf die subjektiven Theorien des Patienten und dessen Anliegen einzugehen, ist entscheidend für den therapeutischen Prozess. Der Patient spricht über den Körper (Griffith a. Griffith 1994; Seemann 2000) und sagt: »Mir geht es nicht gut, ich leide, ich kann nicht gut ausdrücken woran und was mir wirklich fehlt. Auch Sie werden mir nicht wirklich helfen können, zu finden, was mir fehlt!« Damit depotenzieren sie den Behandler und machen ihn ebenso hilflos, wie er sich selbst fühlen mag. Die Erkundung dessen, was über den Körper ausgedrückt wird, ist deshalb eine der zentralen psychotherapeutischen Strategien (vgl. Eder 2018).

Ein rein physiologisches Erklärungsmodell von Somatisierungsstörungen bietet keine Erklärung für das häufige Wechseln von Ärzten und Beschwerden. Die Attribution der Beschwerden als körperliche Krankheit wird vom Arzt infrage gestellt, was den Patienten gegen ihn aufbringt. Patienten hinterfragen die Kompetenz des Arztes, weil der einfach nicht verstehen will, was medizinisch los ist. Sie suchen Hilfe, machen diese aber letztlich unmöglich.

Bei Patienten mit somatoformen Störungen findet sich mitunter ein besonderes Körperbild – der Körper wird weniger als Teil des

Selbst, eher als fremd erlebt, als mit einem Defekt behaftet und krank. Diese Patienten haben das Gefühl, fremder Hilfe zu bedürfen, die ihnen aber ärztlicherseits verweigert wird. Das Beziehungsangebot ist wie bei einem Kind, das Trost sucht, weil es wehtut. Hintergrund kann die Erfahrung sein, in früher Kindheit mit emotionalen Bedürfnissen nicht emotional gut gehalten worden zu sein. Somatisierende Patienten zeigen sich in einer gewissen Weise mit einem basalen kindlichen Verhaltensmuster als depriviert. Sie machen ein besonderes Beziehungsangebot bzw. kommunizieren mit einer besonderen interpersonellen Komponente. Retrospektiv betrachtet haben sie in ihrer Biografie bei Krankheit nicht mehr, sondern weniger Zuwendung bekommen, streben nach Validierung ihrer Bedürfnisse und suchen verbale Rückversicherung, dass ihnen nichts fehlt – was aber nur kurze Zeit beruhigt.

Therapeutische Beziehung

Behandler reagieren leicht genervt bei somatisierenden Patienten und wollen weg von dem problemgesättigten Narrativ mit ständigen Schilderungen somatischer Beschwerden, der Patient will gerade über Körperliches reden – eine Flüchtlings-Verfolger-Dynamik droht zu entstehen. Deshalb ist es besonders wichtig, einen guten Zugang zu finden.

Wegen der besonderen Beziehungsdynamik ist ein besonderer Wert auf eine gute Therapeut-Klient-Beziehung zu legen. Das Nichtverstehen kann zum Ausgangspunkt einer behutsamen Erkundung werden: »Ihr Körper sagt Nein! Derzeit verstehen wir die Bedeutung der Symptome noch nicht, wir sollten besser verstehen lernen, was er braucht, damit es ihm gut geht.« Das Ziel ist die Wiederaneignung der Beschwerden, nicht ihr Verschwinden. Man sollte nicht versuchen zu beruhigen und zu beschwichtigen: »Nein, Sie haben bestimmt nichts Ernstes!« Ebenso wäre es eine Falle zu argumentieren, ob der Patient eine körperliche Erkrankung hat oder nicht. Veränderungsziele sollten zunächst klein und machbar sein und dem Patienten einleuchten.

Statt Patienten vorschnell die Beschwerden als psychische Störung nahebringen zu wollen, kann man an weiteren aktuellen Themen arbeiten, statt nach psychischen Hintergründen zu suchen, und parallel allgemeine Sorgen des Patienten thematisieren. Termine sollten nicht bei Bedarf, sondern in fixen Intervallen angeboten werden, um kontinuierlich arbeiten zu können.

Setting

Es ist erforderlich, mit einem Arzt oder Ärzten gut zusammenzuarbeiten, unnötige körperliche Untersuchungen sollten unterlassen werden. Neben Gesprächen im Einzelsetting bietet die Arbeit im Paar- bzw. Familiensetting (MPS) hilfreiche Perspektiven und Ansatzpunkte für die Behandlung.

Therapeutische Haltung

- besonderen Wert legen auf eine gute Therapeut-Klient-Beziehung
- körperliche Attribution ernst nehmen
- eine kooperative Position einnehmen
- keine »imperialistische« Haltung gegenüber dem Körper einnehmen – »der muss wieder richtig funktionieren!«
- stattdessen eine neugierige kooperative Haltung entwickeln
- herausfinden, in welchen Umständen, wann und wie es dem Körper gut geht
- das Nichtverstehen als Ausgangspunkt einer behutsamen Erkundung
- Ausnahmen beachten und berichten

Therapeutisches Vorgehen

Aufklärung und Information

- Vermitteln: Gedanken und Vorstellungen wirken sich auf den Körper aus
- die Klage des Körpers als legitim ansehen
- allgemein von »Stress« und »Belastungen« sprechen, die sich auf den Körper auswirken können

Problemfördernde Muster und untaugliche Lösungsversuche

- wiederholte Arztbesuche, statt zu ergründen, was einem emotional fehlt, was die eigentlichen Bedürfnisse sind

Individuelle und innerpsychische Ebene

- Symptome kontextualisieren
- Was ist noch los im Leben?
- parallele Vorgehensweise – Themen in Partnerschaft, Arbeitswelt, Familie klären und lösen
- Lebensqualität verbessern; helfen, besser im Leben zu stehen

- Selbstsicherheit stärken
- ggf. Auseinandersetzung mit Themen der Herkunftsfamilie
- ggf. »Kontenausgleich«
- Validierung möglicher belastender Erfahrungen
- Differenzierung und Autonomieschritte fördern
- Selbstvalidierung
- Selbstfürsorge
- Versöhnungsschritte und Akzeptanz

Schritte auf körperlicher Ebene
- Sport
- Körpertherapie und Atemübungen

Interaktionelle Ebene
- interpersonelle Kommunikation verbessern
- Konflikte klären helfen
- Patienten anleiten, nicht allem Stress aus dem Wege zu gehen; dies behutsam aufbauen

Bedeutungsgebungen
- eine starre Attribution von psychosozialem Leiden ins Somatische aufweichen
- mit somatischen Beschreibungen beginnen, diese ausweiten, psychosoziale Fragen und Aspekte sukzessive einstreuen
- ein weiter gefasstes Konzept von Gesundheit ermöglichen, das psychosoziale Aspekte umfasst

Krisen vorbeugen, Zukunftsperspektive einnehmen
- Rückschritte vorwegnehmen
- Notfallpläne

Weitere Maßnahmen
- ggf. stationäre Therapie

Erschwerende Bedingungen
- Patient konsultiert weiterhin exzessiv wechselnde Ärzte

Somatoforme Funktionsstörungen (F 45.3)

Bei somatoformen Funktionsstörungen, die früher als Konversionsstörungen bezeichnet wurden, finden sich objektivierbare Symptome einer vegetativen Überstimulation in bestimmten Organen bzw. Organsystemen des Körpers. Beispiele für solche funktionalen Beschwerden sind die Folgenden:

Somatoforme autonome Funktionsstörungen des	
kardiovaskulären Systems (F 45.30)	z. B. Herzneurose
oberen Gastrointestinaltraktes (F 45.31)	z. B. Globusgefühl, Bauchweh
unteren Gastrointestinaltraktes (F 45.32)	z. B. Reizdarm
respiratorischen Systems (F 45.33)	z. B. Hyperventilationstetanien
urogenitalen Systems (F 45.34)	z. B. erhöhte Miktionshäufigkeit

Funktionale Störungen können wirksamer durch paradoxe Interventionen als durch Medikation (die Gabe von Medikamenten wie Diazepam) gelindert werden (Ataoglu 2003). Auch psychisch bedingtes Bauchweh bei Kindern fällt in diese Gruppe – Eltern sind häufig sehr beunruhigt, und die Kinder entwickeln rasch eine negativ gefärbte Erwartungshaltung. Kinder nehmen eine körperliche bzw. nervöse Anspannung als »Bauchweh« wahr oder vielleicht als Spannung im Bereich des Solarplexus: Durch Rückzugsverhalten, das eventuell sogar von den Eltern unterstützt wird, kann ein Teufelskreis in Gang gesetzt werden. In ähnlicher Weise entwickeln sich Schulängste rasch zu einem hartnäckigen Problem. Der Lösungsversuch des Kindes und seiner Eltern besteht oft darin, den Schulbesuch davon abhängig zu machen, dass das Kind keine bzw. keine Beschwerden im Sinne einer unangenehmen vegetativen Spannung hat. Aus systemischer Perspektive erscheint es sinnvoll, möglichst binnen 10 bis 14 Tagen wieder einen regelmäßigen Schulbesuch zu ermöglichen, mit Eltern als Unterstützern, Als-ob-Ritualen zur Vorbereitung etc. Günstiger als darauf hinzuarbeiten, dass keine körperliche Anspannung besteht, erscheint es, die Toleranz für Spannung zu erhöhen und diese möglicherweise in andere Emotionen zu überführen, zum Beispiel Spaß zu haben. Angehörige fokussieren rasch auf die problemhaften Seiten, beschwichtigen oder nehmen die Beschwerden nicht ernst, sie können angeregt werden, Lösungsverhalten zu unterstützen.

Dissoziative Störungen (F 44)

Dissoziative Störungen sind gekennzeichnet durch den teilweisen oder kompletten Verlust von Körperempfindungen, der Kontrolle von Körperbewegungen, der Erinnerung und des Gefühls der Integration der Person, ohne erkennbare organische Ursache. Diese Phänomene lassen sich durch hypnotherapeutische Interventionen induzieren und auflösen (Rossi 1980). Bei einem erheblichen Anteil an Patienten mit unklaren neurologischen Symptomen (ca. 10 %) findet sich binnen zwei Jahren doch eine neurologische Erkrankung, d. h., eine sorgfältige somatische Untersuchung ist unerlässlich. Dissoziative Störungen wie beispielsweise dissoziative Krampfanfälle können sehr dramatisch anmuten. Diese Symptome können einen Schutz der Person bei massiver Überlastung durch intensive Traumatisierung darstellen; häufiger sind sie Ausdruck von nicht gewürdigten Bedürfnissen und Anteilen, die zunächst nicht kommuniziert werden können.

Neben hypnotherapeutischen Interventionen, die nicht Gegenstand dieses Buches sind, kann ähnlich vorgegangen werden wie bei Somatisierungsstörungen: Stärkung der Person, eine Sprache finden für die Artikulation von Bedürfnissen, Klärung von Konflikten in aktuellen Beziehungen, in der Schule und am Arbeitsplatz sowie achtsamkeitsbasierte Techniken. Das Fallbeispiel eines neunjährigen Jungen mit einer entsprechenden Symptomatik ist im Abschnitt 2.15 beschrieben.

Therapeutische Haltung

- Kontextualisieren, Lebensumstände klären
- Sorgen und Stress in der Partnerschaft, dem Beruf, der Ausbildung; Verlustereignisse beachten

Therapeutisches Vorgehen

Aufklären und Wissensabgleich

- vermitteln, wie sich Stress, Gedanken und Vorstellungen auf den Körper auswirken können
- Ausnahmen beachten
- herausfinden, unter welchen Umständen es körperlich gut geht

Somatische Ebene

- körperliche Souveränität stärken
- Bewegungsmangel beachten, ggf. Bewegung, Walken, Sport, Treppen laufen

- bei Hyperventilation: Rückatmen in die Hand
- klären: Ernährung? Koliken? Allergien?

Individuelle und innerpsychische Ebene
- Zentrierungstechniken
- Symptome paradox verschreiben und verändern
- Erwartungsspannung reduzieren

Interaktionelle Ebene
- Angehörige einladen, auf Ausnahme zu achten
- Angehörige sollen ermutigen, Spannung auszuhalten
- ggf. Partner oder Eltern ermutigen, mit dem Patienten über Bedürfnisse zu sprechen, wenn Symptome aufgetreten sind, um die Botschaft zu verstehen
- Stress abbauen in Schule, Beruf usw.
- Erwartungsspannung reduzieren

Bedeutungsgebungen
- externale Attribution des Geschehens
- Opferposition auflösen helfen

Umgang mit Rückschritten, Zukunftsorientierung
- paradoxe Bremsen
- Rückschritte vorwegnehmen

Erschwerende Bedingungen
- gleichzeitige Konsultation von alternativen Behandlern mit konträren Erklärungs- und Behandlungsmodellen

6.4 Reaktionen auf schwere Belastungen und Anpassungsstörungen (F 43)

Akute Reaktionen treten bei außergewöhnlich belastenden Lebensereignissen auf, die zum Teil anhaltend sind und in Verbindung mit individuellen Empfänglichkeiten zu vorübergehenden, aber dennoch erheblichen Beschwerden führen können (Hepp u. Binder 2018). Der Anlass können überwältigende Bedrohungen, traumatische Erfahrungen, Kriegssituationen, Unfälle und dergleichen sein. Die Symptome sind relativ unspezifisch, mit körperlicher Erschöpfung, einem

Gefühl der Betäubung und Ängsten, Verzweiflung, Depression, hektischer Betriebsamkeit oder Rückzugsverhalten. Sie klingen innerhalb von ein, zwei Tagen ab, insbesondere wenn die auslösende Situation verlassen wird.

Anpassungsstörungen

Anpassungsstörungen (F 43.2) stehen in einem engen Zusammenhang mit wesentlichen Lebensveränderungen und belastenden Lebensereignissen, die wie Todesfälle, Trennungen das soziale Netz beeinträchtigen oder jemanden aus der eigenen Kultur herausreißen. Die Symptome reichen von kürzeren depressiven Reaktionen, Ängsten, aggressivem Verhalten, Problemen im Sozialverhalten bis zu längeren depressiven Reaktionen. Bei Kindern kann es zu regressiven Verhaltensweisen, Einnässen und Einkoten oder dem Gebrauch von Kleinkindsprache etc. kommen. Ein sehr häufiger Anmeldegrund für Kindertherapien sind Anpassungsstörungen von Kindern nach Trennung und Scheidung. Haben beide Eltern das Sorgerecht, müssen beide Eltern einer Therapie zustimmen; aus systemischer Sicht wird man ohnehin mit beiden Eltern arbeiten wollen, wenn vielleicht auch nicht immer gleich intensiv.

Generell wird man bei Anpassungsstörungen mit den Patienten wegen der akuten Symptomatik stärker im Sinne einer Krisenintervention vorgehen. Dies bedeutet, sich ein Bild von der Ausgangssituation zu verschaffen, ressourcen- und lösungsorientiert vorzugehen und ggf. Eltern darin zu unterstützen, ihren Kindern Gefühle von Stärke und Sicherheit zu vermitteln. Ein Verständnis der Situation in einfachen, klaren Begriffen und ein Fokus auf mögliche Handlungsschritte hilft bei dem Umgang mit der Krisensituation und mittelfristig auch bei der Entwicklung eines förderlichen Narrativs über die belastenden Erfahrungen. Bei Kindern, aber auch bei Erwachsenen ermöglicht der Einbezug von Angehörigen eine Verarbeitung der Belastungen durch sozialen Rückhalt.

Setting

Einzelsetting, kombiniert mit MPS

Therapeutische Beziehung

- klares, strukturiertes Vorgehen
- Beschwerden kontextualisieren und damit verstehbar machen

- Symptome in eine Entwicklungsperspektive stellen
- Sicherheit und Hoffnung vermitteln
- Gefühle validieren und normalisieren
- Zeitlinienarbeit zum Gewinnen einer olympischen Perspektive

Therapeutisches Vorgehen

Aufklären und Abgleich des Wissenstandes

- ggf. Informationen über soziale Ressourcen anbieten

Belastungsstatus erfragen

- aktuell und in der Vergangenheit

Ressourcen und Kompetenzen erfragen

- Fokus auf Ausnahmen
- Resilienz- und Ressourcenfragen

Individuelle und innerpsychische Ebene

- Angst und Regression abbauen helfen
- in Scheidungssituationen: Alltagsrituale pflegen
- ggf. Kindern Ereignisse wie eine Trennung in kindgerechter Sprache vermitteln
- Kinder ggf. entlasten: »Es ist nicht dein Job, den Eltern zu helfen«

Interaktionelle Ebene

- Eltern helfen, konstruktiv zu handeln; anleiten, wie sie dem Kind helfen können: Lieblingsgeschichten, Essen, Rituale usw.
- Sicherheit geben: Kontakt zu beiden Eltern gewährleisten
- das Verhalten eines Kindes als eine verstehbare, auch altersabhängige Reaktion auf den Stress *labeln*
- bei Erwachsenen soziale Netzwerke aktivieren
- Übertragungsphänomene und Konfliktumleitungen beachten

Bedeutungsgebungen

- helfen, ein Verständnis der Situation zu erreichen
- ggf. an Selbstvorwürfen arbeiten

Umgang mit Rückschritten, Zukunftsorientierung

- Zeitlinienarbeit
- Rückschritte vorwegnehmen

Erschwerende Bedingungen

- erneute weitere Belastungen, Krankheiten, Probleme am Arbeitsplatz etc.
- in Trennungssituationen: weitere Konflikte um Finanzen, Umgangsrecht usw.

Ein Fallbeispiel soll das mögliche Vorgehen erläutern.

Die elfjährige Mila kam mit ihrer Mutter zur Therapie, Hintergrund war die zunehmende Verschlossenheit des Mädchens, die der Mutter Sorge bereitete. Mila war sehr aufgeweckt, ging gerne zur Schule und hatte ordentliche Noten. Die Beziehung zu ihrem siebenjährigen Bruder war gut, sie hatte einige gute Freundinnen, malte gerne und machte Sport. Bei der Frage nach der Wohnsituation wurde ihr Gesicht leer, sie wirkte resigniert und unzugänglich, mit einer Art »Pokerface«. Nach der Trennung der Eltern vor eineinhalb Jahren war sie mit ihrer Mutter und ihrem Bruder in eine deutlich kleinere Wohnung gezogen, sie vermisste den Garten und die Nachbarskinder aus ihrem alten Wohnumfeld. Immerhin hatten sie und ihr Bruder auf ihren Schulen bleiben können. Im Einzelgespräch berichtete sie von ihren Sorgen um den Papa, der in einer kleinen im Souterrain gelegenen Einzimmerwohnung lebte. Auch für ihn war es seit der Trennung finanziell sehr eng geworden, außerdem klagte er bei den wöchentlichen Besuchen von Mila über seine Depressionen und seine Einsamkeit seit der Trennung. Mila fühlte sich verantwortlich für sein Befinden und machte sich große Sorgen um ihn, die sie ihrer Mutter aber nicht mitteilte, damit diese nicht sauer reagierte. Mila ihrerseits hatte eine deutliche Anpassungsstörung entwickelt und kam emotional nicht gut zurecht. – Die Therapie erfolgte in einer Kombination aus Gesprächen mit den jeweiligen Teilfamilien, aus Einzelgesprächen und Gesprächen mit beiden Eltern und Kindern. Mit den Eltern wurde jeweils ein Verständnis für Milas Lage, aber auch für die jeweils eigenen frustrierenden Lebensumstände entwickelt, und Herrn N. wurde geholfen, wegen seiner offenkundigen Depression einen Therapeuten zu finden. Mit Mila und ihrem Bruder wurden Gestaltungstechniken eingesetzt, auch um Raum für den Ausdruck unterschiedlicher Gefühle zu geben und um Ressourcen wiederzuentdecken. Mit Mini-Figuren wurde die Geschichte der Familie nachgespielt und Lösungsszenarien für die Zukunft wurden aufgestellt. In Einzelgesprächen wurden die Eltern gecoached, wie sie die Kinder von ihren Sorgen entlasten und emotional stärken und insbesondere Mila aus ihrer überverantwortlichen Rolle befreien konnten. Im Laufe der Zeit entdeckten Vater und Tochter das Klettern, was sie sehr verband und ihnen schöne befreite Erfahrungen ermöglichte. Frau B.-N. war entlastet, als sie erlebte, wie Mila wieder offener und fröhlicher war.

Traumafolgestörungen

Die Systemische Therapie hat sich früh mit der Behandlung von Traumafolgestörungen befasst (Everstine u. Everstine 1992; James a. Nasljeti 1989). Am MRI gab es bereits in den 1980er-Jahren eine Ambulanz für Traumabehandlungen, Paul Watzlawick holte später Francine Shapiro an die Ambulanz für die Behandlung von traumatischen Erfahrungen, wo sie die von ihr entdeckte Technik des EMDR erforschte (Shapiro 2018). Seit Langem ist bekannt, dass wiederholte schwere Traumatisierungen eine komplexe Traumafolgestörung hervorrufen können, analog zu einer Borderlinestörung, mit einer Vermeidung von traumaassoziierten Reizen, sich aufdrängenden Erinnerungsbildern und Übererregung, Hyperarousal, Schlafstörungen, anhaltenden Störungen der Affekt- und der Beziehungsregulation sowie negativem Selbstkonzept (v. Sydow 2018).

Für die Behandlung der Folgen von traumatischen Erfahrungen sind neben Ergebnissen der Traumaforschung auch die der Resilienzforschung maßgeblich. Über die Jahrhunderte hinweg sind Menschen immer wieder schweren Traumatisierungen ausgesetzt gewesen – Unfällen, Naturkatastrophen, kriegerischen Ereignissen, Gewalttaten, körperlichen, seelischen und sexuellen Misshandlungen, Gefangenschaft, aber auch dem Miterleben von Gewalthandlungen gegen nahestehende Menschen. Menschen reagieren sehr unterschiedlich auf Belastungen, die lineare Gleichung »Trauma = Störung« ist zu simpel und entspricht nicht systemischem Denken. Es gibt keine Kombination von Risikofaktoren, die bei mehr als 50 % der Betroffenen eine Traumareaktion hervorruft (Rutter 1999). Belastende Kindheitserfahrungen können nachweislich anhaltende Auswirkungen auf die körperliche und die seelische Gesundheit haben ebenso wie Arbeitslosigkeit (Felitti et al. 1998), doch Menschen verfügen auch über das Potenzial, selbst schwerwiegende Traumata hinter sich zu lassen und ohne schwere psychische Schäden weiterzuleben (Rutter 1999; Werner a. Smith 1992). Was Familien aus wiederholten oder anhaltenden Belastungen machen, ist mit abhängig von der Art und Weise, wie das soziale Umfeld und nahe Angehörige reagieren. Wenn Kinder traumatische Erfahrungen durchgemacht haben – Entführungen, Schießereien, Unfälle, sexuelle Gewalt durch außenstehende Personen – ist es für die Verarbeitung günstig, wenn Eltern unaufgeregt und souverän damit umgehen und ihrem Kind helfen, den Schock und emotionalen Aufruhr zu verarbeiten. Menschen tun sich schreckliche Dinge an, doch besitzen viele erstaunliche innere Kräfte, die helfen, solche Erfahrungen zu überstehen. Unter bestimmten sozialen Bedingungen und in manchen Kulturen scheinen belastende Erfahrungen weniger häufig zu psychischen Beschwerden zu führen (Hepp 2006). Vulnerable Menschen mit einer weniger günstigen Ressourcenausstattung haben es dagegen schwerer und sind anfälliger für anhaltende Traumafolgestörungen.

Ein Aspekt traumatischer Erfahrungen ist das Erleben, in dieser Situation den Rückhalt einer schützenden Gemeinschaft verloren zu haben und angesichts einer Gefahr auf sich allein gestellt zu sein. Die Erfahrung von Isolation und Ausgrenzung ist unmittelbar in Zusammenhang mit dem traumatischen Erleben schmerzlich, wiederholt sich aber allzu leicht später, wenn Menschen im sozialen Umfeld den Schmerz und den Kummer nicht validieren, wenn Betroffenen kein Glauben geschenkt wird, wenn Täter bzw. Akteure von der Gesellschaft nicht zur Rechenschaft gezogen werden. Für Angehörige ist es belastend, ihrem Kind oder der Partnerin nicht zur Seite gestanden zu sein, als es oder sie in Not war, und sie nicht vor einem Angriff oder einem sexuellen Übergriff geschützt zu haben.

Neben den Folgen auf individueller Ebene wie dem Verlust eines grundlegenden Gefühls von Sicherheit und eines beeinträchtigten Grundvertrauens sind die relationalen Folgen (Sheinberg a. Fraenkel 2000) von traumatischen Belastungen für das Beziehungsumfeld zu berücksichtigen, die zu einem späteren Zeitpunkt zum Teil Aggressionen auf Angehörige triggern können, die im Gegensatz zu dem Täter anwesend und damit greifbar sind.

In Zusammenhang mit Kriegen, Flucht und Vertreibungen, schweren Naturkatastrophen, etwa bei Hurrikanen und Erbeben, schweren Unfällen usw. kommt es immer wieder zu Massentraumatisierungen einer sehr großen Zahl von Menschen; eine einzeltherapeutische Traumabehandlung wäre angesichts limitierter personeller Ressourcen weder möglich noch zweckmäßig. Psychotherapeutische Ansatzmöglichkeiten in derartigen Situationen bestehen in basalen Akutbehandlungen mit einem Fokus auf der Wiederherstellung von Sicherheit, dem Versuch, verloren gegangene Beziehungen wiederherzustellen, Kindern einfache Möglichkeiten zu bieten, ihre Erfahrungen spielerisch zu verarbeiten, etwa durch die Bereitstellung von Material zum Malen, Gestalten, Spielen (Twist 2021).

Bei der psychotherapeutischen Arbeit mit Traumafolgestörungen ist einzuschätzen, ob es um eine akut anhaltende Belastung geht –

Gewalt in der Ehe, Vernachlässigung, körperliche oder sexuelle Misshandlungen – und ein fortgesetztes Gefährdungspotenzial besteht. Letzteres verlangt ein vernetztes Vorgehen in Zusammenarbeit mit verschiedenen Institutionen, Behörden, Gerichten und möglicherweise die Kooperation von mehreren Behandlern. Wenn aktuell Schutzmaßnahmen Vorrang haben, sind psychotherapeutische Praxen nicht unbedingt die beste Einrichtung für die Betreuung betroffener Menschen. Nach Madanes (1997) arbeiten viele niedergelassene Familientherapeuten zu wenig multisystemisch, weil es sich mit der Organisation einer Praxis nicht gut verträgt. Kinderschutzeinrichtungen, Frauenzentren bzw. Frauenhäuser, Beratungsstellen haben oft deutlich bessere Möglichkeiten, die bei kassenfinanzierten Psychotherapien gemäß der Psychotherapie-Vereinbarungen entweder nicht vorgesehen oder nicht hinreichend honoriert werden.

Eine Vernetzung mit entsprechenden Einrichtungen ist für Psychotherapeuten insofern unerlässlich.

In den folgenden Ausführungen geht es deshalb vornehmlich um die Arbeit mit zurückliegenden traumatischen Erfahrungen im Sinne einer posttraumatischen Stressstörung (PTBS) und Belastungsreaktionen. In der Praxis trifft man weitaus häufiger Patienten, die nicht das Vollbild einer PTBS aufweisen, sondern mit weniger ausgeprägten Symptomen konfrontiert sind, die ebenfalls hoch belasten. Sehr viele Patienten melden sich wegen anderer Beschwerden zu Behandlung an, und erst in den Aufnahmegesprächen oder auch später im Laufe der Therapie werden entsprechende Symptome berichtet, die zunächst gar nicht in Zusammenhang mit dem Anliegen gesehen wurden.

Beispielsweise stellte sich ein Mann mittleren Alters wegen einer hohen Stressbelastung, beruflichen Sorgen und einer wiederkehrenden Angst vor einer plötzlichen bedrohlichen Notsituation vor. Er fürchtete, einen Herzinfarkt auf der Autobahn zu erleiden und keine Hilfe zu bekommen, er fürchtete, bei seiner betagten Mutter könnte ein medizinischer Notfall eintreten, ohne dass sie medizinische Betreuung erhielte usw. Im Verlauf der Gespräche berichtete er von einer »komischen Situation« als Student – er lebte als letzter Bewohner einer Wohngemeinschaft in einem mehrstöckigen Haus in einer Großstadt. Wegen der bevorstehenden Komplettsanierung waren alle übrigen Bewohner ausgezogen. An einem ruhigen Samstagvormittag wachte er infolge eines feiernd verbrachten Vorabends sehr spät auf, wunderte sich über die vielen Blaulichter vor dem Haus und die Kommandorufe eines Einsatzkommandos: Das Haus stand lichterloh in Flammen, Rauch blockierte den Fluchtweg über die Treppen. Weil das Haus als leerstehend galt, hatte niemand versucht, ihn als Bewohner zu alarmieren. Nur mit Mühe gelang es ihm, sich in Sicherheit zu bringen.

In vielen Fällen ist die Behandlung traumaassoziierter Symptome Teil eines umfassenderen Fallverständnisses, und der Behandlungsplan beinhaltet weitere Zielsetzungen, die über eine eigentliche Traumatherapie hinausweisen. Voraussetzung für die therapeutische Arbeit ist ein sicherer Rahmen. Vor Beginn einer Behandlung ist dafür Sorge zu tragen, dass kleine und große Patienten geschützt und nicht weiteren traumatisierenden Erfahrungen ausgesetzt sind.

Zentrale Aspekte einer systemischen Vorgehensweise sind das Schaffen eines sicheren Rahmens, die Validierung des Erlebten, die Mobilisierung von sozialem Rückhalt, Ressourcenaktivierung, Arbeit an der Heilung verletzter Beziehungen, Arbeit mit inneren Teilen, insbesondere die Affektbrückentechnik, klassische Zeitlinienarbeit (Nemetschek 2006) und die Arbeit an einem neuen narrativen Verständnis, die Stärkung einer Gegenwartsorientierung insbesondere auch durch achtsamkeitsbasierte Techniken. Mit dem EMDR hat Shapiro eine wirksame Technik gefunden, die Menschen rasch zu helfen vermag. Manche Patienten betonen jedoch, sie benötigten mehr als ein Verfahren, das ihnen belastende Flashbacks loszuwerden hilft, sie suchen nach einem anderen Verständnis und nach jemandem, der sie begleitet und unterstützt, ihr Leid zu überwinden und in ihrer Lebensgeschichte aufzuheben. Abhängig von dem Ausmaß der Beschwerden kann eine Behandlung auch länger dauern.

Setting

Einzel-, Familien-, Paar-, Gruppen-Setting, Mehrfamiliengruppe

Therapeutische Haltung

- Erfahrungen und Gefühle validieren
- die ganze Person sehen, diese nicht auf die Diagnose reduzieren: »Dein Leben ist mehr als die traumatischen Erfahrungen«
- zuversichtliche Haltung
- Rekontextualisierung der Symptome
- in den psychosozialen Kontext einbetten

Therapeutisches Vorgehen

Aufklärung und Information

- Wissensstand abgleichen

Belastungen erfragen

- aktuell und zurückliegend
- Timing beachten – möglicherweise muss die Therapie bereits weiter fortgeschritten sein, bevor konkrete Erfahrungen benannt werden können
- ggf. Arbeit mit Mini-Figuren einsetzen

Ressourcen und Kompetenzen erfragen

- ausführlich Ressourcen und Resilienzerfahrungen ansprechen und utilisieren
- soziale Ressourcen beachten und nutzen
- Ausnahmen beachten

Problemfördernde Muster und untaugliche Lösungsversuche

- Haltung, Dinge alleine Regeln zu wollen
- fehlende soziale Unterstützung, Ausgrenzung

Somatische Ebene

- ggf. körperliche Verletzungen
- ggf. Schlafmangel
- ggf. Erschöpfung

Individuelle und innerpsychische Ebene

Stabilisierung

- Gegenwartsorientierung: »*First things first*«
- einen sicheren Rahmen schaffen
- nach Katastrophen Lebensgrundlagen sichern: Wohnen, Geld etc.
- Autoaggression und selbstschädigendes Verhalten im Blick haben, Notfallpläne erarbeiten
- Alternativen zu selbstschädigenden Impulsen finden
- ggf. Symptome verschreiben und verschieben
- Selbstvorwürfe auflösen; Selbstvorwürfe auch bei Angehörigen bearbeiten
- mögliche Gefährdung durch Dritte und Fremdgefährdung im Blick haben
- Ausdruckstechniken nutzen

Emotionale Verarbeitung

- belastende Erfahrungen im dialektischen Sinne aufheben und bei der Verarbeitung helfen
- Wahrnehmungs- und körperbasierte Strategien zum Umgang mit Flashbacks und dissoziativen Reaktionen
- dissoziative Symptome selbstkompetent utilisieren, das verletzte Selbst heilen
- Wiederherstellung der Bindung und des verletzten Vertrauens zur Bezugsgruppe
- in einem Behandlungsabschnitt Trauma zum Fokus machen
- traumaassoziierte Gefühle von Leere aushalten bzw. füllen können
- Impulsivität abbauen
- Trauma externalisieren
- Auseinandersetzung mit belastenden Erfahrungen und Triggern
- Malen, Gestaltungstechniken, Schreiben
- Beobachtertechnik
- spieltherapeutische Arbeit mit Mini-Figuren
- Tanzen und Musik als Ressourcen
- eine Schutzperson finden
- in der Vorstellung einen sicheren Ort aufsuchen
- kinästhetisches Ankern
- Lehrgeschichten
- Rituale
- Wiedergutmachungsrituale
- achtsamkeitsbasierte und körperorientierte Techniken

Interaktionelle Ebene

- ggf. die Bindung zu wichtigen Menschen wiederherstellen
- ggf. Verletzungen im Familiensystem heilen
- Verbesserung der Beziehungen
- Beziehungen klären
- Rituale

Bedeutungsgebung

- kohärentes Narrativ entwickeln
- Verstehensaspekt, kognitive Verarbeitung
- Ressourcenorientierung, neue Lebensgeschichte jenseits von Traumaerfahrungen

- Zeitlinienarbeit
- von der Opferposition zu einer aktiven selbstkompetenten Orientierung
- eine neue Weltanschauung finden, die das Erlebte aufhebt
- ggf. Aussöhnen mit dem Gewesenen
- ggf. spirituelle Verarbeitung

Krisen vorbeugen, Zukunftsperspektive

- Notfallpläne
- Probehandeln – zu einem sicheren Ort laufen
- positive Zukunftsorientierung
- Zeitlinienarbeit
- hypothetische Zukunftsfragen
- Briefe aus der Zukunft etc.

Erschwerende Bedingungen

- anhaltende Traumatisierung oder Gefährdung
- Ausstoßung durch Angehörige
- Substanzkonsum

6.5 Essstörungen

Anorexia nervosa (F 50)

Magersucht ist in erster Linie eine Erkrankung des Jugendalters, die häufig chronifiziert und bis ins Erwachsenenalter persistiert. Es gibt auch kürzere anorektische Reaktionen, und viele Eltern haben zu Beginn der Symptomatik die Hoffnung, die Essstörung werde sich auswachsen. Bei der Anorexia nervosa handelt es sich um eine der wenigen psychischen Erkrankungen mit hoher Letalität. Bei einer früh einsetzenden familienorientierten Behandlung ist die Prognose durchaus günstig, insbesondere bei Patientinnen unter 21 sollte die Familie in die Behandlung einbezogen werden. Autoren wie Vanderlinden und Vandereycken (1989) empfehlen eine familienorientierte Behandlung auch bei erwachsenen Patientinnen mit chronifiziertem Verlauf. Stärker als bei anderen psychischen Erkrankungen spielen kulturelle Faktoren wie das in einer Zeitepoche vorherrschende Schlankheitsideal eine bedeutende Rolle für das Auftreten.

Essen und Nahrungsaufnahme sind ein weitgehend selbstregulierendes Geschehen. In der Pubertät lagert der Körper von Mädchen mehr subkutanes Fett ein. Bei einem kulturell beförderten Schlankheitsideal, durch Vergleiche mit Gleichaltrigen, ggf. angestoßen durch Hänseleien beginnen manche Mädchen eine Diät, erleben ein Gefühl von Kontrolle und Selbstbestätigung und fasten noch etwas weiter. Menschen haben die Fähigkeit, Hunger auszuhalten, indem körpereigene Endorphine ausgeschüttet werden, eine selbstverstärkende Schleife entsteht, mit einem hohen Kontroll- und Machtgefühl.

Bereits Lasègue (1873) beobachtete im vorletzten Jahrhundert, dass die Eltern wechselnd Zuckerbrot und Peitsche bieten, Druck machen und das Kind anflehen, zuzunehmen. Diese Dynamik wird sehr häufig in Behandlungsteams im Sinne eines isomorphen Musters wiederholt, mit einem Werben für therapeutische Fortschritte auf der einen und Drohungen mit Entlassung auf der anderen Seite. Die Tochter fastet, die Eltern drängen sie zu essen, je mehr sie dies tun, desto mehr stellt sie sich dagegen. Diese Interpunktion ist willkürlich, und man könnte ebenso an physiologischen oder gesellschaftlichen Parametern ansetzen wie an familiären oder intrapsychischen Faktoren. Liechti und Liechti-Darbellay (2020) sehen als Kerndynamik eine extreme Angst vor Kontrollverlust und eine Phobie vor dem Essen; Fasten gebe eine scheinbare Sicherheit, die therapeutisch zu hinterfragen ist.

Die Gewichtsregulation ist ein spontanes physiologisches Geschehen. Versucht man kopfgesteuert ein bestimmtes Gewicht zu halten, gerät man rasch in eine seltsame Schleife, wird befangen und verliert den unbeschwerten Umgang mit dem Essen. Junge Männer, die eine Anorexie entwickeln, gehören oft zu der Gruppe von Menschen, die wegen ihres Sportes eine bestimmte Gewichtsklasse einhalten müssen – als Skispringer, als Jockey usw. Eine massive Gewichtsabnahme kann auch durch eine Trauerreaktion getriggert werden, durch eine Wette mit einer Schulfreundin, nicht zuzunehmen, nach Hänseleien von Gleichaltrigen oder Vorhaltungen durch Eltern. Es gibt eine Reihe unterschiedlicher Wege, die zur Entstehung einer Magersucht führen. Der Weg aus der Magersucht heraus ist letztlich von der Logik her schlicht: wieder mehr essen, weniger Sport machen, ggf. nicht erbrechen oder keine Abführmittel nehmen.

Für ein adäquates Verständnis der Beschwerden ist es wichtig, sich die Geschichte des Problems schildern zu lassen und zu verstehen, welche soziale Funktion es ursprünglich hatte. Die Familie ist insbesondere für die Unterstützung bei der Verhinderung von Rückfällen wichtig. Wegen der massiven gesundheitlichen Gefährdung macht es Sinn, zunächst das Symptom aufzulösen, aufrechterhaltende Faktoren zu erkennen und zu ändern. Familiendynamische und individuelle Themen werden sinnvollerweise intensiver bearbeitet, nachdem es Fortschritte bei dem Gewicht und dem Essen gegeben hat.

Körperliche Faktoren

Wegen der massiven körperlichen Symptome erscheint es gerechtfertigt, von der Magersucht als einer Krankheit zu sprechen, eine Setzung, die in der Systemischen Therapie nicht von allen geteilt wird (Liechti u. Liechti-Darbellay 2020). Als Folge des Untergewichts kommt es zu Hormonstörungen und eine Amenorrhö, die Haut wird trocken, die Haare fallen aus, es kann zu Kreislaufproblemen, einer reduzierten Atemfrequenz kommen. Die Übersäuerung des Magens hemmt den Appetit und wegen der geringen Mengen an Nahrung nehmen Magen- und Darmperistaltik ab, was ein schales Völlegefühl hervorruft und als »Gefühl, dick zu sein« konnotiert wird. Die Unterforderung des Magens kann zu Magenbeschwerden führen, wenn etwas gegessen wird. Langfristig kann eine Osteoporose wegen des Östrogenmangels entstehen. Symptome wie Depressionen und Ängstlichkeit sind Auswirkungen des Fastens, therapeutisch fokussiert man jedoch zunächst die Essprobleme und startet nicht mit einer Depressionsbehandlung oder der Selbstsicherheit. Der ausgeprägte Bewegungsdrang kann ebenfalls als Resultat des Hungerzustandes begriffen werden, der Körper will quasi rennen auf der Suche nach Nahrung. Fortgesetzte Gedanken an Essen werden von den Patientinnen als Indiz dafür genommen, »ich bin zu gierig nach Essen, ich muss mich beherrschen!«, sind jedoch Resultat der Unterernährung. Durch die Kachexie kommt es zu einer reversiblen Hirnatrophie, die Ventrikel erweitern sich. Die Rigidität der Patientinnen während der akuten anorektischen Phase kann als Folge der Gehirnatrophie aufgefasst werden. Fortwährendes Gedankenkreisen um das Thema Essen bildet sich erst ca. sechs Monate nach Erreichen eines BMI von über 17,5 zurück.

Körperschemastörungen sind eher Folge und weniger Ursache der Magersucht. Das Körperschema ist kinästhetisch repräsentiert und lässt sich nur sehr bedingt durch verbale Berichte oder Fragebögen erheben.

Wie vermutlich die allermeisten Störungen lässt sich eine Magersucht besser möglichst rasch nach dem ersten Auftreten von Symptomen behandeln – etwa im ersten halben Jahr. Je länger eine Patientin sich in zwanghafter Weise mit dem Essen, mit der Furcht, zu dick zu sein und zuzunehmen etc., beschäftigt, desto mehr schleifen sich diese Gedanken über eine neurologische Bahnung ein. Es erscheint zweifelhaft, ob Patientinnen mit einem sehr niedrigen Gewicht mit einer fortgeschrittenen Atrophie des Gehirns noch geschäftsfähig sind. Vieles spricht für eine frühe konsequente Behandlung.

Patientinnen mit einer Magersucht haben eine existenzielle Angst zuzunehmen, haben die Kontrolle über das Essen verloren und sind insbesondere im Kindes- und Jugendalter auf die Unterstützung ihrer Eltern angewiesen. Vor allem bei Patientinnen unter 21 Jahren ist die Kombination von Einzel- und Familiensetting indiziert. Eine weitere Option ist eine systemische Multifamiliengruppentherapie, die allerdings außerhalb von tagesklinischen Settings nicht einfach zu realisieren ist. Ein hohes Ausmaß an *high expressed emotion* aufseiten der Mutter der magersüchtigen Patientin spricht jedoch gegen gemeinsame Familiensitzungen und für eine parallele Arbeit mit Patientin und Eltern (Eisler et al. 2007). Fast immer besteht eine Ambivalenz gegenüber einer Gewichtszunahme.

Eine enge Kooperation mit einem Arzt ist unerlässlich. Zwischen Patientin und Hausarzt bzw. Kinder- und Jugendarzt besteht meist eine gewachsene Beziehung, doch es hat auch Vorteile, wenn die medizinische Betreuung durch einen Facharzt erfolgt, mit dem bereits eine gute Kooperation mit dem Psychotherapeuten etabliert ist und der ggf. auch bereit wäre zu konfrontieren. Manche Therapeuten bevorzugen es, wenn die erforderlichen regelmäßigen Gewichtskontrollen vom Arzt bzw. den Helferinnen durchgeführt werden und das Ergebnis in die Praxis gefaxt wird. Tricksereien wie das Trinken von Wasser, versteckte Gewichte usw. lassen sich durch gelegentliche Ultraschalluntersuchungen erfassen. Verhindern lässt sich dies nicht, man kann aber vermitteln: »Das kostet dich nur Zeit, letztlich würdest du nur dir selbst in den Rücken fallen.«

Auch bei einem relativ klaren Bild ist eine sorgfältige neurologische Untersuchung erforderlich, ggf. mit einer Computertomografie – selten gibt es doch einen Tumor oder Hypophysenlappeninsuffizienz. Zeigt sich eine massive Hirnatrophie im Computertomogramm bzw. MRT, wäre dies eine Indikation für eine stationäre

Therapie und Bettruhe. Das eigentliche medizinische Risiko ist nicht das Untergewicht, sondern die Kombination von Untergewicht, Sport, einer Kreislaufschwäche und möglichem Erbrechen. Wenn die medizinischen Werte in Ordnung sind, ist in Zusammenarbeit mit einem guten Arzt auch eine ambulante Therapie möglich. Für eine stationäre Therapie sprechen ein schneller Gewichtsverlust, ein instabiler Kreislauf ebenso wie ein Ausbleiben von Fortschritten innerhalb von zehn Sitzungen. Die Option einer stationären bzw. einer ambulanten Behandlung kann als Win-win-Situation gerahmt werden – entweder kommt die Patientin in ihrer ambulanten Therapie weiter oder sie macht eine stationäre Behandlung und kann anschließend zusätzliche Themen ambulant bearbeiten. Nicht selten sind Therapieanfragen von Eltern, die ihre Tochter mithilfe eines ambulanten Therapeuten aus der Klinik herausholen wollen, ein undankbarer und wenig sinnvoller Auftrag. Häufig melden sich Eltern zu einer »Familientherapie«, parallel zu einer schleppend verlaufenden Einzeltherapie ihrer Tochter, in die sie sich nicht einbezogen fühlen, weil sie unter dem Essverhalten der Tochter leiden und keine Unterstützung erhalten. Auch diese Konstellation ist für eine ambulante systemische Behandlung nicht besonders günstig. Eine Aufspaltung der Behandlung in eine Einzeltherapie bei einem Therapeuten und Familiengespräche bei einem anderen Therapeuten entspricht nicht so recht dem ganzheitlichen Verständnis der Systemischen Therapie und der systemischen Haltung, sowohl die Patientin als Einzelperson als auch das Familiensystem im Blick zu haben.

Betroffene Mädchen legen eine besondere Bedeutung auf ihr Gewicht, das Aussehen und entsprechend auf Diäten. Möglicherweise fällt es ihnen körperlich leichter als anderen zu fasten. Es fehlt eine entspannte, positive Besetzung des weiblichen Körpers. Familiendynamisch wurden Faktoren wie eine emotionale Verstrickung, diffuse innerfamiliäre Grenzen, eine Hierarchieumkehrung, Triangulation, Intergenerationenkoalitionen, Geschwisterrivalität oder -bündnisse, Familiengeheimnisse und anderes mehr diskutiert. Genannt werden auch eine Rivalität zur Mutter und Bewunderung des Vaters, eine nahe Beziehung im Sinne einer Vertrauten der Mutter oder des Vaters, die dann vielleicht in der Pubertät von beiden enttäuscht wird und zu dem Gefühl führt, sich verraten und zurückgewiesen zu fühlen. Nicht nur in der Familie, auch in der Schule sind Mädchen spitzen Bemerkungen über ihren Körper ausgesetzt. Eine Diät kann eine

Herausforderung der Mutter darstellen: »Du redest seit Jahren vom Abnehmen, aber ich ziehe es durch!« oder auf einen Pakt mit einer Freundin zurückgehen: »Wir beide haben uns geschworen, niemals zuzunehmen!« Anorektisches Verhalten bietet sich als Lösungsweg bei einem affektiv eingeschränkten einmischend-restriktiven Familienstil an (Reich u. v. Boettcher 2017). Die jungen Patientinnen gelten als zwanghaft, perfektionistisch, leistungsorientiert, rational und affektvermeidend und sie leiden leicht an Schuldgefühlen, wenn sie nicht den eigenen hohen Idealen genügen. In der Pubertät sind Entwicklungskonflikte um Grenzen, Autonomie und Macht nicht ungewöhnlich. Über das Essen können Konflikte um Selbstwirksamkeit, Selbstgrenzen und Selbstwert ausgetragen werden. Der Umgang mit interpersonellen Grenzen, mit Konflikt und Affekten ist eine Herausforderung. Die Atmosphäre in Familien mit einem magersüchtigen Mädchen wird oft als warm und harmonisierend erlebt. Es ist nicht hilfreich, wenn Familien von Therapeuten das Gefühl vermittelt wird, sie seien schuld an der Essstörung der Tochter, hilfreicher ist es, sie als Unterstützerinnen des Therapieprozesses zu gewinnen. Vertreter von Angehörigen-Vereinen anorektischer Patientinnen fassen Beschreibungen von familiären Mustern bei magersüchtigen Patientinnen als abwertend und vorurteilsbelastet auf. Die angeblich typischen Verhaltensweisen von Familien seien keineswegs Ursache, sondern Folge der überaus belastenden Symptomatik.

Das aus der strukturell-strategischen Familientherapie abgeleitete *Maudsley-Modell* (Lock et al. 2001) für die Behandlung von Magersucht zählt zu den empirisch am besten bestätigten Ansätzen. Es umfasst drei Phasen: die Wiederherstellung des Gewichtes unter Einbeziehung der Eltern, das Aushandeln neuer Beziehungsmuster, die Bearbeitung von für Jugendliche und ihre Eltern typischen Themen und die Beendigung.

Differenzialdiagnostische Überlegungen

Eine möglicherweise bestehende depressive Esshemmung und ggf. eine Psychose mit Vergiftungsangst sowie eine Hypophysenlappeninsuffizienz und Tumore sind durch den behandelnden Arzt auszuschließen. Es gibt Sonderformen wie eine Sport-Anorexie und die zunehmend häufige Orthorexie. Sie kaschiert sich als ökologischbewusste Ernährung, die hochgradig restriktiv ist und zu einer Magersucht führen kann. Gegebenenfalls ist eine begleitende Depression mitzubehandeln. Laxantienabusus und die Einnahme von Psychostimulanzien mit appetittzügelnder Wirkung, soiwe ggf. Erbrechen bzw. eine Bulimie sind erschwerende Bedingungen für eine Behandlung. Sehr früh in der Kindheit einsetzende Anorexien können durch Krankheiten wie Nahrungsmittelallergien getriggert werden. Missbrauchserfahrungen sind nicht häufiger als in Vergleichspopulationen, mit Ausnahme von *Late-onset*-Anorexien, die erst spät ausbrechen, wenn die Patientinnen Mitte 20 oder älter sind. Bei der sehr seltenen Trias Anorexie, Epilepsie und ausgeprägten dissoziativen Phänomenen sollte an eine dissoziative Identitätsstörung gedacht werden.

Neben dem Essverhalten mit einem selbstinduzierten Gewichtsverlust stellen eine Amenorrhö und ein *Body-Mass-Index* unter 17,5 Hauptkriterien für die Diagnosestellung dar. Bei jüngeren Patienten kann auch die Altersperzentil-Kurve herangezogen werden. Nach Erreichen des in vielen Kliniken angestrebten Entlassungsgewichtes eines BMI von 17 ist eine weitere Stabilisierung des Gewichtes erforderlich. Meist setzt erst bei einem BMI von 18 die Regel ein. Therapeutisch sollte man sich nicht mit einem dauerhaft grenzwertigen BMI zufriedengeben, der einer Chronifizierung auf niedrigem Niveau entspräche. Bei einem ausgeprägten Untergewicht sollte auch bei ambulanten Behandlungen das Bewegungsverhalten eingeschränkt werden – ggf. kein Sport unter einem BMI von 16,5, danach sehr mäßige Teilnahme am Schulsport, langsames Schwimmen, kein Ausdauersport, ggf. nicht zur Schule radeln, ggf. auf dem Zimmer bleiben usw. Können entsprechende Absprachen nicht eingehalten werden, spricht dies für eine stationäre Behandlung, dies gilt auch für einen sehr niedrigen BMI unter 14,5, einen raschen weiteren Gewichtsverlust trotz ambulanter Behandlung, das Ausbleiben von Veränderung in den ersten zehn Sitzungen bzw. drei Monaten ambulanter Behandlung sowie tägliches oder mehrfach tägliches Erbrechen und schlechte Laborwerte. Für einen stationären Aufenthalt sprechen auch eine ausgeprägte Ausstoßungsdynamik und eine festgefahrene familiäre oder partnerschaftliche Situation (Reich u. v. Boettcher 2017).

Setting

Bei Patientinnen unter 21 Jahren ist definitiv Familiensetting plus Einzelsetting angeraten, ggf. Mehrfamilien-Gruppen; bei hohem Maß an *expressed emotion* parallele Einzel- und Elterngespräche.

Das im Folgenden dargestellte therapeutische Vorgehen ist angelehnt an das Maudsley-Modell (Binford Hopf, Lock u. Le Grange 2018; Lock et al. 2001).

Therapeutische Haltung

- den Auftrag geben, sich helfen zu lassen
- »Wenn du dein Gewicht erhöhen willst, kann ich dir helfen, vorher nicht.«
- ein individuelles Ziel finden, das der Patientin etwas bedeutet, z. B. Freunde besuchen, reisen etc.: »Was muss sich ändern, damit du es erreichen kannst?«
- mittelfristig ein Wohlfühlgewicht anstreben
- auf Befürchtungen eingehen, entängstigen
- eine klare Sprache verwenden – von Krankheit reden
- helfen, andere Wege zur Erreichung des Zieles zu finden
- die Patientin soll den Auftrag geben, ihr zu helfen
- die Patientin unterstützen, statt mit ihr zu kämpfen
- die Eltern als Unterstützerteam gewinnen
- die Bindung stärken

Therapeutisches Vorgehen

Aufklärung und Information

- Wissensstand abgleichen
- ein gemeinsames Erklärungsmodell entwickeln

Belastungen erfragen

- aktuell und zurückliegend

Ressourcen und Kompetenzen erfragen

- individuell und familiär

Individuelle und innerpsychische Ebene

Symptomzentriertes Vorgehen zur Wiederherstellung des Gewichts

- regelmäßig essen
- normale Mahlzeiten, 3+2 Mahlzeiten
- die Mahlzeiten anfangs ggf. mit dem Handy fotografieren
- die Eltern einbeziehen, stärken, eine gemeinsame Linie finden, sie coachen im Umgang mit der Symptomatik und der Patientin
- die Eltern als Unterstützerteam gewinnen

- die Familie als Ressource für die Behandlung begreifen und nutzen
- Gewichtszunahme erreichen mit möglichst wenig Spannung
- die Geschwister sollen dies unterstützen
- gegenseitiges Verständnis entwickeln
- Arbeit an Ambivalenzen
- Krankheit externalisieren lassen
- bei jüngeren Patienten: Eltern übernehmen vorübergehend die Verantwortung für die Mahlzeiten
- bei älteren und reiferen Patientinnen und einer unkomplizierten Gewichtszunahme kann man rascher zur Arbeit an interaktionellen und individuellen Themen übergehen
- die Patientin bitten, ein Angebot zu machen, wie viel sie pro Woche zunehmen will
- Familien-Lunch; die Eltern helfen der Tochter, etwas mehr zu essen
- bei konstantem Gewicht bzw. gleichbleibender Zunahme kann die Patientin selber über das Essen bestimmen, ohne Druck der Familie
- komplementäre Haltung einnehmen: »Ich habe keinen Einfluss darauf, ob du trickst – aber du betrügst dich nur selber!«
- Essenszunahme ist wichtig, aber es geht um mehr; Hauptziel ist körperliche Gesundheit
- klären: Was hindert an einer Zunahme? Welche Ängste gibt es? Welche Unterstützung ist hilfreich?
- an ein höheres Gewicht und einen volleren Magen gewöhnen, Völlegefühl, Blähungen etc. vorwegnehmen
- wegen der Angst vor einer Zunahme ggf. paradox bremsen: »Nimm zu, aber lieber allmählich und nachhaltig, nicht zu schnell!«
- Rückschläge und Fehler tolerieren, nicht punitiv vorgehen
- paradoxes Vorwegnehmen – mit Annäherung an das Basisgewicht steigen meist die Ängste

Interaktionelle Ebene

- Beziehungsmuster neu aushandeln
- Grenzen respektieren
- Führung und Verantwortungsübernahme
- Arbeit an familiären Kommunikationsprozessen

- bessere Konfliktlösestrategien
- Individuation fördern, Ablösung ermöglichen
- bei einer guten Gewichtszunahme ggf. paradox bremsen
- Generationengrenzen und Subsystemgrenzen markieren
- flexiblere Muster finden
- Probleme und Konflikte ansprechen und lösen

Bedeutungsgebungen
- Tendenz zum Perfektionismus
- hohe einseitige Leistungsbereitschaft
- Fasten als Stärke und Selbstbeherrschung
- normal essen als Kontrollverlust
- verzerrtes Bild des weiblichen Körpers: Normalgewicht als »fett«

Individuelle und innerpsychische Ebene
- jugendtypische Themen aufgreifen
- moderaten Symptomfokus auf Essen beibehalten
- körperliche Genussfähigkeiten beachten
- Selbstfürsorge
- Fremd- und Eigenwahrnehmung schärfen
- Entspannung
- Themen wie Autonomie, Genussfähigkeit
- Fokussiert wird die Differenzierung der Indexpatienten (IP)
- Adoleszenzthemen bearbeiten
- Selbstständigkeit fördern
- Freunde etc.; viele soziale Erfahrungen nachholen
- soziale Kontakte beachten
- ggf. sexuelle Reifungsschritte fördern

Partnerschaft
- allgemeine Beziehungsfragen klären
- Partner aus einer hilflosen Position befreien
- helfen, eine positive weibliche Identität zu entwickeln
- Arbeit an Beziehungsproblemen

Rückfallprophylaxe und Zukunftsorientierung
- eine ambulante Therapie über einen BMI von 18 hinaus fortsetzen

- nach langem Untergewicht orientieren sich der Körper und das Essverhalten möglicherweise an einem zu niedrigen Gewicht, es besteht die Möglichkeit eines langsamen Abrutschens des Gewichtes
- Rückschritte vorwegnehmen, Umgang damit vorab besprechen

Erschwerende Bedingungen
- wenn die Patientin trickst: konfrontieren und hinterfragen, ohne Vorwürfe zu machen
- bei einem Ausbleiben von Fortschritten: Auftrag klären, Ambivalenz prüfen, ggf. stationäre Aufnahme

Bulimia nervosa (F 50.2)

Die interaktionelle Einbettung der Beschwerden ist weniger ausgeprägt, weil diese Essstörung in der Regel in einem etwas späteren Alter auftritt als Anorexien. Auch wenn die Symptomatik nicht so augenfällig ist, gibt es ein erhebliches selbstschädigendes Potenzial durch eine fortlaufende Säurebelastung der Zähne und der Speiseröhre mit dem Risiko langfristiger Folgeerkrankungen. Durch den Kontrollverlust und die unschönen Umstände der Symptomatik – mit z. T. mehrfach täglichem Erbrechen, allein auf einem WC – werden Schamgefühle und Selbstwertprobleme ausgelöst bzw. verstärkt. Das Problemverhalten kann stark automatisiert ablaufen, mit quasidissoziativen Zuständen. Erschwerende Umstände sind ein begleitender Laxantienabusus, der wegen der Gefahr einer Entgleisung der Elektrolyte gefährlich ist, Alkoholprobleme als sekundäre Symptomatik und Depressionen. Substanzprobleme sollten vor der eigentlichen bulimischen Symptomatik behandelt werden, um der Gefahr zu begegnen, dass es zu einer Symptomverlagerung kommt und unter Druck mehr Alkohol bzw. Substanzen konsumiert werden.

Die bulimische Symptomatik ist meist schambesetzt, sie widerspricht dem nach außen vermittelten Idealbild und wird deshalb oft als Geheimnis behandelt. Wegen der häufig vorhandenen hohen Ansprüche an die eigene Person besteht meist der Wunsch, alles selbst in den Griff zu bekommen und keine Hilfe in Anspruch nehmen zu müssen, was den Zugang zu einer Therapie erschwert. Eine familienorientierte Behandlung hat Vorzüge, weil die Patientin soziale Unterstützung erfährt und die genannten Glaubenshaltungen direkt herausgefordert werden können. Systemische Tagebuchtechniken haben die Wirkung, eine der zentralen Regeln zu hinterfragen – die Symptomatik unbedingt verstecken zu wollen (Schimpf 1995).

Bulimische Symptome sind ein Musterbeispiel für einen Problemlöseversuch, der zum Problem geworden ist und kontraproduktiv das Problem aufrechterhält (Vognsen 1985). Das somatische Prozessmuster lässt sich als Teufelskreis konzeptualisieren:

Bulimie als *Circulus vitiosus:*

Stress ⇒ emotionale Aktivierung ⇒ Heißhunger ⇒ Überessen ⇒ Erbrechen, Aktivierungsreduktion ⇒ Ekel, Selbstvorwürfe ⇒ Aktivierung steigt ⇒ Diät, Kognition: »mehr Selbstkontrolle« ⇒ Diätverhalten ⇒ Hypoglykämie ⇒ Hunger und Appetit steigen ⇒ Ausrichtung aufs Essen ⇒ Kontrollverlust, erneutes Erbrechen ⇒ etc.

Der Problemlöseversuch, eine Diät zu halten, um das Gewicht zu regulieren, führt zu einer Unterzuckerung und einem steigenden Verlangen nach Essen; der zunehmende Hunger bzw. die wachsende Gier wird zurückgehalten, bis es zu übermäßigem Essen bzw. einem Fressanfall kommt. Der erlebte Kontrollverlust löst Schamgefühle aus, wg. des Völlegefühls wird die Nahrung erbrochen, was zu einer Unterzuckerung führt, zu Selbstvorwürfen usw. Bei sehr häufigem Erbrechen kann die Symptomatik dissoziative Züge annehmen, die als extrem belastend erlebt werden und massive Selbstkritik auslösen können, gerade wegen des Anspruchs: »Eigentlich müsste ich das alleine schaffen, ES passiert aber einfach – ich bin hilflos und ohnmächtig«, was wiederum einen hohen inneren Druck aufbaut. In der Therapie ist es ratsam, in kleinen Schritten vorzugehen, peu à peu Symptomkontrolle zu ermöglichen und auszuweiten und im Sinne einer Ich-Haltung wieder mehr Verantwortung über das eigene Tun zu übernehmen bzw. zu gewinnen (Le Grange, Lock a. Dymek 2003).

Die bulimische Symptomatik erscheint oberflächlich wie eine »perfekte« Lösung für das Problem, zu essen, ohne zuzunehmen. Ein simpler Wandel des Problemmusters im Sinne einer paradoxen Umkehrung ins Gegenteil besteht darin, sich das Essen zu erlauben, regelmäßig drei Mahlzeiten einzunehmen plus zwei kleine Zwischenmahlzeiten. Sinnvollerweise erläutert man das Set-Point-Konzept: Wenn der Körper wenig Nahrung erhält, wird der Stoffwechsel umgestellt und mehr aus der vorhandenen Nahrung herausgeholt, was bedeutet: Nach einer Diät nimmt man zu. Erforderlich ist also die Bereitschaft, keine Diäten zu machen und in Kauf zu nehmen zuzunehmen, ohne ein exaktes Zielgewicht im Kopf zu haben. Es geht mehr um einen Ziel*bereich*, bis der Körper selbstregulatorisch eine gute Balance findet. Ein überzogenes Schlankheitsideal und ein unrealistisches Idealgewicht sind zu hinterfragen.

Bei bulimischen Patientinnen findet sich im inneren System häufig ein perfektionistischer Teil, der von allen gemocht werden, alles im Griff haben und überall kompetent sein will. Dieser Teil fühlt sich hochgradig verantwortlich für die Gefühle anderer Menschen, möchte stets rücksichtsvoll sein und nimmt bereitwillig die Schuld auf sich, wenn etwas schiefläuft. Daneben gibt es oft eine Schattenseite, die nicht so nett ist, gierig, expansiv, sozial nicht konform. Beide Teile sind meist nicht gut integriert.

Bulimische Symptome *können* eine Reaktion auf traumatische Belastung und Übergriffe sein, Frauen mit einer Bulimie sind jedoch nicht häufiger Opfer von sexuellen Übergriffen gewesen als Vergleichspopulationen. Bei sexuell traumatisierten Patienten mit bulimischer Symptomatik steht zunächst die Bearbeitung der traumatischen Erfahrungen im Vordergrund, d. h., die Behandlung orientiert sich stärker an einem traumatherapeutischen Vorgehen. Das Erbrechen kann in diesen Fällen als Versuch verstanden werden, in einer bestimmten Weise Kontrolle über den eigenen Körper zu erhalten (Root, Fallon a. Friedrich 1986).

Eine Bulimie tritt häufig in entscheidenden Momenten der Lebensplanung auf – beim Abitur, der Aufnahme eines Studiums, dem Beginn einer Partnerschaft mit einem neuen Freund usw. Aus systemischer Sicht sind die Beschwerden zu kontextualisieren und in einen weiteren Bezugsrahmen zu stellen: Was ist noch los im Leben der Patienten? Welche interaktionellen Themen gibt es mit dem Partner, mit Eltern oder Gleichaltrigen? Wonach sucht die betroffene Frau eigentlich, wonach hat sie Sehnsucht?

Wegen des stark dissoziativen Erlebens bei Fress-Kotz-Anfällen bietet es sich an, mit Externalisierungen zu arbeiten (Gröne 2007). Die externalisierte »Frau Bulimie« sollte nicht negativ konnotiert werden; es geht nicht um einen Exorzismus der Beschwerden oder darum, wie die Patientin die Frau Bulimie verhungern lassen kann, sondern darum, wie sie sich selbst nähren, gut für sich sorgen kann und von anderen Menschen, aber auch sich selbst bekommt, was ihr guttut. Eine andere Möglichkeit besteht im Einsatz von hypnosystemischen Strategien und dem Durchspielen der Symptomatik wie in Zeitlupe, um alternative Reaktionsmöglichkeiten und Optionen für neue Entscheidungen zu finden. Tagebuchtechniken haben wie bereits erwähnt den Effekt, die schamhafte Geheimhaltung aufzugeben. Aufgaben und Anregungen für die Zeit zwischen den Sitzungen finden sich bei Schimpf (1995).

Auf individueller Ebene sind Themen für die Therapie insbesondere der Umgang mit hohen eigenen, oftmals nicht erfüllbaren Ansprüchen an sich selbst, widersprüchliche Delegationen – etwa erfolgreich zu sein und in die Welt hinauszugehen, aber gleichzeitig bei Papa zu bleiben –, das Aushalten von zwischenmenschlicher Spannung und Gefühlen von Leere, die Klärung von Konflikten und eine bezogene Individuation, um letztlich die Symptomatik überflüssig zu machen. Auf sprachlicher Ebene ist es wichtig, dass die Patientin sich die Verantwortung für ihr eigenes Tun inklusive des bulimischen Verhaltens wieder aneignet. Bei einer dissoziierten Sprache wie etwa in: »ES ist wieder passiert!« kann therapeutisch darauf hingearbeitet werden, dass wieder eine Ich-Position eingenommen wird: »Ich habe dies und jenes empfunden, und dann habe ich wieder viel zu viel Essen hineingestopft und erbrochen!«

Eine gute Kooperation mit einem Arzt insbesondere zur engmaschigen Überwachung der Elektrolyte ist wegen möglicher Komplikationen unerlässlich. Im Sinne einer komplementären Position kann man auf einem entsprechenden Arbeitsmodus bestehen: »Ich kann nur mit Ihnen arbeiten, wenn Sie sich von einem Arzt haben untersuchen lassen. Ohne dies ist es mir nicht möglich, eine Therapie mit Ihnen durchzuführen.« Bei niedrigem Gewicht sind ggf. Einschränkungen von Sport und Bewegungshaushalt zu verabreden.

Setting

Kombination von Einzelsetting und Familien- bzw. ggf. Paarsetting (MPS)

Wegen des Alters besteht meist noch keine feste Partnerschaft. Eine systemische Familientherapie ist schwieriger bei alleinerziehenden Eltern, in *Broken-Home*-Situationen, d. h. bei »desolaten« Familienverhältnissen, wenn die Essstörung schon mehr als zehn Jahre besteht, bei Gewalt und Missbrauch in der Familie und nach früheren unergiebigen Familientherapien (Root, Falloon a. Friedrich 1986). Eine Arbeit vornehmlich im Einzelsetting ist sinnvoll, wenn Angehörige sehr weit entfernt leben, bei diffusen interpersonellen Grenzen, wenn Grenzen gezogen werden sollen und wenn Angehörige eine Therapie aktiv behindern.

Eine Indikation für eine stationäre Therapie besteht, wenn die Patientin ausgeprägt depressiv ist, wenn eine latente Eigengefährdung besteht, wenn eine Auszeit wg. einer hochgradig angespannten Situation in der Familie geboten erscheint, bei einem schlechten somatischen Befund mit einer deutlichen Gewichtsabnahme und bei einer sehr hohen Frequenz des Erbrechens, die eine Unterstützung von außen erforderlich macht. Dies gilt auch für persistierende Probleme mit Alkohol und unkontrollierter Einnahme von Laxantien. Bei einer begleitenden depressiven Symptomatik kann eine ergänzende medikamentöse Therapie erwogen werden, Antidepressiva allein haben jedoch nur sehr bedingt einen Einfluss auf die bulimische Symptomatik.

Therapeutische Haltung

- verstehend, unterstützend und zugleich konkret und handlungsorientiert vorgehen
- keine Retter-Haltung einnehmen, nicht zum hilflosen Helfer werden
- klare Zielvereinbarungen, kleinschrittige realistische Ziele
- klare Bedingungen stellen für die Therapie: Anwesenheit von Familienmitgliedern, zuverlässige Ausführung von Hausaufgaben, kein Versäumnis von Sitzungen
- in Teilschritten vorgehen
- bei einer Strategie bleiben, nicht ständig wechseln
- nicht resignieren, »du kannst es schaffen ...«, mit langem Atem vorgehen

Therapeutisches Vorgehen

Aufklärung und Information

- Wissenstand abgleichen
- Information über den Ablauf einer Therapie
- Set-Point-Theorie erklären

Belastende Faktoren

- aktuell und zurückliegend
- Problemgeschichte erfragen
- ergründen, wie es zu der Sackgasse gekommen ist
- bulimische Symptome kontextualisieren
- aktuelle Auslöser, Belastungen und bisherige Lösungsversuche erkennen
- Was wird vermieden?

Ressourcen und Kompetenzen

- individuelle und systembezogene Stärken erfragen: u. a. Auffassungsgabe, Intelligenz, Freunde, Angehörige, Familie, Partner, Sport, Bewegung, Singen, Musik

Problemfördernde Muster und untaugliche Lösungsversuche

- paradoxe Verschlechterungsfragen, Beobachtungsaufgaben
- *Reframing:* Symptome als Stimmungsbarometer, »noch nicht verändern, bis wir deren Bedeutung besser verstanden haben …«
- paradoxe Tagebuchtechniken, bei Fressanfall notieren, was gefehlt hatte
- Patienten ermutigen, sich Abgrenzung zu erlauben, auch ohne Symptome

Somatische Muster

- Selbstwahrnehmung, Hunger- und Sättigungssignale erkennen
- Abmachung regelmäßiger Mahlzeiten 3 + 2
- regelmäßige Kontrollen beim Arzt
- Konsum von Alkohol und Substanzen beachten
- einen möglichen Laxantienabusus im Blick haben
- Abmachung, kein unvernünftiges Körpergewicht anzustreben, keine Diät zu beginnen

Individuelle Ebene und innerpsychische Muster

- Ambivalenz beachten, Motivation prüfen: »Zu wie viel Prozent sind Sie bereit, die Bulimie aufzugeben?«
- Vor- und Nachteile von Änderung eruieren
- Arbeit an Gefühlen, Wandel der Affektlage

- Gefühle wahrnehmen vor einem Essanfall – Ärger, Enttäuschung, Trauer, Wut, Ekel, Langeweile etc. aushalten lernen oder sich ablenken
- verstehen, was dahintersteht: Angst, zu dick zu werden, etc.
- affektives Ankern von Ressourcenerfahrungen
- paradoxe Verschreibungen und Musterüberhöhungen
- Teilearbeit, Teiledialog, Arbeit mit dem inneren Team
- ermutigen, genussvoll zu essen
- Entspannungsübungen
- achtsamkeitsbasierte Übungen

Kreislauf von Essattacken – Erbrechen unterbrechen

- Baseline der Symptome erheben
- schrittweise Mini-Veränderungen einführen, innehalten, überlegen, verlangsamen
- anregen, Problemverhalten aufzuschieben oder dabei zu trödeln; eingefahrene Muster unterbrechen und ersetzen
- Verantwortung übernehmen lassen: nach dem Erbrechen aufputzen, Lebensmittel ersetzen (zumindest symbolisch)
- Mahlzeiten strukturieren, z. B. nicht im Stehen oder im Gehen essen, Ort- und Zeitkontext variieren
- Alternativen zu Ess- und Brechverhalten erproben
- Erbrechen zunehmend verzögern, alternative Verhaltensweisen planen
- alternative Verhaltensweisen mehrfach wiederholen, klappt vermutlich nicht gleich
- Körperkontakt und Selbstfürsorge verbessern

Interaktionsmuster, Beziehungsmuster und -strukturen

- vordergründige Harmonisierungstendenzen hinterfragen
- Erwartungen klären
- Grenzen klären
- Koalitionen, Individuation und Ablösung ermöglichen
- Delegationen und Vermächtnisse
- Triangulation und Konfliktumleitungen beachten
- Interaktion bestimmt durch Kontrolle, emotionale Abhängigkeit, verborgene Konflikte?
- Familienselbstbild klären
- Mitteilungsfunktion des Symptoms beachten

- Wem ähnelt die Patientin mit ihren Symptomen?
- gute Streitkultur fördern, Toleranz für Spannung erhöhen
- soziale Funktion der Symptome offen ansprechen
- *Reframen:* »Du schonst deine Eltern / deinen Partner ...«
- unrealistische Erwartungen der Familie an eine rasche Aufgabe der Symptome ansprechen
- weitere Themen der Herkunftsfamilie bearbeiten
- Paarbeziehung: Beziehungsqualität verbessern helfen
- Interaktionsmuster verändern helfen
- Paarkommunikation verbessern
- Probleme und Konflikte offen ansprechen und lösen helfen
- Klärungsgespräche
- *Enactments*
- Differenzierung stärken
- Bulimie als Regulator von Nähe und Distanz überflüssig machen
- Umgang mit Sexualität klären

Bedeutungsgebung
- kontextuelle und soziale Rahmenbedingungen in Verbindung bringen mit der Bulimie
- eine neue Betrachtungsperspektive der Situation suchen
- »Wieso meinen Sie, immer für andere da sein zu müssen?«
- Wirklichkeitssicht herausfordern
- sich aussöhnen mit der eigenen Unvollkommenheit

Mittlere Phase der Therapie
- das Eigene fördern
- Zeit für sich nehmen
- Sehnsüchte und Wünsche klären

Umgang mit Rückfällen, Zukunftsorientierung
- Therapieende vorbereiten
- Rückfälle vorwegnehmen
- Notfallplan schreiben lassen
- Zukunftskonfrontation: »Was wäre nach der Ablösung vom Elternhaus?«

Umgang mit Herausforderungen

- viel reden statt in Aktion kommen als Abwehr
- Nichteinhalten von Abmachungen: dieses Muster benennen, erneute Auftragsklärung, kleinere Ziele wählen, Ambivalenzen erneut besprechen
- bei einer hohen Intensität bzw. Frequenz der Symptomatik ggf. stationäre Therapie

6.6 Nichtorganische Schlafstörungen (F 51)

Anhaltende Schlafstörungen können sehr zermürbend sein. Sie treten oft mit anderen Problemen auf: Stress bei der Arbeit, Schulden, Prüfungsangst, wenn man nach einem Karrieresprung »dünne Luft atmet«, Überlastung durch einen kleinen Säugling, der nachts unruhig ist, existenzielle Sorgen. Zusammen mit dem Patienten lassen sich die Symptome rekontextualisieren, um herauszufinden, woher der aktuelle bzw. anhaltende Druck kommt. Wenn ein Patient an sechs Tagen zwölf Stunden unter hohem Konkurrenzdruck in der Firma arbeitet, zusätzlich 1,5 h Anfahrtszeit hat und von ihm sehr hochvolumige Finanzentscheidungen zu treffen sind, wundert es nicht, wenn es schwerfällt einzuschlafen. Betreffende Patienten erscheint diese Belastung ggf. als »normal«.

Geeignete therapeutische Strategien bestehen darin, wieder proaktiv zu werden und, soweit dies möglich ist, mehr Entscheidungshoheit über das eigene Leben, die Arbeits- und Erholungszeiten zurückzugewinnen. Zu den therapeutischen Strategien gehören dann u. a. kontextbezogene Interventionen, die eine Veränderung der Abläufe am Arbeitsplatz und in der Familie erforderlich machen:

- Druck reduzieren
- Prioritäten setzen
- Probleme lösen
- Doppelbelastungen abbauen helfen
- besseres Zeitmanagement.

Der nächtliche Schlaf kann als Spiegel des Geschehens am Tag angesehen werden. Nimmt man Probleme mit ins Bett, dann plagen sie einen nächtlicherweise. Ein- und Durchschlafen ist ein spontanes physiologisches Geschehen, der Versuch, sich zum Einschlafen zu zwingen, führt zum Gegenteil und man bleibt länger wach.

Viele Menschen wissen, dass es in der Nacht eine Reihe von Tiefschlafphasen mit Traumschlaf gibt. Zwischen diesen tiefen Phasen ist der Schlaf leichter. Wird man in einer solchen leichteren Schlafphase etwas wacher, dreht man sich meist um und schläft weiter. Wenn man aus diesem leichten Erwachen in einen Dämmerschlaf ein Problem macht, steigt der Stresspegel und es ist um den Schlaf geschehen. Von Ernest Rossi (1986) wurden analoge ultradiane Zyklen beschrieben, die den Tag über zu bemerken sind. Sie dauern je nach Person ca. 90–120 Minuten. Nach dem morgendlichen Aufstehen hat man nach einiger Zeit eine wache Phase von etwa 45–90 Minuten, was ca. einer Doppelstunde in der Schule entspricht. Meist wird eine kleine Pause nach 90–120 Minuten gemacht, entsprechend der großen Schulpause am Vormittag. Dann gibt es nach weiteren 90–120 Minuten eine Mittagspause, gefolgt von einer weiteren wacheren Phase am Nachmittag, unterbrochen von einer Kaffee- oder Teepause gegen 16 Uhr, einer erneuten Arbeitsphase nach dem Abendessen usw. Dehnt man die Arbeitsphase zu weit nach hinten aus oder sitzt zu lange am Bildschirm, ist es nur natürlich, wenn es abends schwerfällt einzuschlafen. Wird den ganzen Tag ohne nennenswerte Pause unter hoher Anspannung durchgearbeitet bzw. gelernt, lösen innere Müdigkeitssignale eine weitere Aktivierung aus, statt für eine kürzere oder längere körperliche und mentale Erholungspause zu sorgen; mit der Zeit fällt es zunehmend schwer, herunterzukommen und abzuschalten.

Patienten kann empfohlen werden, den Schlaf bereits tagsüber vorzubereiten, indem sie Pausen machen und nicht im Sinne einer positiven Feedbackschleife in einen hyperangespannten Zustand geraten, sondern ihren Geist und ihren Körper daran gewöhnen, nach Arbeitsphasen auch abschalten zu können. Man kann mit Patienten lösungsorientiert vorgehen und schauen, welche Ausnahmen es vom Problemmuster gibt und wie sie diese in ihren Alltag verstärkt einführen können. Die Herangehensweise mit Schlafproblemen basiert letztlich auf der Logik paradoxer Interventionen. Gute Strategien sind auch ein abendliches mentales Aufräumen und die ericksonsche Tresortechnik. Bei anhaltenden Grübeleien bietet sich die Strategie des Sorgenstuhls nach Watzlawick an (Retzlaff 2021).

Statt sich zwingen zu wollen einzuschlafen, kann man sich erlauben – wenn man schon wach ist –, bewusst an eine wunderschöne Ressourcenszene zu denken, in der man sich richtig wohlfühlt, oder eine Körperentspannung machen, bis der Schlaf einen überkommt. Sehr bewährt ist die Ordeal-Technik (Haley 1989b; Retzlaff 2021): Bleibt man länger wach als eine festgelegte Zeit, steht man auf und erledigt etwas Nützliches, aber Lästiges – die Steuererklärung, Hausputz, Vokabellernen …

Ein zwölfjähriger Patient, der oft bis 2 Uhr nachts wach lag und über philosophische Themen nachdachte, wurde aufgefordert, am nächsten Morgen um 5 Uhr aufzustehen und »um Diskussionsstoff für sich und seinen Vater zu haben«, entsprechende Bücher zu studieren. Diese Aufgabe wurde von ihm abgewandelt: Er las nicht, stattdessen ging er mit dem Vater frühmorgens joggen. Seine Beziehung zum Vater wurde gestärkt und er schlief zu einer vernünftigen Zeit ein. Beide behielten den morgendlichen Frühsport noch längere Zeit bei.

6.7 Sexuelle Funktionsstörungen (F 52)

Sexuelle Funktionsstörungen werden von Patienten oftmals als Teil eines weiteren partnerschaftlichen Problems präsentiert. Hinter den allgemeinen Anliegen, die zu Beginn von Therapien geäußert werden, wie einer besseren Kommunikation, einem besseren partnerschaftlichen Austausch, verbirgt sich häufig auch der Wunsch nach mehr Intimität (Eck 2018).

Neben Funktionsstörungen, etwa dem Versagen von genitalen Reaktionen, oder unbefriedigendem bzw. nicht als angenehm empfundenen sexuellen Reaktionen wird seit geraumer Zeit zunehmend häufig ein mangelndes sexuelles Verlangen als Problem präsentiert, wobei dieses mangelnde Interesse meist aus Sicht des Partners definiert wird.

Systemische Therapeuten neigen dazu, sexuelles Verhalten in den Kontext der interpersonellen Beziehungen bzw. der Partnerschaft zu stellen und nicht ausschließlich symptomorientiert vorzugehen. Die sexuelle Reaktionsfähigkeit ist als biopsychosozialer Prozess zu verstehen. Körperliche und psychische Faktoren wie Müdigkeit, Depressivität, zyklusbedingte hormonelle Schwankungen, die Auswirkungen von körperlichen Erkrankungen wie Diabetes, die Einnahme von Substanzen und Medikamenten – Alkohol, Betablocker, Neuroleptika – wirken sich auf die sexuelle Reaktions- und Genussfähigkeit aus. Gefühle von Angst, Groll, Hoffnungslosigkeit etc. sind Lustkiller. Ein Tier, das sich nicht sicher fühlt, zeigt kein Reproduktionsverhalten (Perel 2006). Systemische Sexualtherapie setzt auch an einer Klärung der Beziehung an, an der erotischen Entwicklung der Personen und nicht allein am Sex per se.

Für eine symptomorientierte Behandlungsstrategie gibt es seit der Arbeit von Masters und Johnson (1966) eine Reihe bewährter Techniken der klassischen Sexualtherapie. Dazu gehören *sensate focus,* zunächst mit einer eher spielerischen gegenseitigen Stimulation ohne Eindringen zu beginnen, dann allmähliches Ausweiten zunächst ohne Bewegung; die Stopp-Start-Technik, Verwöhnzeiten ohne eigentlichen Geschlechtsverkehr etc. (Clement 2019; v. Sydow u. Seiferth 2015; Zilbergeld 1984).

Aus der Sicht des *Mental Research Institute* entspricht der Versuch, sich zu zwingen, beim Sex Spaß zu haben, einem Typ-I-Muster – dem Versuch, ein spontanes körperliches Geschehen willentlich herbeizuführen. Ähnlich wie bei dem Wunsch einzuschlafen kann man dies nicht erzwingen, man kann jedoch einen Rahmen schaffen, der eine erfüllte sexuelle Begegnung möglich macht. Hierfür ist ein guter kommunikativer Austausch zwischen Partnern geboten, der auch das Ansprechen eigener Bedürfnisse, eine ausgeprägte Differenzierung, die Fähigkeit zur Selbstvalidierung (Schnarch 2017) unter Wahrung einer-Ich-Du-Beziehung einschließt.

In der Regel wird parallel zur Arbeit an den Symptomen an der Partnerschaft gearbeitet – der Kommunikation, dem Umgang mit Nähe und Distanz, ggf. alten Verletzungen, der Beziehung zu den Herkunftsfamilien, ggf. Enttäuschungen, Kränkungen und Verletzungen der Vertrautheit insbesondere durch Außenbeziehungen. Ein weiterer zentraler Bereich ist die Förderung der Differenzierung der beiden Partner. Neben der Beziehungsarbeit werden sexualtherapeutische Techniken in Form von Verschreibungen und Aufgaben eingesetzt.

Bei sexuellen Funktionsstörungen besteht eine Standardintervention des MRI in einer paradoxen Verschreibung; mit dem Partner werden sexuelle Begegnungen verabredet, in denen es nicht um das Erreichen eines Höhepunktes geht, sondern um eine befriedigende Begegnung mit allen möglichen Spielarten von Intimität, aber eben explizit nicht mit dem Ziel eines Orgasmus.

In der psychotherapeutischen Praxis ist zu prüfen, ob die präsentierten Probleme eine Störung von Krankheitswert darstellen, andernfalls wäre eine Behandlung als individuelle Gesundheitsleistung (IGEL) auf Privatzahler-Basis eine Option oder eine Weiterverweisung an eine Beratungsstelle der *pro familia*.

Therapeutische Haltung

- allgemeine Lebenssituation erfragen

Therapeutisches Vorgehen

Aufklärung und Information

- Aufklärung und Information über sexuelle Reaktionen, Zeitrhythmen von Paaren etc., Wissensstand abgleichen
- Sexuelle Inappetenz als Ausdruck eines körperlichen Neins – die Kraft des Bremsens
- Anliegen klären – wer definiert die Situation als Problem?
- Auftragsklärung
- sexuelle Biografie erheben

Belastungen erfragen

- aktuell und zurückliegend
- Symptome rekontextualisieren
- Was ist los in der Partnerschaft, mit den Kindern, im Beruf, in der erweiterten Familie, im Wohnumfeld?
- das Symptom als Ausdruck von Überlastung, von divergierenden Bio- und Arbeitsrhythmen anschauen
- Position im Lebenszyklus prüfen
- Zeitrhythmen des Paares herausfinden
- Verhältnis von Pflichten, Terminen usw. gegenüber Mußezeiten
- ggf. traumatische Erfahrungen beachten
- Traumatherapietechniken

Problemfördernde Muster und untaugliche Lösungsversuche

- starre Symmetrie oder Komplementarität in der Beziehung
- Mehr-desselben-Muster
- Umgang mit Macht und Dominanz
- Vermeidungsverhalten
- selbsterfüllende Vorhersagen

Somatische Ebene

- ggf. Folgen von körperlichen Erkrankungen wie Diabetes, onkologischen Erkrankungen etc. betrachten
- Nebenwirkungen von Medikamenten beachten (u. a. Betablocker, Neuroleptika, Phasenprophylaktika)
- Hormonstörungen, Wechseljahre?
- Alkohol- und Substanzmissbrauch?
- exzessiver Konsum von Stimulanzien?

Individuelle und innerpsychische Ebene

- Stärkung des Differenzierungsgrades der Partner: eine Ich-Position einnehmen
- Fähigkeit, sich selbst zu validieren
- ggf. klassische sexualtherapeutische Techniken
- *sensate focus, squeeze* etc.
- paradoxe Verschreibungen
- Ausnahmen beachten

Partnerschaftliche Ebene, Kommunikation und Konfliktmuster

- Alltagsballast loslassen
- Genuss braucht Zeit und muss erlaubt sein
- Gesprächskultur weiterentwickeln
- Klärung von Bedürfnissen
- Wünsche und sexuelle Idealträume erkunden
- Umgang mit Unterschieden und divergierenden Bedürfnissen
- Verbesserung der Kommunikation und des sexuellen »Balz- und Werbeverhaltens« – Berührung, Nähe durch andere Austauschformen jenseits von und vor sexuellen Kontakten im engeren Sinn
- Verbesserung der Streitkultur – sich selbst und anderen eigene Wünsche und Positionen zumuten
- verdeckte Konflikte bearbeiten – unterschwelligen Groll, Ärger …
- Verletzung von Bindungsbedürfnissen, Kränkungen und Enttäuschungen
- Symptomverschreibung
- spielerische Interventionen
- Rollenspiele

- Unterschiedlichkeit und Asymmetrie betonende Aufgaben
- emotionale Offenheit verbessern
- Umgang mit sexuellem Begehren
- Schuld- und Verdienstkonten

Bedeutung der Herkunftsfamilie
- diffuse oder starre Grenzen betrachten
- Delegationen aus der Herkunftsfamilie klären
- Bilder und Erwartungen an Partner bzw. Partnerin, auch in sexueller Hinsicht
- ggf. eine fehlende Ablösung bearbeiten

Erschwerende Bedingungen
- bei der partnerschaftlichen Kommunikation stehenbleiben; Vermeidung, sexuelle Probleme und Themen anzusprechen
- umgekehrt zu sehr auf der Ebene sexueller Symptome bleiben und zu wenig die Beziehung beachten
- wenn die Liebe verloren gegangen ist, klären, ob ein Partner vielleicht kein Interesse an dem anderen hat, weil er sich eine andere sexuelle Orientierung eingesteht oder sich diese selbst nicht eingesteht; oder weil Arbeit und Karriere wichtiger genommen werden als schöne Erfahrungen mit dem Partner

6.8 Persönlichkeitsstörungen (F 60)

Der Begriff Persönlichkeitsstörung war im systemischen Feld lange Zeit umstritten, insbesondere wegen der Festlegung von Menschen auf eine anhaltende Problemhaftigkeit ihrer Person. In der klassischen Systemtheorie wird zwischen sich schnell wandelnden Variablen unterschieden und solchen, die sich nur langsam verändern. Persönlichkeitsmerkmale können als Variablen verstanden werden, die sich nur langsam wandeln (Ropohl 1979).

Interessanterweise sind die meisten Persönlichkeitsstörungen interaktionell definiert: Personen, die anderen Menschen mit Misstrauen begegnen; Personen, die sich gerne über andere Menschen erheben und auf sie herabblicken; Personen, die dazu neigen, sich von anderen Menschen stark abhängig zu machen; Personen, die übergenau und penibel sind; Personen, die schnell wandelnde Verhaltensmuster gegenüber anderen Menschen zeigen, etc.

Bei Menschen mit der Diagnose einer Borderlinestörung, auf die im Folgenden genauer eingegangen werden soll, ist ein solch rascher Verhaltenswechsel ausgeprägt gegeben. Die Patienten zeigen sich rasch irritierbar und können aus der Sicht von Außenstehenden unerwartet heftig reagieren. Teil des Störungsbildes ist eine deutliche Tendenz, Impulse auszuleben, ohne vorausschauend mögliche Folgen zu bedenken; dann gehören auch ausgeprägte wechselnde Stimmungslagen, mit intensiven Ausbrüchen von Ärger. Dadurch kommt es häufig zu Konflikten und z. T. gewalttätigem Verhalten, vor allem bei Kritik durch andere; z. T. besteht eine Neigung zu unbeständigen Beziehungen, emotionalen Krisen mit Suiziddrohungen und selbstschädigendem Verhalten, auch bei geringen Anlässen. Oft besteht eine diffuse innere Anspannung, die zu selbstverletzendem Verhalten mit dem Ziel einer Spannungsregulation führen kann. Suizidales und parasuizidales Verhalten können als Lösungsversuch für intensive Emotionswallungen gesehen werden. Für Patienten ist es wichtig, ein Verständnis für das Entstehen von Anspannung zu erlangen und diese anders zu konnotieren, zum Beispiel als Reaktion auf frustrierende interpersonelle Situationen, als Ungeduld, als Folge ggf. bestehender Zyklusschwankungen, als Folge von als Zurücksetzung oder Grenzverletzung erlebten Situationen etc. (Wagner u. Russinger 2016a; Wagner, Henz u. Kilian 2016b).

Diese Beschreibung, die man in den üblichen diagnostischen Inventaren findet fokussiert individuelle Faktoren. Häufig gab es massive Belastungen in der Lebensgeschichte. Bei der Borderlinestörung sind ätiologisch Studien bemerkenswert, die eine Inzidenz von Gewalterfahrungen berichten, entweder selbst erlebt bzw. Gewalterfahrungen der Mutter, die miterlebt wurden (Ford a. Courtois 2014; Waxman et al. 2014). Im ICD-11 wird konsequenterweise eine neue Diagnose eingeführt, die *komplexe PTBS* als Folge mehrfacher schwerster Traumatisierungen, mit einer anhaltenden Störung der Affektregulation, einem negativen Selbstkonzept, einer anhaltenden Beeinträchtigung der Beziehungsregulation und der Vermeidung von traumaassoziierten Reizen.

Es gibt Hinweise, dass sich vermeintlich dauerhafte Borderline-Persönlichkeitsstörungen in einem positiven, gut strukturierten Umfeld (College-Studium) aufzulösen scheinen, und anscheinend wandelt sich das Erscheinungsbild – in den mittleren Lebensjahren sind die Beschwerden weniger ausgeprägt.

Therapieziele sind insbesondere die Gewährleistung der persönlichen Sicherheit, ein guter Umgang mit Ambivalenzen (Ebbecke-Nohlen 2000, 2007), eine Vorsorge gegen vorzeitige Therapieabbrüche, die Sicherung der Lebensgrundlage – Einkommen, Wohnen, Beziehungen; die Stärkung der Selbststeuerung und die Reduktion von Impulsivität; die Klärung von Beziehungen; die Entwicklung eines kohärenten Narrativs der eigenen Lebensgeschichte mit der Eröffnung konstruktiver Lebensperspektiven (v. Sydow 2018; Wagner u. Russinger 2016a; Wagner, Henz u. Kilian 2016b). Wegen der interpersonellen Schwierigkeiten, die Persönlichkeitsstörungen ausmachen, erscheint es naheliegend, Angehörige in die Behandlung einzubeziehen (Santisteban et al. 2003). Teilearbeit und die Aktivierung eines Gefühls körperlicher Souveränität sind weitere nützliche Zugangsweisen.

Setting

Im Paar- und Familiensetting (MPS) werden die typischen Probleme in Beziehungen leichter deutlich, was eine direkte Arbeit mit ihnen auch im Sinne von *Enactments* ermöglicht. Patienten mit einem aktuell hohen Potenzial für Krisen sind möglicherweise in einem stationären oder teilstationären Setting, in dem breitere Ressourcen für das Management herausfordernder Situationen bestehen, besser aufgehoben als in einer psychotherapeutischen Praxis.

Therapeutische Haltung

- Wecken von Hoffnung
- ein beständiges Auf und Ab des Verhaltens mit langem Atem ertragen
- Muster von Überengagement und frustrierten Abbrüchen beachten, ohne zu resignieren
- nicht zum hilflosen Helfer werden
- Entwicklungs- und Veränderungsfähigkeit als gegeben voraussetzen, den Patienten etwas zutrauen: »Du kannst das durchaus schaffen …«
- Arbeiten mit Humor – die Dinge nicht zu schwer nehmen
- Ambivalenzen zulassen
- die Person nicht auf Defizite reduzieren, Lebenskontext nicht ausblenden
- interaktionelle Muster und Zusammenhänge im Blick haben, in welchem Kontext treten die Probleme auf: Vogelperspektive einnehmen

- ressourcenorientiert vorgehen
- empfindliche Reaktion und Gefahr von Beziehungsabbrüchen beachten
- Einladungen zu interaktionellen Mustern erkennen, benennen und utilisieren
- Einladung zum Beziehungsabbruch oder der Langzeittherapie beachten
- proaktiv vorgehen, der Einladung zum ständigen Reagieren widerstehen
- hoher Handlungsdruck bei Angehörigen, Ruhe hereinbringen
- Verhalten ernst nehmen, ohne es zu ernst zu nehmen
- einladen, Verantwortung für sich zu übernehmen und Akteur zu werden
- therapeutisches Splitting
- realistische Therapieziele entwickeln
- Therapieauftrag und Erwartungen aller Beteiligten erfragen
- weitergehende Ziele jenseits der Symptome und Beschwerden

Therapeutisches Vorgehen

Aufklärung und Information

- Wissensstand abklären

Belastungen erfragen

- aktuell und in der Vorgeschichte
- auch biografische Belastungen

Ressourcen und Kompetenzen erfragen

- Ressourcen beschreiben lassen und utilisieren
- Stärken der Person, besondere Fähigkeiten, Vorlieben ausfindig machen
- Ressourcen und kleine Erfolge fokussieren

Problemfördernde Muster und untaugliche Lösungsversuche

- wiederkehrende problematische eskalierende Muster aufgreifen, sichtbar machen, verändern
- Stellenwert von Impulsivität, Fünf-vor-zwölf-Übung
- Ideen werden rasch in die Tat umgesetzt – verlangsamen
- Muster unterbrechen und verändern helfen

Somatische Muster
- ggf. Konsum von Substanzen
- ggf. Einfluss von Zyklusschwankungen

Individuelle und innerpsychische Ebene
- individuelle dysfunktionale Erlebens- und Verhaltensweisen des Klienten fokussieren
- Funktionen und gute Absichten von Symptomen suchen
- zielorientiert arbeiten
- intrapsychische Erlebensmuster erforschen, die wiederholten störenden Interaktionsmustern zugrunde liegen
- Einnehmen einer Beobachterperspektive
- kontextuelle Unterschiede beachten: Wann ist das Problemmuster deutlich, wann, wo und mit wem weniger?
- helfen, langfristige Folgen zu beachten
- zirkuläre Fragen, Rollentausch
- »Wie würde Ihre beste Freundin Ihr Verhalten eigentlich beschreiben? Was sagt Ihre innere Erwachsene eigentlich zu Ihrer Schilderung der Probleme?«
- Reaktionsneigungen erkennen, problematisches Erleben und Verhalten nicht oberflächlich positiv umdeuten oder »schönreden«
- adaptiven Wert in der Vergangenheit würdigen, negative Wirkung in der Gegenwart validieren
- positive Auswirkungen der gewünschten Veränderung beleuchten
- Skalierungen
- paradoxe Verschlimmerungsfragen
- lösungsorientierte Fragen
- Reframing / positives Konnotieren
- Metaphernarbeit
- Externalisieren
- Ressourcenaktivierung
- Ankern von Ressourcenerfahrung
- visualisierende Methoden, Erlebnisaktivierung von Lösungszuständen
- kreative Ausdruckstechniken
- Genogrammarbeit

Emotionsregulation

- Gefühle erkennen, benennen, Funktionen erkennen
- eigenen Gefühlsausdruck und den anderer Personen validieren
- Achtsamkeit, logische, emotionale und intuitive Intelligenz aktivieren können, wenn Gedanken durch die Gefühle beherrscht werden
- zurücktreten und überlegen, was gut wäre
- Affekte und Impulse besser steuern und kontrollieren
- Distanz zu eigenen Affekten und Impulsen finden
- Einnahme einer selbstreflexiven Position; Zwischentöne sehen; Distanz zu eigenem Verhalten; selbstkritische Haltung; eigene Fehler erkennen können
- erlebendes Selbst stärken, auch bei starken Emotionen präsent bleiben zu können
- Gefühle und Motive anderer Personen zuordnen können
- Beziehungen eingehen, bewahren und ggf. beenden können
- in Kontakt sein mit dem Hier und Jetzt

Umgang mit Stress

- unliebsame Situationen absichtlich aussitzen und diese ertragen lernen
- Stress und Unbehagen aushalten, sie als zum Leben zugehörig begreifen

Interaktionelle Ebene

Partnerschaft

- Bearbeitung von Konflikten
- Interaktionsmuster verändern helfen
- Fokus auf emotionalem Austausch
- Paarkommunikation verbessern
- Beziehungsqualität verbessern
- Lösung von Problemen und Konflikten
- Stress senken
- bei Gewalt: zuerst an dieser arbeiten

Familie

- Angehörigen helfen, Schwankungen des Verhaltens und der Emotionen zu verstehen
- Jugendlichen helfen, Kritik auszuhalten, statt von ihr überwältigt zu werden und hochemotional bzw. mit Abschottung zu reagieren

- das präsentierte Problem zu einem interaktionellen Problem machen
- Kommunikation zwischen dem Patienten/Jugendlichen und der Familie verbessern
- starke elterliche Kompetenz entwickeln für den Umgang mit dem Jugendlichen
- Familieninteraktion zufriedenstellender gestalten
- lernen, Beziehungen stabiler zu gestalten
- ggf. bestehende Probleme lösen, gute Problemlösefertigkeiten entwickeln
- anstehende Entscheidungen treffen
- Arbeit an Ambivalenzen, Coachen, Dilemma-Aufstellungen, Zeitlinienarbeit
- Jugendliche auf schwierige *Enactments* in der Familie vorbereiten
- klarere Struktur innerhalb der Familie entwickeln
- ein verlässliches, vorhersehbares elterliches Erziehungsverhalten fördern
- effektive elterliche Strategien, auch zur Kontrolle, einführen
- eine sichere, schützende Umgebung schaffen
- Häufigkeit negativer Interaktionen senken
- soziales unterstützendes Netz ausbauen bzw. schaffen

Bedeutungsgebungen

- Hinterfragen des diagnostischen *Labels*, Beeinflussbarkeit des eigenen Tuns erkennen
- Arbeit an Themen der Herkunftsfamilie und der eigenen Biografie
- Bearbeitung belastender, ggf. traumatischer Erfahrung, ggf. aus der Kindheit
- narrative Methoden
- Entwicklung eines sinnstiftenden Narrativs
- Entwicklung neuer Sinnstrukturen und positiver Rituale

Rückschritte vorwegnehmen, Zukunftsorientierung

- so tun, als ob es einen schlechten Tag gäbe
- Notfalllisten schreiben
- Visualisierung der Zukunft
- Zeitlinienarbeit
- Briefe an sich selbst

Erschwerende Bedingungen

- Alkohol- und Drogenkonsum
- bei Jugendlichen eine Gruppe instabiler Peers
- akutes selbstverletzendes Verhalten
- fremdgefährdende Tendenzen

6.9 Verhaltens- und emotionale Störungen mit Beginn in der Kindheit und Jugend

Aufmerksamkeitsstörungen und Sozialverhaltensstörungen zählen zu den häufigen Beschwerden von Kindern und Jugendlichen und sind u. a. deshalb Teil des Schwellenkriteriums des GBA, d. h., zu diesen Bereichen müssen RCT-Studien vorliegen, damit ein Psychotherapieverfahren sozialrechtlich anerkannt werden kann, was bei beiden Störungsbildern gegeben ist.

Störungen des Sozialverhaltens (F 91–92)

Die therapeutische Arbeit mit Jugendlichen mit Sozialverhaltensstörungen war einer der Ursprünge der systemischen Familientherapie. Unter der *Diagnose Sozialverhaltensstörung* wird ein andauerndes Muster von dissozialen, aggressiven oder oppositionellen Verhaltensweisen verstanden, dass deutlich intensiver als einfachere Verhaltensprobleme ist. Dazu gehören das Schikanieren anderer, Zerstörung von Gegenständen, Stehlen, schwere Wutausbrüche, Weglaufen und Probleme wie Drogenkonsum und Schulprobleme sowie Schulschwänzen. Diese werden häufiger von Jungen als von Mädchen gezeigt; z. T. beschränkt sich das Verhalten auf die Familie. Stierlin beschrieb *zentripetale* und *zentrifugale Familien* mit schwachen bzw. starken Bindungskräften (Simon, Clement u. Stierlin 1999). Zentripetale Familien kommen öfter bei Psychotherapeuten zur Vorstellung. Familien mit zentrifugalen Tendenzen landen eher im Jugendhilfekontext. Sozialverhaltensstörungen sind ein häufiger Grund für vorübergehende Aufnahmen in Kliniken für Kinder- und Jugendpsychiatrie, wo die Jugendlichen nach Auffassung mancher Klinikleiter und Krankenkassen eigentlich nicht gut aufgehoben sind.

Haley (1980), der in den 1960er- und 70er-Jahren die strategische Therapie entwickelte, beschrieb, wie bei massiv fordernden Problemen wie Sozialverhaltensstörungen die Probleme des Indexpatienten zur Hauptsorge der Eltern geworden sind, auf Kosten von deren persönlichen, beruflichen und gesundheitlichen Belangen. Ein vordringliches Ziel sei eine Korrektur der Hierarchieumkehr in betroffenen Familien, in denen die elterliche Position aufgegeben worden war. Früher wurden hauptsächlich elterliche Grenzsetzung, die Stärkung von Eltern als Team und die Wiederherstellung der elterlichen Autorität fokussiert (Haley 1980). Heute ist die Vorgehensweise subtiler und es wird mehr auf eine Stärkung der Bindungsbeziehungen, positive Emotionen und Wünsche und die Ziele des Jugendlichen geachtet (Harnett, Carr a. Sexton 2016). Bei ähnlichen Grundannahmen wird die therapeutische Herangehensweise in einer sehr viel weicheren, geschmeidigeren Sprache verpackt. Weiterentwicklungen des strukturell-strategischen Modells wie die *funktionale Familientherapie* (Harnett, Carr a. Sexton 2016), die *Brief Strategic Therapy* (Szapocznik, Hervis a. Schwartz 2003) und die *multisystemische Therapie* (Henggeler et al. 2012) sind deutlich weniger direktiv als Haleys Ansatz. Sie sind ausgesprochen kooperativ ausgerichtet und setzen darauf, den Jugendlichen für die Behandlung zu gewinnen.

Familiäre Variablen, die mit dissozialen Störungen einhergehen (Woolfenden, Williams a. Peat 2001), sind eine schwache Eltern-Kind-Bindung und wenig Zuneigung, elterliche Zurückweisung, harte und inkonsistente Disziplinierung des Kindes, ein geringes elterliches *Monitoring* (»jemanden auf dem Schirm haben«), auf Elternseite psychische Störungen, eigene dissoziale Probleme und elterlicher Substanzkonsum, sexueller Missbrauch und Misshandlung, Partnerschaftskonflikte der Eltern, Ein-Eltern-Familien, eine hohe Kinderzahl und Armut (v. Sydow et al. 2007a). Ansätze wie die *multisystemische Therapie* und die *funktionale Familientherapie* gelten in den USA als das Optimum bei der Behandlung von Störungen des Sozialverhaltens und jugendlicher Delinquenz (Rhiner 2018). Sie basieren auf den strukturell-strategischen systemischen Ansätzen, sind pragmatisch-handlungsorientiert, setzen u. a. auch am konkreten Verhalten an, sind aber nicht primär verhaltenstherapeutisch[17] (Harnett, Carr a. Sexton 2016). Für niedergelassene Psychotherapeuten dürften die überwiegend erforderliche aufsuchende Arbeit und das bei der multisystemischen Therapie übliche zeitlich extrem intensive Setting mit

17 *Behavioral interventions* sind verhaltensorientiert, aber nicht unbedingt verhaltenstherapeutisch. Das wird auch vom WBP und vom IQWiG so verstanden. Verhaltens- und handlungsorientierte Interventionen sind genuiner Bestandteil des Repertoires systemischer Behandlungstechniken.

einer Rufbereitschaft von 7 × 24 h und bis zu fünf Sitzungen pro Woche kaum zu leisten sein. Studien aus Schweden und Irland zeigen, dass auch mit einem weniger intensiven Setting zumindest bei Jugendlichen viel erreicht werden kann (Harnett, Carr a. Sexton 2016; Sundell et al. 2008). Das klassische Vorgehen besteht darin, auf der einen Seite die Eltern als Team zu stärken und zu einen; auf der anderen Seite muss der Jugendliche für die Therapie gewonnen werden und erkennen, dass sie ihm helfen kann, wichtige eigene Ziele zu erreichen.

Therapeutische Haltung

- therapeutische Beziehung ist zentral
- ehrlich und kongruent auftreten
- die Gültigkeit verschiedener Perspektiven anerkennen
- eine Expertenposition einnehmen, wenn dies einen Nutzen hat
- sowohl Eltern als auch Jugendliche stärken
- Allparteilichkeit wahren

Therapeutisches Vorgehen

Aufklärung und Information

- Spannungen im Prozess des Heranwachsens und gelegentliches herausforderndes Verhalten von Teenagern normalisieren
- Konflikte als lösbar darstellen
- Konflikte *reframen*: »Entscheidend ist nicht, ob es Konflikte gibt, sondern wie sie gelöst werden«

Belastungen erfragen

- aktuell und zurückliegend

Ressourcen und Kompetenzen erfragen

- dazu einen breiteren Fokus wählen jenseits der aktuellen Probleme

Problemfördernde Muster und untaugliche Lösungsversuche

- elterliche Präsenz nicht ausgeprägt
- Erwartung, der Jugendliche soll Einsicht zeigen
- fehlendes elterliches Monitoring
- Eltern als Team uneins

Somatische Ebene

- ggf. Bedeutung eines Substanzkonsums in Erwägung ziehen

Individuelle und innerpsychische Ebene des Jugendlichen

- Motivationsarbeit mit dem Jugendlichen
- Ziele des Jugendlichen erfragen
- Engagement-Strategien nutzen
- den Teenager validieren
- dem Teenager helfen zu verstehen, dass zur Elternrolle hinzugehört, auf bestimmten Regeln zu beharren
- eine verantwortliche Rolle einnehmen
- unsicheren Teenagern helfen, sicher und mutiger zu werden
- Selbstfürsorge-Routinen entwickeln

Interaktionelle Ebene

Eltern

- den Eltern helfen, verbindliche Wünsche, Vorgaben und Absprachen zu entwickeln
- nicht zu permissiv und nicht zu hart Anforderungen benennen
- Eltern helfen, auch direktiv zu sein und einen Erziehungsstil zu finden, der an Verhandlungen orientiert ist
- gemeinsame elterliche Linie finden, praktikable spezifische Regeln vereinbaren
- altersangemessenes Verhalten fordern
- permissiven Eltern helfen, ihre Rolle auszufüllen, statt »Freund sein zu wollen«
- altersangemessene Regeln und adäquate Grenzsetzungen anregen
- Klarheit über akzeptables und inakzeptables Verhalten bewirken
- elterliche Über- und Unterkontrolle korrigieren helfen
- gute Familienbeziehungen fördern
- Eltern und Teenagern helfen, ihre Positionen gegenseitig zu verstehen und ein Verständnis für Wünsche und Bedürfnisse des anderen zu wecken
- Empathie ausdrücken
- offene Kommunikation
- emotionale Bindung ansprechen
- helfen, destruktive Muster zu stoppen

- Familienmitgliedern helfen, offen zu kommunizieren, zu verhandeln und Probleme gemeinsam zu lösen

Weitere Themen des Jugendlichen
- Umgang mit Freunden, Freund/Freundin, Schule, Freizeit, Sex
- einen Schulabschluss oder eine Ausbildung anstreben und erreichen, mit familiärem Rückhalt

Erschwerende Bedingungen
- Alkohol- und Drogenkonsum
- ungünstiger Einfluss von Peers

Aufmerksamkeitsstörungen (F 90)

Aufmerksamkeitsstörungen zählen zu den am häufigsten präsentierten Beschwerden von Kindern und Jugendlichen und werden zunehmend auch als Diagnose bei Erwachsenen verwendet. Zur Systemischen Therapie gibt es derzeit eine kleine Zahl von RCT-Studien (v. Sydow et al. 2007a), unter anderem von Ritterman (1979). Aufmerksamkeitsstörungen wurden schon in so altehrwürdigen Schriften wie Hofmanns *Der Struwwelpeter* (Holtz u. Weiner 2008) und in *Tom Saywer & Huckleberry Finn* von Mark Twain (2012) eindrucksvoll beschrieben. Die Diagnose hat in so unterschiedlichen Ländern wie den USA, Deutschland und China deutlich zugenommen. Es scheint einen starken interkulturellen Faktor zu geben, der hierfür verantwortlich ist. Innerhalb des systemischen Feldes gibt es zumindest in Deutschland eine lange Diskussion, ob es sich überhaupt um eine Störung handelt, da sich eine eindeutige biologische Grundlage vermeintlich nicht festmachen lässt und keine »harten« Kriterien für eine Diagnosestellung vorliegen (Bonney 2008). Wer einen bekannten ostfriesischen Komiker erlebt hat oder eines der Kinder, die schon nach zwei Minuten im Erstgespräch ihren Stuhl in ein Klettergerät verwandelt haben, mit Armen und Beinen in akrobatischer Position kopfunter hängend turnen, wird sich fragen, ob eine *Aufmerksamkeitsstörung* (ADS) wirklich nur eine reine Ansichtssache ist.

Menschen unterscheiden sich unter anderem auch in ihrer Aufmerksamkeitsstrategie. Es gibt einen eher fokussierten und einen mehr assoziativen, schnell wechselnden Aufmerksamkeitsmodus. Es mag sein, dass Letzterer in frühen Jäger- und Sammlerkulturen Überlebensvorteile hatte und bei Aktivitäten wie Computerspielen und manchen Sportarten von Vorteil ist. Andererseits wird in der heutigen Zeit in der Schule und im Arbeitskontext in der Regel ein hohes Maß an Konzentration und Ausdauer verlangt. Die Lebenswelt von Kindern und Jugendlichen bietet denjenigen von ihnen, die ausdauernde Bewegungsspiele benötigen, um innerlich gut getaktet zu sein, sehr viel weniger Möglichkeiten, als dies früher der Fall gewesen sein mag.

Einfache Aufmerksamkeitsstörungen sind gekennzeichnet durch Unaufmerksamkeit und mangelnde Ausdauer der Konzentration bei Tätigkeiten, solange diese nicht sonderlich interessant sind. Das *Aufmerksamkeitsdefizits-/Hyperaktivitätssyndrom* ADHS ist bestimmt durch Unaufmerksamkeit sowie körperliche Unruhe, schnelles Reden sowie Impulsivität. Es gibt erhebliche psychische und soziale Auswirkungen, die Patienten sind emotional leicht reizbar, z. T. stimmungslabil, mit deutlichen Schwankungen von Tag zu Tag. In der Schule gelten sie oftmals als unbeliebt und werden z. T. ausgegrenzt. Sie werden wegen ihrer motorischen Auffälligkeiten, des Dazwischenredens, ihrer Impulsivität und anderer ADS-Symptome oft gehänselt. Selbstwertprobleme sind eine häufige Folge. Die primären Symptome bilden sich im Laufe der Entwicklung teilweise zurück, die sozialen Probleme bleiben oftmals bestehen.

Aus somatischer Sicht wird ADS/ADHS als zentrale Regulationsstörung verstanden, die in der Kindheit vor dem fünften Lebensjahr beginnt. Das neurobiologische Modell ist rein individualistisch und vernachlässigt psychosoziale Faktoren. ADS kann psychologistisch umgedeutet werden als Ergebnis eines *Labelling*-Prozesses – die Probleme der Kinder beim Lernen, mit Gleichaltrigen oder später bei der Arbeit lösen sich leider nicht ebenso rasch in Wohlgefallen auf. Sehr viele Kinder mit ADS haben gleichzeitig Teilleistungsstörungen, Probleme in der Grobmotorik, eine Lese-Rechtschreib-Schwäche oder auditive Wahrnehmungsprobleme. Das akustische Repräsentationssystem scheint nicht gut genutzt zu werden. Sie haben oft massive Lern- und z. T. Bewegungsstörungen und keine gute Auge-Hand-Koordination; ein hypotoner Muskeltonus ist nicht selten. Viele der Kinder sind eher durch taktile kinästhetische Angebote zu erreichen. Eine Möglichkeit besteht darin, die akustische Verarbeitung zu verbessern und den Geräuschpegel zu reduzieren. Wer Zen-Meditation kennt weiß, dass sich die Aufmerksamkeit von Menschen selbstverständlich schulen lässt.

Im Sinne der Auftragsorientierung der Systemischen Therapie erscheint es geboten, auf die Wünsche und Anliegen von kleinen und großen Patienten und ihren Angehörigen einzugehen. Was ändert sich, wenn man davon ausgeht, dass diese Kinder besondere Bedürfnisse haben, die auf einer somatischen Grundlage basieren? Als Alternative zum Wegreden von Beschwerden bietet es sich an, eine nutzerfreundliche Umgebung, einen sozialen bzw. einen Lern-Kontext zu schaffen, der dem Kind mit seinen Schwächen und seinen Stärken entgegenkommt. Möglicherweise gibt es für manche bewegungsstarke Kinder keine gute Passung zwischen den Erwartungen der Erwachsenenwelt und den Reaktionsmöglichkeiten und -neigungen des Kindes. Geht man nicht auf die Bedürfnisse des Kindes ein, entstehen ein Teufelskreis negativer Reziprozität und Gefühle von Hilflosigkeit und Selbstunwirksamkeit bei Eltern, Lehrern und dem Kind.

Betreffende können sehr viel Geduld an den Tag legen, wenn sie motiviert und in einer reizarmen Umgebung sind, z. B. in kleinen Klassen oder Arbeitsgruppen. Aufmerksamkeit ist immer motivational bedingt. Das Kind muss die Situation verstehen und beeinflussen können. In einer 1:1-Situation zeigen sich meist sehr viel weniger Symptome einer ADHS. Statt sich an defizitorientierten Fragebögen mit langen Listen von Schwächen der Kinder abzugeben, lohnt es, sich einmal die »typischen« Stärken von Kindern mit ADHS anzuschauen: Sie sind oft fröhlich, humorvoll, empathisch, hilfsbereit, fürsorglich, reaktionsschnell, schaffen gerne, sie sind oft überdurchschnittlich begabt, haben einen guten Orientierungssinn und können vieles gleichzeitig tun, sind aktiv, energisch, engagiert, flexibel, kreativ, lebhaft, offen für neue Eindrücke, sensibel, spontan.

Nimmt man das Konzept der Neutralität ernst, wird deutlich: Der betroffene Patient und seine Familie haben zu entscheiden, ob eine medikamentöse Unterstützung gewünscht wird. Deshalb macht es Sinn, dass Eltern und Patient sich von dem behandelnden Arzt aufklären und beraten lassen. Einem Teil der Kinder hilft eine unterstützende Behandlung mit Psychostimulanzien. Diese setzt eine sorgfältige medizinische Abklärung u. a. mit einer EEG-Untersuchung voraus. In Großbritannien wird bei einer medikamentösen Behandlung immer auch eine psychotherapeutische, möglichst familienbasierte Behandlung verlangt. Manche Erwachsene mit ADS-Diagnose berichten, dass sie sich unter Psychostimulanzien wesentlich besser z. B. auf Examen vorbereiten können. Wegen Nebenwirkungen wie möglichen Wachstumsproblemen, einer leicht dysphorischen Stimmung und einem möglichen Appetitmangel sind regelmäßige ärztliche Kontrollen notwendig; in den Schulferien werden oft die Medikamente abgesetzt. Bei manchen Kindern können Ängste und auch Zwänge getriggert werden. Aus systemischer Sicht sollten unbedingt die Erwartungen an eine Medikamentengabe besprochen werden – woran würden das Kind und die Eltern merken, dass es etwas gebracht hat?

Setting

Die Arbeit erfolgt im Familiensetting (MPS) und im Einzelsetting. Eine enge Kooperation mit dem Kinderarzt bzw. Kinder- und Jugendpsychiater ist zwingend. Familienmedizinische Perspektive: Die Behandlung sollte multiprofessionell angelegt werden mit Physiotherapie, Ergotherapie, sensorischer Integrationsbehandlung, Heilpädagogik u. a. Lehrer sollten ebenfalls einbezogen werden.

Therapeutische Haltung

- gute Beziehung aufbauen
- lösungsorientiert vorgehen – an Ausnahmen ansetzen
- klare Grenzen etablieren
- strukturiert vorgehen
- keine unrealistischen Ziele wecken
- einen weiten Veränderungsrahmen definieren
- positive Zielvereinbarungen
- Skalierungen von Problemen und Lösungen

Therapeutisches Vorgehen

Aufklärung und Information

- Aufklärung und Wissensabgleich

Belastungen erfragen

- aktuell und zurückliegend

Ressourcen und Kompetenzen erfragen

- Betroffene sind oft sehr sozial orientiert, hilfsbereit, neugierig, reaktionsschnell usw.

Problemfördernde Muster und untaugliche Lösungsversuche

- Erwartung, das Kind (oder die Person) solle so funktionieren wie alle anderen auch

- Vorwürfe, Druck
- ineffektive Appelle
- Übersehen der Besonderheiten des Kindes
- unangemessene Sanktionen
- *high expressed emotion* erkennen und abbauen

Somatische Ebene
- Einfluss von Schlafmangel, Bewegungsmangel, exzessivem Medienkonsum beachten
- bisheriger Stimulanzienkonsum

Individuelle und innerpsychische Ebene
- Aufmerksamkeit beobachten und steuern lernen
- einen förderlichen räumlichen Kontext für den Patienten schaffen: leeres, ruhiges, weiß gestrichenes Zimmer
- zeigen, wie man sich auf sich selbst und nach innen fokussieren kann
- den beobachtenden Geist stärken
- Atem- und Meditationsübungen
- imaginären Schutzmantel gegen Stressreize visualisieren lassen
- motorische Unruhe senken, Reflexivität stärken
- Selbstwertgefühl stärken
- soziale Beziehungen verbessern
- taktile Erfahrungen nutzen
- beruhigende Materialien: Ton, Fingerfarben
- Wasserspiele, Muskelspiele, Bewegungen, Massage, Holzarbeiten
- Koordinationssport, Sitzball-Übungen, Jonglieren, Reittherapie, Yoga
- Klettern, insbesondere mit Vater oder Mutter
- impulsives aggressives Verhalten aufgreifen:
  - soziale Situationen besser einschätzen können
  - Reaktionsverzögerung
  - paradoxe Rollenspiele, mit Provokation umgehen
  - Coolness/Gelassenheit üben
  - Entspannungsvermögen aufbauen

Interaktionelle Ebene

- Verständnis entwickeln
- klassische Muster wie Sündenbockrolle, diffuse Grenzen, unklare Kommunikation
- Schuldgefühle der Eltern bearbeiten
- Kind aus einer Rolle befreien, in der es zu viel negative Aufmerksamkeit erfährt
- Erschöpfung und Ablehnung aufseiten der Eltern beachten
- nicht abhängiges und altersgemäßes Verhalten belohnen

Elterliche Kompetenz stärken

- gute Bindungsbeziehung wahren, unabhängig von der Symptomatik
- weniger diskutieren, mehr handeln
- die Aufmerksamkeit lenken
- liebevoll lenkend auftreten
- klare Regeln setzen
- Ankündigen von natürlichen Konsequenzen
- konsequent und konsistent auftreten
- spielerisches Trainieren
- eine Ausnahmeliste führen
- lösungsorientiert vorgehen, Ausnahmen beachten

Erschwerende Bedingungen

- Teilleistungsstörungen
- Trennungskonflikte
- unrealistische Erwartungen
- fehlende Bereitschaft, sich auf die Möglichkeiten und Grenzen des Kindes einzustellen

6.10 Substanzmissbrauch (F 10–19)

Alkoholmissbrauch (F 10)

Substanzgebrauchsstörungen zählen zu den sehr häufigen gesundheitlichen Problemen. Sie verursachen im Gesundheitssystem hohe Kosten und ein beträchtliches Ausmaß an Leid. Parallel zur Überprüfung der Systemischen Therapie vom WBP und dem GBA ein sogenanntes *Schwellenkriterium* eingeführt: Neue Psychotherapieverfahren müssen Nachweise über ihre Wirksamkeit bei besonders häufigen Störungen wie Ängsten, Depressionen, Hyperaktivität oder Sozialverhaltensstörungen erbringen. Es erscheint unverständlich, warum die sehr häufigen Substanzstörungen nicht eingeschlossen wurden. Von systemischer Seite gibt es eine Reihe von bewährten, gut evaluierten Behandlungsstrategien für diesen Bereich (Schindler u. Gemeinhardt 2018; Schindler et al. 2010; v. Sydow et al. 2010b). Möglicherweise spielen Finanzierungsfragen für den Ausschluss eine Rolle: Die Behandlung von Menschen mit Alkohol- und Drogenproblemen erfolgt überwiegend in Suchtberatungsstellen und Rehakliniken, weniger in der krankenkassenfinanzierten ambulanten psychotherapeutischen Versorgung.

Ein Abhängigkeitssyndrom ist gekennzeichnet durch ein starkes Verlangen, Alkohol zu konsumieren, durch eine verminderte Kontrolle über den Gebrauch und körperliche Entzugserscheinungen, wenn kein Alkohol konsumiert wird. Generell ist zu unterscheiden zwischen einem schädlichen Alkoholmissbrauch, der oft bagatellisiert oder verleugnet wird – Menschen können ein Problem mit Alkohol haben, auch wenn sie derzeit nicht trinken –, und einem chronischen Alkoholabusus bzw. einer Abhängigkeit. Im neuen DSM-V wird lediglich eine Kategorie »Substanzgebrauchsstörung« verwendet (Schindler u. Gemeinhardt 2018). Auch hier bedeutet eine entsprechende Diagnose nicht automatisch, dass jemand permanent das Problemmuster zeigt. Bei dem sogenannten Quartalstrinker-Muster – ein veralteter Begriff – erfolgt der schädliche Gebrauch in Intervallen mit regelmäßigen längeren Episoden von massivem Alkoholkonsum, was z. B. in der Partnerschaft eine besondere Dynamik auslösen kann.

In der psychotherapeutischen Praxis stellen sich Patienten häufig zunächst wegen anderer Beschwerden vor, wegen Burn-out, Beziehungsproblemen, Ängsten etc., das Thema Alkoholkonsum wird erst an zweiter Stelle thematisiert oder vorsichtig als ein mögliches weiteres Problemfeld angeboten.

Substanzstörungen stehen in enger Wechselwirkung mit partnerschaftlichen und familiären Problemen. Sie haben eine starke Auswirkung auf gegenwärtige Familie und Partnerschaft. Paare, bei denen ein Partner eine Substanzstörung hat, sind in der Regel auch durch ernste Partnerschaftsprobleme, ein geringes Niveau der Partnerschaftszufriedenheit und starke Trennungsimpulse belastet; verbale und körperliche Gewalt sind häufige zusätzliche Themen. Ein wesentliches Element der Diagnostik und Therapie ist der Einbezug der Familie und des sozialen Umfelds. Für die Entstehung ist nicht allein das Gegenwartssystem, sondern sind auch Erfahrungen aus der Herkunftsfamilie bedeutend, ein beträchtlicher Teil der Patienten hatte Eltern mit Alkoholproblemen.

Aus systemischer Sicht sind neben inneren Motiven die Funktion, die Auswirkung des süchtigen Verhaltens im Beziehungskontext maßgeblich für ein adäquates Verständnis des Geschehens (Antons 1986). Trinken kann als Lösungsversuch aufgefasst werden, es hat eine adaptive Funktion und erlaubt Zugang zu abgeschnittenen Erlebensweisen und Rollenverhalten (Klein 2009). Statt in moralisierender Weise oberflächlich Abstinenz zu predigen, ist es sinnvoll, die Funktion des Alkoholgebrauchs bzw. -missbrauchs als Lösungsversuch zu verstehen, etwa zur Nähe-Distanz-Regulation, beim Umgang mit Konflikten, als Mittel zur Erleichterung von Intimität. Andere mögliche Funktionen sind ein vorübergehender Ausstieg aus Stress oder einer überverantwortlichen Position. Alkoholkonsum kann ein Hilfsmittel sein, aus einer subdominanten Position im nüchternen Zustand in eine (pseudo)starke dominante Position zu kommen, bietet bei Langeweile die Möglichkeit, Gefühle von Leere und Einsamkeit zu füllen, kann helfen, sich in einer Weise sexuell freizügig zu verhalten, die man sich sonst nicht zugestehen würde.

Psychotherapeuten sind bei der Einschätzung eines problematischen bzw. süchtigen Umgangs mit Alkohol und anderen Substanzen auf die Selbstberichte der Patienten bzw. ihrer Angehörigen angewiesen. Nur selten, wenn Patienten alkoholisiert zur Sitzung erscheinen, wenn sie alkoholbedingt Probleme am Arbeitsplatz bekommen oder ihnen der Führerschein entzogen wird, wenn körperliche Entzugserscheinungen bei einer unerwarteten fehlenden Verfügbarkeit von Alkohol sichtbar werden, erhält man deutliche Belege für das Vorliegen eines Alkoholproblems. Bei Patienten, bei denen ein längerer Alkoholmissbrauch vorliegt, gibt es außerdem charakteristische körperliche Veränderungen der Gesichtsfarbe, ggf. der Stimme, mit entsprechenden Leberwerten, Veränderungen der Speiseröhre etc. Auch in einer solchen somatisch fortgeschrittenen Situation kann die Wirklichkeitssicht der betroffenen Person deutlich von der des Therapeuten abweichen. Erhält man den Eindruck, dass Alkohol ein Thema ist, kann man fragen:

- »Ist der Umgang mit Alkohol ein Problem für Sie?«
- Falls dies verneint wird: »Warum finden Sie, dass dies nicht der Fall ist?«
- »Ihre Partnerin sagt, für sie sei Ihr Umgang mit Alkohol ein Problem – ist es für Sie ein Problem, dass es für Ihre Partnerin ein Problem ist?«
- Falls nicht: »Inwiefern ist es für Sie kein Problem, dass es für Ihre Frau ein Problem ist?«

Letztlich muss der Patient entscheiden, ob der Alkoholkonsum ein Problem für ihn darstellt oder nicht und daran gearbeitet werden soll. Es ist wichtig, nicht in die »Sei-spontan-Falle« zu geraten, indem man insgeheim Kooperation erzwingen will im Sinne einer verdeckten Botschaft »Du sollst wollen, mit dem Alkoholkonsum aufzuhören.« Dies wäre keine Grundlage für eine psychotherapeutische Behandlung – »man kann den Hund nicht zum Jagen tragen«. Sinnvoller ist eine komplementäre Haltung: »Ich unterstütze Sie gerne, kann Sie aber nicht hindern zu trinken, die Entscheidung liegt bei Ihnen!«

Oft sind Patienten ambivalent hinsichtlich eines Änderungsauftrages und eher Schaufensterkunden, Zwangskunden oder geschickt von Angehörigen, und man muss ggf. den »verborgenen Kunden« aufspüren. Nicht selten gibt die Partnerin einen Co-Therapie-Auftrag: »Mache mir aus dem Mann einen netten Partner ohne Alkoholprobleme«, aber auch hier gilt, dass ein dauerhafter Wandel eine innere Bereitschaft des Patienten voraussetzt. Eine sorgfältige Auftragsklärung ist bei diesen Patienten besonders wichtig

Familie und Partnerschaft als Kontext von Alkoholproblemen

Die frühen systemischen Erklärungsansätze befassten sich mit interaktionellen Faktoren, welche zur Entstehung bzw. dem Fortbestehen eines Alkohol- bzw. Suchtmittelkonsums beitragen, der Alkoholismus erklärt sich nicht allein aus der Person, sondern aus dem sozialen Bezugssystem. Die Modelle beruhen auf der verkürzt als *Kybernetik* 1. Ordnung bezeichneten Orientierung. Ein bekanntes Muster von Angehörigen – und von Therapeuten – sind Retter-Spiele, bei denen man dem Patienten hinterherrennt und zum »Verfolger« wird (Steiner 1971). Auf Dauer führt dies zu einem Gefühl gelernter Hilflosigkeit. Dieses Muster kann leichter vom Therapeuten unterbrochen werden als vom Patienten.

Von Bateson und später der Mailänder-Gruppe wurde beschrieben, wie im Umgang mit dem Alkohol eine Hybris entsteht (Selvini Palazzoli et al. 1978). Allgemein wird angenommen: Jemand, der Alkoholprobleme hat kommt nicht mit der Flasche zurecht und darf deshalb nicht trinken. Keinen Alkohol zu trinken ist damit ein Zeichen dafür, dass man ein echter Alkoholiker ist. Um kein Alkoholiker zu sein muss man sich beweisen, dass man stärker ist als die Flasche und eben trinken; der Trinker trinkt, um sich bzw. anderen zu zeigen, dass er kein Trinker ist. Ein Ausstieg aus dieser Hybris lautet: »Der Stoff ist stärker als ich, ich lasse besser die Finger davon!« In diesem Sinne ist kontrolliertes Trinken kein gutes Therapieziel, denn die Akzeptanz und das Eingeständnis einer Schwäche ermöglichen einen therapeutischen Wandel.

Für die Entstehung von Alkoholproblemen spielt die Herkunftsfamilie eine große Rolle. Die biografische Hypothese der Ätiologie von Alkoholproblemen besagt, dass es oft Verlusterlebnisse, Erfahrungen mit Ohnmacht, traumatischen Erlebnissen gab, welche die familiären Ressourcen überforderten (Steinglass 1983, 1992; v. Villiez 1986). Alkoholmissbrauch kann generationsübergreifend als Ausdruck einer Familienloyalität weitergegeben werden. Neben zentrifugalen Familiensystemen mit wenig Nähe und schwachen Bindungsbeziehungen sowie schwierigen familiären Verhältnissen besteht in vielen anderen Familien intensive innere Abhängigkeit. Zum Teil leben betreffende Personen in enger Nachbarschaft zur Herkunftsfamilie, etwa im selben Haus.

Alkoholprobleme können als Ausdruck einer schwierigen Beziehungssituation verstanden werden, die eine Funktion im Familiensystem haben: Alkoholbezogenes Verhalten kann ein Lösungsversuch für eine Beziehungsdynamik sein, es bietet ein Feld für umgeleitete Konflikte und dient als Regulator von Nähe und Distanz. Bei einer starr komplementären Rollenverteilung scheint der nicht süchtige Partner eine überlegene Position zu haben, was sich unter Alkohol ändert. Der Konsum von Alkohol kann in diesem Sinne einen Versuch darstellen, andere in der Familie zu kontrollieren (Stanton a. Todd 1982).

Das Konzept der »Co-Abhängigkeit« unterstellt eine Verantwortlichkeit für das Fortbestehen des Alkoholproblems und macht meist Frauen verantwortlich dafür. Dies zeigt sich in Formulierungen wie: »Die Partnerin braucht den Süchtigen, um die eigene versteckte Abhängigkeit auszuleben.«

Dem lebensgeschichtlichen Modell der »Alkoholismusfamilie« (Steinglass 1983) zufolge entsteht über die Zeit ein subtiles Interaktionsverhalten um den Alkoholkonsum und das Familiengeschehen, mit zyklischen Übergängen von trockenen und nassen Phasen. Entwicklungsaufgaben, die sich im Zusammenhang mit Lebenszyklusschritten stellen, werden vernachlässigt, und der Alkoholkonsum wird zu einem stabilisierenden Faktor. Herausforderungen wie kritische Lebensereignisse, Geburten, Todesfälle, Umzüge, Erkrankungen können das familiäre Gleichgewicht stören, gegebenenfalls aber auch einen Wachstumsimpuls geben. Das Erreichen einer Abstinenz kann auch dazu führen, dass die Partnerin sich endlich trennt. Steinglass (1983) unterschied zwischen einer stabil nassen Phase, einer stabil trockenen Phase, in der sich die Familie nicht mehr als Alkoholikerfamilie begreift, und schließlich einer stabilen alkoholismusfreien Phase, in der kontrolliertes Trinken möglich ist.

Die Herkunftsfamilie spielt für die Entstehung von Alkoholproblemen auch in dem älteren Modell von Gunther Schmidt (1987, 1988) eine wichtige Rolle. Gegenwärtige Muster auf der Paarebene interagieren mit generationsübergreifenden, vergangenheitsbezogenen Mustern. Bei einem Partner besteht z. B. eine intensive enge Beziehung zu einem Elternteil, der andere Partner hat ein eher distanziertes Verhältnis zur eigenen Herkunftsfamilie. Die enge Beziehung des Partners zu dessen Familie wird akzeptiert in der Hoffnung auf Nestwärme. Bei einer anderen Konstellation ist der ausgestoßene Partner sehr autonom, der gebundene Partner nimmt eine hilflose, abhängige Position ein. Konflikte werden tabuisiert, um die Balance von Autonomie und Bindung nicht zu gefährden, es kommt nicht zu einer Weiterentwicklung der Beziehung. Der autonomere Partner nimmt eine kontrollierende Position ein. Kindern kommt eine beziehungsregulierende Funktion zu; eines der Kinder schlägt sich auf die Seite des nicht süchtigen, ein anderes häufig auf die Seite des abhängigen Elternteils.

Suchtexzesse werden als Bedrohung für die Familie erlebt. Wenn eine Partnerin sich offen wünscht, ihr Mann solle »autonom« die Entscheidung treffen, nicht zu trinken, wird dies von ihm leicht als Kontrollversuch erlebt – die Frau ist ja meist keineswegs neutral, was den Alkoholkonsum und die Abstinenz angeht. Es kommt zur Beteuerung guter Absichten, aber auch »Ausrutschern« mit der Haltung: »Ich mache, was *ich* will«, was zu einem verstärkten Kontrollieren durch die Partnerin führt. Alkoholkonsum kann auch als Ausgleich eingesetzt werden: Der Ehemann arbeitet hart und ist zeitlich kaum verfügbar, die Partnerin schont ihn; statt zu konfrontieren, kompensiert sie ihren Frust durch einen erhöhten Alkoholkonsum. Ein anderes Muster kann entstehen, wenn Partner sehr unterschiedliche Wertesysteme mitbringen, mit einer entsprechend schiefseitigen Rollenverteilung: Der Nüchterne versucht seine Ideen von einem guten Leben etc. durchzusetzen, der Partner wehrt sich nicht offen dagegen, sondern trinkt vermehrt und entzieht sich so den Kontrollversuchen.

Der Ansatzpunkt für therapeutischen Wandel liegt oft eher bei dem nicht trinkenden Partner, auch wenn letztlich die Macht bei dem Trinker liegt. Der Nichttrinker kann autonomer werden, an sich denken, sich abgrenzen und eine Ich-Position einnehmen. Dies kann depressive Gefühle und Trennungsgedanken auslösen. Wenn B sich distanziert, kann A zunächst mehr trinken. Manchmal stoppt A das Trinken dann – oder auch nicht. Mit anderen Worten: eine Änderung des Verhaltens der Partnerin führt nicht automatisch zur Musterveränderung auch bei der Person mit dem Abhängigkeitsmuster. Ohnehin gelingt es dieser meist nicht dauerhaft, eine Ich-Position einzunehmen. Stattdessen entsteht zunächst eine etwas künstliche, distanzierte Position, und es braucht Zeit für einen echten Wandel.

Auf der Ebene des inneren Systems ist das Selbst sozusagen nicht besonders stark im eigenen Haus. Durch verantwortungsloses Verhalten wird der Partner dazu gebracht, Verantwortung zu übernehmen und eine elterliche Position einzunehmen, gegen die man dann rebellieren kann. Vereinfachend könnte man sagen, es gibt ein inneres Kind mit gierigen Seiten, das Grenzen aufgezeigt bekommen sollte. Der innere Teamleiter sollte gestärkt werden und prüfen, was ihn wirklich zufrieden machen würde, jenseits des Konsums von Alkohol.

Kinder werden oftmals konfliktregulierend eingebunden. Bei einer hohen Kohäsion besteht die Tendenz zu einem hohen Maß an innerfamiliärer Grenzvermischung. Wegen der Stigmatisierung der Sucht werden die Grenzen nach außen starrer – Kinder schämen sich sehr leicht, wenn ein Elternteil offensichtlich Alkoholprobleme hat, sie isolieren sich oft gegenüber Gleichaltrigen und z. B. werden seltener Freunde eingeladen. Kinder können in die Rolle eines kleinen

Erwachsenen geraten und ein Übermaß an Verantwortung übernehmen. Nach innen werden die Grenzen durchlässiger, wenn z. B. die Mutter wegen des Alkoholproblems ihres Mannes viele Dinge lieber mit dem Sohn bespricht. Es kann zu einer Konfusion von Rollenmustern und Verantwortlichkeit kommen. Parentifizierte Kinder fühlen sich verantwortlich für die Familie, verbieten sich eine altersgerechte Ablösung und gehen spät aus dem Haus. Es gibt Gender-Unterschiede bei den Anpassungsstrategien, Jungen bevorzugen externalisierende Verhaltensweisen wie aggressives Verhalten, Mädchen eher internalisierende Verhaltensweisen wie Ängste, Unsicherheit und Gefühle von Leere. Das Familiensystem reagiert sehr irritierbar auf die Ablösung eines Kindes. Bei einer klaren Abgrenzung würden sich die Kinder rasch schuldig fühlen. Was den Alkohol angeht, entstehen rasch generationsüberschreitende Koalitionen – eines der Kinder schlägt sich auf die Seite des Elternteils, der den Alkoholkonsum des anderen kritisiert. Bei mehreren Kindern bleiben einige neutral, oft gibt es eines, das indirekt den vermeintlich schwachen Elternteil mit dem Alkoholproblem unterstützt.

Neuere systemische Modelle von Alkoholabhängigkeit berücksichtigen stärker die Bedeutung des Beobachters und machen weniger lineare Annahmen im Sinne von »Familie ⇒ Alkoholprobleme«; behandlungsbedürftige Störungen werden als Ausdruck von körperlichen, psychischen und sozialen Systemen verstanden (McDaniel et al. 2004; Klein u. Schmidt 2017). Alkoholismus ist mehr als eine Ansichtssache (Efran, Heffner u. Lukens 1989), auch das Nichtreden über den Alkoholmissbrauch kann ein Problem darstellen. Süchtiges Verhalten kann als ein Lösungsversuch verstanden werden, als eine Form der Selbstmedikation, die allerdings kontraproduktiv wirkt (Berg u. Miller 1992). Es führt zu einer Reduktion von Anspannung, andere Verhaltens- und Erlebensoptionen treten in den Hintergrund, werden dissoziiert und weniger genutzt. Diese Prozesse lassen sich auch neuropsychologisch fassen (Klein u. Schmidt 2017). Therapeutisch kann man darauf setzen, dass solche abgespaltenen Teile und Kompetenzen der Person noch zugänglich sind und prinzipiell genutzt werden könnten, auch wenn diese gegenwärtig nicht aktiv sind. Auf der Ebene der Familie entsteht bei Alkoholproblemen ein Tanz um das Problem herum, mit Bitten, Vorhaltungen, verbalen Angriffen und frustriertem Rückzug. Über die Zeit entstehen zusätzliche soziale Probleme, etwa am Arbeitsplatz etc.

Aufgrund von Bindungswünschen fällt es dem Partner nicht leicht, sich zu distanzieren, und es kommt zu den beschriebenen Retterspielen. Eine weitere Rolle spielt der von Böszörményi-Nagy und Spark (1981) sowie Stierlin (2005) beschriebene Kontenausgleich in nahen Beziehungen – nachdem die Frau so viel investiert hat, möchte sie doch endlich etwas zurückbekommen. Er müsste ja nur mit dem Trinken aufhören ... Dieses abwechselnde Muster von Rettungsversuchen und Rückzug kann über Jahre anhalten und sehr stabil sein. Über die Zeit dominieren diese Rituale, ansonsten sind Familien mit Alkoholproblemen oft unterritualisiert.

> »Bei einer Alkoholabhängigkeit handelt es sich folglich um ein Selbstregulationsmanagement mit dem Ziel, unangenehme Einflüsse erträglicher zu machen bzw. angenehme Zustände noch angenehmer zu gestalten. Man hat nicht etwa primär mit einer Problemerzeugungs-, sondern mit einer Problembewältigungs- und Problembeseitigungsdynamik zu tun. Oder anders formuliert: Alkoholabhängigkeit präsentiert sich als das Ensemble chronifizierter Lösungsversuche« (Klein u. Schmidt 2017, S. 72).

Bei der Frage nach einem geeigneten therapeutischen Zugang zu Patienten mit Alkoholproblemen wird man als Therapeut häufiger damit konfrontiert, dass Auftraggeber für eine Therapie eine Partnerin oder ein Elternteil ist, die Person mit dem Alkoholproblem aber nicht kommen möchte. Landau und Garret (2006) haben mit dem ARISE-Programm (*A relational Intervention Sequence für Engagement* – ein netzwerkorientiertes systemisches Therapiekonzept bei Substanz-Störungen) und der Idee einer einladenden Intervention eine Antwort gefunden für Konstellationen, in denen eine Person mit Substanzproblemen wenig Leidensdruck hat. Nach ihrer Auffassung wäre es unfair, in dieser Situation eine Therapie zu verweigern und damit dem Patienten die Macht zu geben zu bremsen. Das Vorgehen ist nicht anklagend und ressourcenorientiert. Familienmitglieder werden gecoacht, für sich selbst Partei zu ergreifen und es dem Angehörigen schwer zu machen, nicht an einer Behandlung teilzunehmen. Die Intervention erfolgt in drei Schritten, die letzten beiden werden nur durchlaufen, wenn die initialen Schritte nicht erfolgreich waren. Als ersten Schritt erhält die anmeldende Person ein Coaching, sich nicht alleine mit der abhängigen Person auseinanderzusetzen, sondern wichtige Bezugspersonen einbeziehen. Hierfür werden zu einem ersten Netzwerktreffen Bezugspersonen eingeladen, ebenso wie die Person mit dem Substanzproblem. Nach einem bis zu fünf

Netzwerktreffen mit bis zu 30 Angehörigen – mit oder ohne den eigentlichen Patienten – wird (Phase 2) festgelegt, was jeder für sich tun kann, falls der Patient sich weiterhin nicht beteiligen will. Führt dies zu keiner Teilnahme, wird in Phase 3 eine intensive systemisch-familienbezogene Intervention durchgeführt, mit Zeitlinien- und Genogrammarbeit und Familienstrukturkarten über 8 bis 30 Sitzungen. Die zentrale Botschaft lautet: »Du bist uns wichtig, aber wir handeln auch von uns aus und machen uns nicht anhängig davon, ob du mitwirkst oder nicht!« (Landau et al. 2004). Es ist nicht einfach, sich gegen den gesamten Familienclan abzuschotten.

Vorgehensweise

Eine Psychotherapie zu machen bedeutet, bestimmte eigene Muster auf individueller und familiärer Ebene zu ändern, sich von alten Themen und Belastungen zu befreien und sich aktuellen Entwicklungsaufgaben zu stellen. Wenn jemand über längere Zeit getrunken hat, ist es für einen echten Wandel erforderlich, anders mit Spannungen, mit Konflikten und Emotionen umzugehen. Einfacher wäre es natürlich, sich nur ein bisschen zu ändern und zu hoffen, alles andere so lassen zu können, wie es war. Gegenüber einem therapeutischen Wandel besteht bei den Betroffenen insofern oft eine erhebliche Ambivalenz, während die Angehörigen bzw. die Partnerin Auftraggeber für Veränderung sind. Dieses Zaudern sollte aufgriffen werden, nicht anklagend, sondern mit einem neugierigen Blick (Cecchin, Lane u. Ray 1993). Hier ist eine neutrale Haltung außerordentlich hilfreich, um die Verantwortung bei dem Patienten zu belassen, d. h., man beginnt mit einer Klärung, was er zu gewinnen hat, bespricht aber auch, was er möglicherweise aufgeben würde, wenn sich das Muster im Umgang mit Alkohol ändert.

Ambulante Psychotherapie ist nach der Psychotherapie-Richtlinie nur zulässig, wenn der Patient nachweislich innerhalb von 10 Sitzungen abstinent ist. Kontrolliertes Trinken ist in der Richtlinie nicht vorgesehen.

Als Therapeut kann man eine komplementäre Position zu der des Patienten einnehmen, auf die Vorgabe der Psychotherapie-Richtlinien verweisen und den Patienten fragen, welches Angebot er aktuell für den Umgang mit Alkohol machen kann. Niemand verzichtet gerne auf etwas, daher ist es wichtig, rasch Alternativen zu entwickeln, zum Beispiel sich zu entspannen, Frust loszuwerden usw. Wegen der verbreiteten Ambivalenz hinsichtlich einer anhaltenden Änderung kann man den Patienten auffordern: »Bitte nennen Sie mir sechs ›gute‹ Ausreden, warum Sie in der Zeit bis zur nächsten Sitzung sich nicht an die Abmachung halten würden, die Sie mit sich getroffen haben!« Die Arbeit an den geschilderten paar- und familiendynamischen Themen ist ein zentraler Bestandteil der Behandlung.

Setting

Einzel- und Paarsetting (MPS), ggf. auch Gruppe oder MFT. Angehörige können den Patienten mit den Auswirkungen des Alkoholkonsums direkt konfrontieren und sind potenziell ein wesentlicher unterstützender Faktor für die Behandlung. Als Therapeut sollte man frei entscheiden können, wen man sieht, ob man die Therapie beendet oder fortsetzt, und man sollte einen entsprechenden klaren Kontrakt mit Patient und Angehörigen haben.

Therapeutische Haltung

- eine kooperative Beziehung herstellen
- den Patienten nicht als defizitär ansehen; Handlungsfähigkeit, Entscheidungsfreiheit und Orientierung an der eigenen Gesundheit betonen
- einordnen in Lebenssituation, belastende Faktoren erarbeiten
- Veränderung für möglich und unvermeidlich halten
- gegenwarts- und zukunftsorientiert vorgehen
- der Begriff »Krankheit« entlastet einerseits, führt jedoch tendenziell zu einer Abgabe von Verantwortung
- eine Problembeschreibung finden, die Handlungsräume eröffnet
- mit mehrdeutigen Behandlungszielen rechnen; zu Beginn wäre Eindeutigkeit zu viel verlangt

Therapeutisches Vorgehen

Auftragsklärung

- Auftragsklärung besonders sorgfältig durchführen
- Trinkverhalten reflektieren
- Erarbeitung möglichst klar definierter Therapieziele; als Therapeut selber absolut klare Ziele haben
- auf die Seite des Patienten bzw. von dessen Teilen stellen, die Veränderung wünschen

- wohlgestaltete Ziele aushandeln; diese sollen bedeutsam, klein, konkret, präzise, verhaltensbezogen, erreichbar und realistisch sein

Aufklärung und Information
- Wissensstand abgleichen

Belastungen erfragen
- aktuell und zurückliegend

Ressourcen und Kompetenzen erfragen
- Probleme beachten
- auf das schauen, was da ist, nicht so sehr auf das, was fehlt

Problemfördernde Muster und untaugliche Lösungsversuche
- adaptive Funktion des Alkohols ergründen, Alkoholgebrauch bzw. -missbrauch als Lösungsversuch begreifen, etwa
  - bei der Nähe-Distanz-Regulation
  - bei dem Umgang mit Konflikten
  - für erleichtertes Eingehen von Intimität unter Alkohol etc.
- Alkoholkonsum als mögliche Reaktion auf
  - Einsamkeit und Leere
  - niedriges Selbstwertgefühl
  - permanente Anspannung
  - interpersonelles Misstrauen
  - Einsamkeit
  - Gehemmtheit
- Alkoholkonsum als
  - Selbstmedikation
  - intensive Konfliktvermeidung
  - Vernachlässigung wichtiger eigener Bedürfnisse
  - Ergebnis eines eingeschränkten Verhaltensrepertoires und innerer Starre
  - Folge einer depressiven Grundstimmung
  - Resultat einer Überkontrolle von Bedürfnissen und Impulsen
  - Vermeidung, über Gefühle zu reden, etc.

Somatische Ebene
- physiologische Aspekte von Alkoholabhängigkeit beachten

Individuelle und innerpsychische Ebene
- Arbeit an den konkret vereinbarten Änderungsanliegen
- helfen neue Sinngebung zu finden
- Lebenswelt aktiv gestalten
- andere Ausdrucksformen für Bedürfnisse finden lassen, bevor der exzessive Alkoholkonsum aufgegeben werden kann
- Nüchternheit ist ein bedeutsamer Aspekt, aber nicht überzubewerten
- Teile-Modell: »das Ich ist nicht in der Chefposition im inneren Team«
- Verantwortung für sich übernehmen
- Patienten unterstützen, sich existenziellen Herausforderungen stellen
- bessere Beziehung zu sich selbst finden
- Selbstfürsorge stärken
- das Trinkmuster unterbrechen helfen: DBT-Techniken nutzen, Eiswürfel, Peperoni, joggen, walken, Musik hören
- achtsamkeitsbasierte Strategien zur Selbstfürsorge
- neue Lösungsmuster entwickeln
- Resilienzerfahrungen nutzen
- biografische Erfahrungen aufarbeiten
- Nutzung von Aufgaben und Verschreibungen

Interaktionelle Ebene
Paarebene
- helfen, die emotionale Intensität herunterzufahren
- zu einer Beruhigung des Paarsystems beitragen
- in Konfliktsituationen eine Metaposition einnehmen helfen
- Fokus stärker auf das Denken, weniger auf das unmittelbare Befinden richten
- helfen, in der Partnerschaft gut mit Vertrauen und Misstrauen umgehen
- Gefühle ausdrücken helfen: Liebe, Ärger, Nähe
- sowohl mit dem Patienten als auch der Partnerin an einer Ich-Position arbeiten, dass diese autonomer werden, sich abgrenzen können

Soziale Probleme bearbeiten

- ein soziales Stützsystem aufbauen
- Selbsthilfegruppen aufsuchen

Familie

- Rollenverteilung flexibel aushandeln
- lernen, Konflikte auszutragen
- Ich-Position einnehmen
- Alkohol als externalisierte weitere »Person« betrachten
- gespaltene Familienloyalitäten auflösen
- Arbeit an Verleugnen, Konfliktumleitungen, Abwertungen, Sündenbockpositionen
- konflikthafte Dreiecke beachten
- Skulpturen, Zeitlinienarbeit

Kinder

- entlasten aus einer parentifizierten Position
- Grenzen und Rollen klären
- positive Rituale entwickeln
- Eltern helfen, ihre Rolle wieder auszufüllen

Jugendliche Patienten

- klare Verhaltenskontrakte abmachen
- nicht versuchen, das Trinken außerhalb der Familie kontrollieren zu wollen
- eher mit Selbstverpflichtungen arbeiten

Bedeutungsgebungen

- Konsum und Abstinenz werden oft gleichermaßen als Versagen angesehen
- Loyalität auf Mehrpersonenebene hinterfragen
- Bedeutung des Trinkens hinterfragen

Rückschritte vorwegnehmen, Zukunftsorientierung

- Zeitlinienarbeit
- hypothetische zukunftsorientierte Fragen
- Wunderfrage und die umgekehrte Wunderfrage

Erschwerende Bedingungen

- bei Jugendlichen: wenn ein Elternteil auch trinkt, auch mit den Eltern arbeiten
- falls der Patient betrunken zur Sitzung kommt, diese beginnen, die Wirkung aufzeigen und dann abbrechen, Videokonfrontation beim nächsten Mal usw.

Drogenkonsum (F 11–19)

Auch Substanzkonsum-Störungen sind häufig verbreitet, sowohl bei Erwachsenen als auch bei Jugendlichen. Sie haben oftmals eine destruktive Wirkung auf das Leben der Betroffenen sowie ihrer Familien und verursachen hohe gesellschaftliche Kosten. Bei Jugendlichen gehen sie häufig einher mit externalisierenden und internalisierenden Störungen sowie Schulproblemen, Schulabbruch und Sozialverhaltensstörungen.

Neben illegalen »harten« und »weichen« Drogen gibt es auch die missbräuchliche Einnahme von Medikamenten – Beruhigungsmitteln, Schlafmitteln und Psychostimulanzien, oft in Kombination und in Verbindung mit Alkohol. Manche Erwachsene zeigen eine offene Haltung gegenüber der Einnahme von sogenannten weichen Drogen, und Länder wie Kanada und die Niederlande haben innerhalb gewisser Grenzen den Konsum von Marihuana liberalisiert – allerdings unter Beachtung des Schutzes von Heranwachsenden. Ein intensiver Konsum von Cannabisprodukten im Jugendalter kann sich anhaltend nachteilig auf körperliche und psychische Reifungsprozesse auswirken.

Eines der Kernprobleme bei der Therapie von Substanzstörungen ist eine häufig anzutreffende niedrige Therapiemotivation der Betroffenen. Die große Mehrheit von ihnen wendet sich nicht von selbst an Therapeuten oder Beratungseinrichtungen. Manche kommen wegen einer Gerichtsauflage in eine Behandlung, oder wegen des Drängens von Angehörigen. Lange bevor in der Verhaltenstherapie motivierende Gesprächsführung populär wurde, entwickelten strukturell-strategische Familientherapeuten *Engagement*-Strategien (Szapocznik et al. 1988), durch die Therapieziele herausgearbeitet werden, die zum Beispiel für Jugendliche mit Drogenproblemen bedeutsam sind und sie zu »Kunden« für eine Behandlung machen. Zwei Faktoren gelten als Prädiktoren für eine erfolgreiche Therapie – eine Zusammenarbeit der Eltern untereinander und mit dem

Jugendlichen sowie dessen Mitwirkung und Arbeit an eigenen Behandlungszielen. Im Unterschied zu anderen Therapieverfahren bietet die Systemische Therapie durch den intensiveren Einbezug von Eltern Zugangsmöglichkeiten zu zunächst noch wenig änderungsmotivierten Patienten.

Systemische Therapie erreicht mehr Jugendliche mit Substanzproblemen als andere Behandlungsangebote, die Abbruchquoten sind hier gering und sie führt zu signifikanten Reduktionen des Substanzkonsums. Familienbeziehungen verbessern sich nur unter Systemischer Therapie, nicht bei anderen Behandlungsansätzen. Therapieergebnisse halten lange an; belegt sind positive Effekte auf den Schulbesuch und den Schulerfolg. In den USA zählen evidenzbasierte familiensystemische Interventionen wie die *multisystemische Therapie,* die *Brief Strategic Family Therapy* und die *multidimensionale Familientherapie* als Verfahren der Wahl (v. Sydow et al. 2007a).

Die Familie spielt bei der Drogenabhängigkeit neben den Gleichaltrigen und den gesellschaftlichen Rahmenbedingungen eine wichtige Rolle. Das Bestehen enger Beziehungen innerhalb der Herkunftsfamilien kann bei Erwachsenen mit Substanzstörungen vor einem Rückfall schützen. Der Erziehungsstil der Eltern bzw. dessen Funktionalität sind Prädiktoren für eine problematische bzw. gelingende Entwicklung von Jugendlichen. In einer Untersuchung fanden Madanes, Dukes und Harbin (1980) eine enge Beziehung zwischen dem jugendlichen Indexpatienten und der Mutter bei einem eher peripheren Vater, oft gibt es eine Umkehr der Rollen zwischen dem Jugendlichen mit den Drogenproblemen und den Eltern. Familien mit einem Jugendlichen mit Substanzkonsum sollen laut den Autoren vermehrt rigide Außengrenzen zeigen, Drogenkonsum gilt als eine Art Ausbruchsversuch. Muster im Umgang mit Substanzen können über Generationen hinweg weitergegeben werden. Bei einer starken Bindungsdynamik erlaubt der Drogenkonsum, sich abzugrenzen, ohne dies wirklich zu tun, bei einer Ausstoßungsdynamik kann der Substanzkonsum zur Erfüllung von Wünschen nach Intimität und Zufriedenheit dienen. Im Alltag erfüllt Drogenkonsum eine stabilisierende Funktion und dient u. a. dem Abbau von innerer Anspannung oder innerfamiliären Spannungen. Bei einer Aufgabe des Drogenkonsums kommt es vermehrt zu familiären Krisen.

Aus systemischer Sicht bietet die Familie einen wichtigen Ansatzpunkt für eine Therapie. Entgegen der allgemeinen Erwartung haben junge Erwachsene mit Substanzstörungen oft engen Kontakt mit ihren Eltern und sind finanziell abhängig. Probleme Jugendlicher sind besser im jeweiligen sozialen Kontext zu verstehen, die Familie ist der primäre Rahmen für günstige Entwicklung. Von systemischen Familientherapeuten wurde eine eher rigide, verstrickte Organisationsstruktur mit einer Rollenumkehr des jugendlichen Indexpatienten mit seinen Eltern beschrieben. Von den Eltern würden widersprüchliche Botschaften ausgehen, im Sinne von »werde selbstständig und verlass uns nie«. Anhaltende Konflikte würden nicht gelöst. Damit sich die Probleme von Jugendlichen wie Drogenkonsum, Schulschwänzen, Kriminalität etc. verbessern können, ist es hilfreich, wenn sie eine positive, unterstützende Beziehung zu ihren Eltern (wieder) entwickeln können. Nicht selten bestehen Substanzprobleme über Generationen hinweg, und es gibt eine gewisse Häufung an Verlustereignissen – Todesfälle, Scheidungen, Suizide, Migrationserfahrung (Steinglass 1992). Drogenkonsum kann als ein Lösungsversuch für anderweitig nicht lösbar erscheinende Probleme angesehen werden, der diese auf Dauer perpetuiert und verstärkt. Therapeutische Ziele sind die Stärkung der betroffenen Person, Veränderung der Familienregeln und Kommunikationsmuster, der Organisation der Familie und Hilfen zur Selbstorganisation.

Setting

Kombination von Familien- und Einzelgesprächen sowie Gesprächen mit relevanten außerfamiliären Bezugspersonen (z. B. Lehrer/Erzieher/Bewährungshelfer), sowohl persönlich als auch telefonisch (Szapocznik et al. 1986). Voraussetzung der Behandlung ist eine Kooperation mit einem Arzt, der eine Substanzmittelfreiheit oder Substitutionsbehandlung innerhalb von zehn Sitzungen entsprechend den Vorgaben der Psychotherapie-Richtlinie bestätigt.

Frequenz und Dauer der Behandlung

Mehrere Kontakte wöchentlich in verschiedenen Settings; homogene Gruppen substanzabhängiger Patienten sind entgegen früheren Usancen weniger günstig.

Therapeutische Haltung

- Motivationsarbeit hinsichtlich der Suchtproblematik
- aktuelle Risiken verdeutlichen

- Konsequenzen für die Zukunft aufzeigen
- Vorgeschichte, Problemsicht jedes Einzelnen erfragen
- Familiengeschichte erheben
- Wertschätzung, Zustimmung, Ermutigung, Interesse und Respekt vermitteln
- positive Erwartungen schaffen
- Zuversicht in die Fähigkeit des Jugendlichen und seiner Familie vermitteln, ihre Probleme zu lösen und ihre Situation zu verbessern
- erste kleine Erfolgserlebnisse verschaffen
- Empathie zeigen für Frust, Kummer, Sorge und Enttäuschung

Therapeutisches Vorgehen

Aufklärung und Information

- Wissensstand abgleichen

Belastungen erfragen

- aktuell und zurückliegend

Ressourcenanalyse

- zur Verfügung stehende Ressourcen erkennen und aktivieren

Somatische Ebene

- körperliche Wirkung von Substanzen beachten

Individuelle und innerpsychische Ebene

- Hoffnungen und Wünsche klären
- Selbsterforschung eigener Themen anregen
- bessere Kommunikation mit Eltern unterstützen
- normales altersgerechtes Verhalten verlangen
- Patienten helfen, den Konsum von Substanzen zu reduzieren bzw. Abstinenz anstreben
- Selbstwertgefühl erhöhen
- drogenbezogenen Lebensstil meiden helfen
- prosoziale Aktivitäten ausbauen
- Autonomie fördern
- körperliche und psychische Gesundheit stärken
- Kommunikation und Sozialverhalten sowie soziale Kompetenz fördern

- Aufbau einer positiven Identität unterstützen
- Loslösung von der Szene, neue Freundschaften finden
- ggf. drogenbedingte Schulden abbauen
- Entwicklungsschritte bei der Selbstständigkeit, in Schule, Ausbildung und Beruf anstreben
- Geschichte des Jugendlichen – sein Leid, seine Verletzungen, Enttäuschungen in der Familie erfahren
- höhere Frustrationstoleranz fördern
- bessere Selbst- und Fremdwahrnehmung fördern
- Kommunikationsfähigkeit stärken
- Übernahme sozialer Verantwortung anregen
- helfen, sich selbst gut zu vertreten und eigene Interessen zu artikulieren
- Ablösung ermöglichen, Ablöseschritte machen

Interaktionelle Ebene

- als Therapeut starkes Bündnis mit Eltern und Motivation aufbauen, bevor Änderungsschritte angegangen werden
- ein gutes Verständnis der Eltern, ihrer Erfahrungen und ihrer aktuellen Lebensumstände als Voraussetzung für die Entwicklung von Veränderungszielen,
- Eltern helfen, (wieder) eine zugewandte erfragen altersangemessene Haltung gegenüber dem Jugendlichen einzunehmen
- Zuneigung und Liebe der Eltern zum Jugendlichen ansprechen, um eine neue Qualität der Beziehung zu ermöglichen, als Basis für Veränderungen in den Einstellungen, Überzeugungen und im Verhalten der Eltern
- Kommunikation innerhalb der Familie stärken
- den Jugendlichen »auf dem Schirm haben« (*Monitoring*)
- Jugendlichen effektiv Grenzen setzen
- Verbindlichkeit zeigen und verlangen
- emotionale Qualität der Eltern-Kind-Beziehung verbessern
- Eltern auf Verhaltenskrisen vorbereiten
- Eltern unterstützen, am Drogenproblem zu arbeiten – andere Themen sind zu Beginn oft ein Nebenschauplatz
- bei Trennung und Job/Ausbildung helfen durch »Hausaufgaben«
- Eltern sollen eine verantwortliche Position einnehmen

- Paar-Differenzen beiseitestellen
- affektive Aspekte der Beziehung fokussieren
- Liebe und Bindung stärken
- bessere Kommunikation: Gesprächskultur entwickeln, Aushandeln von Problemlösungen, Dialog als Schlüssel
- liebevolle, fürsorgliche, familiäre Kommunikation fördern
- einander zuhören
- Fähigkeit zum Verhandeln entwickeln helfen
- Austausch zwischen Eltern und Jugendlichen fördern
- Selbstfürsorge, elterliche Allianz stärken
- *Enactment* als erlebnisaktivierende Methode intensiv nutzen
- Konflikte offen ansprechen und lösen helfen
- altersadäquates Aushandeln von Grenzen und Konsequenzen
- positive familiäre Interaktion in der Sitzung und daheim ermöglichen
- Gespräche über die Liebe und Sorge der Eltern fördern, die Hintergrund von erzieherischen Maßnahmen und Grenzsetzung sind
- Aussprache über mögliche Erfahrungen von Vernachlässigung

Arbeit mit dem sozialen Umfeld

- Zusammenarbeit mit Ärzten, Jugendamt etc.
- hin zu mehr Unterstützung, weniger Stress und Auflagen
- Eltern unterstützen, diese Systeme effektiv zu nutzen und gut zu kooperieren
- gute Abstimmung und Koordinierung bereits bestehender Hilfen

Rückschritte vorwegnehmen, Zukunftsorientierung

- Vorwegnehmen von zukünftigen Rückschritten und Herausforderungen

Erschwerende Bedingungen

- Substanzstörungen auch bei den Eltern bzw. dem Partner
- stark konflikthafte Beziehungen zwischen Eltern und Jugendlichen

6.11 Seelische Krankheit aufgrund frühkindlicher emotionaler Mangelzustände oder tiefgreifender Entwicklungsstörungen (F 84)

Zu den tiefgreifenden Entwicklungsstörungen zählen u. a. frühkindlicher Autismus F 84, atypischer Autismus F 84.1 und andere desintegrative Störungen des Kindesalters. Das Rett-Syndrom F 84.2 wurde als Störung mit bekannter genetischer Ursache aus dem DSM-V gestrichen (Clark 2015), ist als vermeintlich psychische Störung im ICD derzeit noch aufgeführt. Dieser Gruppe von Störungen gemeinsam sind Beeinträchtigungen in der sozialen Interaktion und der Kommunikation. Die Entwicklung ist meist seit früher Kindheit auffällig. Es gibt nur wenige RCT-Studien zur systemischen Therapie der mit diesen Entwicklungsstörungen oftmals einhergehenden psychischen Beschwerden – Ängsten, Stereotypien, Zwangsverhalten, Depressionen usw. Das Vorgehen orientiert sich an den im folgenden Abschnitt über chronische Krankheiten und Behinderungen gegebenen Empfehlungen.

6.12 Seelische Krankheit als Folge schwerer chronischer Krankheitsverläufe (F 54)

Seit den Arbeiten von Minuchin, Rosman und Baker (1981) an der *Philadelphia Child Guidance Clinic* über Kinder mit Diabetes, Asthma und anderen körperlichen Erkrankungen haben sich systemische Therapeuten mit dem Zusammenhang zwischen körperlichen Erkrankungen und Familienfaktoren befasst und nach Möglichkeiten gesucht, wie Patienten, Familienangehörige und medizinische System in einer Weise kooperieren können, die einen möglichst günstigen Einfluss auf den Krankheitsverlauf und die Behandlung hat. In der systemischen Familienmedizin werden Familien nicht primär als Entstehungsort von Pathologie verstanden, sondern als ein potenzielles Unterstützungssystem, dass möglicherweise einen Einfluss auf einen günstigen Verlauf haben kann. Zu den F54-Diagnosen können Erkrankungen wie Asthma, Magengeschwüre, Colitis ulcerosa, Diabetes, koronare Herzerkrankungen, Rückenbeschwerden, onkologische Erkrankungen, Mukoviszidose u. a. m. gerechnet werden. Von der Definition her wird davon ausgegangen, dass Krankheitsgeschehen durch psychische Faktoren getriggert werden kann bzw. eine substanzielle Rolle für den Verlauf der Erkrankungen hat. Umgekehrt kann die Erkrankung zu leichteren psychischen Beschwerden führen, die sich ihrerseits wieder auf die somatische Ebene auswirken. F54-Diagnosen zählen in Summe zu den häufigen, ein hohes Ausmaß an Leid erzeugenden, kostenträchtigen Erkrankungen. Die Wirksamkeit der Systemischen Therapie für diese Gruppe von Krankheiten ist empirisch gut belegt (v. Sydow et al. 2007a).

Eine relevante Beschreibung muss auch die körperlichen Aspekte einer Krankheit als Teilaspekt des Systems umfassen, statt diese wegzureden oder zu ignorieren. Wenn man die Entwicklung und die Entfaltung einer chronischen Erkrankung verstehen will, ist es notwendig, drei ineinander verwobene Entwicklungsfäden zu verstehen: die Krankheit als solche, das Individuum und die Lebenszyklen der Familie. Eine zentrale Annahme der systemischen Familienmedizin besagt: Es gibt immer ein Wechselspiel zwischen der Erkrankung und anderen Ebenen – psychischen, sozialen, kulturellen Faktoren etc. Bei körperlichen, insbesondere bei chronischen Erkrankungen geht es um das System, das aus den Interaktionen einer Erkrankung mit dem Individuum, der Familie und/oder anderen biopsychosozialen Systemen gebildet wird.

Die Leitidee ist nicht, dass Familien körperliche Krankheiten erzeugen; ein primäres allergisches Leiden kann beispielsweise durch familiäre Faktoren kompliziert werden. Insbesondere anhaltende ungelöste Konflikte können als andauernder Stressor die Symptomatik begünstigen und zu einer Chronifizierung beitragen. Eine Regel (v. Schlippe u. Lob-Corzilius 1993) für den Umgang mit körperlichen Erkrankungen lautet: »Suche nichts dahinter!« Manche Therapeuten und viele Patienten betrachten Krankheiten als Quittung für vermeintliche Fehler, für Konflikte oder eine falsche Lebensführung in der Vergangenheit. Sinnvoller als die Frage nach dem »Woher« ist die Frage »Wozu«: Wozu kann eine Erkrankung gegenwarts- und zukunftsorientiert einen Ansporn geben? Patienten und Familien brauchen die Bestätigung, dass sie gut mit der Erkrankung umgehen können. Eine schlimme Krankheit stellt keinen Beweis dar, etwas falsch getan zu haben: »Schlimme Dinge passieren guten Menschen!«

Behandler haben die Aufgabe zu entlasten, aufzuklären und zu normalisieren. Betroffene benötigen Information, welche Anpassungsleistungen auf die Familie zukommen und welche Schritte erforderlich sein werden. Sie benötigen insbesondere auch Vorstellungen über einen Zeitrahmen mit Anpassungsphasen, die bei bestimmten psychosozialen Typen von Erkrankungen zu erwarten sind. Es geht um die Güte der Passung zwischen der jeweiligen Familie, ihrem Stil, ihren Besonderheiten und den Herausforderungen der Krankheit über einen längeren Zeitraum hinweg. Verstrickte familiäre Muster können als Folge, nicht als Ursache von Krankheiten angesehen werden, die allerdings einen nachteiligen Einfluss auf den Krankheitsverlauf haben mögen. Weitere Grundannnahmen der systemischen Familienmedizin besagen:

a) »Familien sind die Quelle vieler gesundheitsbezogener Überzeugungen und Verhaltensweisen. [...]
b) Wenn Familien den normalen Lebenszyklus durchlaufen, kann sich der dabei entstehende Stress als körperliches Symptom zeigen. [...]
c) Somatische Symptome können eine adaptive Funktion in der Familie haben und von familiären Interaktionsmustern aufrechterhalten werden. [...]
d) Familien sind eine mögliche wertvolle Ressource und Quelle für Unterstützung für den Umgang mit Erkrankungen. [...]« (McDaniel et al. 2004, S. 5–8; Übers.: R. R.).

Häufig organisiert sich eine Familie um eine körperliche Erkrankung herum. In der akuten Anpassungsphase nach der Diagnosestellung ist dies funktional, auf Dauer frieren manche Familien in einer Struktur ein, die für das Familienleben insgesamt und die Einzelpersonen allzu limitierend ist. Familien können permanent feststecken, sich verstricken und Entwicklungsschritte verpassen. Oft wird einem Kind nicht die altersgemäße Autonomie zugestanden, weil die Familie krankheitsbedingte negative Schwierigkeiten erwartet. Verschwommene Grenzen sind eine weitere häufig anzutreffende Folge im Sinne einer Anpassungsreaktion von Familien mit chronisch kranken Angehörigen. Eine Einzeltherapie verstärkt leicht die Rolle des Patienten als schwach. Zum Behandlungssetting gehören neben dem Patienten und dem Partner auch die Kinder. Eine Kooperation mit anderen Helfern, Ärzten und weiteren Mitbehandlern ist unerlässlich.

Krankheiten wie Diabetes oder Hämophilie bieten sich in der Jugendzeit als verlagertes Streitfeld für pubertäre Konflikte an. Zahlreiche Studien belegen, dass anhaltende familiäre Konflikte mit unzureichender Kooperation bei der Behandlung von Diabetes im Jugendalter einhergehen. Die Anpassung an insulinabhängige Diabetes-mellitus-Erkrankungen wird im Jugendalter oft zum Problem für erkrankte Jugendliche und ihre Eltern. Wegen der langfristigen Folgeschäden, dem Risiko von Folgeerkrankungen, Augenschäden, Durchblutungsstörungen, koronaren Herzkrankheiten und Stoffwechselentgleisungen handelt es sich um eine der langfristig kostspieligsten Erkrankungen überhaupt. Familienorientierte Interventionen sind ein entscheidender Ansatzpunkt für die Verbesserung der gesundheitlichen Situation dieser Patienten.

Therapeutische Haltung

- kooperatives Grundverständnis
- Therapeut und Patienten als Partner
- Erwartungshaltung beachten
- Patienten als Partner ansehen, auf eine gute Kooperation mit Ärzten und anderen Mitbehandlern hinarbeiten
- Selbstkompetenz der Patienten wahren

Therapeutisches Vorgehen

Aufklärung und Information

- Wissensstand abgleichen
- ggf. Aufklärung des Therapeuten durch die Familie, die oft über ein ungeprüftes Expertenwissen verfügt
- ggf. Aufklärung und Information geben, als »Landkarte« über die chronische Krankheit

Belastungen erfragen

- aktuelle Belastungen
- Summation von Belastungen
- Todesfälle in der jüngsten Vergangenheit
- Ehestreit, Scheidung
- finanzielle Sorgen, Arbeitslosigkeit
- Umzug, Stellenwechsel, Schulwechsel
- auch: positiver Stress, Hochzeit etc.

Warnzeichen für Dysfunktion beachten

- bei Patienten: schlechter Umgang mit der Krankheit oder Komplikationen
- ungünstiges Bewältigungsverhalten
- bei Angehörigen: Auftreten eigener Erkrankungen, emotionale Störungen
- Familien-, Ehe- oder Sexprobleme

Ressourcen und Kompetenzen erfragen

- Stärken, Ressourcen und Zugang zu Unterstützungsmöglichkeiten in Erfahrung bringen
- Fragen nach Erfahrungen, was in der Vergangenheit bei der Bewältigung von Krisen geholfen hatte
- Flexibilität der Familie bei erforderlichen Veränderungen erfragen
- Akzeptanz der Annahme von Hilfe erfragen

Somatische Ebene

- körperliche Aspekte der Krankheit (des Asthmas, der Diabetes etc.) begreifbar und handhabbar machen
- Symptomtagebuch
- ggf. Apps nutzen zur Notierung von Medikamentenverbrauch, Anfällen etc. – wirkt entängstigend

Einschätzung der Familie

- Position im Lebenszyklus, Einfluss auf den Umgang mit der chronischen Erkrankung
- Zeitphase: akute, chronische, terminale Erkrankungsphase
- Vorerfahrungen mit chronischen Krankheiten
- medizinisches Genogramm erheben
- Vorerfahrungen früherer Generationen mit den Anforderungen von chronischen Krankheiten

Bedeutungsgebungen: Gesundheitsbezogene Überzeugungen der Familie

- Erklärungsversuche jedes Familienmitgliedes für die Erkrankung
- Ideen über
  - Normalität
  - psychophysiologische Zusammenhänge
  - die Bedeutung, die in der soziokulturellen Gemeinschaft der Familie Symptomen zugeordnet werden
  - Ursachen-Attributionen für Erkrankungen und Vorstellungen, was ihren Verlauf beeinflussen kann
  - erwartete zukünftige Weichenstellungen im Krankheitsverlauf, beim Individuum oder im Verlauf des Lebenszyklus der Familie

Individuelle und innerpsychische Ebene

- Krankheit begreifbar und handhabbar machen
- Symptomtagebuch etc.
- Selbstfürsorge
- ggf. Trauerarbeit
- Erarbeiten günstiger Umgangsweisen
- Patienten aus der Rolle einer kranken schwachen Person befreien, stärken

Interaktionelle Ebene

Familien bei der Bewältigung chronischer Erkrankungen helfen

- der Familie helfen, kompetenter Anwalt für den Patienten zu werden und ihn gegenüber dem medizinischen Versorgungssystem und dem sozialen System gut zu vertreten
- ermutigen, offen über die Krankheit zu reden
- die Familie in die Versorgung des Patienten einbeziehen
- helfen, eine gute Balance zu finden zwischen den Bedürfnissen des Patienten und der notwendigen Weiterentwicklung der anderen Angehörigen

Organisationsberatung mit Familien

- Grenzen, Rollen, Aufgaben, Umgang mit Konflikten
- Selbstwirksamkeit stärken
- stresshafte Erwartungsspannung abbauen
- dem Patienten helfen, mit Stress umzugehen
- Rolle und Status des Patienten in der Familie ändern – als gleichwertiges, weitgehend gesundes Mitglied mit Autonomie
- Kompetenz der Eltern erhöhen
- verdeckte Problemfelder und Konflikte finden (Schule usw.)
- Geschwister aus einer verstrickten, überbesorgten Position herausbringen, wieder in das Geschwistersubsystem integrieren
- Stress auf Familienebene bewältigen helfen
- mehr Aktivitäten des Patienten mit Peers fördern abhängig von besserem Gesundheitsstatus
- ggf. Überfokus auf einen kranken Angehörigen abbauen helfen
- Verantwortung zurück zur Familie und dem Kind
- entängstigen, was die Krankheit angeht
- Hoffnung und Optimismus induzieren
- Was glauben Familienmitglieder, was sie tun können, um die Gesundheit des Patienten zu verbessern? (McDaniel et al. 2004)

Patienten mit terminalen Krankheiten

In der systemischen Familienmedizin wird bei schweren und chronischen Erkrankungen zwischen der akuten, der mittleren bzw. chronischen und der terminalen Phase unterschieden (Rolland 1993). In der terminalen Phase geht es um Trennung, Verlust, Trauer und die Wiederaufnahme eines normalen Familienlebens nach dem Tod eines Angehörigen bzw. des Patienten. Aus systemischer Sicht ist es wichtig zu wissen, wo die Familie im Lebenszyklus steht, wenn eine Erkrankung auftritt. Terminale Krankheiten können der Position im Lebenszyklus entsprechen und erwartungsgemäß auftreten, wie Alterskrankheiten, oder in jüngeren Altersabschnitten und damit überraschend und erwartungswidrig sein und dem Lebenszyklus zuwiderlaufen. Natürlich gibt es auch plötzliche Todesfälle, in denen ein Angehöriger durch einen Unfall oder eine medizinische Notsituation unerwartet aus dem Leben scheidet. Der Tod eines Lebenspartners ist ein extrem belastendes Lebensereignis. Mit am schwersten zu bewältigen sind schwere, tödlich verlaufende Krankheiten in der Kinderziehungsphase, wegen der ohnehin höheren Belastungen, aber auch, weil Eltern für ihre Kinder sorgen wollen und sie und ihren Partner nicht alleine in eine ungewisse Zukunft gehen lassen möchten. Oder sie fühlen sich betrogen, nicht mehr am Leben der eigenen Kinder teilhaben zu können und nicht mitzuerleben, wie sie größer werden.

Unerledigte Geschäfte aus vergangenen Lebenszyklusabschnitten können die Entwicklung einer Familie blockieren. Möglicherweise sind Patienten oder ihre Angehörigen von Themen aus der Vergangenheit belastet, die noch nicht abgeschlossen sind. Gegebenenfalls muss man auf Gefühle, etwa die Angst vor dem Sterben oder um die Hinterbliebenen, eingehen, den Patienten und ihren Angehörigen Informationen zugänglich machen, über mögliche medizinische Maßnahmen, Schmerztherapie etc. sprechen und sie auf eine Auseinandersetzung mit existenziellen Fragen um Tod und Sterben einstimmen. Für Menschen im mittleren Alter bedeutet dies vielleicht, die eigenen Kinder nicht aufwachsen zu sehen, einen lieben Partner in einer ungewissen finanziellen Situation zurückzulassen – und sie benötigen unter Umständen Unterstützung bei den damit verbundenen Prozessen.

Manchmal gibt oder gab es in Familien Altlasten, und durch eine terminale Krankheit bleibt wenig oder keine Zeit, diese zu lösen. Es kann sinnvoll sein zu versuchen, einen Teil solcher offenen Themen anzusprechen, und dabei zu helfen, diese abzuschließen. Möglicherweise ist es sinnvoll anzuregen, eine Patientenverfügung zu erstellen, und gemeinsam zu überlegen, welche medizinische Hilfe gewünscht wird, wenn es dem Ende zugeht.

Therapeutisches Vorgehen

- Therapie als Begleitung verstehen, weniger ziel- oder lösungsorientiert vorgehen
- einfühlsame Gesprächsführung
- Schmerz und Trauer annehmen, nicht lindern oder oberflächlich trösten wollen
- auch Gefühle annehmen wie Zorn, Enttäuschung etc.
- bei der Neuausrichtung der Lebensgestaltung der Angehörigen helfen
- Unterstützung anbieten, wieder Tritt zu fassen
- Selbstfürsorge stärken

Nach dem Tod eines Patienten empfiehlt es sich, ein Treffen mit den Angehörigen durchzuführen (McDaniel et al. 2004). Dabei sind die folgenden Punkte wesentlich:

- alle ermuntern, offen über ihre Gedanken und Gefühle zu sprechen
- Gefühle von Trauer erlauben, sich diese zugestehen
- Zeichen von Trauer normalisieren, wie Weinanfälle, Energielosigkeit, In-Sorgen-vertieft-sein
- eine zeitliche Orientierung geben – meist dauert es mindestens ein Jahr, bis die aktive Trauerphase vorüber ist
- Die Gabe von Psychopharmaka, Beruhigungsmitteln usw. ist eher zu vermeiden, außer in außergewöhnlichen Umständen. Diese Medikamente führen dazu, dass eine aktive innere emotionale Verabschiedung getrübt wird.
- den Gesundheitszustand der Hinterbliebenen beachten
- Gab es wesentliche Veränderungen seit dem Todesfall?

6.13 Schizophrene und affektive psychotische Störungen (F 20–29)

Psychotische Störungen

Die Entwicklung der Systemischen Therapie ist eng mit der Erforschung der Kommunikations- und Interaktionsmuster von Menschen mit Psychosen verbunden (Bateson 1972). Frühe systemische Erklärungsansätze untersuchten die Bedeutung kommunikativer und familiendynamischer Prozesse, z. B. von Doppelbindung und Mystifizierungen, familiärer Delegation, dem Verlust eines vertrauten sozialen Umfeldes (Minuchin 1977), von Machtspielen innerhalb der Familie (Selvini Palazzoli et al. 1978) sowie Ablösungsproblemen (Haley 1980). Die Doppelbindungstheorie gilt schon seit Jahrzehnten als obsolet (Berger 1978).

Psychotherapeuten werden oft gleich zu Beginn ihrer Ausbildung in der Zeit in psychiatrischen Kliniken mit Patienten mit Psychosen konfrontiert. Die gängigen stationären Behandlungskonzepte verlassen sich meist auf eine medikamentöse Therapie und Patienteninformation. Die Wirksamkeit Systemischer Therapie bei diesen Störungen ist durch RCT-Studien aus ganz unterschiedlichen Ländern gut belegt (Sydow et al. 2007a).

Gemeinsam sind dieser Gruppe von Störungen eine tiefgreifende Irritation im Denken und in der Wahrnehmung sowie ein situationsunangemessener und verflacht wirkender Affektausdruck. Unterschieden werden eine produktive bzw. positive und eine negative oder Minus-Symptomatik. Mehr oder weniger diskrete Defizitsymptome können bereits vor der akuten Phase einer Psychose auftreten und die Person an ihre Familie binden bzw. eine Ablösung erschweren.

Die Vorbehalte gegen Diagnosen in der Anti-Psychiatrie und der Systemischen Therapie gehen insbesondere auf die Stigmatisierung von Menschen mit Psychosen zurück, durch die sie oftmals auf einen chronischen Krankheitsverlauf festgelegt werden. Ein Aufweichen rigider biomedizinischer Krankheitsvorstellungen geht nach Retzer (1996) bei kürzer Erkrankten (bis 5 Jahre) mit einer geringeren Rückfallquote einher. Auch in dem erfolgreichen Denver-Projekt wurde ohne Diagnosen gearbeitet, mit guten Therapieergebnissen (Langsley et al. 1968). Ein biologisches Krankheitsverständnis ermöglicht dem Behandler eine innere Distanzierung, was Vor- und Nachteile für die Therapie hat. Die Arbeit im Spiegelscheiben-Setting mit einem Beobachterteam und die tendenziell recht rational wirkende Technik des zirkulären Fragens haben eine entemotionalisierende Wirkung und wurden im Kontext der Arbeit mit Familien mit psychotischen Mitgliedern entwickelt.

Zu den Symptomen von Psychosen zählen

- Wahnvorstellungen und Halluzinationen
- Denkstörungen, eine zerfahrene Sprache, Wortneuschöpfungen, Gedankenabreißen, Gedankeneingebungen
- Wortsalat, Echolalie
- abweichendes Bewegungsverhalten – bizarre Haltungen, Stereotypien
- Stupor, Katatonien.

Der Begriff »psychotische Störung« wird meist in Verbindung mit schizophrenen Erkrankungen gebraucht, es gibt aber auch kürzere psychotische Reaktionen, einfache Wahnstörungen, Psychosen in Zusammenhang mit schweren Depressionen, mit affektiven Psychosen, zum Teil bei Borderlinestörungen und bei hirnorganischen Erkrankungen. Als der alte Begriff der Hysterie noch gebräuchlich war, wurde auch von hysterischen Psychosen gesprochen. Psychotische Symptome können auch durch eine Borreliose-Infektion ausgelöst werden, die sich durch serologische Untersuchungen und im Liquor feststellen lässt. Die Diagnosestellung einer Schizophrenie sollte erst bei einer länger anhaltenden Symptomatik erfolgen. Von Schizophrenie als seelischer Krankheit spricht man im ICD-10 nach einem Monat produktiv schizophrener Symptomatik. Der Verlauf kann langsam und schleichend oder akut mit schwer gestörtem Verhalten beginnen. Eine psychotische Episode kann singulär bleiben. Patienten können lernen, mit der Symptomatik umzugehen, Vorläufer schnell zu erkennen und für eine situationsangemessenen Unterstützung zu sorgen. Eine Heilung ist als Ergebnis eines therapeutischen Prozesses möglich, es gibt aber auch viele Fälle, die chronisch oder sich verschlechternd verlaufen. Im ICD-10 gibt es folgende Symptomgruppen:

1) Gedankenlautwerden, Gedankeneingebung oder Gedankenentzug, Gedankenausbreitung
2) Kontrollwahn, Beeinflussungswahn, Gefühl des Gemachten, Wahnwahrnehmungen
3) kommentierende oder dialogische Stimmen

4) anhaltender, kulturell unangemessener und völlig unrealistischer Wahn
5) anhaltende Halluzinationen jeder Sinnesmodalität, begleitet von flüchtigen Wahngedanken oder überwertigen Ideen
6) Gedankenabreißen oder Einschiebungen in den Gedankenfluss, was zu Zerfahrenheit, Danebenreden oder Neologismen führt
7) katatone Symptome wie Erregung, Haltungsstereotypien, wächserne Biegsamkeit, Negativismus, Verstummen (Mutismus) oder Starrezustand (Stupor)
8) »negative« Symptome wie auffällige Apathie, verflachte oder inadäquate Affekte (nach Dilling et al. 2000, S. 96–97).

Lebensereignisse und deren Verarbeitung beeinflussen den Verlauf von psychotischen Erkrankungen (Borst 2014). Das biomedizinische Modell befasst sich nur mit den unteren Ebenen der von George Engel (1977) postulierten Hierarchie von biologischen, psychischen und sozialen Systemeben mit zellulären neuronalen und molekularen Vorgängen und ignoriert die Person des Patienten und alles, was über sie hinausgeht und ins Soziale weist. Biologische Vorgänge sind Teil offener Systeme, die von weiteren Systemebenen beeinflusst werden, also eben auch von zwischenmenschlichen Faktoren und sozialen Gegebenheiten. Es wäre ein Fehler, nur eine Systemebene zu betrachten, z. B. nur den Neurotransmitterstoffwechsel, die familiäre Kommunikation oder andere interpersonelle Faktoren. Von Psychotherapeuten wurden die eigentlichen Symptome der Krankheit oft nicht hinreichend berücksichtigt.

Entgegen landläufiger Annahmen gibt es derzeit keine direkte genetische Erklärung für die Entstehung von Psychosen. Die Wirkung genetischer Faktoren wird oft missverstanden, ebenso die von familiären oder allgemeinen psychosozialen Risikofaktoren. Die Gleichung *Gene ⇒ Psychose* ist ebenso linear und oberflächlich wie die Gleichung *Familie ⇒ Psychose* (Miller et al. 2006). Es gibt kein einzelnes Gen, das für die Entwicklung von Psychosen verantwortlich wäre, die Penetranz genetischer Faktoren ist keineswegs so hoch wie etwa bei einigen bekannten Erbkrankheiten (Retzlaff et al. 2001). Die Bedeutung der Kombination von genetischen Risikofaktoren, Umweltfaktoren und der Gen-Umwelt-Interaktion ist in Hochrisikostudien und in Adoptionsstudien bestätigt worden (Borst u. Aderhold 2018).

Gene spielen eine Rolle bei der Regulierung von pathophysiologischen Prozessen; in Interaktion mit Umweltfaktoren erhöht sich die Wahrscheinlichkeit des Auftretens von Symptomen.

Autoren wie Ciompi (1982) und Scheflen (1981) gingen schon früh von der Bedeutung des Ineinandergreifens vielfältiger, hierarchischer Systemebenen für die Entstehung von Psychosen aus. Viele Befunde sprechen für eine erweiterte Vulnerabilitäts-Stress-Hypothese (Aderhold u. Borst 2009). Es gibt viele Hinweise dafür, dass die Chronifizierung von Psychosen stark von sozialen Faktoren abhängt. Unter günstigen Umständen bilden sich die Symptome zurück und es kommt zu einer Heilung; unter schlechten Bedingungen mit Belastungen wie *high expressed emotion* und anderen Faktoren kommt es leichter zu einer Chronifizierung der Beschwerden. Eine einzelne Systemebene wie z. B. die biologische als eigentlichen Kern einer Psychose anzusehen, führt zu einem eingeschränkten Verständnis des Geschehens. Soziale und familiale Faktoren gehören für die Ausgestaltung unbedingt hinzu, sie wirken allerdings unspezifisch. Umgekehrt wäre ein einseitiger Fokus auf psychosoziale Faktoren unter Vernachlässigung der somatischen Ebene ebenfalls nicht sachgerecht. Neben familiendynamischen und intrapsychischen Aspekten und den subjektiven Beschwerden ist es erforderlich, sich mit dem Krankheitsgeschehen im organischen Sinne zu befassen. Auch innerhalb der systemischen Familientherapie wurde lange Zeit eine verkürzte lineare Sicht vertreten und vornehmlich die Ebene der familiären Interaktion bzw. Kommunikation sowie transgenerationale Muster beachtet, ohne die somatische Seite angemessen zu würdigen (Haley 1980). Wynne (1996) wies darauf hin, dass die meisten Kulturen Psychosen als Krankheit ansehen. Kommt es trotz einer systemischen Therapie, in der einseitig familiäre Muster und Kommunikationsprozesse als Ursache von Psychosen dargestellt werden, ohne erkennbaren Anlass zu einem Rückfall – was keineswegs selten geschieht – hat man mit einem einseitig systemischen Erklärungsmodell Glaubwürdigkeit verloren. Manche systemischen Theorien über dysfunktionale Familienprozesse oder die vermeintliche Notwendigkeit, einen kranken Angehörigen zu haben zum Erhalt der Homöostase der Familien wurden verständlicherweise als abwertend erlebt. Psychotische Störungen treten auch in Familien auf, in denen die interaktionellen Prozesse nicht anders ablaufen als in anderen Familien auch.

Eine akute Psychose stellt eine biologisch fassbare Entgleisung dar, mit einer Aktivierung von gegensätzlichen Denk- und Fühlsystemen, mit einer Sensibilisierung des mesolimbischen dopaminergen Systems und einer phasenweisen Dopaminausschüttung. Die meisten modernen Neuroleptika blockieren oder senken die Aktivität von D2-Rezeptoren. Neuere Neuroleptika haben weniger extrapyramidale Nebenwirkungen, doch noch immer beeinträchtigen diese das Befinden von Patienten im Alltag sehr und werden wegen der Nebenwirkungen häufig abgesetzt. Bei negativen Symptomen gibt es eine Unterfunktion des präfrontalen Cortex, außerdem eine Beteiligung von Hippocampus und Hypothalamus-Hypophysen-Nebennierenrinden-Achse (Borst u. Aderhold 2018). Zu einer Chronifizierung psychotischer Störungen können Veränderungen auf synaptischer Ebene führen, wenn bestimmte Areale und Funktionen zunehmend weniger genutzt werden. Umwelteinflüsse sensibilisieren in Interaktion mit anderen Faktoren das mesolimbische System. Die erweiterte Dopamin-Hypothese, aufgestellt von Dutzenden von Autoren, postuliert eine Interaktion von genetischen, psychologischen und physiologischen Faktoren, die zu einer kurzfristigen Sensibilisierung des mesolimbischen Dopaminsystems führen können, mit leichten Prodromi psychotischer Symptome. Etwa 10 % der Menschen ohne Schizophrenie haben Symptome, die zum Spektrum der Schizophrenie gerechnet werden könnten, wie Beziehungsideen, d. h., vermeintliche leichte Wahnsymptome sind in der Bevölkerung nicht ungewöhnlich. Bei einer anhaltenden Sensibilisierung können Symptome von klinischer Bedeutung entstehen.

Unter Rückgriff auf die soziologisch geprägte Systemtheorie von Luhmann (1984) geht Ruf (2014) von einer Vulnerabilität auf der Ebene des psychischen, biologischen und sozialen Systems aus, die in nichtlinearer Weise zur Entstehung einer Psychose beitragen kann, etwa durch veränderte Stoffwechselprozesse u. a. infolge belastender Erfahrungen, durch problematische kognitive Muster oder durch ungünstige soziale Erfahrungen, wie z. B. Flucht und Migration oder Missbrauch (Ruf 2014).

Zu den psychosozialen Risikofaktoren für Psychosen zählen schwere, wiederholte und kombinierte Traumatisierungen – sexueller Missbrauch, körperliche Misshandlung, emotionale Vernachlässigung vor dem 16. Lebensjahr, Mobbingerfahrungen, soziale Ausgrenzung und Isolation, Armut, Verlust der Eltern; in den USA bis

15. Lebensjahr: Aufwachsen in Großstädten in besonders belasteten Stadteilen, Alter des Vater insbesondere jenseits von 60 Jahren, Influenza-Infektionen der Mütter zu Beginn der Schwangerschaft, Verlusterfahrungen, widrige soziale Lebensbedingungen, Stress erzeugende Lebensereignisse, Migration, Isolation bei Migranten, ein niedriger IQ, exzessiver Cannabiskonsum im Jugendalter, insbesondere in Verbindung mit einer vergangenen Traumatisierung (Borst u. Aderhold 2018). Kein einzelner Risikofaktor für sich genommen ist notwendig oder hinreichend für die Entwicklung von Psychosen (Scheflen 1981).

> »Auf dem Hintergrund von negativen Lebenserfahrungen und Lebensereignissen sowie basaler Vulnerabilität können ungewohnte plötzliche Veränderungen von Affekten, Störungen von Kognitionen und Aufmerksamkeit, Veränderungen von Wahrnehmungen und Bewertungen entstehen (Garety et al. 2001). Sie treten ins Bewusstsein als nicht integrierbare Intrusionen aus gespeicherten Erinnerungen (Hemsely 1998), Gedanken, die nicht als selbst generiert erkannt werden können (Frith 1992), als seltsame empfundene Synchronizität zweier Ereignisse (Garety et al. 2001), gesteigerte Wahrnehmung oder gestörte Informationsverarbeitung.
>
> Diese ungewöhnlichen Wahrnehmungen und Bewusstseinsinhalte werden nun abhängig von kognitiven und emotionalen Faktoren bewertet. Erzeugen sie eine innere Notlage (›distress‹) mit Bedrohung, Angst oder Depressivität, wird eine weitere Notlage. Ihre Wirkung wird verstärkt durch innerpsychische Risikofaktoren« (Aderhold u. Borst 2009, S. 381).

Das psychosoziale Umfeld entfaltet seine Wirkung vermutlich über emotionale Reaktionen, die mit einer Überregung und emotionalen Reaktionen wie Angst, Depression, Aggression einhergehen (Aderhold u. Borst 2009).

Innerpsychische Risikofaktoren

- eine Neigung zu vorzeitigem Schlussfolgern
- ein externaler Attributionsstil
- externale Fehlattribution bei vermehrtem inneren Dialog
- negative kognitive Schemata über sich und andere
- soziale Isolation
- mangelhaftes Verständnis für das Innenleben anderer
- geringe Ambivalenztoleranz
- geringe Offenheit für alternative Erklärungen (Aderhold u. Borst 2009)

Im familiären System wurden bestimmte kommunikative Besonderheiten beschrieben – eine hohe Konsensussensivität (Reiss 1981), eine vage Form der Kommunikation, bei der keine Festlegungen erfolgen, sodass sich niemand zurückgewiesen fühlen kann, ein geringer Konsens über Regeln und Normen (Ciompi 1982; Retzer 1996). Ruf (2014) sieht außerdem den Umgang mit Themen wie Schuld und Unschuld als bedeutsam an. Johnson (2009) geht von einer Gen-Umwelt-Interaktion aus, die für die Entstehung von Psychosen maßgeblich sei. Als belastende soziale bzw. familiäre Faktoren nennt er

- Schwierigkeiten mit der Ablösung
- verwischte Grenzen in Beziehungen
- grundlegende Identitätskonfusion
- konfuse und widersprüchliche Kommunikation
- Verletzung psychischer und körperlicher bzw. sexueller Grenzen
- Schwierigkeiten, mit Wut und Nähe umzugehen
- schwerwiegende Disharmonie in der Ehe
- soziale Isolation und Probleme in der Erlangung von Selbstständigkeit.

Aus systemischer Sicht sollten Psychosen unter Einbezug des Kontextes behandelt werden, ohne die biologische Ebene der Störung außer Acht zu lassen. Viele Kernsymptome schizophrener Psychosen stellen Kommunikationsformen dar, die anderen Menschen auffallen und ihnen nicht sinnvoll erscheinen, mit assoziativen Wortketten, einem schnellen Oszillieren zwischen Aussagen, allgemein widersprüchlichen Tendenzen, mit einer fehlenden Bezogenheit auf den Gesprächspartner und Bedeutungsinhalten, die nicht klar abgegrenzt und verschwommen wirken. Wynne und Singer (1965) fassten dies unter dem Begriff *Kommunikationsabweichung* zusammen, die es erschwert, kohärente Sinnstrukturen auszubilden. Kommunikationsabweichungen sind ein Maß für die Qualität der Kommunikation, ein hohes Maß an Kommunikationsabweichungen lässt den Zuhörer unsicher und verwirrt zurück, und es fehlt ein gemeinsamer Aufmerksamkeitsfokus. Kommunikationsabweichung gedeihen in einem kommunikativen Umfeld, in dem die Teilnehmer vermeiden festzulegen, was sie ausdrücken wollen und was nicht. Hinzu kommt eine Tendenz zu einer weichen Wirklichkeitskonstruktionen: Vieles kann sein, aber auch nicht sein, es gibt häufige Themenwechsel, was wirklich ist oder gemeint wird, bleibt schwammig. Es gibt gegensätzliche Verhaltensaufforderungen und ein beständiges Einreden, wie jemand sei oder was jemand eigentlich gemeint haben könnte. Jede getroffene Entscheidung erscheint falsch, es gibt schnell wechselnde Beziehungskoalitionen bei insgesamt engen Beziehungen und einer emotionalen Überinvolviertheit im Sinne des *High-expressed-Emotions-* Konzeptes.

Ein Risikofaktor insbesondere für Rückfälle auch unter neuroleptischer Medikation ist *high expressed emotion* (HEE) – ein Maß für Einstellungen, die einem Menschen mit einer psychiatrischen Erkrankung von einer wichtigen Bezugsperson, meist einem Familienangehörigen, entgegengebracht werden. HEE wird operationalisiert als die Zahl von kritischen Kommentaren bzw. das Vorhandensein oder Fehlen von feindseligen Kommentaren und das Ausmaß an emotionaler Überfürsorge oder Aufopferungsbereitschaft. HEE kann auch Folge einer Erkrankung sein oder als Versuch einer Distanzierung verstanden werden. Ein ähnliches Maß, als *affektiver Stil* (AS) bezeichnet, erfasst kritische Bemerkungen, Einmischungen und Schuldzuweisungen und hat eine prädiktive Aussagekraft für das spätere Auftreten von Psychosen (Goldstein 1985).

In einer einflussreichen finnischen Adoptionsstudie wurden Kinder untersucht, die in sehr jungem Alter adoptiert worden waren. Kommunikationsabweichungen im individuellen Rorschach-Test kamen bei den Eltern von Schizophrenen signifikant häufiger vor. Der Kommunikationsstil in den Adoptionsfamilien erwies sich als ein protektiver Faktor. Auch bei einem hohen genetischen Risiko (Tienari, Wahlberg a. Wynne 2006) entstanden bei einer stabilen kommunikativen familiären Situation kaum Psychosen; günstige Umwelten haben eine starke schützende Wirkung (Borst u. Aderhold 2018)[18]. Eine genetische Belastung ist kein hinreichender Faktor für die Entstehung einer Schizophrenie. Bei Adoptierten mit einem hohen genetischen Risiko gab es einen Zusammenhang zwischen Familien-

18 Einer der glanzvollen Momente während unserer langen Arbeit an der Expertise zur Wirksamkeit der Systemischen Therapie war ein Treffen mit Lyman Wynne auf der Terrasse des Hauses der Stierlins, mit weitem Blick über die Rheinebene, an einem goldenen Spätsommertag 2004. Helm Stierlin hatte Jochen Schweitzer und mich eingeladen, mit seinem alten Freund über den Prozess der wissenschaftlichen Anerkennung zu diskutieren. Die über 50-jährige Forschungserfahrung von Wynne insbesondere auf dem Gebiet der Psychosebehandlung und seine internationale Vernetzung waren absolut beeindruckend.

prozessen, also der Kommunikation, elterlichen Konflikten usw., und psychischen bzw. psychotischen Symptomen. Personen mit einem genetischen Risiko sind empfänglicher sowohl für adverse wie für protektive Bedingungen der sozialen Umgebung, in der sie aufwachsen. Die Ergebnisse stützen nach Auffassung der Autoren das Diathese-Stress-Modell, das die Entwicklung von psychischen Störungen sowohl auf biologische und psychologische Faktoren als auch auf Umweltfaktoren zurückführt.

Prämorbide Störungen wie z. B. Substanzprobleme jeder Art verschlechtern generell die Prognose. Für eine Erklärung der Entstehung von Psychosen ist letztlich das Vulnerabilitätsmodell zentral, das eigentliche Auftreten kann durch nicht lineare autoregulative Prozesse zustande kommen.

Scheflen (1981) beschrieb einige Besonderheiten in der Entwicklung von Menschen, die eine Psychose entwickeln, die sich sehr früh abzeichnen: eine besondere Verletzlichkeit und Hypersensibilität, sie sind oft nervös, reagieren übersteigert bei Druck, neigen zu Unsicherheit, werden rasch unorganisiert, unkonzentriert, haben Aufmerksamkeitsstörungen mit Fehlern in der Bildung logischer Klassen und Schwierigkeiten beim Lösen von sequenziellen Aufgaben, sie sind unter normalen Umständen oft sehr hellhörig, ausgesprochen feinfühlig mit originellen Ideeneingebungen, sind sensitiv für Konflikte und vermeiden diese nach Möglichkeit. In der Ablösephase treten zumeist bei jungen männlichen Erwachsenen besondere Probleme auf. Misserfolge zum Beispiel in der Schule oder die Erfahrung von Ablehnung können eine negative Schleife auslösen.

Für das Erleben von Patienten und ihren Familien ist das Krankheitsgeschehen zentral. Will man Patienten und ihre Angehörigen dort abholen, wo sie sind, macht es Sinn, bei der Krankheit zu beginnen. Das Reden über die Krankheit ist ein probates Mittel für das Herstellen eines guten Kontaktes, wobei die Gesprächsführung auf Prozesse hin orientiert sein sollte und auf eine allmähliche Verflüssigung scheinbar fester Zuschreibungen zielt (Boscolo u. Bertrando 1994). Es geht nicht primär darum, Symptome immer umzudeuten und als etwas Interaktionelles umzuetikettieren, was dazu führen kann, dass Familien sich nicht ernst genommen fühlen und verärgert reagieren. Familien erwarten von Experten eine Einschätzung, was los ist, und fühlen sich oft genug von ihnen alleine gelassen, wenn sie keine klaren Aussagen erhalten. Die in vielen psychiatrischen Einrichtungen übliche biologistische Umdeutung kann entlastend auf Patient und Familie, aber auch festschreibend wirken. Nach Wynne (1996) ist eine biopsychosoziale Interpretation am tragfähigsten – Symptome werden als Ausdruck als Krankheitsgeschehens gewertet. Therapeuten erfragen zirkulär die Vorannahmen und Kenntnisse über Psychosen, betonen die Grenzen des derzeitigen Wissensstandes, vermitteln aber auch greifbare Informationen über die Krankheit, statt ausweichend über sie zu reden. Die Haltung gegenüber Patienten auch und gerade mit Psychosen ist respektvoll, orientiert am Modell der *systems consultation* (Wynne, McDaniel a. Weber 1986) – Therapeuten wirken aufklärend – u. a. über die Bedeutung von *high expressed emotion* –, beratend, unterstützend und versuchen, die Hoffnungen und Erwartungen und bisherige Lösungsversuche zu verstehen. Die Vorgehensweise ist transparent, auf indirekte Strategien wie paradoxe Umdeutungen wird weitgehend verzichtet.

Das Risiko einer Chronifizierung korreliert umgekehrt proportional zur sozialen Einbindung. Nach einer psychotischen Episode können Defizitsymptome entstehen bzw. anhalten, gekennzeichnet u. a. durch fehlende Initiative, eine geringe Zielorientierung, Apathie, mangelnde Bereitschaft, sich anzupassen. Dabei ist unklar, was Nebenwirkungen der Medikamente sind, was Negativsymptome und welche Rolle eine anhaltende Hospitalisierung und ggf. Neuroleptika-Nebenwirkungen haben.

Wynne (1996) empfahl, bereits in der akuten stationären Phase sofort auf der Krisen- oder Aufnahmestation in den ersten Stunden die Familie zu sehen, weil sich Angehörige sonst ausgeschlossen fühlen und verschließen. In der akuten krisenhaften ca. zwei Wochen währenden psychotischen Phase wird eine Medikation angesetzt. Schon vor vielen Jahren gab es die Empfehlung, nicht automatisch eine Hochdosistherapie einzuleiten (Murray et al. 2016), sondern – eine gute Personalausstattung vorausgesetzt – einige Tage zu warten und ein stützendes, nicht überforderndes, emotional entlastendes Klima anzubieten, wobei weiterhin die Angehörigen zumindest kurz gesehen werden sollten. Das therapeutische Angebot wird dann allmählich ausgeweitet, mit kürzeren gemeinsamen Gesprächen, ggf. auch nur mit Teilen der Familie in kurzen Kontakten. Auch im bedürfnisorientierten Ansatz von Seikkula wird empfohlen, in dieser Zeit das soziale Umfeld einzubeziehen (Seikkula u. Arnkill 2007).

Ein behutsamer Umgang mit an Psychosen leidenden Menschen

ist das Soteria-Modell (Ciompi a. Hoffmann 2004; Haun u. Hoffmann 2015). Es bietet eine Milieu-Intervention mit einem reizarmen, geschützten therapeutischen Setting, eine kontinuierliche persönliche Begleitung – einfach da sein – bzw. im psychodynamischen Sinne einen *Container* für psychotisches Erleben. Es geht darum, dieses auszuhalten und gleichzeitig beruhigend zu wirken. Es wird Wert gelegt auf personelle und konzeptionelle Kontinuität und enge Zusammenarbeit mit Angehörigen, klare und konsistente Informationen für Bewohner, Familien und Team, die Entwicklung gemeinsam geteilter realistischer Therapieziele. Zwangsmaßnahmen werden vermieden, es gibt Verhandlungen über moderate Dosen an Neuroleptika, auf zwei Jahre angelegte Nachsorge und Rückfallprophylaxe. Das Modell zielt auf eine Ermächtigung – *empowerment* – und Beruhigung bzw. Entspannung. Die Kombination aus psycho- und milieutherapeutischen Elementen fördert eine nachhaltige emotionale Entspannung, schwierige Verhaltensmuster können in der Gemeinsamkeit eingebettet und reflektiert werden, ohne *high expressed emotion* auszulösen. Das Konzept passt nicht zu allen Patienten, gilt aber insgesamt als ebenso wirksam wie die Standardbehandlung (Ciompi a. Hoffmann 2004; Haun u. Hoffmann 2015). Auch wenn es im Alltagsleben außerhalb einer solchen Einrichtung sicherlich turbulenter zugehen mag, können diese Maximen für die Arbeit mit Patienten nach einer Psychose in der ambulanten Versorgung als handlungsleitend gelten. Man kann diese therapeutische Arbeit auch als eine unaufgeregte Langzeit-Begleitung verstehen.

Die folgenden Ausführungen beziehen sich vornehmlich auf die Arbeit in ambulanten psychotherapeutischen Settings. In der psychotherapeutischen Praxis wird man entsprechende Patienten meist erst nach der Subakutphase sehen. Günstig wäre eine Übergabe bzw. eine Kontaktaufnahme der stationären Einrichtung mit einem ambulanten Nachbehandler bereits in der akuten bzw. subakuten Phase, die allerdings erfahrungsgemäß eher selten erfolgt. Behandler müssen entscheiden (Ciompi 1982):

- Was ist zum gegenwärtigen Zeitpunkt der zentrale, der günstigste Ansatzpunkt?
- Auf welcher Systemebene ist es gegenwärtig strategisch am sinnvollsten zu intervenieren?

Setting

Einzelsetting, Paar- und Familiensetting (MPS), in der Nachsorge auch Multifamilientherapie (MFT). Aufwendiger ist die aufsuchende Arbeit nach dem Modell von Seikkula und Arnkill (2007). Zu Beginn wird im MPS stärker strukturierend und nicht konfliktorientiert sowie auch im Einzelsetting gearbeitet. Die Arbeit im Multifamilien-Setting wird eher nach Abklingen der akuten Symptomatik – oder präventiv – praktiziert (Asen a. Schuff 2006; McFarlane 2004). Angehörige und Freunde sollten in die Therapie einbezogen werden. Unerlässlich ist die Zusammenarbeit mit dem Psychiater bzw. Kinder- und Jugendpsychiater, dem Sozialpsychiatrischen Dienst, evtl. auch mit der therapeutischen Wohngruppe und ggf. Reha- und Berufsförderungseinrichtungen. Das zeitliche Setting entspricht dem klassischen Mailänder Ansatz, einer langzeitorientierten Therapie mit größeren Abständen zwischen Sitzungen. In der Regel werden Patienten eine neuroleptische Medikation erhalten. Nebenwirkungen sind nach wie vor Hauptgrund für ein eigenständiges Absetzen.

Therapeutische Haltung

- sich Zeit lassen, dabei den eigenen therapeutischen Ehrgeiz bremsen
- einen sicheren Rahmen geben
- therapeutische Offenheit, Echtheit, Klarheit und Kongruenz
- in subakuten und in akuten Phasen Struktur anbieten
- aus dem psychotischen Erleben herausführen
- davon ausgehen, dass Patienten verständlich sprechen können
- beachten, dass Patienten auf nicht Ausgesprochenes und Zwischentöne achten
- verabreden, wie miteinander gesprochen werden soll
- immer benennen, dass man wieder Kooperation anbietet
- ggf. beruhigende Gesprächsführung – mit langem Atem vorgehen
- Patient als Auftraggeber der Therapie begreifen, Entscheidungshoheit beim Patienten belassen
- neutrales bzw. nicht drängendes Vorgehen
- Probleme als Lösungsversuche sehen und wertschätzend konnotieren: »Sie haben sicher gute Gründe, sich so zu verhalten ...«

- Lösungs- und Ressourcenorientierung – wo sind die Stärken im System? Welche Ressourcen sind vorhanden, werden aber nicht genutzt?
- Kontextualisierung: Wie wird die aktuelle Situation beschrieben? Wie ist die Vorgeschichte dazu?
- in Wechselwirkungen denken – wie wird das Problem gemeinsam hergestellt?
- Interventionen sind »Verstörungen«, man weiß nie sicher, was herauskommt
- Machtkampf vermeiden
- Metaziele bilden: »Wie kann ich Ihnen helfen, dass die anderen nicht mehr negativ über Sie denken oder dass Sie Ihre Arbeit wieder hinbekommen ...?«
- Patientensicht mit aufgreifen
- Auftragsklärung; lösbare (Teil-)Ziele verabreden
- ggf. Besonderheiten eines Zwangskontextes beachten
- verstehender Zugang – psychotische Symptome in weiteren Kontext stellen
- psychotische Krise lebensgeschichtlich einordnen und verstehen
- Patienten in die Behandlungsplanung einbeziehen, über die Behandlung verhandeln
- an der Lebenswelt orientieren – gesellschaftliche Teilhabe ermöglichen
- Patienten möglichst in ihrer Lebenswelt belassen

Therapeutisches Vorgehen

Aufklärung und Information

- Wissensstand erfragen, ggf. Aufklärung
- Info-Seminare, ggf. für mehrere Familien
- ggf. bei längeren Verläufen auch Mehrfamiliengruppen
- Fragen über genetische Faktoren, Umwelteinflüsse usw. kompetent beantworten
- beachten, in welcher Weise Diagnosen nützlich sind – welche Sicht haben Patienten selbst von ihrer Diagnose?
- ambivalent-konservative Haltung – »kann sein – kann auch anders sein ...«

Belastungen erfragen

- aktuell und in der Vergangenheit
- Umstände der Klinikeinweisung als mögliche traumatische Erfahrung

Ressourcen und Kompetenzen

- Ressourcen erfragen, nutzen
- soziale Ressourcen stärken
- anknüpfen an vergangene Interessen

Somatische Ebene

- Konsum von Alkohol und Substanzen beachten
- Selbstmedikation (u. a. mit Cannabis, Nikotin)
- Einfluss von Schlafmangel
- Biorhythmen im Blick haben
- Einfluss von Stress
- Medikamente – sparsam und gezielt einsetzen also nicht eine Standarddosis über Jahre hinweg

Individuelle und innerpsychische Ebene

- Struktur geben
- Über- und Unterstimulation vermeiden
- nicht überfordern, nicht übermäßig schonen
- darauf hinwirken, Konflikte und Spannung besser aushalten können
- symptomatische Verhaltensweisen kontextualisieren – zeitlich, räumlich und interaktionell
- Exploration der Reaktionen des sozialen Umfeldes auf symptomatische Verhaltensweisen
- Exploration des Entstehens und des Erzeugens dieser symptomatischen Verhaltensweisen
- Alltag als Therapie
- die Vorgehensweise immer wieder auf die Problemlage abstimmen
- jeweils das zentrale Problem behandeln
- einfache, übersichtliche, entspannte, unkomplizierte natürliche Atmosphäre
- Suche nach Ausnahmen und problemfreien Anteilen
- normales Verhalten erwarten

- weg von der »heißen Luft« hin zum aktuell anstehenden Entwicklungsschritt
- eine Vision, eine bildhafte Vorstellung von möglichen Lebensweisen jenseits der Psychose entwickeln
- Ich-Grenzen stärken
- Verständnis subtiler Symptome fördern
- Ambivalenztoleranz stärken
- negative Schemata über sich und andere abbauen
- soziale Wahrnehmung, Intentionen von anderen gut einschätzen können
- Umgang mit dem Stimmenhören: eine konstruktive Beziehung zu den Stimmen erlernen, entmystifizieren
- Beziehung zu den Stimmen verändern – wann waren die Stimmen schon mal hilfreich?
- Stimmenhören als Lösungsversuch für eine hilflose Situation verstehen
- Umgangsmöglichkeiten mit den Stimmen: wegschicken, ignorieren, selektives Zuhören
- Zusammenhänge zum Leben des Patienten erarbeiten
- Zusammenhang zur Lebensgeschichte erkunden
- aus der Welt der Psychopathologie herausnehmen

Interaktionelle Ebene
- gemeinsames Fallverständnis entwickeln
- Familie als Ressource verstehen
- kommunikativen Austausch aufrechterhalten
- soziale Beziehungen stärken
- Familienbeziehungen transparent machen
- helfen, den nächsten Entwicklungsschritt im Lebenszyklus zu meistern
- bei Ablöseschritten stützen
- offene Kommunikation ermöglichen, auch über tabuisierte Themen
- klare Grenzen ermöglichen
- Konflikte klären und bearbeiten
- überbezogene Kritik, überemotionale Reaktion und Feindseligkeit abbauen
- Toleranz für eigene Fehler erhöhen

- biografisches Verstehen, Entwicklung eines neuen Narrativs und einer funktionalen Sinngebung
- behutsame Konfliktbearbeitung jenseits von hoher Kritik und hoher emotionaler Beteiligung
- bewusstes Verschieben von Konflikten
- therapeutisches Splitting
- Umgang mit schwierigen interaktionellen Situationen erlernen, z. B. durch Rollenspiele
- Empowerment: Fähigkeit, Probleme zu lösen, stärken
- starre Zeitorganisation auflösen helfen
- aktuelle Familienprobleme konkret lösen
- der Familie bei der Anpassung helfen
- soziale Netzwerke stärken
- anknüpfen an soziale Beziehungen aus der Zeit vorher

Bedeutungsgebungen
- Skepsis gegenüber allen Etikettierungen, auch den eigenen
- Psychose nicht als Quittung für ein falsch gelebtes Leben verstehen
- Schuldfrage lösen, ggf. direkt ansprechen, hinterfragen, Schuldgefühle und Selbstvorwürfe abbauen helfen, Fehler ertragen lernen
- zugeschriebene Eigenschaften und damit verbundene Bewertungen aufgreifen und offener werden lassen
- psychotische Problematiken mit zirkulären Fragen verflüssigen
- rigide biomedizinische Krankheitsvorstellungen aufweichen
- Entweder-oder-Muster auflösen helfen
- zirkuläre Fragen nutzen
- Zwischentöne einführen
- Verschlimmerungsfragen
- neue Sinngebung, konstruktive Narrative für die Zeit vor dem Auftreten der psychotischen Symptome, belastende Umstände einer Klinikeinweisung
- Krankheitskonzepte hinterfragen, weg von einem harten biologischen Modell
- Glauben an Chronizität aufweichen
- Ausnahmen von Problemen erfragen
- Wunderfrage nach einer Zukunft ohne Psychose

Umgang mit Rückschritten und Zukunftsorientierung

- Vorwegnehmen von Rückschritten, Lösungswege durchspielen
- Vorwegnahme des Unvermeidbaren
- Beschreibung, Bewertung und Erklärung von Unterschieden von Rückfällen
- Rückfälle aufweichen – eher als Zwischenfall werten
- nachteilige Folgen ausbleibender Rückfälle erkunden
- Chronifizierungsstrategien verdeutlichen
- mögliche gute Gründe würdigen
- Auswege erkunden
- Ambivalenz zuspitzen
- therapeutische Krisen nutzen
- Auswege erkunden
- Ambivalenz ausloten und auf die Spitze treiben
- Zukunftsvisionen: »Wenn Sie sich von der Psychose verabschieden würden …«
- gemeinsam neue Zukunftsbilder finden
- Entwicklung hypothetischer Zukunftsszenarien
- realistische Zukunftsperspektiven entwickeln

Weitere Zugangsweisen

- stationäre oder teilstationäre Angebote
- Netzwerkangebote – therapeutische Wohngruppen, Sozialpsychiatrischer Dienst, Tagesförderung, sozialtherapeutische Maßnahmen

Erschwerende Bedingungen

- zu früh aufgeben
- Konsum von Substanzen, Alkohol
- fortgesetzte Erhöhung von Neuroleptika

7 Ethische und berufliche Standards

Neutralität hat einen hohen Stellenwert innerhalb des systemischen Modells, doch im wirklichen Leben sind wir kaum jemals neutral. Ohne Werteorientierung droht jede Therapieform zu einer lieblosen Sozialtechnologie zu verkümmern. Spiel, Neugierde und Liebe, als wichtige Dimensionen menschlichen Seins, sind unerlässliche Ergänzungen für Theorie und Praxis der Systemischen Therapie. Ohne Werte wäre jede Therapieform der Gefahr ausgesetzt, Schall und Rauch zu sein. Es folgen Auszüge aus den Ethik-Richtlinien der Systemischen Gesellschaft (SG) und der Deutschen Gesellschaft für Systemische Therapie, Beratung und Familientherapie (DGSF), die verbindlich für Mitglieder gelten, sowie einige zentrale ethische Vorgaben der Musterberufsordnung der Bundespsychotherapeutenkammer für Psychotherapeuten und Kinder- und Jugendpsychotherapeuten.

Aus den Ethik-Richtlinien der SG

»Grundlage systemischer Arbeitsansätze bildet ein systemisches Menschenbild, das durch Respekt vor der Autonomie des Individuums und Wertschätzung gegenüber einzelnen Personen und Systemen geprägt ist. Systemische Arbeitsansätze unterstützen Wachstum und Reifung auf persönlichen wie sozialen Ebenen und verstehen sich als emanzipatorisch.

Die grundlegende Haltung der Allparteilichkeit findet ihre Grenze, wo Menschenwürde und Menschenrechte durch Handeln und Verhalten infrage gestellt werden sowie das Strafrecht berührt ist. Die jeweiligen berufsethischen Standards sind selbstverständliche Basis für die systemische Praxis.

Vor diesem Hintergrund werden Unterschiede wie Alter, Geschlecht, ethnische Herkunft, Kultur, Status, sexuelle Orientierung, Weltanschauung und Religion als mögliche Themen im professionellen Handeln wahrgenommen und als potentieller Anlass für Benachteiligung in sozialen Zusammenhängen reflektiert. Solche Benachteiligungen sind für die Systemische Gesellschaft nicht akzeptabel. Mitglieder der Systemischen Gesellschaft sind sich bewusst, dass ihr Handeln und Verhalten von ihren eigenen Normen und Werten geprägt ist. Sie reflektieren diese, um die Gefahr zu verringern, diese dem Gegenüber in ihrer Arbeit aufzudrängen (z. B. in Schwangerschaftskonfliktberatungen, in der Arbeit mit Angehörigen anderer Kulturen).

Mitglieder der Systemischen Gesellschaft handeln im Bewusstsein, dass die eigenen Normen und Werte immer von der geschlechtsspezifischen Sichtweise geprägt sind, und achten auf die Gleichbehandlung der Geschlechter. [...]

Verstöße gegen die Ethik-Richtlinien liegen dann vor, wenn ein strukturelles Machtgefälle oder Informationen aus dem Kontext der professionellen Beziehung zum eigenen privaten Vorteil genutzt werden. Sexuelle Beziehungen zwischen Therapeut_innen/Berater_innen und Klient_innen bzw. zwischen Lehrenden und Weiterbildungsteilnehmenden sind zum Beispiel ein solcher Machtmissbrauch« (Systemische Gesellschaft 2017).

Aus den Ethik-Richtlinien der DGSF

»Die Grundhaltung systemischer Berater*innen, Therapeut*innen, Supervisor*innen und Weiterbildner*innen ist gekennzeichnet durch Achtung, Respekt und Wertschätzung gegenüber einzelnen Personen und Systemen. Dies beinhaltet die Akzeptanz Einzelner als Person und die Allparteilichkeit gegenüber den zum System gehörenden Personen, unabhängig von deren Alter, Geschlecht, ethnischer Herkunft, Kultur, Status, sexueller Orientierung, Weltanschauung und Religion. Die Klient*innen werden als Expert*innen für sich und ihre Lebensgestaltung gesehen. Sie werden zur Entdeckung und selbstbestimmten Nutzung eigener Ressourcen angeregt, dabei unterstützt und begleitet.

Berater*innen und Therapeut*innen orientieren sich in ihrem Handeln daran, die Möglichkeitsräume der Klient*innen und Systeme zu erweitern und deren Selbstorganisation zu fördern. Insbesondere nehmen sie Themen, die sich unter der Genderperspektive stellen, sensibel wahr. Dabei werden eigene Prämissen einer ständigen Reflexion unterzogen« (Deutsche Gesellschaft für Systemische Therapie, Beratung und Familientherapie 2020).

Auszüge aus der Musterberufsordnung der Bundespsychotherapeutenkammer

In der Berufsordnung der Bundes- bzw. der Landespsychotherapeutenkammern finden sich ähnliche rechtlich bindende Vorgaben. Dort heißt es:

»Psychotherapeuten und Kinder- und Jugendpsychotherapeuten

- berücksichtigen den aktuellen wissenschaftlichen Standard mit dem Ziel, Krankheiten vorzubeugen und zu heilen
- beachten als ethische Prinzipien,
  - die Autonomie der Patienten zu respektieren,
  - Schaden zu vermeiden,
  - Nutzen zu mehren und
  - Gerechtigkeit anzustreben

- achten die Würde ihrer Patienten, unabhängig von Geschlecht, Alter, sexueller Orientierung, sozialer Stellung, Nationalität, ethnischer Herkunft, Religion oder politischer Überzeugung
- nutzen die Hilflosigkeit oder eine wirtschaftliche Notlage von Patienten nicht aus und machen keine unangemessenen Versprechungen oder Ermutigungen in Bezug auf den Heilungserfolg
- nehmen vor Beginn einer Behandlung eine diagnostische Abklärung vor
- nutzen Befundberichte Dritter
- erarbeiten mit Patienten Behandlungsziele
- erstellen einen Gesamtbehandlungsplan
- sind verpflichtet, eine begonnene Behandlung bei einem fehlenden Vertrauensverhältnis zwischen Patient und Behandler zu beenden
- beenden eine Therapie, wenn sie für die konkrete Behandlung nicht befähigt sind
- beenden eine Behandlung, wenn diese keinen weiteren Erfolg mehr erwarten lässt
- ziehen Kollegen und Angehörige anderer Heil- und Gesundheitsberufe hinzu, wenn dies erforderlich ist
- nehmen für die Zuweisung von Patienten kein Entgelt an
- prüfen mit besonderer Sorgfalt die Übernahme einer zeitlich parallelen oder nachfolgenden Behandlung von Partnern und anderen Bezugspersonen
- haben eine besondere Verantwortung gegenüber ihren Patienten und gestalten ihre Beziehungen zu Patienten entsprechend
- missbrauchen ihre Vertrauensbeziehung von Patienten nicht zur Befriedigung eigener Interessen und Bedürfnisse
- nehmen über das Honorar hinaus keine Dienstleistungen, Geschenke, Zuwendungen, Erbschaften etc. an (außer bei einem geringfügigen Wert)
- beschränken außertherapeutische Kontakte zu Patienten auf das Nötige
- unterlassen jegliche sexuelle Kontakte zu ihren Patienten, bis mindestens ein Jahr nach Behandlungsende[19]
- gewähren Patienten Einsicht in die sie betreffenden Dokumentationen
- achten auf eine angemessene Honorierung ihrer Leistungen und treffen keine sittenwidrig überhöhten Honorarvereinbarungen
- ergreifen qualitätssichernde Maßnahmen
- nennen bei der Veröffentlichung von Forschungsergebnissen Auftraggeber und Geldgeber«

(Bundespsychotherapeutenkammer 2019).

19 Die Frist von einem Jahr ist juristisch bedingt; viele psychotherapeutische Fachverbände vertreten die Auffassung, dass der Abstand wesentlich länger sein muss bzw. es gar keine Aufnahme sexueller Beziehungen zu ehemaligen Patienten geben sollte.

Abkürzungsverzeichnis

ABFT	*Attachment-based Family Therapy* – bindungsbasierte Familientherapie
ABC2X	Familienstress-Modell (Näheres zur Abk. im Text)
ADS	Aufmerksamkeitsdefizit-Syndrom
ADHS	Aufmerksamkeitsdefizit- und Hyperaktivitäts-Störung
AFTA	*American Family Therapy Academy* – amerikanischer Verband von Vertretern der systemischen Lehre und Forschung
AOK	Allgemeine Ortskrankenkasse
ARISE	*A Relational Intervention Sequence for Engagement* –netzwerkorientiertes systemisches Therapiekonzept bei Substanzstörungen
AS	Affektiver Stil
BGB	Bürgerliches Gesetzbuch
BKK	Betriebskrankenkasse
BMI	Body-Mass-Index, Maß zur Beurteilung des Körpergewichts eines Menschen
BPtK	Bundespsychotherapeutenkammer
BSFT	*Brief Strategic Family Therapy* – auf dem strukturell-strategischen Ansatz basierendes Kurzzeittherapie-Modell
BST	Brief Strategic Therapy, systemische Kurzzeittherapie, entwickelt am Mental Research Institute
bvvp	Bundesverband der Vertragspsychotherapeuten
DAK	Deutsche Allgemeine Krankenkasse
DBT	Dialektisch-behaviorale Therapie
DCAP	Deutsch-chinesische Akademie für Psychotherapie
DGSF	Deutsche Gesellschaft für Systemische Therapie, Beratung und Familientherapie; systemische Fachgesellschaft
DPtV	Deutsche PsychotherapeutenVereinigung
DSGVO	Datenschutzgrundverordnung
DSM	*Diagnostic and Statistical Manual of Mental Disorders* – US-amerikanisches Klassifikationssystem psychiatrischer Erkrankungen; analog zum ICD
DYSIPS	Diagnose-System für psychische Störungen nach ICD-10 und DSM-IV für Kinder und Jugendliche
EBM	Einheitlicher Bewertungsmaßstab; das Vergütungssystem der vertragsärztlichen bzw. vertragspsychotherapeutischen Versorgung in Deutschland
EFTA	*European Federation of Family Therapy*
FFT	*Functional Family Therapy* – Funktionale Familientherapie; basiert auf dem strukturell-strategischen Modell
GARF	*Global Assessment of Relational Functioning* – Skalen zur Erfassung von Beziehungen bei psychischen Störungen

G-BA	Gemeinsamer Bundesausschuss der Ärzte und Krankenkassen, oberstes Beschlussgremium der gemeinsamen Selbstverwaltung der Ärzte, Zahnärzte, Psychotherapeuten, Krankenhäuser
GKV	Gesetzliche Krankenversicherungen
GOÄ	Gebührenordnung für Ärzte
GOP	Gebührenordnung für Psychologische Psychotherapeuten und Kinder- und Jugendlichenpsychotherapeuten
HEE	*High expressed emotion;* ein empirisch basiertes Konstrukt, das durch eine hohes Ausmaß an kritischen, feindseligen oder hochemotionalen Äußerungen über einen Angehörigen operationalisiert wird
hsi	Helm Stierlin Institut
ICD	*International Statistical Classification of Diseases and Related Health Problems;* weltweit anerkanntes Klassifikationssystem für medizinische Diagnosen, inkl. psychiatrischer Störungen
IGEL	Individuelle Gesundheitsleistung
IP	Indexpatient
ISR	ICD-10 Symptom-Rating; eine Skala für psychiatrische Symptome
IST	Integrativ-systemische Therapie nach Pinsof
IQWiG	Institut für Qualität und Wirtschaftlichkeit im Gesundheitswesen
KBV	Kassenärztliche Bundesvereinigung
K+J	Kinder- und Jugendlichentherapie
KV	Kassenärztliche Vereinigung
KZT	Kurzzeittherapie
KZT 1	Kurzzeittherapie – erstes Stundenkontingent von 12 Sitzungen
KZT 2	Kurzzeittherapie – zweites Stundenkontingent von weiteren 12 Sitzungen
LZT	Langzeittherapie
MDFT	Multidimensionale Familientherapie, ein auf dem strukturell-strategischen Modell basierender Ansatz
MEDI	Medi-Verbund; Zusammenschluss von Ärzten und Psychotherapeuten, insbesondere bei den Selektivverträgen mit den Krankenkassen aktiv
MFT	Multifamilientherapie
MPS	Mehrpersonensystem
MRI	*Mental Research Institute* (Palo Alto), eine der Wiegen der Systemischen Therapie
MST	Multisystemische Therapie, ein von der strukturell-strategischen Therapie abgeleiteter Ansatz
PKV	Private Krankenversicherung
PsychThG	Psychotherapeutengesetz
PT	Paartherapie
PTBS	Posttraumatische Belastungsstörung
PT-RL	Psychotherapie-Richtlinie
PTV	Bezeichnung für Formulare der KBV in der ambulanten psychotherapeutischen Versorgung

PT-V	Psychotherapie-Vereinbarung
RCT	*Randomized controlled trial* – randomisierte kontrollierte Studie
SCL	*Symptom Checklist*
SCORE	*Index of Family Functioning*
SDQ	*Strengths and Difficulties Questionnaire* – Fragebogen zur Erfassung von Stärken und Problemen von Kindern
SG	Systemische Gesellschaft; systemische Fachgesellschaft
SGB	Sozialgesetzbuch
ST/FT	Systemische Therapie / Familientherapie
TK	Technikerkrankenkasse
TP	Tiefenpsychologische Therapie
VT	Verhaltenstherapie
WBP	Wissenschaftlicher Beirat Psychotherapie; Gutachtergremium der BPtK und der Bundesärztekammer, berät Behörden zur Frage der wissenschaftlichen Anerkennung von psychotherapeutischen Verfahren

Literatur

Aarts, M. (2002): Marte meo. Ein Handbuch. Harderwijk (Marte meo Production).

Aderhold, V. (2017): Das Un-Wesen psychischer Krankheiten. Über den aktuellen Zerfall von Krankheitskonstrukten und den phänomenalen Nutzen der Konstruktionslücke. *Familiendynamik* 42 (2): 112–120.

Aderhold, V. u. U. Borst (2009): Viele Wege in die Psychose. Neue Empirie zur alten These von Vulnerabilität und Stress. *Familiendynamik* 34 (4): 370–384.

Adler, D. (2018): Der Antrag auf psychodynamische Therapie. Ein Leitfaden zur Berichterstellung. Gießen (Psychosozial).

Altmeyer, S. u. A. Hendrischke (2012): Einführung in die systemische Familienmedizin. Heidelberg (Carl-Auer).

Altmeyer, S. u. F. Kröger (Hrsg.) (2003): Theorie und Praxis der systemischen Familienmedizin. Göttingen (Vandenhoeck & Ruprecht).

Anderson, H. u. H. Goolishian (1990): Menschliche Systeme als sprachliche Systeme. *Familiendynamik* 15 (3): 212–243.

Antonovsky, A. a. T. Sourani (1988): Family sense of coherence and family adaptation. *Journal of Marriage and the Family* 50: 79–9.

Antons, K. (1986): Abhängigkeiten aus systemischer Sicht. *Suchtprobleme und Sozialarbeit* 54 (2): 51–60.

Asen, E. a. P. Fonagy (2010): Mentalisierungsbasierte Familientherapie. *Psychotherapie im Dialog* 11 (3): 239–243.

Asen, E., N. Dawson a. B. McHugh (2004): Multiple Family Therapy: The Marlborough Model and its Wider Applications. London (Karnac).

Asen, E. u. M. Scholz (2009): Die Praxis der Multifamilientherapie. Heidelberg (Carl-Auer), 4. Aufl. 2019.

Asen, E. a. H. Schuff (2006): Psychosis and multiple family group therapy. *Journal of Family Therapy* 28 (1): 58–72.

Ataoglu, A. (2003): Paradoxical therapy in conversion reaction. *Journal of Korean Medical Science* 18: 581–584.

Auerswald, E. H. (1973): Interdisziplinärer oder ökologischer Ansatz. In: C. J. Sager u. H. S. Kaplan (Hrsg.): Handbuch der Ehe-, Familien- und Gruppentherapie, Bd. II: Familientherapie. München (Kindler), S. 375–388.

Baden, N. K. (1990): The effectiveness of systemic family therapy in the treatment of school phobia: A comparative study. College of Education and Human Ecology. Denton (Texas Woman's University, Unpublished master's thesis).

Balck, F. u. M. Cierpka (2008): Problemdefinition und Behandlungsziele. In: M. Cierpka (Hrsg.): Handbuch der Familiendiagnostik. Berlin (Springer), S. 107–122.

Bateson, G. (.1972): Steps to an ecology of mind: Collected essays in anthropology, psychiatry, evolution, and epistemology. San Francisco (Chandler). [dt.: (1983): Ökologie des Geistes. Frankfurt/M. (Suhrkamp)].

Bateson, G. (1979): Geist und Natur. Eine notwendige Einheit. Frankfurt/M. (Suhrkamp).

Baumrind, D. (1971): Current patterns of parental authority. *Developmental Psychology* 4: 1–101.

Beavers, J. a. R. B. Hampson (1990): Successful families: Assessment and intervention. New York (Norton).

Berg, I. K. u. S. D. Miller (1992): Kurzzeitherapie bei Alkoholproblemen. Ein lösungsorientierter Ansatz. Heidelberg (Carl-Auer), 8. Aufl. 2017.

Berger, M. M. (ed.) (1978): Beyond the Double Bind. New York (Brunner/Mazel).

Berger, P. a. T. Luckmann (1966): The social construction of reality. New York (Doubleday). [dt. (1970): Die gesellschaftliche Konstruktion der Realität. Frankfurt/M. (Suhrkamp).]

Bergman, J. (1985): Fishing for Barracuda. Pragmatics of brief systemic theory. New York (Norton).

Best, D. (2010): Kaum Zunahme von Gruppentherapien. *Psychotherapie Aktuell* 1: 10–12.

Binford Hopf, R., J. Lock u. D. Le Grange (2018): Familienbasierte Therapie für Jugendliche mit Essstörungen. In: K. v. Sydow u. U. Borst (Hrsg.): Systemische Therapie in der Praxis. Weinheim (Beltz), S. 850–855.

Birbaumer, N. u. R. F. Schmidt (2010): Biologische Psychologie. Berlin (Springer).

Blatt, S. J., C. A. Sanislow, D. C. Zuroff a. P. A. Pilkonis (1996): Characteristics of effective therapists: Further analyses of data from the National Institute of Mental Health Treatment of Depression Collaborative Research Program. *Journal of Consulting and Clinical Psychology* 64 (6): 1276–1284.

Blow, A., D. H. Sprenkle a. S. D. Davis (2007): Is who delivers the treatment more important than the treatment itself? The role of the therapist in common factors. *Journal of Marital and Family Therapy* 33 (3): 298–317. DOI: 10.1111/j.1752-0606.2007.00029.x

Böszörményi-Nagy, I. u. G. Spark (1981): Unsichtbare Bindungen. Stuttgart (Klett-Cotta).

Bogdan, J. (1986): Do families really need problems? Why l am not a functionalist. *Family Therapy Networker* 10 (4): 31–69.

Bogdan, J. (1987): »Epistemology« as a semantic pollutant. *Journal of Marital and Family Therapy* 13: 27–35.

Bonney, H. (2008): ADHS – Kritische Wissenschaft und therapeutische Kunst. Heidelberg (Carl-Auer).

Borcsa, M. u. S. Schelenhaus (2011): Der Fragebogen zur Erfassung der Wirksamkeit von Systemischer Therapie SCORE 15. Ein Werkstattbericht. *Systeme* 25 (2): 137–140.

Borst, U. (2014): Psychosen. In: T. Levold u. M. Wirsching (Hrsg.): Systemische Therapie und Beratung. Heidelberg (Carl-Auer), 4. Aufl. 2021, S. 459–463.

Borst, U. (2020): Systemische Therapietheorie und Fallkonzeption. *Familiendynamik* 45 (2): 96–106.

Borst, U. u. V. Aderhold (2018): Psychotische Störungen. In: K. v. Sydow u. U. Borst (Hrsg.): Systemische Therapie in der Praxis. Weinheim (Beltz), S. 494–507.

Boscolo, L. u. P. Bertrando (1994): Die Zeiten der Zeit. Eine neue Perspektive in systemischer Therapie und Konsultation. Heidelberg (Carl-Auer).

Boss, P. (1988): Family stress management. Newbury Park (Sage).

Boss, P. (2002): Family stress management – A contextual approach. Thousand Oaks, Calif. (Sage).

Bowen, M. (1978): Family therapy in clinical practice. New York/London (Jason Aronson).

Breunlin, D., W. Pinsof a. Russell, W. (2011): Integrative problem-centered metaframeworks therapy I: Core concepts and hypothesizing. *Family Process* 50 (3): 293–313.

Bronfenbrenner, U. (1979): The ecology of human development. Cambridge (Harvard University). [dt. (1993): Die Ökologie der menschlichen Entwicklung. Natürliche und geplante Experimente. Stuttgart (Klett-Cotta).]

Bruner, J. S. a. C. C. Goodman (1947): Value and need as organizing factors in perception. *The Journal of Abnormal and Social Psychology* 42 (1): 33–44.

Buckmiller, N., R. Crane a. S. Jakubowski (2004): The influence of DSM-IV diagnoses on medical offset effect. Rede auf der EFTA-Konferenz Oktober 2004, Berlin.

Bundesamt für Justiz / Bundesministerium der Justiz und für Verbraucherschutz (2020): Ambulant durchgeführte psychotherapeutische Behandlungen und Maßnahmen der psychosomatischen Grundversorgung. *Bundesgesetzblatt* I 2020, 2726–2728). Verfügbar unter: https://www.gesetze-im-internet.de/bbhv/anlage_3.html [6.5.2021].

Bundesministerium des Inneren (2020): Formblätter zum Verfahren bei ambulanter Psychotherapie. Verfügbar unter: http://www.verwaltungsvorschriften-im-internet.de/pdf/BMI-D6-20170626-SF-A002.pdf [6.5.2021].

Bundespsychotherapeutenkammer (2019): Musterberufsordnung. Berlin (BPThK). Verfügbar unter: https://www.bptk.de/wp-content/uploads/2019/01/20060113_musterberufsordnung.pdf [6.5.2021].

Bundespsychotherapeutenkammer (2020): Gebührenordnung für Psychologen. Berlin (BPThK). Verfügbar unter: https://www.bptk.de/wp-content/uploads/2020/04/GOP-Infotabelle_Stand-2020.pdf [6.5.2021].

Bundesversorgungsamt (2021a): Antrag auf Anerkennung der Beihilfefähigkeit für Psychotherapie. Verfügbar unter: https://www.bva.bund.de/SharedDocs/Downloads/DE/Bundesbedienstete/Gesundheit-Vorsorge/Beihilfe/Vordrucke/psychotherapie.pdf?__blob=publicationFile&v=14 [6.5.2021].

Bundesversorgungsamt (2021b): Psychotherapie, psychosomatische Grundversorgung, psychotherapeutische Akutbehandlung. Verfügbar unter:

https://www.bva.bund.de/DE/Services/Bundesbedienstete/Gesundheit-Vorsorge/Beihilfe/7_Themen/Psychotherapie/psychotherapie_node.html [6.5.2021].

Byng-Hall, J. (1988): Scripts and legends in families and family therapy. *Family Process* 27: 167–179.

Byng-Hall, J. (2008): The crucial roles of attachment in family therapy. *Journal of Family Therapy* 30: 129–146.

Cecchin, C., G. Lane u. W. Ray (1993): Respektlosigkeit – eine Überlebensstrategie für Therapeuten. Heidelberg (Carl-Auer), 6. Aufl. 2021.

Chambless, D. L. (2002): Beware the dodo bird: The dangers of overgeneralization. *Clinical Psychology: Science and Practice* 9 (1): 13–16.

Cierpka, M. (1989): Das Problem der Spezifität in der Familientherapie. *System Familie* 2: 197–216.

Cierpka, M. (2008a): Ziele und Indikationsüberlegungen. In: M. Cierpka (Hrsg.) (2008b): Handbuch der Familiendiagnostik. Berlin (Springer), 3., erg. Aufl., S. 75–105.

Cierpka, M. u. B. Stasch (2003): Die GARF-Skala. *Familiendynamik* 28 (2): 176–200.

Cierpka, M., S. Krebeck u. R. Retzlaff (2001): Arzt, Patient und Familie. Stuttgart (Klett-Cotta).

Cierpka, M., B. Zander, L. Seide, M. L. Conen, K. Martens-Schmidt, A. Michelmann, P. Scheib u. M. Wirsching (1994): Multizentrische Studie zur Versorgungsrelevanz und Effektivität der Familientherapie – der aktuelle Stand. *System Familie* 7: 173–177.

Ciompi, L. (1982): Affektlogik. Über die Struktur der Psyche und ihre Entwicklung Stuttgart (Klett-Cotta). [Neuaufl. Heidelberg (Carl-Auer), 4. Aufl. 2019.]

Ciompi, L. a. H. Hoffmann (2004): Soteria Berne: an innovative milieu therapeutic approach to acute schizophrenia based on the concept of affect-logic. *World Psychiatry* 3 (3): 140–146.

Clark, A. (2015): Removed from the DSM-5: Considerations for counselors treating individuals with rett syndrome. Verfügbar unter: https://www.counseling.org/docs/default-source/vistas/article_7216cd23f16116603abcacff0000bee5e7.pdf?sfvrsn=8 [6.5.2021].

Clement, U. (2019): Systemische Sexualtherapie. Stuttgart (Klett-Cotta).

Cobham, V. E., M. R. Dadds a. S. H. Spence (1998): The role of parental anxiety in the treatment of childhood anxiety. *Journal of Consulting and Clinical Psychology* 66: 893–905.

Conen, M. (Hrsg.) (2002): Wo keine Hoffnung, ist, muss man sie erfinden. Aufsuchende Familientherapie. Heidelberg (Carl-Auer), 6. Aufl. 2016.

Crane, D. R. a. J. D. Christenson (2008): The medical offset effect: Patterns in outpatient services reduction for high utilizers of health care. *Contemporary Family Therapy* 30: 127–138.

Crane, D. R. a. S. H. Payne (2011): Individual versus family psychotherapy in managed care: comparing the costs of treatment by the mental health professions. *American Journal of Family Therapy* 37 (3): 273–289.

Crane, D. R., H. H. Hillin a. S. F. Jakubowski (2005): Costs of treating conduct disordered Medicaid youth with and without family therapy. *American Journal of Family Therapy* 33 (5): 403–413.

Crane, D. R., L. B. Morton, D. Fawcett, A. More, J. Larson a. J. Sandberg (2012): Somatoform disorder: Treatment utilization and cost by mental health professions. *Contemporary Family Therapy* 34 (3): 322–333.

Crane, D. R., A. L. Shaw, J. D. Christenson, J. H. Larson, J. M. Harper a. L. L. Feinauer (2010): Comparison of family therapy educational and experience requirements for licensure or certification in six mental health disciplines. *American Journal of Family Therapy* 38: 357–373.

Creswell, C., M. Violato, H. Fairbanks, E. White, M. Parkinson, G. Abitabile, A. Leidi a. P. J. Cooper (2017): Clinical outcomes and cost-effectiveness of brief guided parent-delivered cognitive behavioural therapy and solution-focused brief therapy for treatment of childhood anxiety disorders: A randomised controlled trial. *The Lancet Psychiatry* 4 (7): 529–539.

Dell, P. (1986): Klinische Erkenntnis: Zu den Grundlagen systemischer Therapie. Dortmund (Modernes Lernen).

Deutsch, K. u. B. Fritsch (1980): Zur Theorie der Vereinfachung: Reduktion von Komplexität in der Datenverarbeitung für Weltmodelle. Königstein (Athenäum).

Deutsche Gesellschaft für Systemische Therapie, Beratung und Familientherapie (DGSF) (2020): Ethik-Richtlinien der DGSF. Verfügbar unter: https://www.dgsf.org/ueber-uns/ethik-richtlinien.htm [6.5.2021].

de Shazer, S. (1989): Wege der erfolgreichen Kurztherapie. Stuttgart (Klett-Cotta).

de Shazer, S. (1991): Putting differences to work. New York (Norton).

Diamond, G. S. u. S. Levy (2010): Bindungsorientierte Familientherapie für depressive Jugendliche. *Psychotherapie im Dialog* 11 (3): 244–248.

Diamond, G., L. Siqueland a. G. M. Diamond (2003): Attachment-based family therapy for depressed adolescents: Programmatic treatment development. *Clinical Child and Family Psychology Review* 6 (2): 107–127.

Diamond, G. S., B. Reis, G. M. Diamond, L. Siqueland a. L. Isaacs (2002): Attachment based family therapy for depressed adolescents: A treatment development study. *Journal of the American Academy of Child & Adolescent Psychiatry* 41: 1190–1196.

Dilling, H., W. Mombour, M. H. Schmidt u. E. Schulte-Markwort (Hrsg.) (2000): Internationale Klassifikation psychischer Störungen ICD-10, Kapitel V (F). Bern (Huber), 2., korr. Aufl.

Döpfner, M., A. Görtz-Dorten u. G. Lehmkuhl (2008): Diagnose-System für psychische Störungen nach ICD-10 und DSM-IV für Kinder und Jugendliche II (DYSYPS II). Bern (Huber).

Dorrmann, W. (2018): Suizid. Therapeutische Interventionen bei Selbsttötungsabsichten. Stuttgart (Klett-Cotta), 9. Aufl.

Dunst, C., C. Trivette A. a. Deal (1988): Enabling and empowering families. Principles and guidelines for practice. Cambridge (Brookline).

Ebbecke-Nohlen, A. (2000): Zur Organisation der Ambivalenz – Der systemische Ansatz in der Borderline-Therapie. *Psychotherapie im Dialog* 4: 36–45.

Ebbecke-Nohlen, A. (2007): Die systemische Therapie der Borderline-Störungen. In: G. Dammann u. P. Janssen (Hrsg.): Psychotherapie der Borderline-Störung. Stuttgart (Thieme).

Eck, A. (Hrsg.) (2018): Der erotische Raum. Fragen der weiblichen Sexualität in der Therapie. Heidelberg (Carl-Auer), 2. Aufl.

Eder, L. (2018): Psychosomatik. In: K. v. Sydow u. U. Borst (Hrsg.): Systemische Therapie in der Praxis. Weinheim (Beltz), S. 508–515.

Efran, J. S., K. P. Heffner u. R. J. Lukens (1989): Alkoholismus als Ansichtssache. *Familiendynamik* 14 (1): 2–12.

Efron, D. u. K. Veenendahl (1993): Suppose a miracle does not happen: The non-miracle option. *Journal of Systemic Therapies* 12: 1–18.

Eisler, I., M. Simic, G. F. M. Russell a. C. Dare (2007): A randomised controlled treatment trial of two forms of family therapy in adolescent anorexia nervosa: a five-year follow-up *Journal of Child Psychology and Psychiatry* 48 (6): 552–560.

Engel, G. (1977): The need for a new medical model: A challenge for biomedicine. *Science* 196: 129–136.

Essau, C. A., G. Groen u. F. Petermann (2002): Belastende Lebensereignisse und Depression bei Kindern und Jugendlichen. In: H. Braun-Scharm (Hrsg.): Depressionen und komorbide Störungen bei Kindern und Jugendlichen. Stuttgart (Wiss. Verlagsges.), S. 57–80.

Everstine, D. S. u. L. Everstine (1992): Krisentherapie. Stuttgart (Klett-Cotta)

Felitti, V. J., R. F. Anda, D. Nordenberg, D. F. Williamson, A. M. Spitz, V. Edwards, M. P. Koss a. J. S. Marks (1998): Relationship of childhood abuse and household dysfunction to many of the leading causes of death in adults. *American Journal of Preventive Medicine* 14: 245–258.

Ferreira, A. J. (1963): Family Myths and Homeostases. *Archives of General Psychiatry* 9: 457–463.

Fiese, B. H a. F. S. Wamboldt (2003): Coherent accounts of coping with a chronic illness: convergences and differences in family measurement using a narrative analysis. *Family Process* 42: 439–451.

Fisch, R., J. Weakland a. L. Segal (1982): The tactics of change. San Francisco (Jossey Bass). [dt. (1987): Strategien der Veränderung. Stuttgart (Klett-Cotta), 3. Aufl. 1996.]

Foerster, Heinz v. (1993): Wissen und Gewissen: Versuch einer Brücke. Frankfurt/M. (Suhrkamp).

Ford, J. D. a. C. A. Courtois (2014): Complex PTSD, affect dysregulation, and borderline personality disorder. *Borderline Personality Disorder and Emotion Dysregulation* 1 (1): 9.

Frances, A. (2017): Wer ist krank – und wer nicht? Die entscheidende Rolle der psychiatrischen Diagnosen – und ihre gravierenden Mängel. *Familiendynamik* 42: 102–111.

Frank, J. (1961): Persuasion and healing. Baltimore (John Hopkins University).

Franke, G. H. (2002): Die Symptom-Checkliste von L. R. Derogatis: SCL-90-R. Dt. Version. Manual. Göttingen (Beltz Test), 2. vollst. überarb. u. neu normierte Aufl.

Freeman, J., D. Epston u. D. Lobovits (2000): Ernsten Problemen spielerisch begegnen. Narrative Therapie mit Kindern und ihren Familien. Dortmund (Modernes Lernen).

Frith, C. D. (1992): The Cognitive Neuropsychology of Schizophrenia. Hove (Lawrence Erlbaum).

Furman, B. (2008): Ich schaffs! Spielerisch und praktisch Lösungen mit Kindern finden – Das 15-Schritte-Programm für Eltern, Erzieher und Therapeuten. Heidelberg (Carl-Auer), 2. Aufl.

Fydrich, T. (2018): Evidenzbasierung in der Psychotherapie. *Familiendynamik* 43 (4): 268–279.

Gadamer, H.-G. (2000): Erziehen ist sich erziehen. Heidelberg (Kurpfälzischer Verlag).

Garety, P. A., E. Kuipers, D. Fowler, D. Freeman a. P. E. Bebbington (2001:) A cognitive model of positive symptoms of psychosis. Psychological Medecine: 31: 189–195.

Gemeinsamer Bundesausschuss der Ärzte und Krankenkassen (2020): Richtlinie des Gemeinsamen Bundesausschusses über die Durchführung der Psychotherapie (Psychotherapie-Richtlinie) in der am 22. 11. 2019 geänderten Fassung, in Kraft getreten am 24. 1. 2020. Verfügbar unter: www.g-ba.de/richtlinien/20/ [19.5.2021].

Gergen, K. J. (1991): The saturated self. New York (Basic). [dt. (1996): Das übersättigte Selbst: Identitätsprobleme im heutigen Leben. Heidelberg (Carl-Auer).]

Ginsburg, G. S. a. M. Schlossberg (2002): Family treatment of childhood anxiety. *International Journal of Psychiatry* 14: 142–153.

Goldstein, M. (1985): Familieninteraktionen: Muster, die Entstehung und Verlauf einer Schizophrenie vorhersagen lassen. In: H. Stierlin, L. C. Wynne u. M. Wirsching (Hrsg.): Psychotherapie und Sozialtherapie der Schizophrenie: Ein internationaler Überblick. Berlin (Springer), S. 7–23.

Goodall, J. (2020): Wilde Schimpansen. Verhaltensforschung am Gombe-Strom. Reinbek (Rowohlt).

Gore, S. a. J. Eckenrode (1996): Context and process in research on risk and resilience. In: R. J. Haggerty, L. R. Sherrod, N. Garmezy a. M. Rutter (eds.): Stress, risk, and resilience in children and adolescents: Processes, mechanisms, and interventions. Cambridge (Cambridge University), pp. 19–63.

Grawe, K. (1995): Grundriss einer Allgemeinen Psychotherapie. *Psychotherapeut* 40: 130–145.

Grawe, K. u. M. Grawe-Gerber (1999): Ressourcenaktivierung: Ein primäres Wirkprinzip in der Psychotherapie. *Psychotherapeut* 44: 63–73.

Griffith, J. a. M. Griffith (1994): The body speaks: Therapeutic dialogues for mind-body. New York (Basic).

Gröne, M. (2007): Wie lasse ich meine Bulimie verhungern? Ein systemischer Ansatz zur Beschreibung und Behandlung der Bulimie. Heidelberg (Carl-Auer), 5. Aufl.

Grunebaum, H. u. R. Chasin (1980): Kritisches zu Umdeutungen oder: Die Vorteile eines pathologischen Begriffssystems. *Familiendynamik* 5 (2): 106–117.

Gurman, A. S. (1978): Contemporary marital therapies: A critique and comparative analysis of psychoanalytic, behavioral and systems theory approaches. In: T. J. Paolino a. B. S. McCrady (Eds.): Marriage and marital therapy: Psychoanalytic, behavioral and systems theory perspectives. New York (Brunner/Mazel), pp. 445–566.

Gurman, A. S. (2001): Brief therapy and family/couple therapy: An essential redundancy. *Clinical Psychology* 8 (1): 51–65.

Haas, S. (2018): Burn-out und arbeitsassoziierte Störungen. In: K. v. Sydow u. U. Borst (Hrsg.): Systemische Therapie in der Praxis. Weinheim (Beltz), S. 529–540.

Haken, H. u. G. Schiepek (2006): Synergetik in der Psychologie. Selbstorganisation verstehen und gestalten. Göttingen (Hogrefe).

Haley, J. (1977): Direktive Familientherapie. München (Pfeiffer).

Haley, J. (1980): Ablösungsprobleme Jugendlicher. München (Pfeiffer).

Haley, J. (1989a): Why not long-term therapy? Vortrag auf dem Kongress »Developments in Family Therapy«, 15.–18. 6. 1989, Karlsruhe.

Haley, J. (1989b): Ordeal-Therapie. Hamburg (ISKO).

Haley, J. (1993): How to be a therapy supervisor without knowing how to change anyone. *Journal of Systemic Therapy* 12 (4): 41–52. [dt. (1995): Über die Kunst, Supervisor zu sein, ohne zu wissen, wie man jemanden verändert. *Zeitschrift für Systemische Therapie* 13 (1): 39–50.]

Hanswille, R. (2015): Handbuch systemische Kinder- und Jugendlichenpsychotherapie. Göttingen (Vandenhoek & Ruprecht).

Harnett, D., A. Carr a. T. Sexton (2016): The effectiveness of functional family therapy in reducing adolescent mental health risk and family adjustment difficulties in an Irish context. *Family Process* 55 (2): 287–304.

Haun, M. u. H. Hoffmann (2015): Soteria Bern. *Psychotherapie im Dialog* 16 (3): 89–91.

Häuser, W. u. R. Beher (2000): Systemische Therapie bei Angststörungen. *Psychotherapie im Dialog* 1 (3): 45–50.

Heinrichs, N., H. Saßmann, K. Hahlweg u. M. Perrez (2002): Prävention kindlicher Verhaltensstörungen. *Psychologische Rundschau* 53: 70–183.

Helmeke, K. B. a. D. H. Sprenkle (2000): Clients' perceptions of pivotal moments in couple therapy: A qualitative study of change in therapy. *Journal of Marital and Family Therapy* 26: 469–484.

Hemsley, D. R. (1998): The disruption of the »sense of self« in schizophrenia: Potential links with disturbances of information processing. British Journal of Medical Psychology 71: 115–124.

Henggeler, S. W., S. K. Schoenwald, C. Borduin, M. D. Rowland u. P. B. Cunningham (2012): Multisystemische Therapie bei dissozialem Verhalten von Kindern und Jugendlichen. Berlin (Springer).

Hepp, H. (2006): Trauma und Resilienz – Nicht jedes Trauma traumatisiert. In: R. Welter-Enderlin u. B. Hildenbrand (Hrsg.): Resilienz – Gedeihen trotz widriger Umstände. Heidelberg (Carl-Auer), 5. Aufl. 2015, S. 139–157.

Hepp, U. u. J. Binder (2018): Belastungs-, Anpassungsstörungen und einfache PTBS. In: K. v. Sydow u. U. Borst (Hrsg.): Systemische Therapie in der Praxis. Weinheim (Beltz), S. 462–471.

Hildenbrand, B. (1990): Geschichtenerzählen als Prozess der Wirklichkeitskonstruktion. *System Familie* 3: 227–236.

Hildenbrand, B. (2004): Fallrekonstruktive Familienforschung und Familientherapie: Die Sequenzanalyse in der Genogrammarbeit. *Familiendynamik* 29: 45–289.

Hill, R. (1949): Families under stress. New York (Harper).

Hoffman, L. (1982): Grundlagen der Familientherapie. Hamburg (ISKO).

Holmes, J. (2002): John Bowlby und die Bindungstheorie. München (Reinhardt).

Holtz, K.-L. u. C. Weiner (2008): Der Struwwelpeter für Eltern: Mut zum Erziehen – Mit Liebe und Selbstvertrauen Eltern sein. München (Mosaik/ Random House).

Hubble, M. A., B. L. Duncan a. S. D. Miller (eds.) (1999): The heart and soul of change: What works in therapy. Washington, DC (American Psychological Association).

Huey, S. J., S. W. Henggeler, M. D. Rowland, C. A. Halliday-Boykins, P. B. Cunningham, S. G. Pickrel a. J. Edwards (2004): Multisystemic therapy effects on attempted suicide by youths presenting psychiatric emergencies. *Journal of the American Academy of Child & Adolescent Psychiatry* 43 (2): 183–190.

Hunger, C., A. Bornhäuser, J. Weinhold u. J. Schweitzer (2014): Erleben in sozialen Systemen: Kurzvorstellung eines neuen Fragebogens und Darstellung seiner Ergebnisse in der Heidelberger RCT-Studie zur Wirksamkeit von Systemaufstellungen. *Familiendynamik* 39: 316–325.

Ihle, W. u. G. Esser (2002): Epidemiologie psychischer Störungen im Kindes- und Jugendalter: Prävalenz, Verlauf, Komorbidität und Geschlechtsunterschiede. *Psychologische Rundschau* 53 (4): 159–169.

James, B. a. B. Nasljeti (1989): Treating traumatized children: New insights and creative interventions. Lanham, MD (Lexington Books).

Jellouschek, H. (2011): Grundkonzepte I – Erstgespräch: Problemdefinition. Materialien des HJI. Entringen (Hans Jellouschek Institut).

Johnson, L. (2009): Verursachen Familien Schizophrenie? Ein Tabuthema neu überdenken. *Kontext* 40 (4): 341–356.

Jones, E. a. E. Asen (2000): Systemic couple therapy and depression. London (Karnac).

Joraschky, P. u. K. Petrowski (2002): Angst und Depression. In: M. Wirsching u. P. Scheib (Hrsg.): Paar- und Familientherapie. Berlin (Springer), S. 325–338

Kachler, R. (2019): Hypnosystemische Trauerbegleitung. Ein Leitfaden für die Praxis. Heidelberg (Carl-Auer).

Kagan, J. a. N. C. Snidman (2004): The long shadow of temperament. Cambridge, MA (Belknap).

Kahneman, D. (2011): Thinking, fast and slow. London (Allen Lane). [dt. (2011): Schnelles Denken, langsames Denken. München (Siedler), 3. Aufl.]

Karpel, M. A. (ed.) (1986): Family resources: The hidden partner in family therapy. New York (Guilford).

Keller, H. (2011): Kinderalltag. Kulturen der Kindheit und ihre Bedeutung für Bindung, Bildung und Erziehung. Berlin (Springer).

Kempler, W. (1974): Principles of gestalt family therapy. Costa Mesa, CA (Kempler Institute).

Keeney, B. P. (1983): Aesthetics of Change. New York (Guilford).

Kennedy, W. A. (1965): School phobia: Rapid treatment of fifty cases. *Journal of Abnormal Psychology* 70: 285–289.

Klein, K. (2009): Berauschte Sehnsucht. Zur ambulanten systemischen Therapie süchtigen Trinkens. Heidelberg (Carl-Auer), 3. Aufl.

Klein, R. u. G. Schmidt (2017): Alkoholabhängigkeit. Heidelberg (Carl-Auer).

Kluckhohn, F. R. a. F. L. Strodtbeck (1961): Variations in value orientation. Westport (Greenwood).

Knekt, P. a. O. Lindfors (eds.) (2004): A randomized trial of the effect of four forms of psychotherapy on depressive and anxiety disorders: Design, methods, and results on the effectiveness of short-term psychodynamic psychotherapy and solution-focused therapy during a one-year follow-up. (Studies in social security and health 77). Helsinki (Kela – The Social Insurance Institution of Finland).

Kriz, J. (2017): Subjekt und Lebenswelt. Personzentrierte Systemtheorie für Psychotherapie, Beratung und Coaching. Göttingen (Vandenhoeck & Ruprecht).

Kröger, F., A. Hendrischke u. S. McDaniel (Hrsg.) (2000): Familie, System und Gesundheit. Heidelberg (Carl-Auer).

Laing, R. D. a. A. Esterson (1964): Sanity, madness and the family. London (Penguin).

Lambert, M. J. (1992): Psychotherapy outcome research: Implications for integrative and eclectical therapists. In: J. C. Norcross a. M. R. Goldfried (eds.): Handbook of psychotherapy integration. New York (Basic), pp. 94–129.

Lambert, M. J. a. B. M. Ogles (2004): The efficacy and effectiveness of psychotherapy. In: M. J. Lamberts (ed.): Bergin and Garfield's handbook of psychotherapy and behavior change. New York (Wiley), pp. 139–193.

Landau, J. a. J. Garrett (2006): Invitational Intervention: A step by step guide for clinicians helping families engage resistant substance abusers in treatment. Charleston, SC (BookSurge).

Landau, J., M. D. Stanton, D. Brinkman-Sull, D. Ikle, D. McCormick, J. Garrett, G. Baciewicz, R. R. Shea, A. Browning a. F. Wamboldt (2004): Outcomes with the ARISE approach to engaging reluctant drug- and alcohol-dependant individuals in treatment. *American Journal of Alcohol & Drug Abuse* 30 (4): 711–748.

Lanfranchi, A. u. C. Kohli (2019): Flüchtlingskinder. Göttingen (Hogrefe).

Langsley, D. G., F. S. Pittman, P. Machotka a. K. Flomenhaft (1968): Family Crisis Therapy – Results and implications. *Family Process* 7: 145–158.

Lasègue, E. C. (1873): De l'anorexie hystérique. *Archives générales de Médicines* 21: 385–403.

Lebow, J. (2005a): Family therapy at the beginning of the twenty-first century. In: J. Lebow (ed.): Handbook of clinical family therapy. New York (Wiley), pp. 1–4.

Lebow, J. (ed.) (2005b): Handbook of clinical family therapy. New York (Wiley).

Lebow, J. (2006a): Research for the psychotherapist: from science to practice. New York (Routledge).

Lebow, J. (2006b): Integrative Couple Therapy. In: G. Stricker a. J. Gold (eds.): A casebook of psychotherapy integration. Washington, DC (American Psychological Association), pp. 211–223.

Le Grange, D., J. Lock a. M. Dymek (2003): Family-based therapy for adolescents with Bulimia Nervosa. *American Journal of Psychotherapy* 57 (2): 237–251.

Lemmens, G. M. D., I. Eisler, A. Buysse, E. Heene a. K. Demyttenaere (2009): The effects on mood of adjunctive single-family and multi-family group therapy in the treatment of hospitalized patients with major depression. A 15-month follow-up study. *Psychotherapy and Psychosomatics* 78 (2): 98–105.

Levold, T. (1997): Affekt und System. Plädoyer für eine Perspektivenerweiterung. *System Familie* 10: 120–127.

Levold, T. u. M. Wirsching (2014): Systemische Therapie und Beratung – das große Lehrbuch. Heidelberg (Carl-Auer), 4. Aufl. 2021.

Lidz, T. u. S. Fleck (1979): Die Familienumwelt des Schizophrenen. Stuttgart (Klett-Cotta).

Lieb, H. (2014): Störungsspezifische Systemtherapie. Konzepte und Behandlung. Heidelberg (Carl-Auer).

Lieb, H. (2020): Systemische Therapie. In: M. Dieckmann, M. Becker u. M. Neher (Hrsg.): Faber/Haarstrick. Kommentar Psychotherapie-Richtlinien. München (Urban u. Fischer/Elsevier), 12. Aufl., S. 73–86.

Liechti, J. u. M. Liechti-Darbellay (2020): Anorexia nervosa – Verzehrende Suche nach Sicherheit. Wege zur Veränderung im Kontext naher Beziehungen. Heidelberg (Carl-Auer).

Löchel, M. (1984): Das präsuizidale Syndrom bei Kindern und Jugendlichen. *Praxis der Kinderpsychologie und Kinderpsychiatrie* 33 (6): 214–221.

Lock, J., D. Le Grange, W. Agras a. C. Dare (2001): Treatment manual for anorexia nervosa: A family-based approach. New York (Guilford).

Lohbeck, A., J. Schultheiß, F. Petermann u. U. Petermann (2015): Die deutsche Selbstbeurteilungsversion des Strengths and Difficulties Questionnaire (SDQ-Deu-S). Psychometrische Eigenschaften, Faktorenstruktur und Grenzwerte. *Diagnostica* 61: 222–235.

Luborsky, L., R. Rosenthal, L. Diguer, T. P. Andrusyna, J. S. Berman, J. T. Levitt, D. A. Seligman a. E. D. Krause (2002): The dodo bird verdict is alive and well – mostly. *Clinical Psychology: Science and Practice* 9 (1): 2–12.

Luhmann, N. (1984): Theorie sozialer Systeme. Frankfurt/M. (Suhrkamp).

Machado, A. (2001): Kastilische Landschaften / Campos de Castilla. Gedichte 1907–1917. Frankfurt/M. (S. Fischer).

Madanes, C. (1981): Beschützen, Paradox und So-tun-als-ob. *Familiendynamik* 6: 208–224.

Madanes, C. (1993): Strategic Humanism. *Journal of Systemic Therapies* 12 (4): 69–75.

Madanes, C. (1994a): The secret meaning of money. San Francisco (Jossey-Bass).

Madanes, C. (1994b): Violence in the Family. (Workshop at NASW / Patrick Henry Village, Heidelberg 27. 9.–30. 9. 1994).

Madanes, C. (1997): Sex, Liebe und Gewalt. Therapeutische Strategien zur Veränderung. Heidelberg (Carl-Auer).

Madanes, C., J. Dukes u. H. Harbin (1980): Familiäre Bindungen von Heroinabhängigen. *Familiendynamik* 6: 24–43.

Marx, K. (1964): Der achtzehnte Brumaire des Napoleon Bonaparte. In: K. Marx u. F. Engels (Hrsg.): Ausgewählte Schriften. Berlin (Dietz), S. 22–316.

Mason, B. (2005): Relational risk-taking and the training of supervisors. *Journal of Family Therapy* 27: 298–301.

Masters, W. H. a. V. E. Johnson (1966): Human sexual response. Boston (Little, Brown & Co.).

Maturana, H. u. F. Varela (1987): Der Baum der Erkenntnis. Die biologischen Wurzeln menschlichen Erkennens. München (Piper).

McCubbin, H. I. a. M. A. McCubbin (1988): Typologies of resilient families: Emergent roles of social class and ethnicity. *Family Relations* 37: 247–254.

McCubbin, H. I. a. J. M. Patterson (1983): The family stress process: The double ABCX model of adjustment and adaptation. In: H. I. McCubbin, M. Sussman, J. M. Patterson (eds.): Advances in family stress theory and research. New York (Haworth), pp. 7–37.

McCubbin, M. A. (1989): Family stress and family strengths: A comparison of single- and two parent families with a handicapped child. *Research in Nursing and Health* 72: 101–110.

McDaniel, S. H., J. Hepworth u. W. J. Doherty (1997a): Familientherapie in der Medizin. Heidelberg (Carl-Auer).

McDaniel, S. H., J. Hepworth a. W. J. Doherty (1997b): The shared emotional themes of illness. In: S. H. McDaniel, J. Hepworth, W. J. Doherty (eds.): The shared experience of illness: Stories of patients, families, and their therapists. New York (Basic), pp. 1–9.

McDaniel, S. H., T. L. Campbell, J. Hepworth a. A. Lorenz (2004): Family-oriented primary care. New York (Springer).

McFarlane, W. R. (2004): Multifamily groups in the treatment of severe psychiatric disorders. New York (Guilford).

McGoldrick, M. u. R. Gerson (1990): Genogramme in der Familienberatung. Bern (Hans Huber).

Meiss, O. (2020): Hypnosystemische Therapie bei Depression und Burnout. Heidelberg (Carl-Auer), 4. Aufl.

Miller, S., S. McDaniel, J. Rolland a. S. Feetham (2006): Individuals, families, and the new era of genetics. New York (Norton).

Minuchin, S. (1977): Familie und Familientherapie. Freiburg (Lambertus).

Minuchin, S. u. C. Fishman (1983): Praxis der strukturellen Familientherapie. Freiburg (Lambertus).

Minuchin, S., M. Nichols a. W. Lee (2007): Assessing families and couples: From symptom to system. New York (Pearson).

Minuchin, S., B. Rosman u. L. Baker (1981): Psychosomatische Krankheiten in der Familie. Stuttgart (Klett-Cotta).

Minuchin, S., B. Montalvo, B. Guerney, B. Rosman a. F. Schumer (1967): Families of the slums. New York (Basic).

Moore, A. M., S. Hamilton, D. R. Crane a. D. Fawcett (2011): The influence of professional license type on the outcome of family therapy. *American Journal of Family Therapy* 39 (2): 149–161.

Murray, R. M., D. Quattrone, S. Natesan, J. van Os, M. Nordentoft, O. Howes, M. di Forti a. D. Taylor (2016): Should psychiatrists be more cautious about the long-term prophylactic use of antipsychotics? *British Journal of Psychiatry* 209: 361–365.

Müther, M. (2017): Bericht an den Gutachter. Tübingen (DGVT), 2., erg. Aufl.

Nemetschek, P. (2006): Systemische Familientherapie mit Kindern, Jugendlichen und Eltern. Lebensfluss-Modelle und analoge Methoden. Stuttgart (Klett-Cotta).

Nichols, M. a. R. Schwartz (2004): Family therapy: Concepts & methods. Boston (Allyn & Bacon).

Norcross, J. C. (2002): Psychotherapy relationships that work: Therapists contributions and responsiveness to patients. London (Oxford University), pp. 3–16.

Olson, D. H. (1996): Clinical assessment and treatment interventions using a family circumplex model. In: F. W. Kaslow (ed.): Handbook of relational diagnosis and dysfunctional family patterns. New York (Wiley), pp. 59–80.

Omer, H. u. E. Lebowitz (2012): Ängstliche Kinder unterstützen. Die elterliche Ankerfunktion. Göttingen (Vandenhoek & Ruprecht).

Orlinsky, D. E. a. K. I. Howard (1987): A generic model of psychotherapy. *Journal of Integrative and Eclectic Psychotherapy* 6 (1): 6–27.

Patterson, J. M. (1988): Families experiencing stress: I. The family adjustment and adaptation response model. II. Applying the FAAR model to health-related issues for intervention and research. *Families, Systems and Health* 6: 202–237.

Patterson, J. M. (2002): Integrating family resilience and family stress theory. *Journal of Marriage and Family* 64: 349–360.

Patterson, J. M. a. A. W. Garwick (1994): Levels of meaning in family stress theory. *Family Process* 33: 287–304.

Perel, E. (2006): Mating in captivity. Unlocking erotic intelligence. New York (Harper Collins). [dt. (2020): Was die Liebe braucht. Das Geheimnis des Begehrens in festen Beziehungen. Hamburg (Harper Collins).]

Pinsof, W. M. (1995): Integrative problem-centered therapy. A synthesis of family, individual, and biological therapies. New York (Basic).

Pinsof, W. M. (2018): Integrative Systemische Therapie (nach Willliam M. Pinsof) – IST. In: K. v. Sydow u. U. Borst (Hrsg.): Systemische Therapie in der Praxis. Weinheim (Beltz), S. 963–975.

Pinsof, W. M. a. L. C. Wynne (1995): The effectiveness and efficacy of marital and family therapy: An empirical overview, conclusions, and recommendations. *Journal of Marital and Family Therapy* 21 (4): 585–613.

Pinsof, W. M., D. C. Breunlin, W. P. Russell a. J. Lebow (2011): Integrative Problem-Centered Metaframeworks Therapy II: Planning, Conversing, and Reading Feedback. *Family Process* 50 (3): 314–336.

Pinsof, W. M., D. C. Breunlin, W. P. Russell, J. L. Lebow, C. Rapage a. A. L. Chambers (2018): Integrative systemic therapy: Metaframeworks for problem solving with individuals, couples, and families. Washington, DC (American Psychological Association).

Polster, E. (1987): Every person's life is worth a novel. New York (Norton).

Prigogine, I. u. I. Stengers (1981): Dialog mit der Natur. München (Pieper).

Prior, M. (2019): MiniMax-Interventionen. 15 Minimale Interventionen mit maximaler Wirkung. Heidelberg (Carl-Auer), 15. Aufl.

Prochaska, J. O. (1999): How do people change, and how can we change to help many more people? In: M. A. Hubble, B. L. Duncan a. S. D. Miller (eds.): The heart and soul of change: What works in therapy. Washington, DC (American Psychological Association), pp. 227–255.

Proshansky, H. M., W. H. Ittelson a. L. G. Rivlin (eds.) (1970): Environmental psychology. New York (Holt, Rinehart and Winston).

Radice v. Wogau, J., H. Emmermacher u. A. Lanfranchi (2004): Therapie und Beratung von Migranten: Systemisch-interkulturell denken und handeln. Weinheim (Beltz/PVU).

Rakowska, J. M. (2011): Brief strategic therapy in patients with social phobia with or without personality disorder. *Psychotherapy Research* 21 (4): 462–471.

Reich, G. u. A. v. Boettcher (2017): Hungern, um zu leben – die Paradoxie der Magersucht. Psychodynamische und familientherapeutische Konzepte. Gießen (Psychosozial).

Reich, G., M. Cierpka u. A. Massing (2007): Praxis der psychoanalytischen Familien- und Paartherapie. Stuttgart (Kohlhammer).

Reiss, D. (1981): The family's construction of reality. Cambridge (Harvard University).

Reiss, D. a. M. E. Oliveri (1980): Family paradigm and family coping: a proposal for linking the family's intrinsic adaptive capacities to its responses to stress. *Family Relations* 29: 431–444.
Reiter, L. (1993): Die depressive Konstellation. *Familiendynamik* 18: 302–327.
Remschmidt, H., M. Schmidt u. F. Poustka (2012): Multiaxiales Klassifikationsschema für psychische Störungen des Kinder- und Jugendalters nach ICD-10 der WHO – Mit einem synoptischen Vergleich von ICD-10 und DSM-IV. Bern (Huber).
Retzer, A. (1996): Familie und Psychose. Stuttgart (Fischer).
Retzer, A., F. B. Simon, G. Weber, H. Stierlin u. G. Schmidt (1989): Eine Katamnese manisch-depressiver und schizo-affektiver Psychosen nach systemischer Familientherapie. *Familiendynamik* 3: 214–235.
Retzlaff, R. (2013): Development of systemic family therapy in Germany. *Contemporary Family Therapy* 35 (2): 349–363.
Retzlaff, R. (2014): Integrative systemische Therapiemodelle. In: T. Levold u. M. Wirsching (Hrsg.): Systemische Therapie und Beratung – das große Lehrbuch. Heidelberg (Carl-Auer), 4. Aufl. 2021, S. 90–95.
Retzlaff, R. (2019a): Familien-Stärken. Resilienz, Behinderung und systemische Therapie. Stuttgart (Klett-Cotta), 3. Aufl.
Retzlaff, R. (2019b): Zwangsstörungen von Kindern und Jugendlichen. Heidelberg (Carl-Auer).
Retzlaff, R. (2021): Spiel-Räume. Lehrbuch der systemischen Therapie mit Kindern und Jugendlichen. Stuttgart (Klett-Cotta), 8. Aufl.
Retzlaff, R. u. M. Ohler (2020): Vom langen Marsch durch die Institutionen. Narrative Interviews über den Prozess der wissenschaftlichen und sozialrechtlichen Anerkennung der Systemischen Therapie. Mit Kirsten von Sydow, Jochen Schweitzer, Stefan Beher, Markus Haun, Sebastian Baumann und Rüdiger Retzlaff. Verfügbar unter: https://www.ruediger-retzlaff.de/ [27.9.2021]. und https://www.carl-auer.de/magazin/heidelberger-systemische-interviews
Retzlaff, R., M. W. Haun, S. Beher u. K. v. Sydow (2017): Systemische Therapie – auf dem Weg zur sozialrechtlichen Anerkennung? *Psychotherapeutenjournal* 16: 355–362.
Retzlaff, R., K. v. Sydow, S. Beher a. J. Schweitzer (2013): The efficacy of systemic therapy for internalizing and other disorders of childhood and adolescence: a systematic review of 38 randomized trials. *Family Process* 52 (4): 619–652.
Retzlaff, R., P. Henningsen, M. Spranger, B. Janssen u. S. Spranger (2001): Prädiktive genetische Untersuchung auf Chorea Huntington: Erfahrungen mit einem begleitenden ressourcen- und familienorientierten Beratungs-Programm. *Psychotherapeut* 46: 36–42.
Rhiner, B. (2018): Multisystemische Therapie (MST): In: K. v. Sydow u. U. Borst (Hrsg.): Systemische Therapie in der Praxis. Weinheim (Beltz), S. 862–872.
Ringel, E. (1953): Der Selbstmord. Abschluss einer krankhaften Entwicklung. Magdeburg/Wien (Maudrich).
Ritscher, W. (2006): Das Tun des Einen ist das Tun des Anderen. Helm Stierlins

Beiträge zur Entwicklung von Theorie und Praxis der Familientherapie. *Kontext* 7 (1): 5–22.

Ritterman, M. K. (1979): Outcome study for family therapy, Ritalin and placebo treatments of hyperactivity: An open systems approach. *Dissertation Abstracts International* 39 (12).

Rolland, J. S. (1987): Family illness paradigms. *Family Systems Medicine* 5: 482–503.

Rolland, J. S. (1993): Mastering family challenges in serious illness and disability. In: F. Walsh (ed.): Normal Family Processes. New York (Guilford), pp. 444–473.

Root, M. P., P. Fallon a. W. Friedrich (1986): Bulimia: A systems approach to treatment. New York (Norton).

Ropohl, G. (1979): Eine Systemtheorie der Technik. München (Hanser).

Rosenzweig, S. (1936): Some implicit common factors in diverse methods of psychotherapy. *American Journal of Orthopsychiatry* 6 (3): 412–415.

Rossi, E. (1980): The Collected Papers of Milton H. Erickson on Hypnosis (Vol. 1–4.) New York (Irvington). [dt. (2018): Gesammelte Schriften von Milton H. Erickson. Studienausgabe in 6 Bänden. Heidelberg (Carl-Auer), 2. Aufl.]

Rossi, E. (1986): The Psychobiology of Mind-body Healing. New Concepts of Therapeutic Hypnosis. New York (Norton).

Rotthaus, W. (1984): Das Jammern über die Institution als Alibi. *Zeitschrift für systemische Therapie* 2: 39–41.

Rotthaus, W. (2016): Suizidhandlungen von Kindern und Jugendlichen. Heidelberg (Carl-Auer).

Rotthaus, W. (2021): Ängste von Kindern und Jugendlichen. Heidelberg (Carl-Auer).

Rowling, J. (2007): Harry Potter und die Heiligtümer des Todes. Hamburg (Carlsen).

Ruf, G. D. (2014): Schizophrenien und schizoaffektive Störungen. Schizophrenien systemisch behandeln. Heidelberg (Carl-Auer).

Russell, W. P., W. Pinsof, D. C. Breunlin a. J. Lebow (2016): Integrative Problem-Centered Metaframeworks (IPCM) Therapy. In: T. L. Sexton a. J. Lebow (eds.): Handbook of family therapy. New York (Routledge), pp. 530–544.

Rutter, M. (1999): Resilience concepts and findings: Implications for family therapy. *Journal of Family Therapy* 27: 119–144.

Santisteban, D. A., J. A. Muir, M. P. Maite a. B. B. Mitrani (2003): Integrative borderline adolescent family therapy: Meeting the challenges of treating adolescents with borderline personality disorder. *Psychotherapy: Theory, Research, Practice, Training* 40 (4): 251–264.

Satir, V. (1964): Conjoint family therapy. Palo Alto (Science and Behavior Books). [dt. (1973): Familienbehandlung. Kommunikation und Beziehung in Theorie, Erleben und Therapie. Freiburg (Lambertus).]

Satir, V. (1980): Selbstwert und Kommunikation. München (Pfeiffer).

Satyana, G. (1905): The Life of Reason. Bd. 1: Reason in Common Sense. London (Constable).

Sbattella, F., M. Viaro u. P. Leonardi (1984): Opposition und Obstruktionismus in der ersten Familiensitzung. *Familiendynamik* 9 (3): 255–277.

Scheflen, A. E. (1981): Levels of schizophrenia. New York (Brunner/Mazel).

Scheib, P. u. M. Wirsching (2004): Paar- und Familientherapie: Leitlinie und Quellentext. Stuttgart / New York (Schattauer).

Schiepek, G. u. S. Cremers (2003): Ressourcenorientierung und Ressourcendiagnostik in der Psychotherapie. In: H. Schemmel u. J. Schaller (Hrsg.): Ressourcen. Tübingen (DGVT), S. 147–194.

Schimpf, M. (1995): Selbstheilung von Essstörungen für langjährig Betroffene. Ein Arbeitshandbuch. Dortmund (borgmann).

Schindler, A. u. B. Gemeinhardt (2018): Substanzgebrauchsstörungen bei Jugendlichen und (jungen) Erwachsenen. In: K. v. Sydow u. U. Borst (Hrsg.): Systemische Therapie in der Praxis. Weinheim (Beltz), S. 555–563.

Schindler, A., K. v. Sydow, S. Beher, J. Schweitzer u. R. Retzlaff (2010): Systemische Therapie bei Substanzstörungen: Interaktionelle Kontexte, historische Entwicklung und aktuelle evidenzbasierte Varianten. *Sucht* 56: 13–20.

Schlippe, A. v. u. T. Lob-Corzilius (1993): Chronische Erkrankung im Kontext der Familie. *Familiendynamik* 18: 3–55.

Schlippe, A. v. u. J. Schweitzer, J. (2012): Lehrbuch der systemischen Therapie und Beratung: I. Das Grundlagenwissen. Göttingen (Vandenhoeck & Ruprecht).

Schmidt, G. (1987): Beziehungsmuster und Glaubenssysteme bei Kindern von Suchtpatienten – eine systemische Betrachtung. In: J. Brakhoff (Hrsg.): Kinder von Suchtkranken. Freiburg i. Br. (Lambertus), S. 25–52.

Schmidt, G. (1988): Rückfälle von suchtkrank diagnostizierten Patienten aus systemischer Sicht. In: J. Körkel (Hrsg.): Der Rückfall des Suchtkranken. Berlin/Heidelberg/New York/London/Tokyo (Springer), S. 173–213.

Schmidt, G. (2004): Liebesaffären zwischen Problem und Lösung. Hypnosystemisches Arbeiten in schwierigen Kontexten. Heidelberg (Carl-Auer), 9. Aufl. 2021.

Schnarch, D. (2017): Intimität und Verlangen: Sexuelle Leidenschaft in dauerhaften Beziehungen. Stuttgart (Klett-Cotta).

Schneewind, K. A. (1999): Familienpsychologie. Stuttgart (Kohlhammer).

Schumacher, B. (2008a): Systemische Angsttherapie – in einer Sitzung (Teil I). *Familiendynamik* 33 (1): 16–33:

Schumacher, B. (2008b): Systemische Angsttherapie – in einer Sitzung (Teil II). *Familiendynamik* 33 (1): 177–193.

Schwartz, R. C. (2007): Systemische Therapie mit der inneren Familie. Stuttgart (Klett-Cotta).

Schweitzer, J. u. A. v. Schlippe (2007): Lehrbuch der systemischen Therapie und Beratung II. Das störungsspezifische Wissen. Göttingen (Vandenhoeck & Ruprecht).

Schweitzer, J., W. Rotthaus u. B. E. Hermans (2020): Das ganze systemische Feld. Verbandsentwicklung am Fallbeispiel der DGSF. Göttingen (Vandenhoek & Ruprecht).

Schweitzer, J., C. Hunger-Schoppe, R. Hilzinger u. H. Lieb (2020): Soziale Ängste. Heidelberg (Carl-Auer).

Schweitzer-Rothers, J. u. M. Ochs (2008): Systemisch-konstruktivistische Diagnostik. Vom Verfeinern des Möglichkeitssinns. In: M. Cierpka (Hrsg.): Handbuch der Familiendiagnostik. Berlin (Springer), 3. Aufl., S. 137–152.

Schwing, R. u. A. Fryzer (2006): Systemisches Handwerk. Werkzeug für die Praxis. Göttingen (Vandenhoek & Ruprecht).

Seemann, H. (2000): Freundschaft mit dem Körper schließen. Stuttgart (Pfeiffer).

Segal, L. (1988): Das 18. Kamel oder die Welt als Erfindung. Zum Konstruktivismus Heinz von Foersters. München (Piper).

Seikkula, J. u. T. E. Arnkill (2007): Dialoge im Netzwerk. Neuere Beratungskonzepte für die psychosoziale Praxis. Neumünster (Paranus).

Seligman, M. (1971): Phobias and preparedness. *Behavior Therapy* 2 (3): 307–320.

Seligman, M. (1995): The effectiveness of psychotherapy. The consumer reports study. *American Psychologist* 50 (12): 965–974.

Selvini Palazzoli, M. (1974): Self-starvation. From the intrapsychic to the transpersonal approach. London (Chaucer). [dt. (1982): Magersucht. Von der Behandlung Einzelner zur deutschen Familientherapie. Stuttgart (Klett-Cotta).]

Selvini Palazzoli, M., L. Boscolo, G. Ceccin a. G. Prata (1978): Paradox and counterparadox. New York (Jason Aronson). [dt. (1981): Paradoxon und Gegenparadoxon. Stuttgart (Klett-Cotta).]

Shadish, W. R., K. Ragsdale, R. R. Glaser a. L. M. Montgomery (1995): The efficacy and effectiveness of marital and family therapy: A perspective from Meta-Analysis. *Journal of Marital & Family Therapy* 21: 345–360. [dt. (1997): Effektivität und Effizienz von Familientherapie: Eine metaanalytische Perspektive. *Familiendynamik* 22 (1): 5–33.]

Shapiro, F. (2018): Eye Movement Desensitization and Reprocessing (EMDR) Therapy. New York (Guilford), 3rd ed.

Sheinberg, M. a. P. Fraenkel (2000): The relational trauma of incest: A family-based approach to treatment. New York (Guilford).

Sherman, J. a. R. Formanek (1985): School phobia in a multiphobic family: The family that phobes together. *Child and Adolescent Social Work Journal* 2: 114–124.

Sherman, R. a. N. Fredman, N. (1986): Handbook of structured techniques in marriage and family therapy. New York (Brunner/Mazel).

Simon, F. B. (2000): Krankheit und Gesundheit aus systemischer Sicht. In: F. Kröger, A. Hendrischke u. S. McDaniel (Hrsg.): Familie, System und Gesundheit. Systemische Konzepte für ein soziales Gesundheitswesen. Heidelberg (Carl-Auer), S. 49–61.

Simon, F., U. Clement u. H. Stierlin (1999): Die Sprache der Familientherapie. Ein Vokabular. Stuttgart (Klett-Cotta).

Sluzki, C. E. (1992): Die therapeutische Transformation von Erzählungen. *Familiendynamik* 17: 19–38.

Spitczok v. Brisinski, I. (1999): Zur Nützlichkeit psychiatrischer Klassifikationen in der systemischen Therapie – DSM, ICD und MAS als Hypothesenkataloge dynamischer Systemkonstellationen. *Zeitschrift für systemische Therapie* 17: 43–51.

Spohr, B., A. Gantner, J. A. Bobbink u. H. A. Liddle (2018): Multidimensionale Familientherapie: Jugendliche bei Drogenmissbrauch und Verhaltensproblemen wirksam behandeln. Göttingen (Vandenhoek & Ruprecht).

Sprenkle, H., S. Davis a. J. Lebow (2009): Common factors in couple and family therapy. The overlooked foundation for effective practice. New York (Guilford). Stanton, M. D. a. T. C. Todd (1982): Family therapy for drug abuse and addicton. New York (Guilford).

Steiner, C. (1971): Games alcoholics play. New York (Ballantine).

Steinglass, P. (1983): Ein lebensgeschichtliches Modell der Alkoholismusfamilie. *Familiendynamik* 8 (1): 69–91.

Steinglass, P. (1992): Familientherapie mit Alkoholabhängigen: Ein Überblick. In: E. Kaufman u. P. Kaufmann (Hrsg.): Familientherapie bei Alkohol- und Drogenabhängigkeit. Freiburg (Lambertus), S. 165–199.

Stevens, J. O. (1980): Die Kunst der Wahrnehmung. München (Kaiser).

Stierlin, H. (1978): Delegation und Familien. Frankfurt/M. (Suhrkamp).

Stierlin, H. (2005): Gerechtigkeit in nahen Beziehungen: Systemisch-therapeutische Perspektiven. Heidelberg (Carl-Auer), 3. Aufl. 2021.

Sundell, K., K. Hansson, C. A. Löfholm, T. Olsson, L.-H. Gustle a. C. Kadesjö (2008): The transportability of multisystemic therapy to Sweden: Short-term results from a randomized trial of conduct-disordered youths. *Journal of Family Psychology* 22 (4): 550–560.

Sydow, K. v. (2018): Komplexe Traumafolgestörungen und Borderline-Persönlichkeitsstörungen. In: K. v. Sydow u. U. Borst (Hrsg.): Systemische Therapie in der Praxis. Weinheim (Beltz), S. 472–487.

Sydow, K. v. (2000): Systemische Psychotherapie mit Familien, Paaren und Einzelnen. In: C. Reimer, J. Eckert, M. Hautzinger u. E. Wilke: Psychotherapie: Ein Lehrbuch für Ärzte & Psychologen. Heidelberg (Springer), S. 294–332.

Sydow, K. v. u. U. Borst (2018): Systemische Therapie in der Praxis. Weinheim (Beltz).

Sydow, K. v. u. S. Seiferth (2015): Sexualität in Paarbeziehungen. Göttingen (Hogrefe).

Sydow, K. v., S. Beher, R. Retzlaff u. J. Schweitzer (2007a): Die Wirksamkeit der Systemischen Therapie / Familientherapie. Göttingen (Hogrefe).

Sydow, K. v., S. Beher, J. Schweitzer u. R. Retzlaff (2007b): Systemische Therapie / Familientherapie. *Psychotherapeutenjournal* 6: 4–19.

Sydow, K. v., S. Beher, J. Schweizer a. R. Retzlaff (2010a): The efficacy of systemic therapy with adult patients: A meta-content analysis of 38 randomized controlled trials. *Family Process* 49: 475–485.

Sydow, K. v., R. Retzlaff, S. Beher a. J. Schweitzer (2013): The efficacy of systemic therapy for childhood and adolescent externalizing disorders: A systematic review of 47 RCT. *Family Process* 52 (4): 576–618.

Sydow, K. v., A. Schindler, S. Beher, J. Schweitzer u. R. Retzlaff (2010b): Die Wirksamkeit von Systemischer Therapie bei Substanzstörungen. *Sucht* 56: 21–42.

Systemische Gesellschaft (2017): Ethik-Richtlinien der Systemischen Gesellschaft. Verfügbar unter: https://systemische-gesellschaft.de/wp-content/uploads/2017/08/Ethik-Richtlinien_der_Systemischen_Gesellschaft.pdf [9.5.2021].

Szapocznik, J. a. G. Prado (2007): Negative effects on family functioning from psychosocial treatments: A recommendation for expanded safety monitoring. *Journal of Family Psychology* 21 (3): 468–478.

Szapocznik, J., O. E. Hervis a. S. J. Schwartz (2003): Therapy manuals for drug addiction: Brief Strategic Family Therapy for adolescent drug abuse (Manual 5): Bethseda, MD (National Institute on Drug Abuse).

Szapocznik, J., W. M. Kurtines, F. H. Foote, A. Perez-Vidal a. O. Hervis (1983): Conjoint versus one-person family therapy: Some evidence for the effectiveness of conducting family therapy through one person. *Journal of Consulting and Clinical Psychology* 51 (6): 881–899.

Szapocznik, J., W. M. Kurtines, F. H. Foote, A. Perez-Vidal a. O. Hervis (1986): Conjoint versus one-person family therapy: Further evidence for conducting family therapy through one person with drug-abusing adolescents. *Journal of Consulting and Clinical Psychology* 54 (3): 395–397.

Szapocznik, J., A. Perez-Vidal, A. L. Brickman, F. H. Foote, D. Santisteban, O. Hervis a. W. Kurtines (1988): Engaging adolescent drug abusers and their families in treatment: A structural-strategic approach. *Journal of Consulting and Clinical Psychology* 56 (4): 552–557.

Tienari, P., K. E. Wahlberg a. L. C. Wynne (2006): Finnish adoption study of schizophrenia: Implications for family interventions. *Family, Systems, and Health* 24 (4): 442–451.

Tominschek, I. (2018): Zwangsstörungen. In: K. v. Sydow u. U. Borst (Hrsg.): Systemische Therapie in der Praxis. Weinheim (Beltz), S. 457–461.

Tritt, K., F. v. Heymann, M. Zaudig, I. Zacharias, W. Söllner u. T. Loew (2014): Entwicklung des Fragebogens »ICD-10-Symptom-Rating« (ISR). *Zeitschrift für Psychosomatische Medizin und Psychotherapie* 54 (4).

Trowell, J., I. Joffe, J. Campbell, C. Clemente, F. Almqvist, M. Soininen, U. Koskenranta-Aalto, S. Weintraub, G. Kolaitis, V. Tomaras, D. Anastasopoulos, K. Grayson, J. Barnes a. J. Tsiantis (2007): Childhood depression: A place for psychotherapy. An outcome study comparing individual psychodynamic psychotherapy and family therapy. *European Child & Adolescent Psychiatry* 16: 157–167.

Twain, M. (2012): Tom Sawyer & Huckleberry Finn. München (dtv).

Twist, M. (ed.) (2021): Virtual Issue: MFT, Mass Disasters, and Trauma. *Journal of Marital and Family Therapy*. Verfügbar unter: https://onlinelibrary.wiley.com/page/journal/17520606/homepage/virtual_issue__mft__mass_disasters__and_trauma.htm [25.3.2021].

Vanderlinden, J. a. W. Vandereycken (1989): The place of the family in the treatment of chronic eating disorders. *Journal of Strategic and Systemic Therapies* 8: 1–17.

Villiez, T. v. (1986): Sucht und Familie. Berlin (Springer).

Vognsen, J. (1985): Brief strategic treatment of bulimia. *Transactional Analysis Journal* 18: 79–84.

Wagner, E. u. U. Russinger (2016a): Emotionsbasierte systemische Therapie. Intrapsychische Prozesse verstehen und behandeln. Heidelberg (Carl-Auer).

Wagner, E., K. Henz u. H. Kilian (2016b): Persönlichkeitsstörungen. Heidelberg (Carl-Auer).

Waldron, H. B., C. Turner, C. Barton a. J. F. Alexander (1997): Therapist defensiveness and marital therapy process and outcome. *American Journal of Family Therapy* 25 (3): 233–243.

Walsh, F. (1998): Strengthening family resilience. New York (Guilford).

Walsh, F. a. M. McGoldrick (eds.) (2004): Living Beyond Loss: Death in the Family. New York (Norton).

Walter, A. (2020): Inklusive Erziehungs- und Familienberatung. Familien mit Kindern und Jugendlichen mit einer Behinderung. Göttingen (Vandenhoeck & Ruprecht).

Wampold, B. E. (2001): The great psychotherapy debate. Models, methods, and findings. Mahwah (Lawrence Erlbaum). [dt.: B. E. Wampold, Z. E. Imel u. C. Flückinger (2018): Die Psychotherapie-Debatte. Bern (Hogrefe).]

Watzlawick, P. (1983): Anleitung zum Unglücklichsein. München (Piper).

Waxman, R., M. C. Fenton, A. E. Skodol, B. F. Grant a. D. Hasin (2014): Childhood maltreatment and personality disorders in the USA: Specifity of effect and the impacts of gender. *Personal Mental Health* 8 (1): 30–41.

Weakland, J. (1977): »Family somatics«: A neglected edge. *Family Process* 16: 263–272.

Weber, G. (1993): Zweierlei Glück. Das Familienstellen Bert Hellingers. Heidelberg (Carl-Auer), 17. Aufl. 2013.

Weber, G. u. H. Stierlin (1991): In Liebe entzweit. Die Heidelberger Familientherapie der Magersucht. Reinbek (Rowohlt).

Weber, T., J. McKeever a. S. McDaniel (1985): A beginner's guide to the problem-oriented family interview. *Family Process* 24: 357–364.

Welter-Enderlin, R. u. B. Hildenbrand (1996): Systemische Therapie als Begegnung. Stuttgart (Klett-Cotta).

Werner, E. E. a. R. S. Smith (1992): Overcoming the odds. Ithaca (Cornell University).

White, M. u. D. Epston (1990): Die Zähmung der Monster. Der narrative Ansatz in der Familientherapie. Heidelberg (Carl-Auer), 8. Aufl. 2020.

Wirsching, M. u. P. Scheib (2002): Paar- und Familientherapie. Berlin (Springer), S. 79–106.

Wood, B. (1993): Beyond the »psychosomatic family«: A biobehavioral family model of pediatric illness. *Family Process* 32: 261–278.

Woolfenden, S. R., K. J. Williams a. J. Peat (2001): Family and parenting interventions in children and adolescents with conduct disorder and delinquency aged 10–17. In: Cochrane Library. Chichester (Wiley). Verfügbar unter: https://www.ncbi.nlm.nih.gov/pmc/articles/PMC70004256/ [26.5.2021].

Wynne, L. C. (1988): Controversies and recommendations. In: L. Wynne (ed.): The state of the art in family therapy research. New York (Family Process Press), pp. 249–280. [dt.: Zum Stand der Forschung in der Familientherapie. Probleme und Trends. *System Familie* 1: 4–22.]

Wynne, L. C. (1996): Systemkonsultation bei Psychosen: Eine bio-psycho-soziale Integration systemischer und psychoedukativer Ansätze. In: A. Retzer (Hrsg.): Die Behandlung psychotischen Verhaltens. Heidelberg (Carl-Auer), S. 53–76.

Wynne, L. C. u. M. Singer (1965): Denkstörung und Familienbeziehung bei Schizophrenen. Teil 1–4. *Psyche* 19: 82–160.

Wynne, L. C., S. McDaniel a. T. T. Weber (eds.) (1986): Systems consultation. A new perspective for family therapy. New York (Guilford).

Wynne, L. C., I. Ryckoff, J. Day u. S. Hirsch (1969): Pseudogemeinschaft in den Familienbeziehungen von Schizophrenen. In: G. Bateson: Schizophrenie und Familie. Frankfurt/M. (Suhrkamp), S. 44–80.

Zilbergeld, B. (1984): Männliche Sexualität. Was nicht alle schon über Männer wussten. Tübingen (DGVT).

Über den Autor

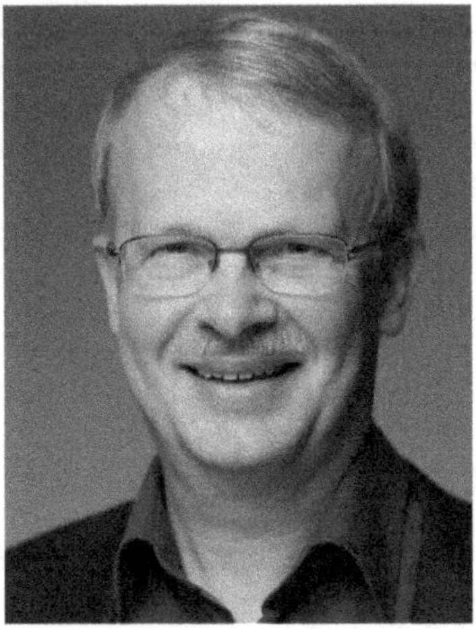

© Konrad Gös

Rüdiger Retzlaff, Dr. sc. hum. Dipl.-Psych.; Psychotherapeut, Kinder- und Jugendpsychotherapeut; Vorstand und Lehrtherapeut am Helm Stierlin Institut, Studienleiter der Approbationsausbildung Systemische Therapie, Leiter der Weiterbildung Systemische Kinder- und Jugendpsychotherapie; Lehrtherapeut für Systemische Therapie und Systemische Therapie mit Kindern und Jugendlichen, Lehrender Supervisor, Lehrender Coach; Supervisor für Psychodynamische Therapie, Verhaltenstherapie und Hypnotherapie; niedergelassen in eigener Praxis in Heidelberg; Ehrenmitglied der Systemischen Gesellschaft (SG); Gutachter für Systemische Therapie bei der Kassenärztlichen Bundesvereinigung. Veröffentlichungen u. a.: *Einführung in die systemische Therapie mit Kindern und Jugendlichen* (2013), *Zwangsstörungen von Kindern und Jugendlichen* (2019).

Manfred Prior

Beratung und Therapie optimal vorbereiten

Informationen und Interventionen vor dem ersten Gespräch

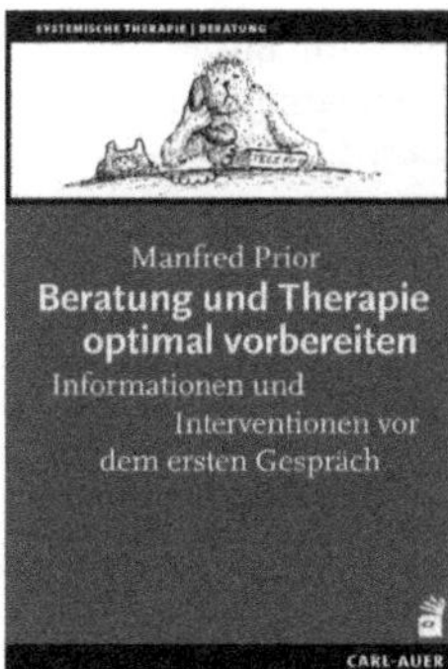

Mit Karikaturen
von Dieter Tangen

187 Seiten, 23 Abb., Kbr
9. Aufl. 2022
ISBN 978-3-8497-0126-0

Wer eine Therapie oder eine Beratung mit dem ersten offiziellen Gesprächstermin beginnen lässt, hat das Beste versäumt. Schon das Telefonat zur Terminvereinbarung birgt nämlich für beide Seiten enorme Chancen. Richtig genutzt, legt es den Grundstein für eine positive Beziehung und hilft dem Klienten, sich über seine Ziele klar zu werden und in eine zuversichtliche Aufbruchsstimmung zu kommen. Manfred Prior demonstriert in diesem Buch, wie man in einem Telefonat von 10 bis 15 Minuten Therapie und Beratung von Anfang an auf ein gutes Gleis bringen kann und spontane Selbstheilungsprozesse durch gezielte, sich selbst erfüllende Prophezeiungen und subtile prätherapeutische Suggestionen fördert. In einem ergänzenden Beitrag beschreibt Gunther Schmidt entsprechende Aspekte zu Beginn einer stationären Psychotherapie. Therapeut:innen wie Berater:innen hilft dieses Buch, Ihre Arbeit optimal vorzubereiten – damit der erste Termin nicht zum „Blind Date“ wird.

„Ein wichtiges und pfiffiges Buch, das daran erinnert, dass die Beratung ja immer schon vor dem ersten Kontakt längst angefangen hat – und auch anfangen sollte!“
Friedemann Schulz von Thun

„Das ultimative Buch über die wohl entscheidenden 5 bis 15 Minuten jeder Therapie bzw. Beratung. Ein Muss für jeden Therapeuten oder Berater, egal welcher Schule er sich auch zurechnen mag.“
Fritz B. Simon

Carl-Auer Verlag • www.carl-auer.de